HRCT 胸腹部疾病诊断

主编　杨连海　薛新生　田恩瑞　韩　悦
主审　廉宗澂
顾问　吴恩惠　孙鼎元　李景学　鲍润贤

天津科学技术出版社

图书在版编目(CIP)数据

HRCT 胸腹部疾病诊断/杨连海等主编 .—天津:天津科学技术出版社,2007

ISBN 978-7-5308-4241-6

Ⅰ.H... Ⅱ.杨... Ⅲ.①胸腔疾病—计算机 X 线扫描体层摄影—诊断学 ②腹腔疾病—计算机 X 线扫描体层摄影—诊断学 Ⅳ.R816

中国版本图书馆 CIP 数据核字(2007)第 054019 号

责任编辑:孟祥刚

版式设计:邱　芳

责任印制:张军利

天津科学技术出版社出版

出版人:胡振泰

天津市西康路 35 号　邮编 300051

电话(022)23332393(发行部)　23332392(市场部)　27217980(邮购部)

网址:www.tjkjcbs.com.cn

新华书店经销

天津市圣视野彩色印刷有限公司印刷

开本 787×1092　1/16　印张 28　字数 671 000

2007 年 7 月第 1 版第 1 次印刷

定价:150.00 元

编 者 名 单

主编

杨连海　薛新生　田恩瑞　韩　悦

副主编

吕志新　张雪宁　杨树喜　宋立永

主审

廉宗澂

顾问

吴恩惠　孙鼎元　李景学　鲍润贤

编委(以汉语拼音为序)

韩　悦　　天津医科大学第二医院
李景学　　天津医科大学总医院
廉宗澂　　天津医科大学第二医院
吕志新　　天津医科大学第二医院
田恩瑞　　天津医科大学第二医院
吴恩惠　　天津医科大学总医院
薛新生　　天津医科大学第二医院
杨连海　　天津医科大学第二医院
杨树喜　　天津医科大学第二医院
张雪宁　　天津医科大学第二医院

编者(以姓氏笔画为序)

于桂荣　牛冬梅　王立鹏　王　君　王武萍　王　炜　邓　奇
田　娜　白　玫　刘长宁　刘光耀　刘佩玉　刘美洲　刘恩虎
刘辉佳　孙蜀卫　朱达克　许鑫华　邢　刚　何玉梅　励贺文
宋心伦　宋永春　张文煜　张业荣　张亚楠　张　伟　张国瑞
张　瑛　李　冰　李建华　李　茂　李　亮　李　健　杨宝和
杨　毅　陈万青　陈希颖　陈　艳　陈　晟　周桂花　赵　阳
赵志毅　赵　博　夏庆来　徐国萍　郭宝元　郭树彬　高　治
高　炜　高海涛　崔　静　曹家振　隋言彬　颜冬宝　薛炳海

序　一

由天津医科大学第二医院放射科主任杨连海教授和薛新生、田恩瑞、韩悦主任担任主编，廉宗澂教授审阅的《HRCT 胸腹部疾病诊断》是一部介绍应用 HRCT 诊断胸腹部疾病的影像学专著。天津医科大学第二医院应用 HRCT 检查胸腹部疾病已超过 10 万例，经验非常丰富。本书是他们应用 HRCT 的总结。

全书分三章，第一章重点介绍 CT 成像基本原理、相关概念、设备与扫描技术；第二章介绍 HRCT 相关知识，胸腹部的正常影像解剖和病变的基本影像表现；第三章是疾病诊断，结合 70 多个经证实的病例，介绍了胸、腹部疾病的诊断，每个病例附有清晰的照片图，多数病例附有评述，通过评述介绍该病的 CT 表现、诊断与鉴别诊断以及相关知识。

本书内容丰富，符合中国的实际情况，图文并茂，实用性和可读性均很强，适用于影像科与相关临床学科医生和影像学系学生学习参考。

值得高兴的是，近年来国内从事影像学专业的中青年学者热心于总结自己的实践经验，撰写本专业的著作，既繁荣了我国医学影像学专著的出版事业，又提高了影像诊断的水平。相信本书的出版一定会受到读者的欢迎。

吴恩惠

序　二

自 1979 年美国的科马克(Cormack)和英国的豪斯菲尔德(Hounsfield)发明计算机辅助 X 射线断层摄影技术(CT)获诺贝尔生理学和医学奖以来,CT 技术在近 30 年的发展过程中有了长足的进步。近些年来,高清晰度螺旋 CT(HRCT)逐渐取代了普通 CT 检查。天津医科大学第二医院是我国首批应用该项技术的医院,十年来在老一辈专家吴恩惠、李景学、廉宗徵等教授的指导下,我院杨连海、韩悦等中青年学者在临床实践中做了大量的工作。鉴于国内这方面著作尚少,他们经过数年的悉心准备推出此专著,本书共分为 3 章,分别介绍了 CT 和 HRCT 的相关基础知识和疾病的诊断。在疾病诊断方面除描述疾病诊断要点外还辅以丰富的图像资料予以评述,这是本书作者独具匠心之处。然而,临床床医学是一门应用科学,其发生发展也遵循"实践→认识→再实践→再认识"的循环认识过程,故此书中难免有不足不妥之处,诚请各位同道不吝指教。希冀此书出版对指导临床工作有所裨益。同时也向为此书出版做出大量辛勤工作的编者和出版社的编辑人员致以由衷的谢意。

是以为序。

天津医科大学第二医院院长、
教授、博导、国务院特贴专家

前　言

20 世纪 90 年代，普通常规 CT 逐渐被螺旋 CT 取代，螺旋 CT 的使用是 CT 发展史上的又一重大进步。高清晰度螺旋 CT(high resolution CT，简称 HRCT)是采用高效、大数量的探测器，大容量 X 线球管提高空间分辨率，应用薄层在较短的扫描时间内通过骨算法取得良好的 CT 扫描图像。图像清晰度是普通机型的 4 倍，探测器多达 4 800 个，重建矩阵用 512 × 512，显示矩阵用 1 024 × 1 024。超薄层扫描厚度为 1mm，亚秒扫描快速成像达到实时成像、CT 血管造影(CTA)、CT 内窥镜(CTE)和三维成像等特殊功能，更受临床医师的欢迎和赏识。

HRCT 通常采用 1 ~ 2mm 薄层扫描，骨算法重建出高空间分辨率图像，能显示肺部细节(如肺小叶水平上的细微结构)和病生理变化、分子生物学因素引起的影像特征，尤其用 HRCT 诊断肺部弥漫性病变，结节性病变的定性诊断为常规 CT 设备所不及。HRCT 能清晰显示病变影像特征，扩大胸腹部病变的诊断范围，提高定性诊断率。HRCT 不同于普通 CT 的诊断，其描述术语甚多，且不统一，有时几个不同的术语描述了同一种 HRCT 表现，有的术语与其对应的 HRCT 表现描述过于模糊，加上检查条件应用的各异，使读解胸腹部 HRCT 图像不无困难，而这种 HRCT 对病变的术语和描述应用混乱影响了大家在学习和应用 HRCT 时的同一性。为了帮助读者熟悉 HRCT 中的命名和定义，我们参考和吸纳了国内外学者的先进经验和最新成果，对 HRCT 术语、词汇，主要从解剖关系上进行了描述，以增加我们对 HRCT 的认识和更好地应用。

目前国内有关 HRCT 的专著很少，天津医科大学第二医院是国内首家使用 HRCT 的医院，已有近十年的历史，共积累了十余万份病例，具有丰富和大量的影像资料。出版此专著是为了满足广大读者学习和掌握 HRCT 的要求，以提高大家的诊断水平。本书从介绍原理、相关概念入手，以常见病变、疑难病变介绍与评述为重点，由浅入深，通俗易懂，希望对 HRCT 知识的学习和应用有所裨益。

全书共分 3 章，介绍了普通 CT 和 HRCT 的基础知识；HRCT 的相关术语及高清晰度的胸腹部断层解剖图像以及胸腹部常见病、疑难病的 HRCT 表现和评述，大多数病例经过手术及病理得到证实，有些病例实为罕见，供同仁共享。本书提出“异病同影靠临床，同病异影靠影像”的简捷分析思路，在临床实践中提高我们对疑难病的诊断分析能力。

感谢吴恩惠教授、李景学教授多年以来对我们工作和学习的指导与教诲。

在本书的编写过程中，得到了教研室主任张云亭教授、白人驹教授的热情帮助和悉心指导，在此我们表示衷心的感谢。

鉴于编者的经验和水平有限，书中难免有一些缺点和错误，我们诚恳地希望大家批评和指正。

杨连海

目　　录

第一章

总论

第一节　CT 发展概况与基本知识

CT 是计算机断层摄影术（computed tomography）的简称。自伦琴（Wilhelm Conrad Röntgen）1895 年发现 X 线以来，放射诊断在临床诊断学方面发挥了极大的作用。使临床放射学从普通 X 线成像发展到计算机数字成像，为临床提供了一个崭新的、无创伤的影像诊断手段。普通 X 线影像是把具有三维的立体解剖结构摄成二维的平面图像，影像互相重叠，相邻的器官或组织之间如对 X 线的吸收差别小，则不能形成对比图像。虽然断层摄影能够解决影像重叠问题，造影检查可使普通 X 线检查不能显示的器官显影，提高了影像的分辨力，但一些器官或组织特别是由软组织构成的器官仍不能显影。1963 年由美国科学家 Cormack 发明了用 X 线投影数据重建图像的数学方法，1969 年亨氏（Hounsfield）首先设计成计算机横断体层成像装置。经神经放射诊断学专家安氏（Ambrose）应用于临床，取得极为满意的诊断效果。1974 年由美国工程师 Ledley 设计出了全身 CT 装置，1979 年 Hounsfield 和 Cormack 教授一起获得了诺贝尔医学生理学奖。CT 卓越的低对比度分辨率和形成的人体横断面图像以及丰富的图像后处理功能，使这一新的技术很快得到大家的承认和推崇，并且这一技术也为今后的磁共振成像等奠定了技术的基础。近年来，就 CT 机提高扫描速度、检查效率、图像质量和操作人性化方面作了很多改进，螺旋 CT、高清晰度 CT、超高速 CT 和多螺旋 CT 相继问世。由于应用软件技术的不断推出和发展，三、四维，CTA，仿真内窥镜，心电门控，灌注技术，表面渗透成像等技术已被先后开发出来。

CT 机自 20 世纪 70 年代问世以来发展很快，根据其发展的时序和构造性能，大致可分为五代，由于使用了滑环技术，在三、四代的基础上又发展了螺旋 CT，高清晰度螺旋 CT 及多螺旋 CT。

第一代 CT 机为旋转－平移扫描方式，多属头颅专用机。X 线球管是油冷固定阳极，扫描 X 线束为笔形束，探测器一般是二到三个。扫描时 X 线球管和探测器环绕病人做旋转和同步直线平移运动，X 线球管每次旋转 1°，同时沿旋转反方向做直线运动扫描，直至 180°扫描结束。缺点是扫描范围局限，图像质量差，扫描时间长，所以很快被第二代 CT 机取代（图 1-1-1）。第二代 CT 机仍为旋转－平移扫描方式，与第一代 CT 机相比没有本质上的差别。扫描 X 射线束由笔形改为 5°～20°的小扇形束，探测器增加到 3～30 个，平移扫描后的旋转角度由 1°提高到扇形射线束夹角的度数，扫描的时间缩短，图像质量有了明显的改善（图 1-1-2）。第三代 CT 机改变了扫描方式，为旋转－旋转方式，射线束是 30°～45°较宽的扇形束，探测器数目增加到 300～800 个，扫描时间进一步缩短到 2～9s 或更短。所谓的旋转－旋转方式是 X 线球管作 360°旋转扫描后，X 线球管和探测器系统需反向扫描回到初始位置（图 1-1-3）。由于发明了滑环技术，取消了往复式的旋转，是单向的连续旋转，随即产生了螺旋 CT，同时探测器的改进实现了多层采集，使多螺旋CT应运而生。第四代CT机的扫描方式，为旋转－固定扫描方式，只有球管的旋转。X 射线束的扇形角比第三代 CT 扫描机更大，因此也减少了

X 线球管的负载，使扫描速度可达 1～5s。这一类的 CT 机具有更多的探测器，可达 600～4 800 个，全部分布在 360°的扫描机架上。扫描时，没有探测器运动，只有球管围绕病人作 360°的旋转，由于采用了滑环技术，高清晰度螺旋 CT 随之产生(图 1-1-4)。第五代 CT 扫描机又称电子束 CT(EBCT)机或超高速 CT(UFCT)机，诞生于 80 年代中期，它的结构明显不同于前几代 CT 机(图 1-1-5)。由一个电子束 X 射线管，一组由 864 个固定探测器阵列和一个采样、整理、数据显示的计算机系统构成。最大的差别是 X 射线管，它有一个电子枪、偏转线圈和处于真空中的半圆形钨靶。扫描时，电子束沿 X 射线管轴向加速，电磁线圈将电子束聚焦，并利用磁场使电子束瞬时偏转，分别轰击四个钨靶。扫描时间为 30ms、50ms 和 100ms。由于探测器是排成两排 216°的环形，一次扫描可得两层图像。另外，由于一次扫描分别轰击四个靶面，故总计一次扫描可得八个层面。由于扫描速度很快，同时产生几层扫描图像，最适于像心脏一类的运动器官检查，可避免运动伪影(图 1-1-6)。但它的空间分辨率不高，机器价格昂贵，全球装机量不多。

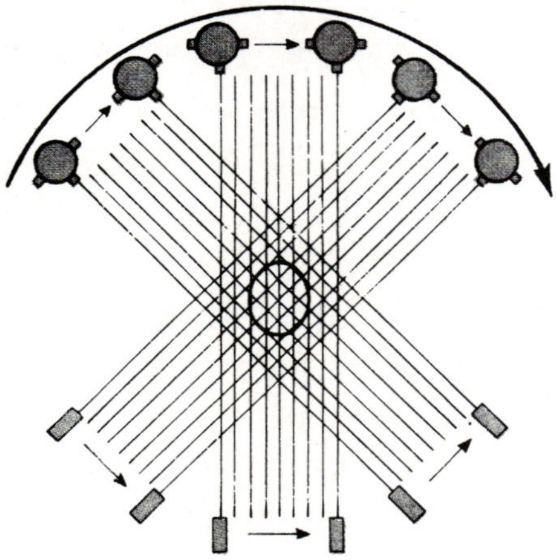

图 1-1-1 第一代 CT 机，旋转－平移扫描方式

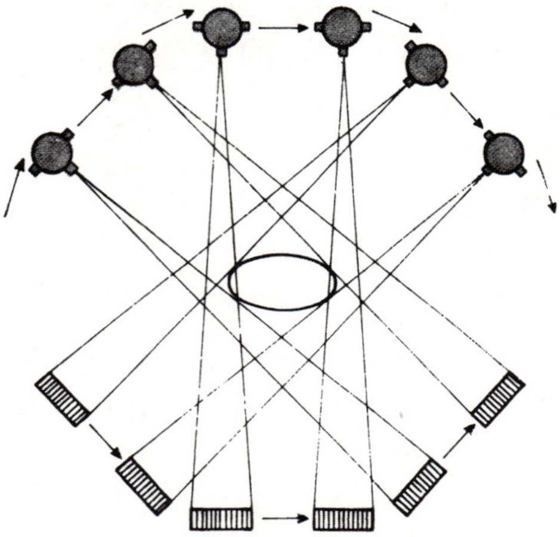

图 1-1-2 第二代 CT 机，旋转－平移扫描方式

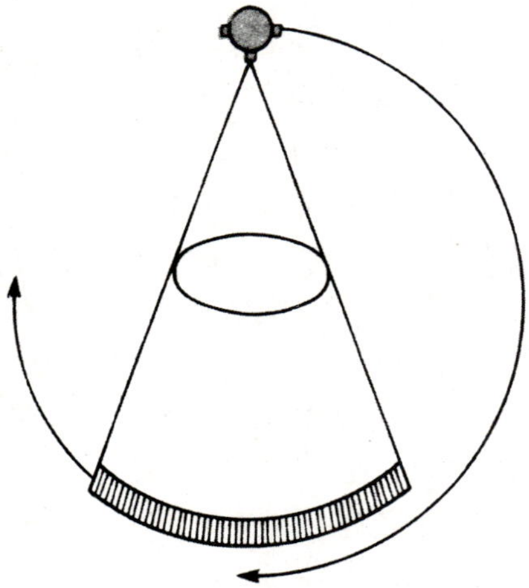

图 1-1-3 第三代 CT 机，旋转－旋转扫描方式

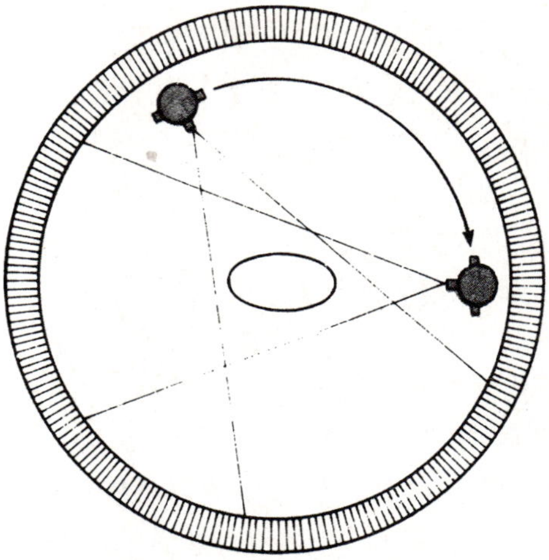

图 1-1-4 第四代 CT 机，旋转－固定扫描方式

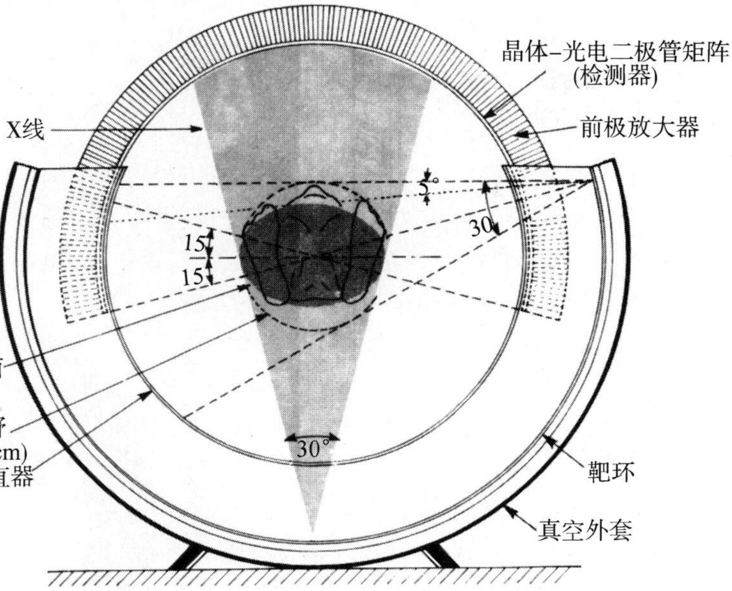

图 1-1-5A　第五代 CT 机

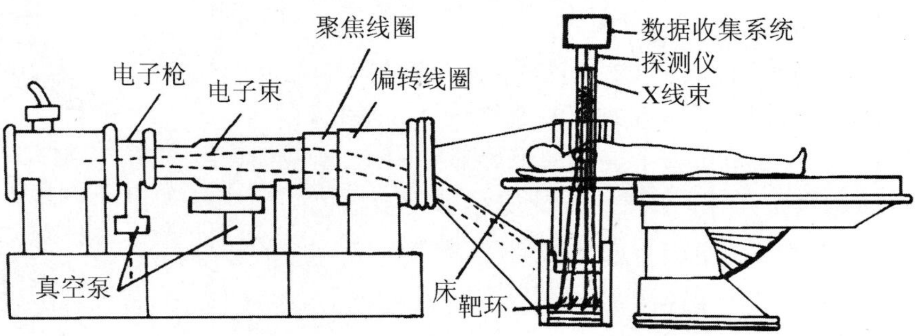

图 1-1-5B　EBCT 整机外形图

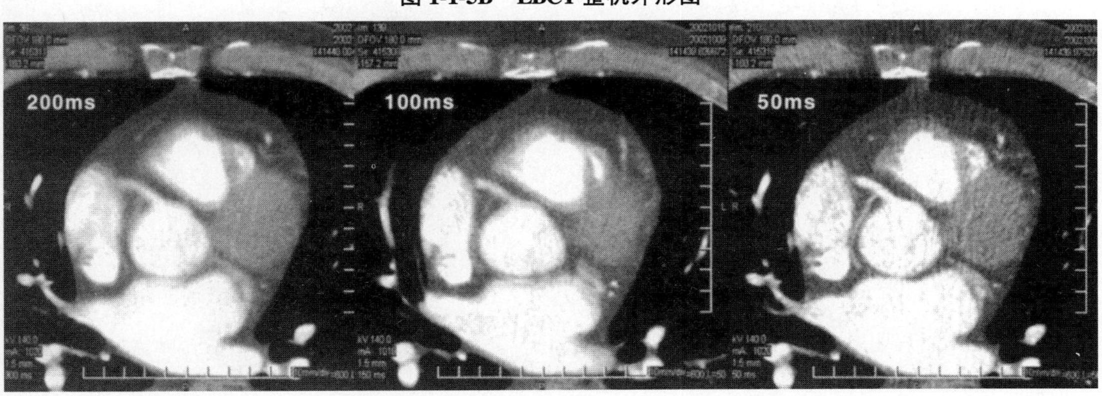

图 1-1-6　用 EBCT 扫描的心脏图像

平板探测器 CT 的提出与研制是 CT 发展史上的一个飞跃，真正意义的容积扫描将成为现实，并体现了绿色革命概念。近几年平板探测器 CT 机的雏形机在几家公司研制成功，并已在临床试用，由于产品尚未定型，相应的扫描技术与参数尚不能明确，但显示的图像与功能是相当诱人的。其优点是可提供高空间分辨率的,可实现各种高级重建功能的容积性信息,且采集速度和方式会发生革命性的变化。平板 CT 将翻开 CT 发展史上崭新的一页。

一、CT 成像基本原理

CT 是用 X 线束对人体检查部位一定厚度的层面进行扫描,由探测器接收透过该层面的 X 线,转变为可见光后,由光电转换器转换为电信号,再经模拟/数字转换器转为数字,输入计算机处理后形成数字矩阵。数字矩阵可存储于磁盘和光盘中,经数字/模拟转换器把数字矩阵中的每个数字转为由黑到白不等灰度的小方块,即像素,按矩阵排列构成 CT 图像。所以, CT 图像是数字化图像,是重建的断层图像。

二、CT 成像重建算法

常规 CT 扫描采取停 - 进原则,即 CT 扫描采集数据时,病人扫描部位处于静止状态,第一次扫描采集结束时检查床移动至下一层面,再进行第二次扫描采集数据。如此反复进行,每次扫描形成一个完整的闭合环,产生一幅横断面图像(图 1-1-7)。

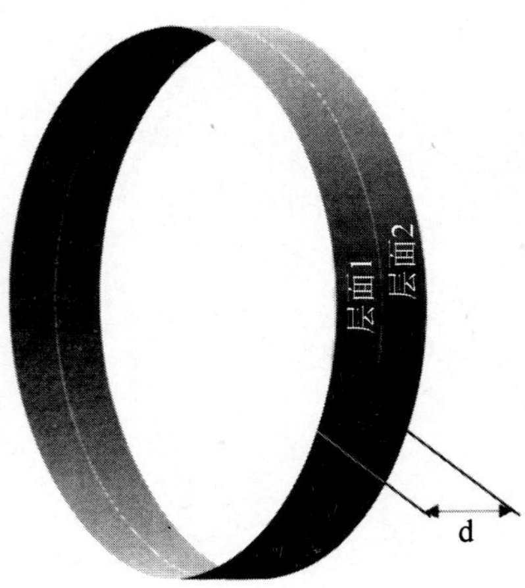

图 1-1-7 常规 CT 轴扫,球管旋转一圈,检查床移动一个厚度,产生一幅完整的横断图像

与常规 CT 扫描不同,螺旋 CT 扫描时,病人躺在检查床上以均速通过 CT 机架,同时 X 线球管连续旋转并曝光。这样采集的扫描数据分布在一个连续的螺旋形空间内,所以螺旋 CT 扫描也称容积 CT 扫描。螺旋的意思为扫描过程中围绕病人旋转的 X 线束的轨迹呈螺旋状(图 1-1-8)。

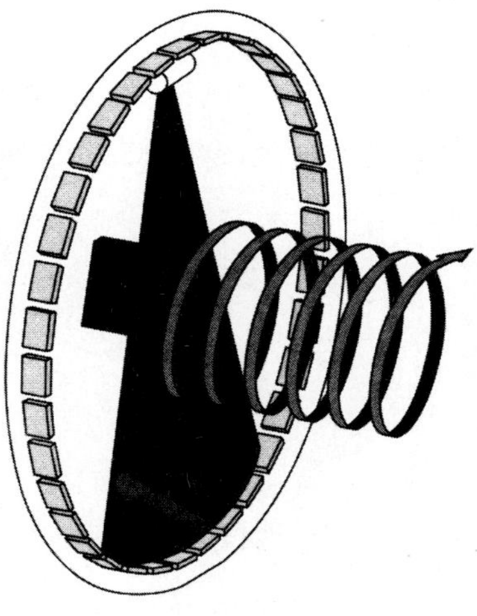

图 1-1-8A 螺旋 CT 扫描时,检查床均速通过扫描架,球管连续旋转并曝光。采集的扫描数据分布在一个连续的螺旋形空间内, X 线束的轨迹呈螺旋状

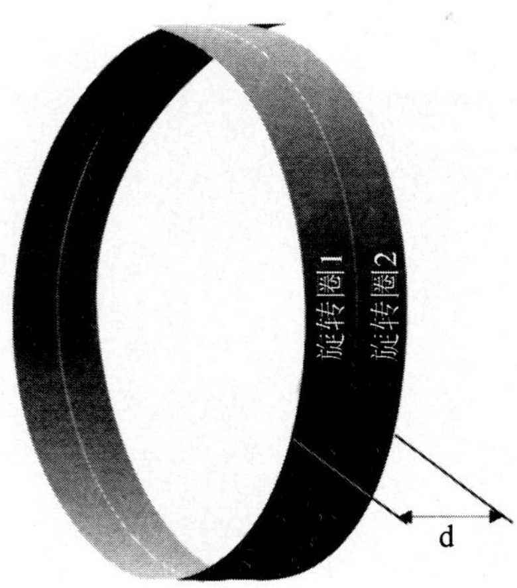

图 1-1-8B 螺旋扫描产生首尾相接的螺旋轨迹,可采用各种螺旋内插获得横断图像

因螺旋扫描的圆形闭合环有偏差，在螺旋扫描数据获得以后，采集的原始数据如按常规方法直接重建，可导致切层厚度不均或倾斜，引起部分容积效应。故需采用新的重建方法——内插算法(interpolation algorithm)。其简单原理是将相邻螺旋层面间的原始数据进行投影数据的内插运算，然后利用传统的滤波反投影方法重建。横断面图像可任意选择层面位置和层面间隔。重建内插方法很多，但线性内插由于效果好易使用被普遍应用。线性内插方法有全扫描、不完全扫描、内插全扫描、半扫描，内插半扫描和外插半扫描几种方式。在上述内插方法中内插半扫描法和外插半扫描法较好，原始数据利用率高，平面合成可靠并能得到满意的重建图像。

常用的内插法有以下两种。

1. 360°线性内插法　即在X线球管旋转360°的螺旋层面之间进行螺旋投影数据的线性内插处理，此重建算法可使图像噪声降低，但容易使层厚敏感曲线(section sensitivity profile，SSP)增宽，从而产生容积效应和伪影，导致图像纵向分辨率降低(图1-1-9)。

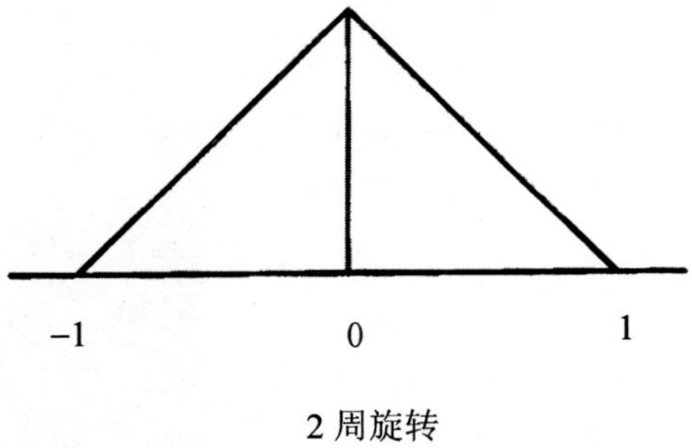

图1-1-9　360°线性内插法，即在X线球管旋转360°的螺旋层面之间进行螺旋投影数据的线性内插处理

2. 180°线性内插法　重新安排投影数据并在180°完成内插运算。因所采用的原始数据更接近垂直的断面，并减少了重建每幅图像的原始数据，从而降低了容积效应和伪影，增加了纵向分辨率，并可行螺距大于1的螺旋扫描，以增加螺旋扫描的范围。但因减少了重建的数据，图像噪声有所增加(图1-1-10)。螺距(pitch)是指螺旋扫描时球管旋转一圈检查床移动的距离与X线准直器宽度(即层厚)的比值，是影响螺旋扫描的重要技术参数(图1-1-11)。

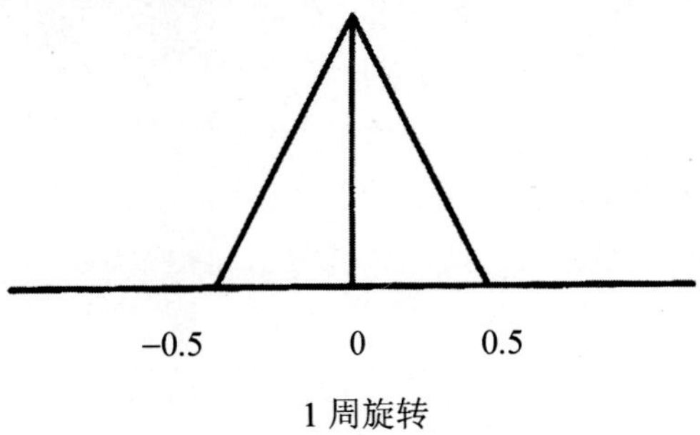

图1-1-10　180°线性内插法，在180°完成内插运算，降低了容积效应和伪影，增加了纵向分辨率

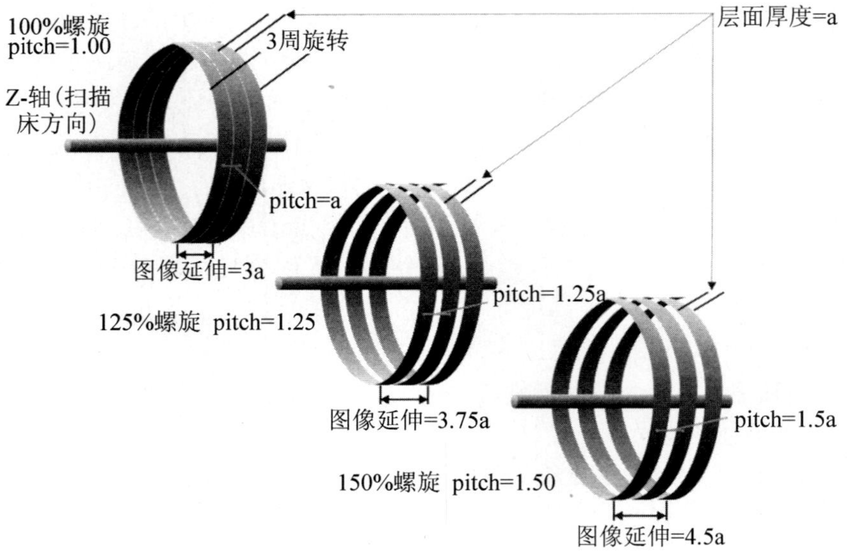

图 1-1-11 不同螺距下,螺旋扫描 X 线在人体表面的投影。螺距为 1 时,各层投影无间隙;螺距越大各层投影之间的间隙越宽

三、CT 图像的后处理功能

1. 多平面重组(multi planar reformat,MPR) 常规 CT 扫描也具有此功能,是利用计算机将各个不同层面的像素重新排列的技术,与图像重建是完全不同的概念。重建是用计算机对原始数据进行运算得到显示数据矩阵。重组是将已有的各层面中的有关显示数据取出来重新组合成为新的层面:矢状面、冠状面、斜面及任意曲面的图像。常规 CT 扫描要得到高质量的重组图像,须先行重叠的薄层扫描,增加了病人 X 线照射量,若进行体部扫描,须严格控制病人呼吸深浅度。螺旋 CT 可一次屏气采集原始数据,重建高度重叠的横断面图像,进一步重组出高质量的多平面图像,不增加 X 线照射量,也排除了呼吸运动伪影影响。无论常规 CT 还是普通螺旋 CT 扫描,重组的图像质量比不上直接重建的图像质量,但多排,尤其是 64 排螺旋 CT 具有优越的各向同性(图 1-1-12)。

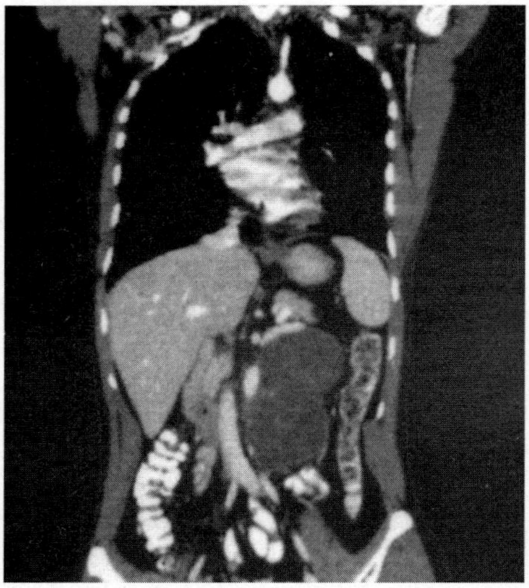

图 1-1-12 多排螺旋 CT 的多平面重组技术显示胸腹部冠状面图像

曲面重组(curved planar reformation)是一种特殊的多平面重组方式:在横断图像、矢状、冠状重组图像及三维图像上指定曲面,然后将其延伸到整个采集到的数据系列。曲面重组图像上的灰阶代表 X 线衰减值,可以显示血管行程的连续性,消除血管重叠所造成的混淆。对于观察可能掩盖部分通畅管腔的偏心性钙化或可能掩盖靶血管的重叠结构非常有用(图 1-1-13)。

2. 三维重建 三维重建的概念与技术:螺旋 CT 扫描工作方式除了比常规 CT 扫描有更高的工作效率外,还能获得三维的信息,增加了信息处理内容和灵活性,可得到真正的三维重建图像。

三维重建是指螺旋 CT 扫描所获得的原始数据经计算机程序处理,在 X、Y 轴的二维图像上对 Z 轴(立体轴)进行投影转换及负影显示处理,以重建出直观的立体图形。具体技术有:3D 技术(即表面遮盖显示,shadedsurface display, SSD)、最大密度投影(maximum intensity proiection, MIP)、最小密度投影(minimumintensity projection, MinP),仿真内窥镜技术(virtual endoscopy, VE)、容积再现(volume rendering, VR)等,其中 SSD 与 MIP 应用最广泛。

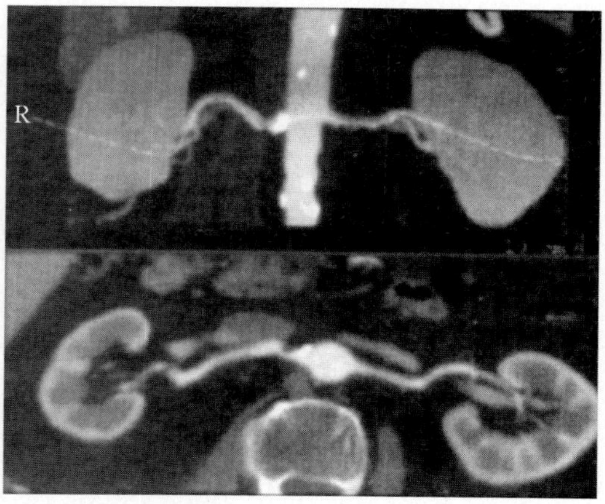

图 1-1-13　曲面重组技术显示肾动脉图像

(1)3D 技术(SSD):通过确定兴趣区所要显示结构的实际密度所包含的最高和最低 CT 值,设定最高及最低阈值水平,然后标定兴趣区所要显示的结构,重建程序将根据代表该结构密度范围对所有邻近像素进行识别,将阈值范围内的连续性像素构筑成单个的三维结构模型,产生一个标记的成像源以显示用灰阶编码的表面显示图像。可以用多个 CT 阈值进行 SSD,并对不同 CT 值的结构用彩色显示。SSD 能极好地显示复杂结构,尤其是结构重叠区域的三维关系。但是这种以 CT 阈值为参数的图像处理丧失了大量与 X 线衰减有关的信息,表面遮盖显示使小的血管也难以显示,重度狭窄可表现为血管腔闭塞、血管壁钙化和管腔内造影剂不能区分,所以对狭窄的管径和长度有可能显示不清,尤其在只设定单一阈值水平而不是阈值范围时(图 1-1-14)。

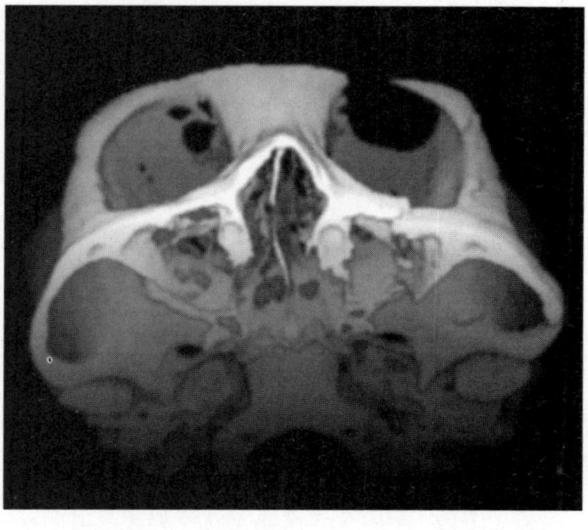

图 1-1-14　用表面遮盖显示技术显示眼眶周围骨骼立体影像

(2)最大密度投影(MIP):经过纵向内插处理的图像数据的矩阵在预先选择的视角上根据投影射线上的容积数据产生图像。在三维投影显示图上对每条射线上的最高密度进行编码,因此 MIP 灰阶就能够反映相对的 X 线衰减值。它不同于 SSD 法,无 CT 阈值选择,保证了信息无遗漏,微小的密度变化也可以得到适当的显示。MIP 重建的立体图像可沿一固定轴连续旋转,得到多角度 MIP 图,形成电影图像链。沿 X 轴旋转的 MIP 称为 MIPx,沿 Y、Z 轴旋转的分别称为 MIPy、MIPz(图 1-1-15)。

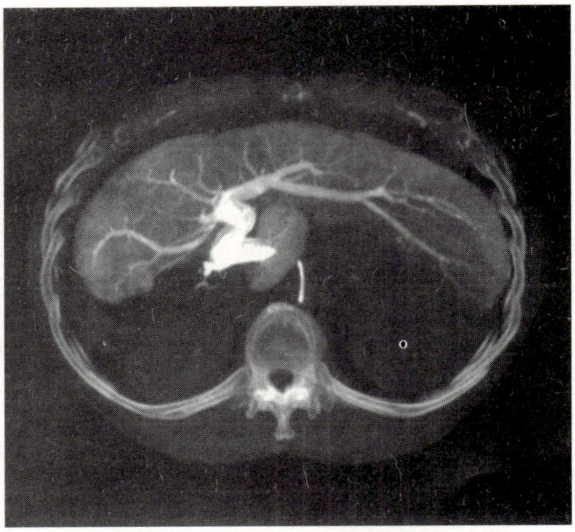

图 1-1-15　用最大密度投影技术显示肝脏血管影像

MIP 可以得到类似血管造影的图像,即使是小的血管,由于它设定的 CT 值高于邻近组织,可以清楚显示。严重的狭窄与闭塞、血管壁钙化斑与管腔内的造影剂也可以区分开来。此法的单纯投影成像不能对深在的结构关系进行编码,因此对重叠的血管不能显示,且不能清楚地显示解剖结构的三维空间关系。这一缺陷可以用绕轴旋转的 MIP 使深部结构的关系得到适当显示来克服。

(3)最小密度投影(MinP):此技术是在三维投影显示图上对每条射线上的最小密度进行编码,其原理与 MIP 相似。主要用于气道的显示,偶尔也用于肝脏增强后肝内扩张胆管时显示(图 1-1-16)。

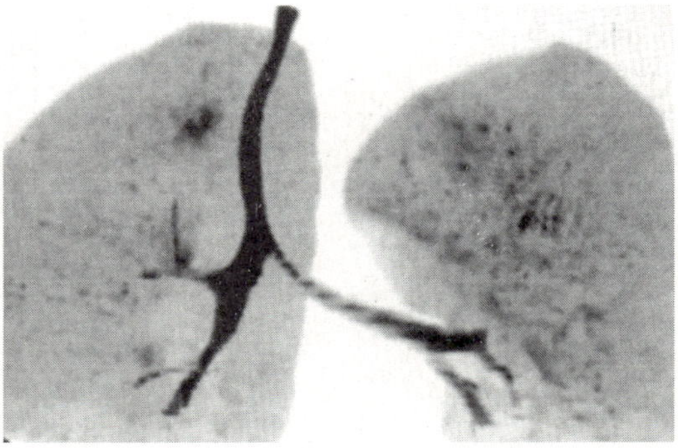

图 1-1-16　用最小密度投影技术显示气道图像

(4)仿真内窥镜技术(VE):在螺旋 CT 连续扫描获得的容积数据基础上调整 CT 阈值及组织透明度,使不需要观察的组织透明度为 100%,从而消除其影像。而需要观察的组织透明度为 0,从而保留其图像。再调节人工伪彩,即可获得类似纤维内镜观察的仿真色彩。并依靠导航方法显示管腔内改变,故也称为仿真内镜技术。可用于鼻腔、鼻旁窦、喉、气管、支气管、结肠、膀胱、主动脉腔壁的显示观察(图 1-1-17)。

(5)容积再现(V R):此技术的特点是将所有的容积数据用于三维图像显示,而上述重建技术只利用约 10%的容积数据。其主要优点是能显示重叠的组织结构和血管腔,提供了正常组织、肿瘤和血管较全面的三维空间关系(图 1-1-18)。

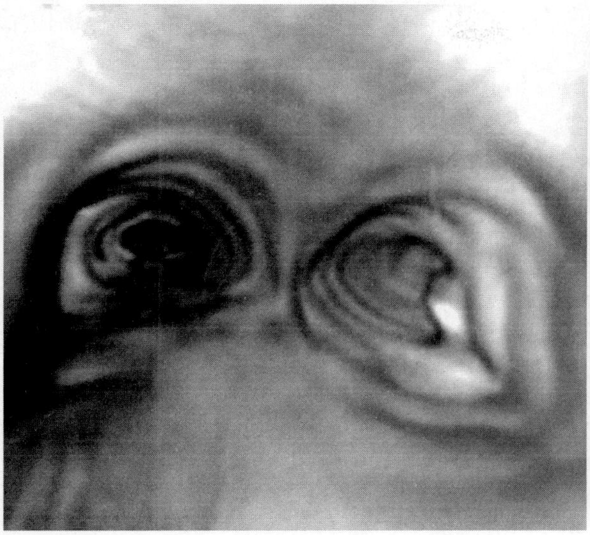

图 1-1-17　用仿真内窥镜技术显示气管内图像

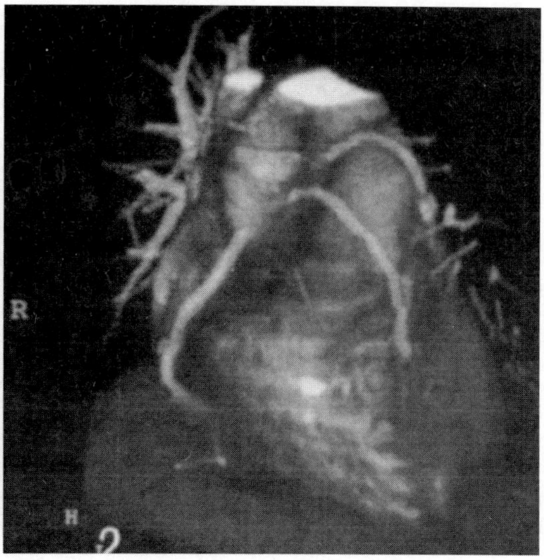

图 1-1-18　用容积再现技术显示冠状动脉图像

四、CT 成像的有关概念

1. 体素　(voxel)　体素是一个三维概念,由于通过人体的 X 线束是有一定厚度的(5mm、10mm 等),因而我们看到的 CT 图像实际上是具有一定厚度的三维体层图像。体素是这一体层的最小单元(图 1-1-19)。

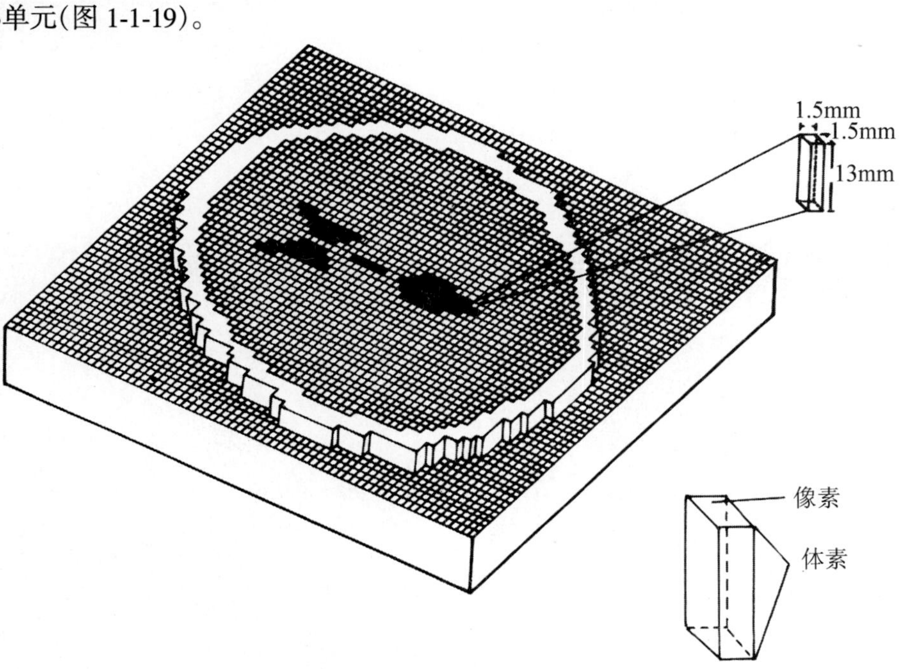

图 1-1-19　体素的构成

2. 像素(pixel)　像素是显示 CT 图像的基本单元,是一个二维的概念,表示相应体素中组织的 X 线吸收系数均值。经过数字/模拟转换器将每个 CT 值转换成模拟的灰度小方块,构成

CT 图像。

3. 矩阵(matrix) 是像素以二维方式排列的阵列。它与重建后的图像质量有关,在相同大小的采样野中,矩阵越大像素也就越多,重建后图像质量越高。目前常用的矩阵大小有 512 ×512 和 1 024×1 024 两种(图 1-1-20)。

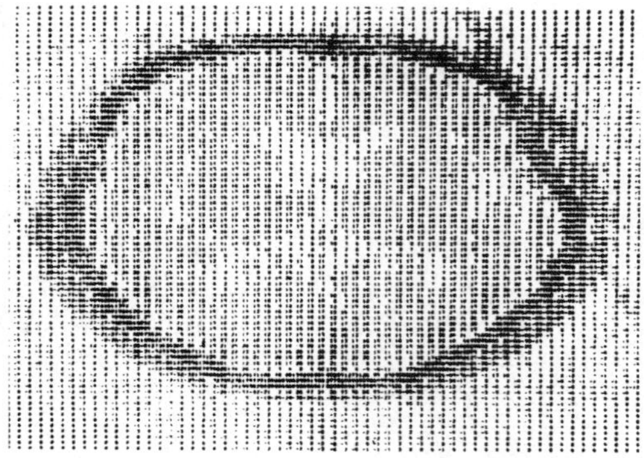

图 1-1-20 不同灰度的像素排列成矩阵组成图像

4. 灰阶(grayscale) 显示器所表现的亮暗信号的等级差别为灰阶,人能分辨 16 级不同的灰度,根据个体的差异,最多不超过 30 级。CT 机通常把人体 2 000 个 CT 值用 256 个灰度阶来表示,差不多 8 个相邻 CT 值作为一个灰度级,使图像中包含的丰富信号有所损失,后面介绍的窗口技术解决了这个问题(图 1-1-21)。

图 1-1-21A 人眼能够分辨出 16 灰阶的阶段性

图 1-1-21B 人眼不能分辨 256 灰阶的阶段性

5. 滤波函数(filter function) 又称重建算法(algorithm)或重建滤波器,是图像重建时根据诊断需要所采用的一种数学程序。一般可分为平滑算法(smooth)、标准算法(std.)、尖锐算法(sharp)、骨算法(bone)等 4 种算法(图 1-1-22)。

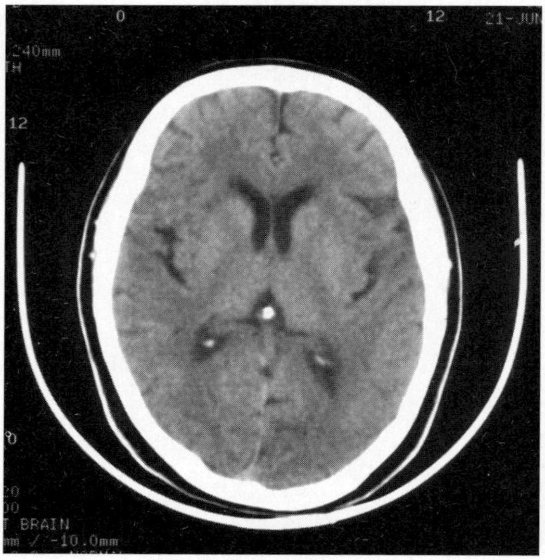

图 1-1-22A 平滑算法(smooth)

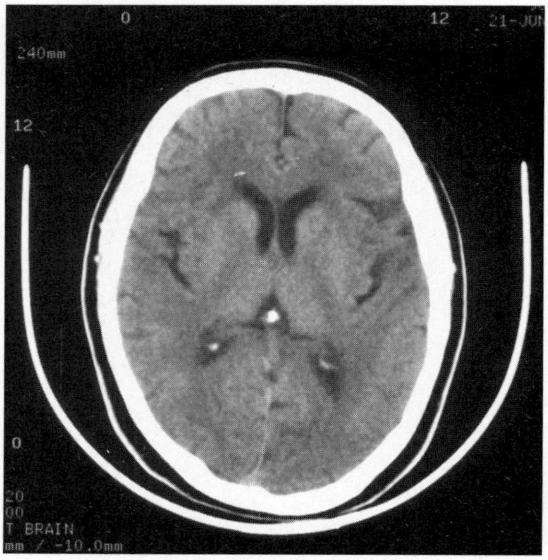

图 1-1-22B 标准算法(std.)

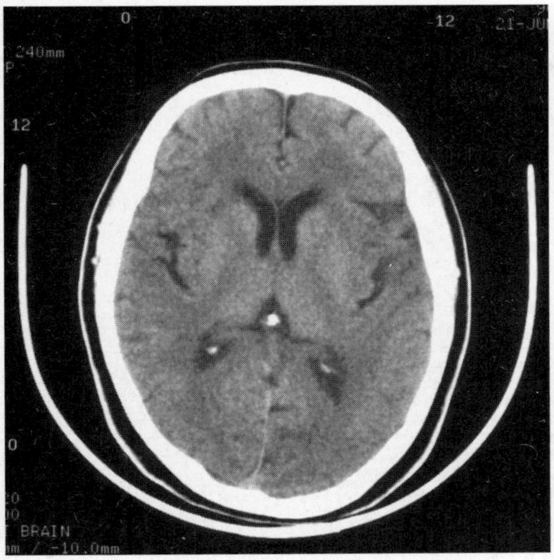

图 1-1-22C　尖锐算法(sharp)

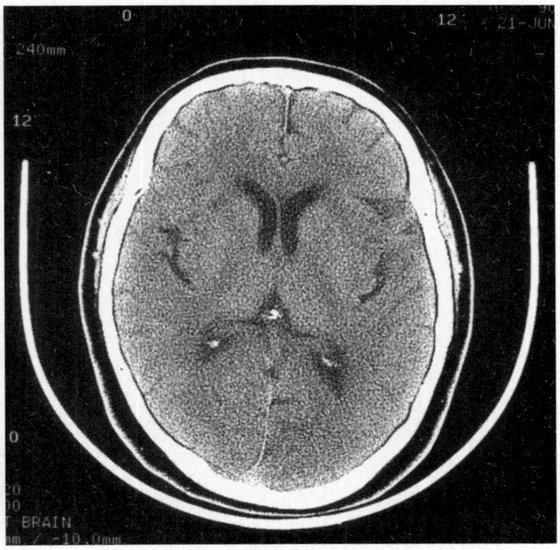

图 1-1-22D　骨算法(bone)

6.CT 值(CT value)　CT 值是人为制定的,用物质的 X 线吸收系数相关的相对值来表达图像上组织密度的数值。X 线图像可反映正常与病变组织的不同密度,如高低密度,但没有量的改变。CT 图像不仅以不同的灰度表示密度的高低,还可用组织对 X 线的吸收系数说明其密度高低程度,具有量的概念。实际工作中不用吸收系数,而换算成 CT 值,单位为 HU。大家知道空气对 X 线的吸收为 0,故空气的 CT 值为 – 1 000,水的 CT 值定为 0。而骨组织的 X 线衰减是水的 2 ~ 4 倍,故相应 CT 值定为 + 1 000(图 1-1-23)。

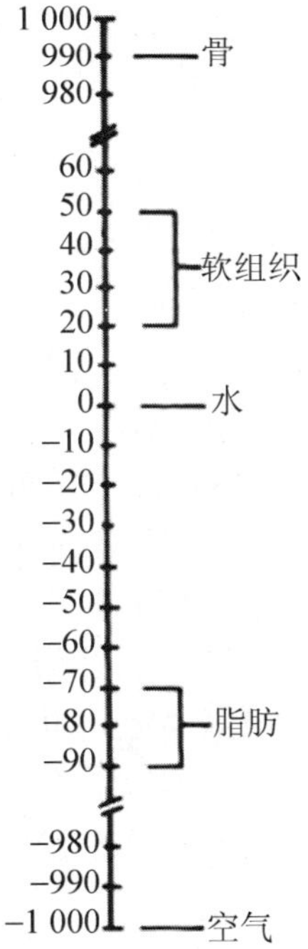

图 1-1-23　不同组织的 CT 值

7.CT 窗技术

(1)窗宽(window width):窗宽代表图像上的 16 个灰阶的 CT 值范围。如窗宽为 160HU,可分辨的 CT 值为 160/16 = 10HU。两种组织密度超过 10HU 时可分辨。窄窗显示的 CT 值范围小,每级灰阶代表的 CT 值范围小,提高了密度分辨率。反之,宽窗显示的 CT 值范围大,每级灰阶代表的 CT 值范围大,降低了密度分辨率,密度差别较小的组织不易分辨。

(2)窗位(window level):窗位又称窗中心,是指 CT 图像上灰白刻度中心点的 CT 值。在理论上,窗位应与欲观察组织的 CT 值接近。实际工作中,须兼顾其他组织结构来调节适当的窗位。

(3)CT 窗技术的应用:调节窗口的中心和宽度,使人体组织器官显示得更加清晰,以利观察和分析。上腹部 CT 检查要观察肝脏时,如把窗位定在 + 50HU,用 150 的窗宽,则图像上的 16 个灰阶的 CT 值范围为 50 ± 75HU,即 – 25 ~ + 125HU,那么 CT 值低于 – 25HU 的组织灰阶与 – 25HU 的相同,图像呈黑色。CT 值高于 + 125HU 的组织,图像呈白色。实际工作中,往往把窗口的中心调到要观察脏器组织的平均值水平,而把窗宽调到该脏器组织正常 CT 值变化范围附近,一般不少于 128,这样可使该脏器的 CT 像具有尽量丰富的层次。总之,要获得较清晰且能达到诊断要求的 CT 图像,必须正确使用窗技术。

8. 密度分辨率 是指当相邻物质的密度处于某一很小差异的情况下，可以分辨的最小密度值（X 线吸收系数不同）。CT 密度分辨率高于普通 X 线图像，不同的组织结构中 X 线吸收差别 0.5% ~ 1% 即可分辨，即 X 线透射度只有 0.5% 的组织可以从影像中区分出来（图 1-1 -24）。

9. 空间分辨率 在高对比的图像中，识别相邻物体尺寸的最小极限（分辨物体大小的能力）称为空间分辨率，CT 空间分辨率低于普通 X 线图像，多为12 ~ 14 线对/cm，个别的已达到 24 线对/cm（图 1-1-25）。

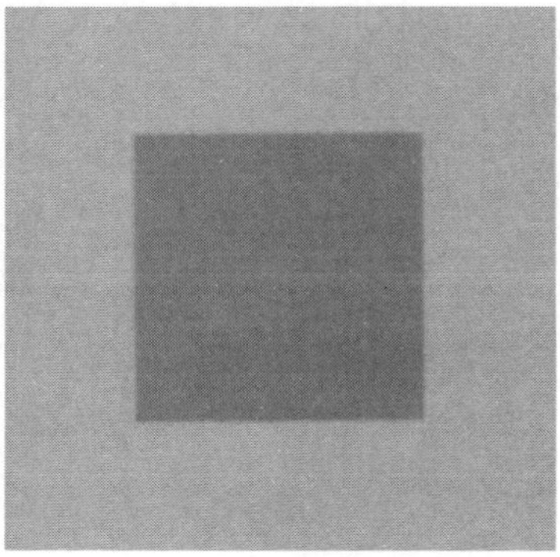

图 1-1-24 密度分辨率测试图

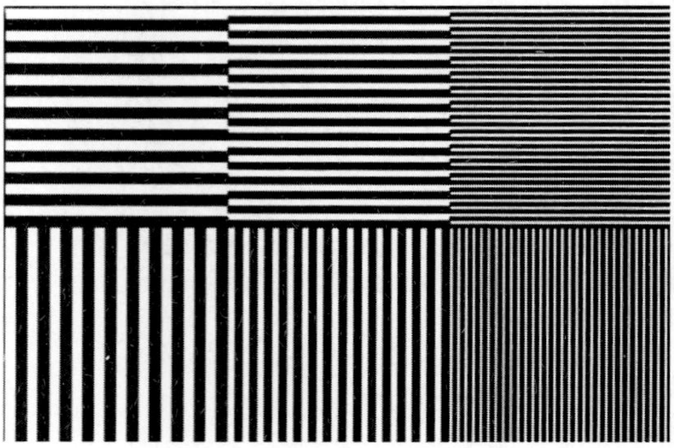

图 1-1-25 空间分辨率测试图

10. 部分容积效应（partial volume phenomenon） 在同一层面内含有两种以上密度横向走行而又互相重叠的物质时，则所得的 CT 值不能如实反映其中任何一种物质的 CT 值，则这种现象称为部分容积效应或部分容积现象（图 1-1-26）。

11. 周围间隙现象 在同一扫描层面内与层面垂直的两种相邻且密度不同的组织，在测量 CT 值时由于边缘相互重叠造成 CT 值的不准确，这种物理现象即为周围间隙现象。这是因为扫描 X 线束宽、透过 X 线测量的间隙和像素大小之间不一致的缘故。由于周围间隙现象的存在，使密度不同的物体交界处，在密度高的物体边缘，其 CT 值小，而在密度低的物体边缘，其 CT 值大（图 1-1-27）。

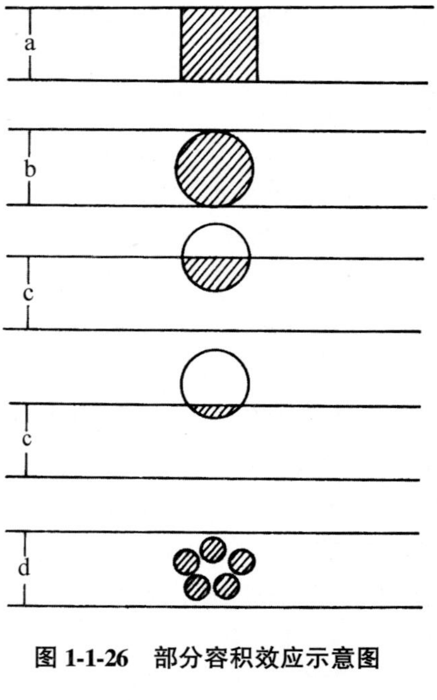

图 1-1-26 部分容积效应示意图

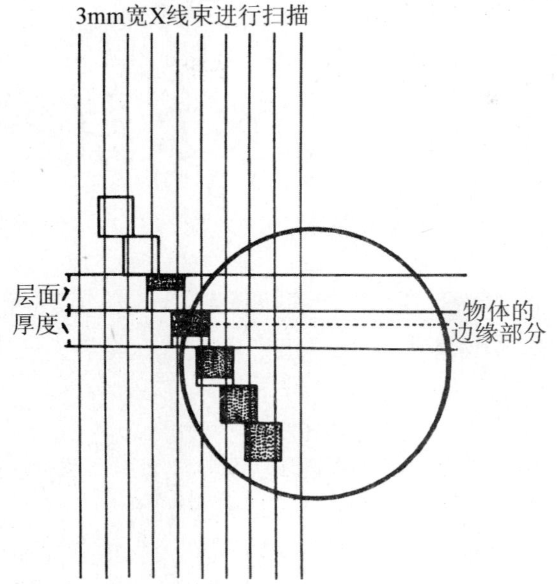

图 1-1-27　周围间隙现象示意图

第二节　CT 设备及扫描技术

CT 发展很快，其设备可分为普通 CT、螺旋扫描 CT(sprial CT)、高清晰度螺旋 CT(HRCT)、多螺旋 CT(MSCT)、电子束 CT(EBCT)。

一、CT 设备基本结构

CT 的基本结构主要由扫描系统和计算机图像显示与记录系统组成。

1. 扫描机架系统

(1)X 线球管：X 线球管是产生 X 射线的部件，是一台扫描装置的核心部分。X 射线球管由电子阴极、阳极和真空管组成，其基本结构与常规 X 线机的 X 射线球管相同，但额定功率比常规 X 射线球管大，特别是螺旋 CT 扫描机所使用的 X 射线球管，由于要适应长时间的连续扫描，必须使用不低于 4 兆的大功率 X 射线球管。CT 用 X 射线球管可分为固定阳极和旋转阳极两种。固定阳极 X 射线球管主要用于第一代、第二代 CT 机中，这是由于第一代、第二代 CT 机的扫描方式是直线平移加旋转，扫描时间长，产热多，故常采用油冷或水冷方式强制冷却球管。旋转阳极 X 射线球管主要用于扇束扫描方式的第三代、第四代 CT 机中，由于扫描时间短，管电流较大，一般为 100～600mA，也采用油冷方式，焦点大小约为 1.0mm×1.0mm，高速旋转阳极管焦点约为 0.6mm×0.6mm。现代 X 射线球管为了提高热容量，采用了所谓的“飞焦点”设计，即 X 射线管阴极发出的电子束，曝光时交替使用，其变换速率约 1.0ms，利用锯齿形电压波形的偏转，导致电子束的瞬时偏转，使高压发生时电子的撞击分别落在不同的阳极靶面上，从而提高了阳极的使用效率，并能相应提高球管的热容量(图 1-2-1)。

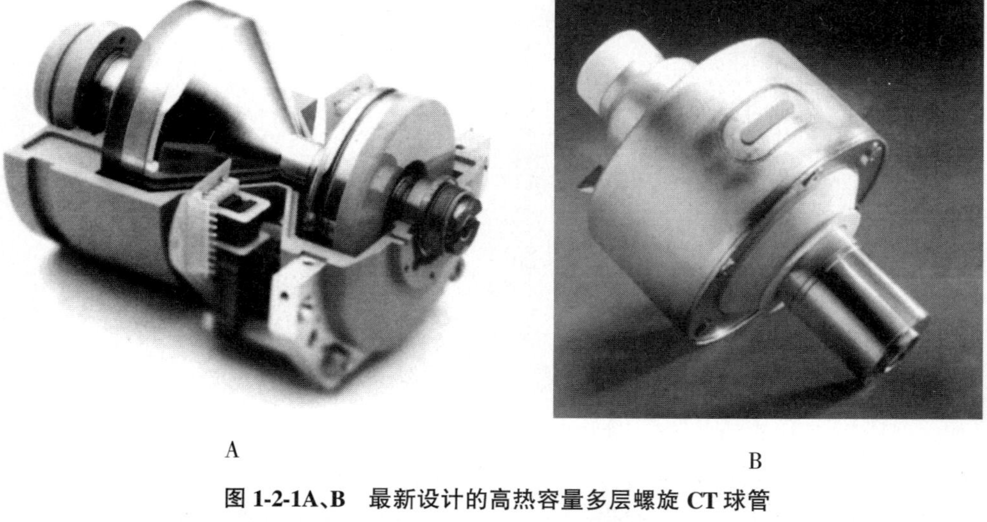

A　　B

图 1-2-1A、B　最新设计的高热容量多层螺旋 CT 球管

(2)探测器：探测器的作用是接收 X 射线辐射并将其转换为可供记录的电信号。目前 CT

机使用的探测器分为固体和气体两大类。固体探测器多采用闪烁晶体和稀土陶瓷接收 X 射线辐射,并把它转换为光信号,再用光电倍增管或高灵敏度光电二极管接收,变成电信号送至信号采集处理器。通过探测器后的电信号实现了辐射能到电能之间的转换,其中闪烁晶体将辐射能转换为光能,光电倍增管中的光电阴极又将光能转换为电能。常用的闪烁晶体有碘化钠(Nal)、碘化铯(Csl)、锗酸铋(BGO)和钨酸镉($CdWO_4$)。目前 64 排探测器多采用稀土陶瓷技术。固体探测器的优点是灵敏度较高,有较高的光子转换效率。缺点是相邻的探测器之间存在缝隙,X 射线辐射的利用率相对较低。其次是晶体发光后余辉较长影响响应函数,使高低密度交界处的图像会产生拖尾伪影。另外,整个探测器阵列中的各个探测器不易做得完全一致,造成误差而影响质量(图 1-2-2)。气体探测器多采用氙气,利用气体电离的原理。入射的 X 射线使气体产生电离,然后测量电流的大小测得入射 X 射线的强度。气体检测器通常做成一个密封的电离室,电离室的上下夹面由陶瓷拼成,每个电离室两侧用薄钨片构成,中心收集电极也由钨片构成,而 X 射线入射面由薄铝片构成,所有的分隔相互联通。电离室内充满氙气,当入射 X 射线进入电离室后使气体电离,其正电离子由中心散集电极接收,通过前置放大器放大后送入数据采集系统。电离室侧面的钨片对 X 射线有准直作用,可防止被检测物体产生的散射线进入电离室。气体探测器的光子转换效率比固体探测器要低,采用高压氙气可提高一些。但气体探测器电离室的间隔为很薄的钨片,其几何利用率高于固体探测器。因而,这两种探测器的量效率大致相近,在 50% ~ 70%之间。另外,气体探测器的各电离室相互联通,处于同一环境条件,有较好的一致性。

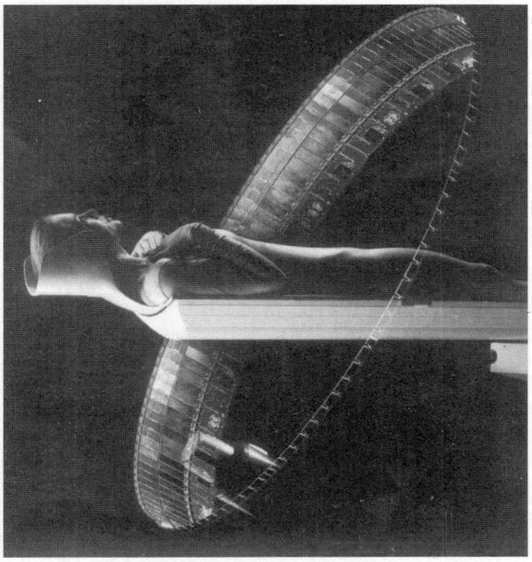

图 1-2-2　四周排列的固体探测器

(3)准直器:CT 扫描机中的准直器分为两种:一是 X 射线管端的准直器;二是探测器端的准直器。准直器的作用是决定 CT 扫描的层厚,同时阻挡成像所不必要的散射线,减少病人的 X 射线剂量。成像中有一个与球管焦点大小有关的“半影”现象,一般来说,焦点越大其半影越大,因而越是大的管球焦点对准直器设计的要求也越高;现在使用的 CT 准直器结构基本与常规 X 线机的准直器相同,准直器的不同宽度根据扫描的厚度可自动转换。

(4)楔形补偿器:或称滤过器,作用是吸收低能量 X 射线,优化射线的能谱,减少病人的 X

射线剂量，并且使通过滤过后的 X 射线束，变成能量分布均匀的硬射线束。第一代 CT 扫描机的滤过器是一个方形、中间呈弧形凹陷的水箱，目前 CT 机的滤过器都采用有机材料（如 F4-6 等物质）组成。

由于扫描方式不同，X 线球管及探测器与扫描架外的计算机系统及高压电源通过电缆相连，限制了 X 线球管的运动。球管是通过往返的旋转运动来完成扫描，影响和限制了扫描速度，所以 CT 设备的改进也是从缩短扫描时间、提高图像分辨率、开发检查新功能等三方面进行研究与提高。

2. 计算机系统 CT 扫描所用计算机系统应具有高速运算、大量数据储存和检索的功能，是由主控计算机、主储存装置、辅助储存装置、显示装置等组成。

(1)主控计算机和主储存装置：主控计算机和主储存装置是计算机的主要部分。主控计算机作用是系统管理、任务分配和外设控制等，如控制和监视扫描过程，并将扫描数据送入存储器，CT 值的校正和输入数据的扩展，与操作者对话并控制扫描等信息的传送，图像重建的程序控制，故障诊断及分析。主储存装置与主计算机相连，其本身不能独立工作，主要的任务是在主控计算机的控制下进行图像重建等处理。主储存装置接收由数据采集系统或磁盘送来的数据进行运算后，再送给主控计算机，它与主控计算机是并行工作的，主储存装置工作时，主机可执行自己的运算，重建的图像最后在终端显示。主控计算机与主储存装置是计算机的核心，进行投影数据的收集和运算。

目前，CT 机普遍采用的扇形束扫描方式，其图像重建一般都采取所谓的“管线”(pipeline)原理，即各计算机部分依次连接、相对独立，图像重建时各计算机部分独立执行任务，处理时间大致相等，重建矩阵常采用 512×512，图像显示矩阵 1 024×1 024。

(2)图像显示与辅助储存记录装置：磁盘机分为软磁盘机和硬磁盘机两种，它们的功能是存储图像和保存系统操作及故障诊断软件。通常一次扫描后自数据采集系统收集来的扫描原始数据先存储于磁盘的缓冲区域，待扫描完成后，经重建处理后的图像，再存入磁盘的图像存储区。从磁带或光盘存取图像，往往也通过磁盘作为中介。磁盘储存的图像数据受主控计算机控制，可即时依指令显示图像。当今所用磁盘容量，对矩阵为 256×256 的图像可储存 1 000 个以上。目前光磁盘的应用使图像储存可达数千个。

CT 图像的数据储存于磁盘中，但仍需用胶片记录图像，将计算机处理重建显示在显示器上的图像用多幅照相机、激光照相机或干式照相机摄于照片上，图像清晰，对比度好，时间短，也可复制于光盘上，便于患者复诊、会诊、携带与保存。

二、螺旋 CT(sprial CT)

螺旋 CT 扫描是在旋转式扫描基础上，通过滑环技术、探测器效率的提高、X 线球管冷却能力的提高与扫描床的连续平直移动来实现的。尤其滑环技术与扫描床的连续纵向移动，提供了螺旋 CT 所需的基本技术条件。

1. 滑环技术 普通 CT 机 X 线球管系统的供电及信号的传递由电缆完成，扫描时管球随机架做往复旋转运动，限制了扫描速度。滑环技术应用于 CT 装置以后，X 线球管及探测器可以连续旋转，缩短了扫描时间，提高了扫描速度，并为连续数据采集的螺旋扫描方式提供了条件。

滑环扫描架内装有多组滑环和电刷，X 线球管在旋转中通过电刷与滑环接触。由于无电缆连接，因此不妨碍 X 线球管连续旋转。滑环有多组，各组之间平行排列。其中一组给球管或高压发生器供电;一组输入控制信号及输出探测器采集的数据信号;一组为控制系统的操作提供低压电源。X线部分的滑环根据传递电压的不同可分为高、低压滑环。

(1)高压滑环:高压发生器在扫描架外,通过高压电缆经滑环向球管供电。高压发生器的输出电压达上万伏。高压滑环制造技术要求很高,滑环安置在一个含有惰性气体或高压绝缘油的密封管内 。

(2)低压滑环:高压发生器作为旋转部分安置在扫描架内,滑环系统传送高压发生器的输入电压,其电压为数百伏。扫描架为开放性,空气冷却。其优点是传递电压低,损耗小。但高压发生器需与X线球管一起旋转,增加了旋转部分的重量,高压发生器需做得体积小,重量轻。目前大多数厂家都采用低压滑环。

2. 螺旋CT的扫描方式及特点 常规CT扫描通常是病人和检查床固定的情况下,机架旋转、X射线曝光,同时采集扫描的原始数据,由计算机进行图像重建后传送给显示器显示,在重建图像的过程中移动床位,准备下一层面的扫描,周而复始,直至扫完整个预定的检查部位或器官。而螺旋CT是在扫描期间,床沿纵轴平直移动,球管旋转和连续曝光同时进行,使X线轨迹呈螺旋状,因而得名螺旋扫描。在X线连续曝光数据采集后,可根据需要做不同层厚和层间距的图像重建。回顾性重建是螺旋CT的一个重要特点,也就是说,先获取螺旋扫描原始数据,然后可根据需要做任意断面的重建。包括横断面、冠状面、矢状面、斜面及曲面。螺旋CT扫描的重建间隔并非是常规CT扫描层厚、层间隔的概念,因为螺旋CT扫描是容积扫描,不管扫描时采用什么螺距,其对原始数据的回顾性重建可采用任意间隔,并且间隔大小的选择与图像的质量无关。采用较小的螺距和重叠重建的方法,可使螺旋CT的长轴分辨率改善甚至超过常规CT。

螺旋CT扫描方式中的螺距(pitch)是影响螺旋扫描的重要技术参数,螺距的定义是床速和层厚的比值。该比值是球管旋转一周时扫描床运动的距离和层面厚度的比值。螺旋CT扫描螺距等于零时与常规CT相同,通过病人的曝光层面在各投影角也相同。螺距等于0.5时,层厚数据的获取一般采用两周机架的旋转及扫描。在螺距等于1.0时,层厚的数据采用机架旋转一周的扫描,在螺距等于2.0时,层厚的数据只得到机架旋转半周的扫描。因此,增加螺距使探测器接收的射线量减少,并使图像的质量下降(图1-2-3)。

螺旋CT扫描除采用滑环技术及扫描床连续移动以外,还必须采用一个热容量大、散热快的X线球管。为使大量的图像处理工作能迅速进行和完成,必须配备高速的计算机系统。由于要存取大量的原始扫描数据,还需要一个大容量的硬盘,以适应大量存取的需要。最近几年,随着CT机硬件的不断改进和完善,整个扫描时间大大缩短,使病人更易接受CT检查,尤其对婴幼儿和危重病人更为方便。由于图像重组和三维重建可在任何部位重建出三维图像和血管造影图像,为临床医疗提供了更多有用的信息和依据。螺旋CT不断朝着亚秒、亚毫米薄层、实时、多层面等方向发展。在螺旋CT应用之后,连续出现了高清晰度螺旋CT、多螺旋CT。总之,螺旋CT扫描在CT发展史中是一个重要的里程碑。

三、高清晰度螺旋CT(HRCT)

HRCT是通过增加有效探测器数目和效率,提高X球管的容量和散热率,采用薄层和较大的重建矩阵,利用螺旋技术和较小的pitch值、合理的螺旋内插和高空间分辨率算法实现的。探测器多达4 800个,重建矩阵512 × 512,显示矩阵1 024 × 1024。超薄层扫描厚度为0.5 ~

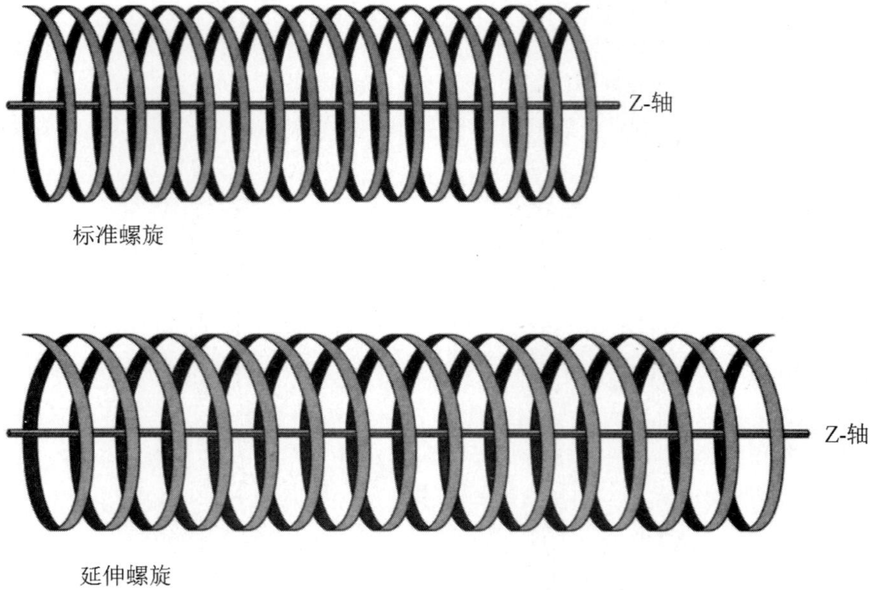

图 1-2-3 与上图相比，下图增加螺距使探测器接收的射线量减少，图像质量和纵向分辨率下降

1.5mm，亚秒扫描快速成像，达到实时成像水平。部分三、四代 CT 设备也可行 HRCT 扫描，但效果远不如螺旋 CT。HRCT 可以显示微小的组织结构，如肺间质、小叶核、小的器官(如内耳与听小骨)，对显示病灶及病灶的细微变化优于普通 CT。HRCT 具有高清晰度薄层扫描、CT 血管造影(CTA)、CT 内窥镜(CTE)和三维成像等特殊功能，适合全身各部位检查。

1. 高清晰度薄层扫描 对于组织器官或病灶采用亚毫米层厚扫描获得高质量的容积资料后重建图像，主要用于胸部、内耳及器官内病灶强化后的两维成像，也可三维重建，图像清晰优于普通螺旋 CT(图 1-2-4)。

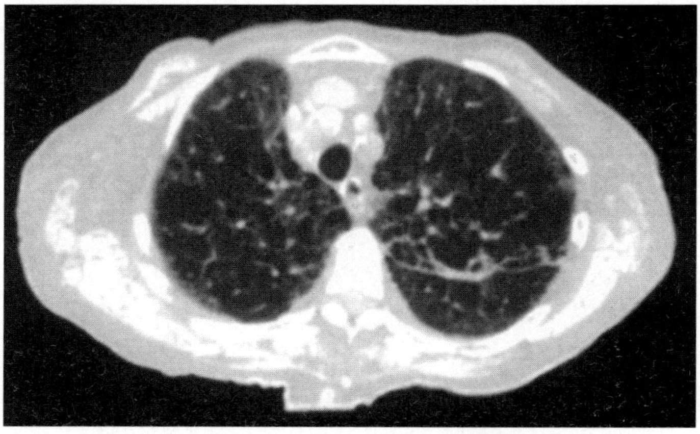

图 1-2-4 高清晰螺旋 CT 胸部扫描图像

2.CT 血管造影 在高压注射器注射造影剂后，靶器官血管内造影剂浓度达到最高峰的短时间内，通过扫描获取高分辨率的容积资料，再由工作站软件包重建成靶器官数字化的立体成像，可多角度转换成像和动态观察(图 1-2-5)。

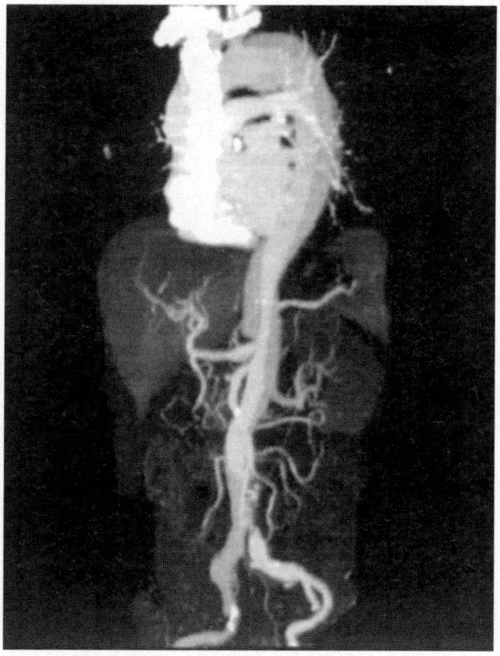

图 1-2-5　螺旋 CT 血管造影

3. 三维成像　CT 三维成像需要一个完整的螺旋扫描的容积资料作为原始数据，在 3D 的软件支持下合成三维图像，此图像可 360°实时转换，以便医生从不同角度观察病灶。利用减影功能可选择去除某一遮盖病灶的器官与组织，方便更深入的观察病灶，指导模拟手术过程。三维成像的具体技术有表面遮盖显示(SSD)、最大密度投影(MIP)、最小密度投影(MinP)、腔内重建技术(VE)、容积再现(VR)等，其中 SSD 与 MIP 应用最为广泛。3D CT 后处理的新技术多阈值显示(MTD)是以 SSD 为基础的一种 3D 重建方法，需要选择多个 CT 阈值，将各个体素分配到不同的阈值等级中并进行组织透明化处理，这样能透过表层的软组织观看其深部的结构(图 1-2-6)。

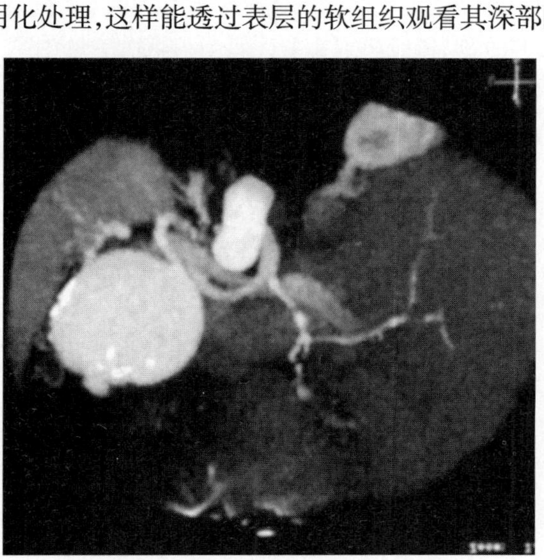

图 1-2-6　应用容积再现技术的 3D 血管成像

4. 仿真内镜显示技术　仿真内镜技术是计算机技术在 CT 连续扫描获取容积数据，在计算机上调整 CT 阈值及组织透明度,保留欲观察组织的图像数据,除去不需要的组织图像数据,再同器官导航技术或漫游技术结合,模拟内镜检查的过程,从器官内腔的一端至另一端逐步显示。目前仿真支气管镜、血管内镜、仿真结肠镜等临床应用广泛,效果较好,无痛苦,易被患者接受。

5. 组织容积与挖空技术 组织容积是使用组织容积软件进行肿瘤的定量测算,进行术前指导工作,如眼眶容积测量,眶内肿瘤体积测量及术中填塞物体积的测算等。挖空技术,是在工作站应用挖空软件包将不需要的组织器官除去,使病变显示得更加直观和清晰。如髋臼骨折把股骨头影像挖空,使髋臼骨折线清晰显示,无股骨头遮挡(图 1-2-7)。

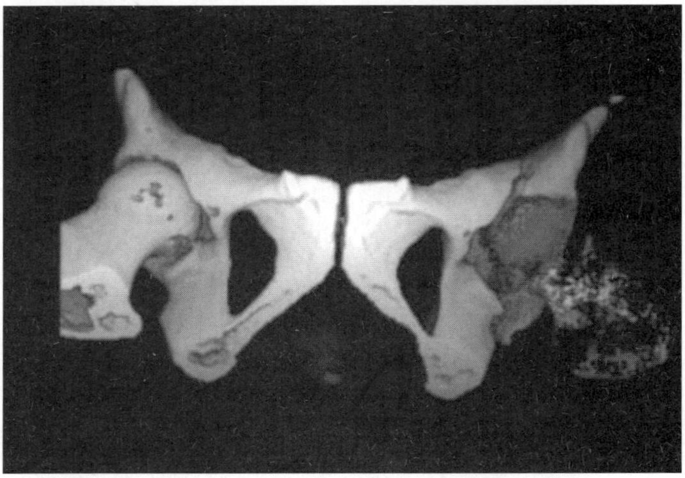

图 1-2-7 挖空技术,一侧股骨头被挖空

HRCT 除上述功能检查技术外,还可做多层面重组(MPR),包括冠状、矢状、斜面及曲面重组成像,能多方位、多角度显示解剖结构及形态,即器官与病变的 X、Y 及 Z 轴的解剖结构细节。HRCT 的重组图像清晰,密度与空间分辨率大大提高。MPR 多平面成像具备经济、速度快、图像清晰及能显示病变的细微结构特点,因此被临床广泛使用。

虽然 HRCT 上述功能明显优于普通螺旋 CT,但当 HRCT 的探测器是单排时,不宜做大范围的血管造影扫描及大范围的三维重建。由于扫描时间长,球管损耗大,更不能做心脏血管扫描成像与 CT 器官灌注。这些问题在代表当今最新技术水平的多排螺旋 CT 上得到了解决与实现。

四、多层螺旋 CT(MSCT)

MSCT 是在螺旋 CT 基础上采用多排探测器采集技术及亚秒扫描、亚毫米薄层、实时多层面于一体的代表当今螺旋 CT 的最新技术。这一设备的进一步发展体现了 CT 绿色革命的概念,就是突出实现更低的 X 线剂量、更快的采集与重建速度、更便捷和多样的重建处理、更短的病人等候时间,树立加强以人为本的服务理念。在 2000 年 8 排采集设备问世后,2001 年又推出了 16 排采集的螺旋 CT,近期,32 排、64 排、128 排及 256 排多螺旋 CT 即将陆续推出。MSCT 的探测器分为对称性和非对称性,最薄的采集层厚分别为 0.5mm、0.625mm、0.75mm,最薄层厚将与 Z 轴分辨率有关。球管“飞跃”焦点及图像后处理软件的应用使各向同性分辨率可达 0.3mm。选择尽可能薄的层厚实现各向同性的体积采集(例如 0.5 × 0.5 × 0.5mm)目的在于获得任意部位的最佳体素,任意成像平面图像质量与轴位图像质量相同,获得高清晰三维解剖病变图像,能够在 0.5 和 1mm 层厚水平上实现真正的各向同性,为临床医生提供高质量的容积数据(即真正意义上的容积数据)采集和成像(图 1-2-8)。采用略厚层厚的目的在于保持基本的各向同性体素采集的基础上,适应 MSCT 中的锥形线束采集与重建方式及达到更好的曝光剂量效率大于 80%。下面介绍 MSCT 的相关技术、功能检查与临床应用。

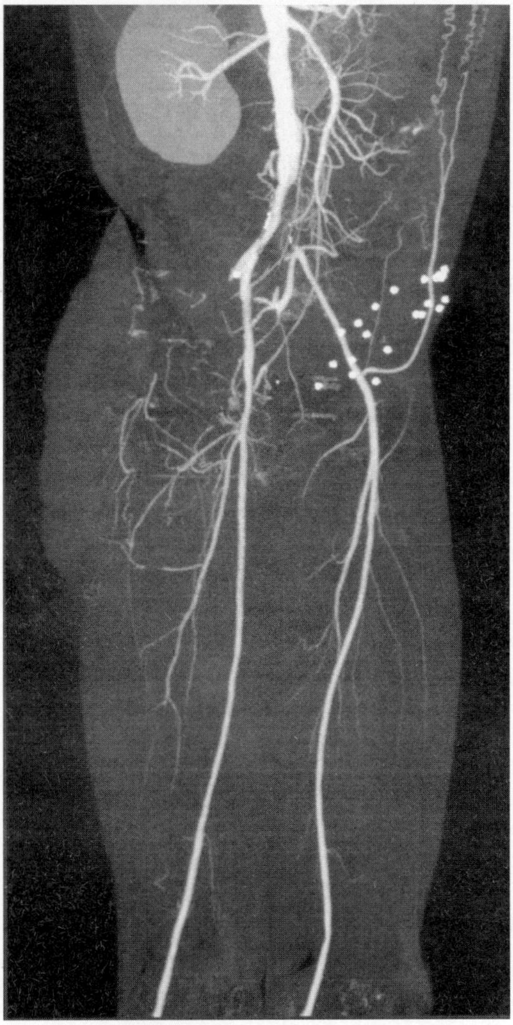

图 1-2-8　左股动脉重建图像,实现真正的各向同性

1. 探测器　多排探测器实现一次扫描同时获得多层图像,探测器分对称型和非对称型。对称型就是每排探测器的宽度一致,如均是 1mm。非对称型探测器如中间几排为 0.5mm 或 0.625mm,两侧多排探测器均是 1mm 排列,多排探测器上方不能放置准直器,探测器之间的间隔经过特殊设计以补偿无准直器的不足(图 1-2-9)。

2. 锥形 X 线束　MSCT 与常规 CT 采用扇形 X 线束不同,是采用锥形 X 线束并用层厚调节锥形 X 线束的宽度以激发不同排数的探测器。随锥形线束覆盖的探测器排数与宽度增加,螺旋扫描中信息采集的几何学误差会进一步增大,为此,已发展了 MSCT 采集锥形束扫描重建算法。如为了对应采集平面的相位而采用的倾斜成像平面采集算法,螺旋滤过伴交叉校准算法,非线性插入重建算法,一次采集 MSCT 的原始数据,然后做逐层二次重建算法等。这些新的重建算法目标在于减少锥形线束伪影,保证 Z 轴上的分辨率和保证采集速度。

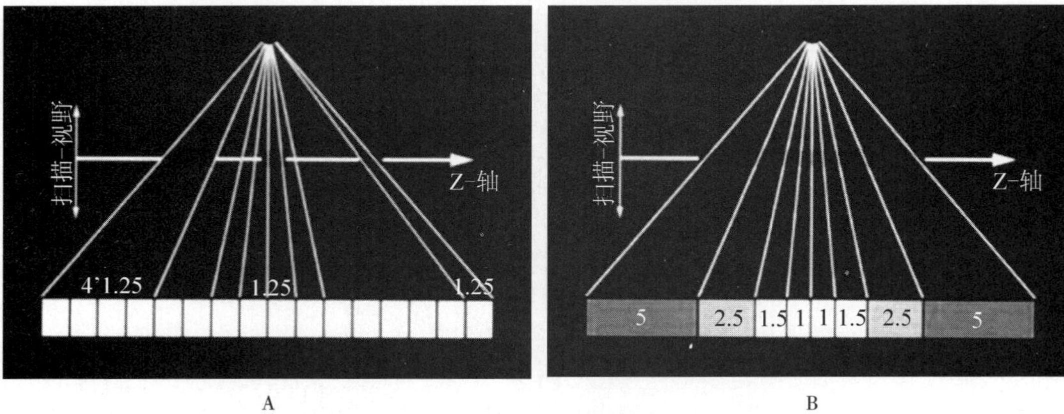

图 1-2-9　多排探测器的排列方式 A:等宽排列的多排探测器;B:不等宽排列的多排探测器

3. 扫描剂量控制　由于多层采集时采集层厚很薄、每次扫描覆盖的范围通常比普通螺旋 CT 大以及采集中的剂量效率等因素,使病人实际受线量在扫描范围内会增加,因此,在 MSCT 扫描设备上常采用以下措施降低 X 线剂量。

(1)智能滤过技术:根据扫描方案,采用智能方式自动设置 X 线滤过,当增加 8mm 铝当量的钛滤过片时,在不降低图像锐度的情况下可使 X 线剂量不仅不增加,反而降低一半,且图像噪声也下降。

(2)自动 mA 调制:根据开始扫描后检测器反馈的信息,自动调节 mA 输出,以达最低剂量的技术,可降低 15%左右的扫描剂量。自动 mA 设置不再使用正位定位像,仅采用侧位定位像来决定身体不同部位的扫描 mA 值,包括设法降低敏感器官的剂量,大约可降低 25%左右的扫描剂量(图 1-2-10)。

(3)可变速扫描和期相选择性扫描技术:二者均是用于降低心脏扫描剂量,心律不齐者可根据心动周期调整扫描速度。期相选择性扫描在心电门控下选择舒张期扫描,收缩期不扫描的节省剂量的曝光方式,适合心脏冠状动脉的观察。如使用前瞻性心电门控扫描,在心电门控状态下准确推算出心动周期每个"R"波的时间启动扫描(图 1-2-11)。

4. 功能检查与临床应用

(1)胸腹部的普查应用:现已证实胸部平片正位观察时,有 20%左右的肺野被遮盖,用平片做肺癌的普查是长期以来唯一可行的放射学方法,用 MSCT 低剂量至 20 ~ 30mA 的条件获得与传统的高毫安条件相同的质量信息,也可根据需要做横断、冠状及其他角度的薄层重建,消除了平片盲区,低剂量螺旋 CT 普查已被医疗保险机构认可。借鉴于肺癌 CT 普查原理,低剂量普查已经推广到结肠癌的筛选领域,除了可应用透明化与仿真导航内窥镜技术观察肠腔外,还可在可疑的节段综合显示管腔内、外及管腔壁的组织结构。

(2)CT 灌注技术:CT 灌注早于普通 CT 显示脑缺血性病变,通过灌注 CT 的脑血流(CBF)、脑血容量(CBV)、平均通过时间(MTT)、峰值时间(TB),四个不同参数实现了脑缺血的早期诊断,即"超前性中风预报"。常规 CT 增强检查显示的是肿瘤血运状况及结构的特性,肿瘤灌注技术可以通过显示各方面的参数,更详细地反映了肿瘤的特征和特性,是提高肿瘤诊断的准确性与特异性的新方法。目前 CT 灌注技术已开始在人体多个器官进行检

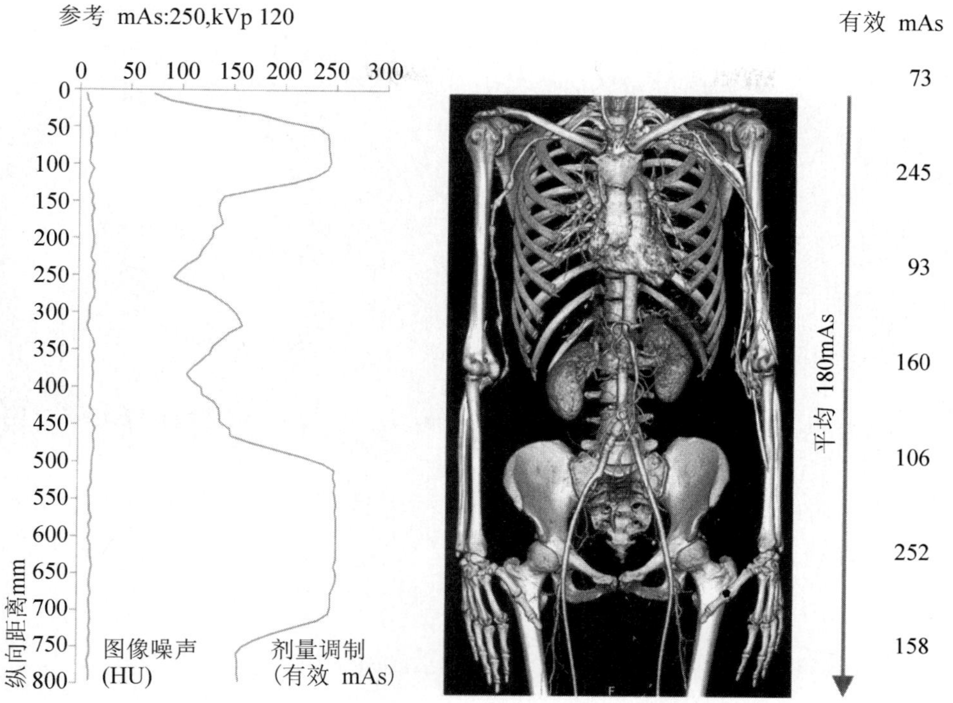

图 1-2-10　自动 mA 技术，可根据人体密度值自动选择最适合的 mA

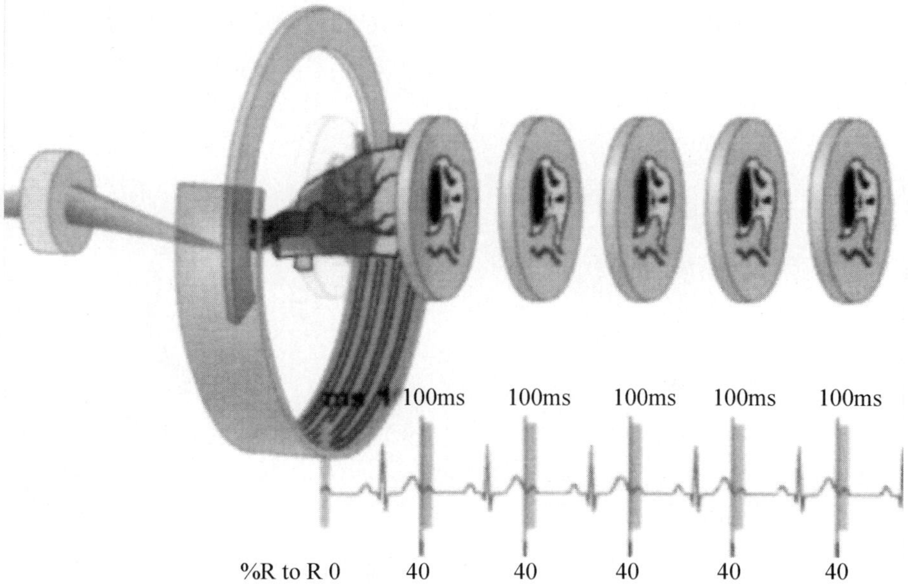

图 1-2-11　期相选择性扫描技术

查、研究和应用，例如在灌注技术应用中，对于鉴别不同组织器官的病变，通过双扇区扫描及毫安量的调整使用，可提高病变信息采集量，为明确诊断提供了更有力的支持（图

1-2-12)。

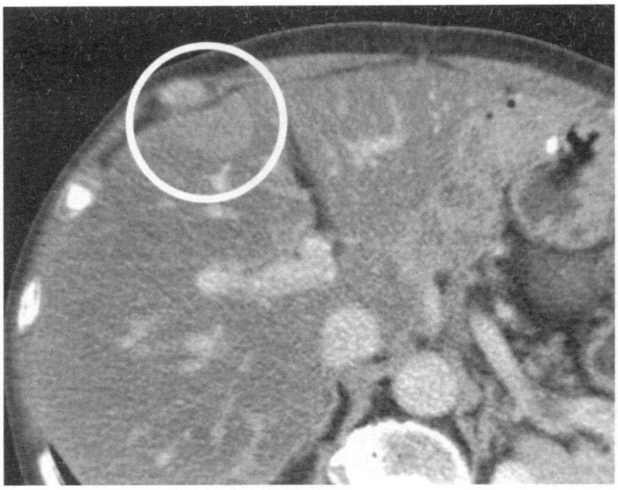

图 1-2-12A 运用灌注技术产生的图像

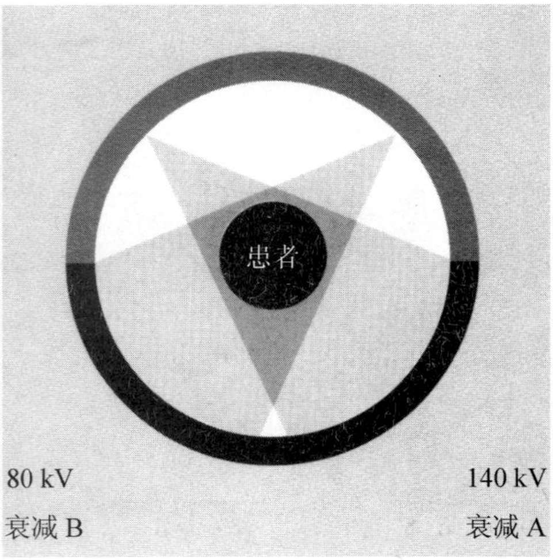

图 1-2-12B 扫描条件的调整使用,可提高病变信息采集量

(3)心脏及冠脉血管的检查与应用:目前,MSCT 用于心脏检查具备 350ms 的扫描能力,45ms即可成像,已经等同和超过电子束 CT 的扫描时间 50ms 或 100ms。加上心电门控扫描技术的应用,对于心脏、瓣膜和冠状动脉等结构的显示已经达到或超过了电子束 CT 的水平。MSCT扫描后的重组显示冠状动脉软斑块的技术也是其独特功能,可分辨 0.2mm 大小的软斑块。对于心脏功能性检查——心肌灌注、心肌应力性灌注、心肌血流储备均有进一步的研究发展。由于 MSCT 的时间分辨率的提高,一次屏气心脏全部采集的容积数据可通过强大的计算机后处理功能选择心动周期中的一个时相实时成像,提供了可靠的诊断资料,使心脏的器质性病变及功能性检查更加完善(图 1-2-13)。

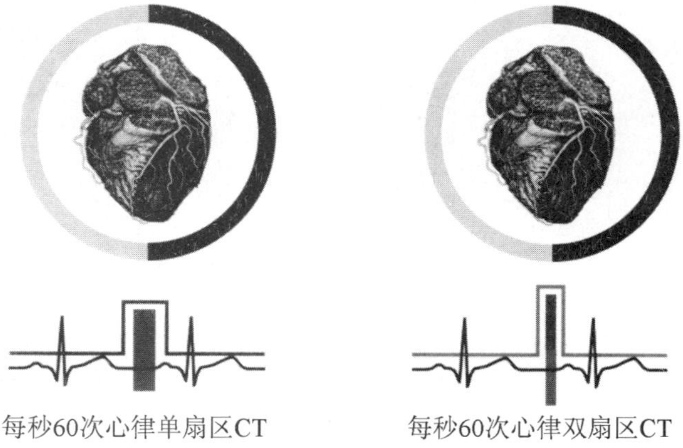

图 1-2-13A 稳定缓慢的心律足以适应单扇区 CT 扫描成像,然而多扇区扫描提供的更充分的时间分辨率能够更好地减少残留运动影响

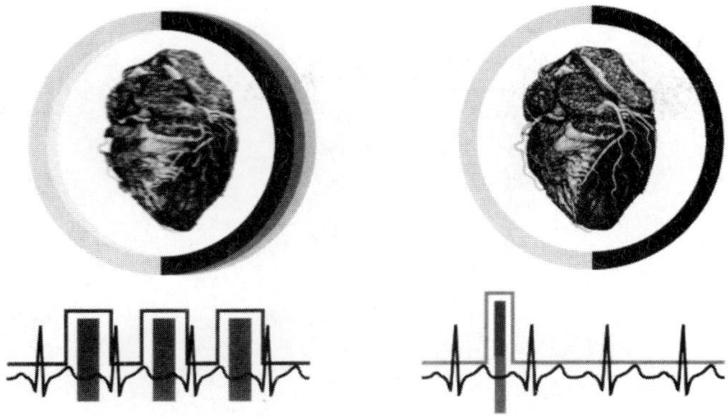

图 1-2-13B 不稳定快心律单扇区扫描图像质量差，单扇区扫描图像不清晰，多扇区扫描可以提供更加清晰锐利的心脏图像

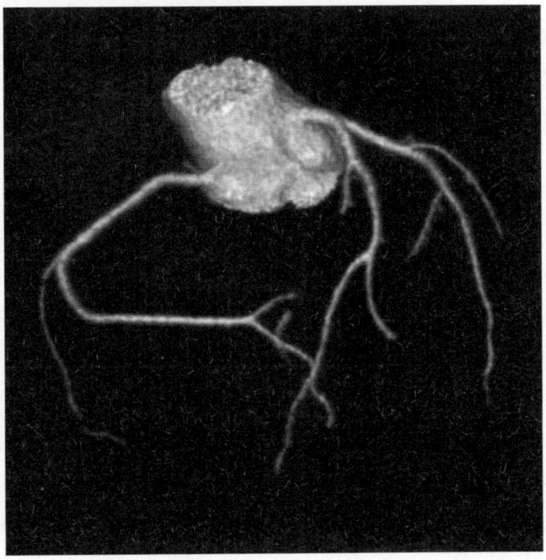

图 1-2-13C 运用心电门控可变速扫描和期相选择性扫描技术的冠脉成像

(4)CT 血管成像及仿真内窥镜的应用：由于时间分辨率的提高，锥形 X 线束的应用，MSCT 的多层实时显像及大范围的血管显示，特别是末梢的细微血管显示，已是 CTA 的一个越来越显优势的无创技术。传统上动态扫描可分为动脉期、实质期和静脉期。MSCT 采集重建图像可分辨的期相更加细腻，增加了对很多病变的识别能力，同时还能测定血流速度、流量和容积，减少了病人在检查中造影剂的用量(图 1-2-14)。

综合起来，与普通螺旋 CT 相比，MSCT 具有节省 X 线管球消耗，采集的信息量增加 2～4 倍，扫描速度的加快使时间分辨率明显提高，大范围的血管显示及大范围多方位的 MPR 重组，仿真内窥镜的检查均可常规使用，尤其心脏冠脉扫描成像扩大了 CT 的诊断范围。但是，每列探测器的大小终会限制图像分辨力的进一步提高，探测器之间的缝隙会影响 X 线的检测效率。平板探测器 CT 是 CT 进一步发展的目标，目前研制的平板探测器 CT 处于临床试用阶段，X 线源的改进设计将是一个主攻研究方向，几年内将难以推出，但显示的图像与功能是相当诱人的，也是真正意义上的容积扫描。该设备研究方向的优点是提供高空间分辨率的，可实现各

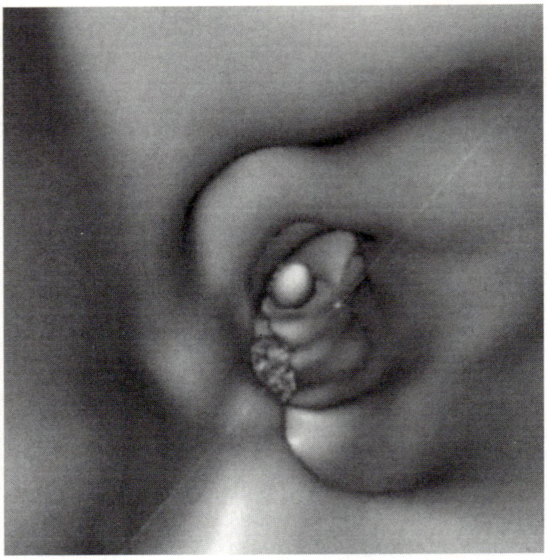

图 1-2-14 CT 血管仿真内窥镜

种高级重建功能的容积性信息，且采集速度和方式发生了根本性变化。

五、电子束 CT(EBCT)

美国 Imatron 公司 Douglas.Body 博士首先用电子枪取代传统的 X 线管球，应用到 CT 上，用电子束扫描技术代替 X 线球管的机械运动，从而使扫描速度极大地提高，解决了运动伪影及心脏扫描的问题。EBCT 的基本结构包括电子枪、聚焦线圈、偏转线圈和扫描架等。EBCT 是用由电子枪发射电子束轰击 4 个环靶所产生的 X 线进行扫描。轰击一个环靶可得一帧图像，即单层扫描，依次轰击 4 个环靶，并由两个探测器接收信号，可得 8 帧图像，即多层扫描。一个层面的扫描时间可短到 50ms，可行 CT 电影观察。(图 1-2-15)。

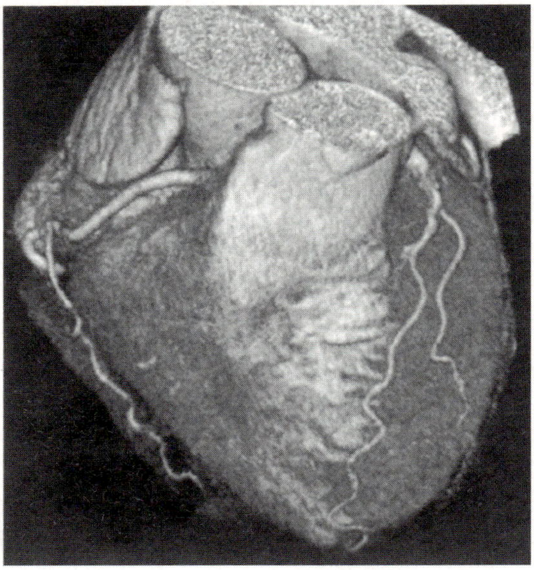

图 1-2-15 EBCT 冠脉造影

EBCT造影扫描可显示心脏大血管内部结构，对诊断先天性心脏病与获得性心脏病有重要价值。了解心脏的血流灌注及血流动力学情况，借以评价心脏功能。扫描时间短，有利于对小儿、老年和急症患者的检查。但检测费用高、有X线辐射、心脏造影需大量造影剂、X线硬度不够、含有骨骼层面的图像模糊，因而限制了它的广泛使用。

六、平扫与强化技术

1. 检查前准备　由于CT设备具有独特的诊断价值，已被临床医生广泛应用。在扫描检查前应作好充分的准备工作，合理安排病人，使整个工作安全有序。为达到检查和诊断要求须注意以下几点。

(1)做CT检查前，病人须携带有关检查资料，包括以前检查的CT、MR和常规X线检查的资料，以及其他临床检查资料。

(2)被检查的病人和陪伴家属进入CT室必须换鞋，保持CT室机房内整洁，以免灰尘进入，影响机器的正常运行。对病人应作好耐心的解释说明工作，包括检查中机器发出的声响等，消除其紧张情绪，以使检查能顺利进行。

(3)检查并去除被检部位的金属物品，如发夹、钥匙、钱币和含有金属物质的纽扣等，以防止伪影的产生。对于不能合作的病人，如婴幼儿、昏迷的病人，必要时可适当给药，以便顺利检查。

(4)对于胸腹部检查的病人，应进行必要的呼吸训练。如根据呼吸的指令或指示灯有规律地呼吸，以避免呼吸或运动伪影的产生。

(5)需要做增强的病人，应详细询问有无药物过敏史，有无不宜使用造影剂的身心疾病，根据药物使用说明决定是否做过敏试验。

2. 平扫技术　平扫是指不用对比增强剂的普通扫描，一般先做平扫，然后根据具体情况再做进一步的各种CT检查。在平扫检查中患者卧于检查床上，摆好位置，选好层面厚度与扫描范围，并使扫描部位伸入扫描架的孔内，即可进行扫描。大都用横断面扫描，层厚用5～10mm，如需要可选薄层，如2mm。头颅扫描可加用冠扫，四肢扫描一般需做双侧对比。胸腹部扫描需要憋气，腹部平扫前20分钟需口服1.5%～3%的泛影葡胺溶液或水500～1 000ml。前列腺和直肠病变检查用脱脂棉包裹后放入直肠内，膀胱检查需大量喝水憋尿，待膀胱充盈后进行检查。

3. 增强扫描技术　当病变组织与正常组织间X线的吸收没有或仅有少许差别而于CT上难于显示或显示不清时，可经静脉给予水溶性碘造影剂后再行扫描，使病变组织与临近组织的吸收差别增加，从而提高病变显示率的方法为造影增强检查。增强扫描是当今CT诊断中的一个很重要的技术，被临床广泛使用，因此，注射造影剂后正确的选择扫描时间极为重要。螺旋CT采集的速度越来越快，即时间分辨力越来越高，除强化后动脉期、实质期、静脉期传统扫描方式外，注意采集图像可分辨的期相更加细腻，客观上增加了对很多疾病的认识能力，但同时也对操作者在扫描程序上的设定提出了更高的要求。原则是在尽量减少造影剂用量的同时获得最佳的影像和时相增强效果。

(1)造影剂种类　CT造影剂按不同给药途径和检查目的可分为两种类型：①血管性造影剂，静脉注射高浓度的水溶性碘造影剂，其中非离子型造影剂应用最为广泛；②非血管性造影剂，包括胃肠道口服造影剂、胆系CT造影剂、椎管脑室造影剂、淋巴系统造影剂等，后者运用较少。

(2)造影增强方法:①静脉滴注法。静脉给予造影剂的方法可以在几分钟内将造影剂注射或滴注于静脉中,全量注射完毕后开始扫描。②静脉团注法。采用手推或高压注射器,在20~30s内将造影剂完全注入静脉,可分别看到器官内血管的动脉期、平衡期和静脉期,能清楚地显示病灶内强化效应的浓度变化,从而估计病变的性质,该法为CT增强常用的方法。③静脉注射点滴法。造影剂半量快速注入静脉后,余量静脉点滴,同时做CT扫描,即静脉注射-滴注法,静脉滴注的目的在于维持血中的碘浓度。④动脉团注法。本法需将动脉导管插到被检查部位,在扫描过程中同步注射造影剂,一般每次10~15ml。此法增强效果好,但操作较复杂且对病人有创伤,一般不常用。⑤口服碘剂法。口服碘剂主要用于胆囊的CT检查。一般于CT检查前12小时口服碘番酸1~1.5g,空腹做CT扫描。该法可观察胆囊内软组织的占位病变及阴性结石等。

4. 造影剂的过敏反应、副作用与并发症 造影剂可引起过敏反应,检查前应做过敏试验。高危患者包括荨麻疹、湿疹、哮喘、枯草热、心力衰竭、心律失常、冠心病、肺动脉高压、紫绀型心脏病、肾功能衰竭、糖尿病、多发骨髓瘤、嗜铬细胞瘤、镰状细胞贫血及高龄者要选用非离子型造影剂,为减少反应的发生和减轻反应,在造影增强前应使用激素,如口服5mg强地松,每日服3次,服3天,也可在增强前静脉注射地塞米松20mg。

造影剂的副作用有恶心、呕吐、荨麻疹、喉头水肿、血压下降、休克甚至死亡。因此,在行造影增强检查时应注意防治。当发生过敏反应后,首先静脉注射激素,如地塞米松,用量可多达40mg,于3分钟内注射完毕。还需根据情况采取相应措施。在有呼吸困难或呼吸停止时,要保持气道通畅,严重时可气管插管给氧,特别是高压给氧和人工呼吸;循环衰竭和休克时,患者应置于头低、足臀高位,静脉缓慢注射周围血管升压药和血液代用品补充血容量。点滴去甲肾上腺素5mg溶于500ml等渗盐水中,约10~20滴/min,连续监测脉搏与血压;如心跳停止应立即做体外按摩,心内注射间羟异丙肾上腺素0.5mg,心跳起搏,心脏恢复自主微弱收缩后,静脉注射10%葡萄糖酸钙5~10ml;如心室纤颤,用除颤器除颤,如无效,可心内注射0.5g普鲁卡因酰胺,每5~10分钟注射8.4%碳酸氢钠50ml;如有肺水肿,可静脉注射速效利尿剂,如用40%葡萄糖滴注;患者未洋地黄化,成人给予静脉注入毒毛旋花子苷0.125~0.25mg;患者烦躁给予镇静药(如安定),严重者给异丙嗪50mg肌注,惊厥时肌注0.2~0.4g苯巴比妥,CT室应准备相应的抢救药品和设备。

第三节 CT分析、诊断与临床应用

在观察分析CT图像时,应注意以下几个方面。

(1)首先了解扫描技术是平扫还是对比强化扫描。

(2)合理使用窗技术,要熟练掌握窗宽、窗位的使用,使欲观察的组织、器官、病灶的图像显示更为清晰,了解双窗及窄窗的应用。

(3)对每帧CT图像进行仔细观察,达到两维浏览三维思考,了解掌握病变形态学表现的思维方式,注意病变的位置、大小、密度、形态、数目、边缘、CT值及有无强化等表现。

(4)除观察病灶本身外,还要注意与病变相关组织器官结构的形态学变化,包括受压、水肿、浸润、破坏、转移等。

(5)结合临床症状、临床资料及其他影像学资料进行综合分析才能做出最后诊断。同病异影靠影像,异病同影靠临床,只有灵活掌握不同疾病在影像学上千变万化的形态学特征与解剖、病理的有机结合,辩证地分析影像学表现的病理基础,不断通过复诊与随访,手术结果与病理对照,不断提高影像学的感觉认识和分析诊断水平,就能够合理应用CT检查,优质、广泛、高效地服务于临床。

虽然CT价格比较昂贵,检查费用高,由于CT设备的先进性所具有的独特诊断价值,已广泛应用于临床。CT检查目前已被医疗保险机构、医生及病人认可,在颅脑、五官、脊柱、胸部、肝、胆、胰、脾、肾、盆腔等组织和器官疾病方面有其独特的诊断地位。因此,我们应该在全面了解其优势的基础上合理选择应用。

(1)颅脑:对脑血管疾病(出血与梗死)、颅内肿瘤、脑外伤、先天变异、脓肿与肉芽肿、寄生虫病等诊断效果好。螺旋CT扫描可以获得比较精细和清晰的血管重建图像,即CTA,而且可以做到三维实时显示。颅脑灌注技术的应用对于脑中风可以提前预报,灌注技术对肿瘤的定性诊断大有帮助。脑出血、脑挫裂伤、蛛网膜下隙出血等疾病不宜做强化CT扫描。

(2)五官:五官疾病的CT诊断很有价值,HRCT更有独到之处。对眼眶外伤、炎症及球后占位性病变、早期鼻窦癌、鼻咽癌、中耳胆脂瘤、听小骨破坏与脱位、内耳骨迷路的轻微破坏、内耳先天发育异常、眼眶容积的CT扫描测量、对球后血肿及肿瘤的手术清除及填塞物量的确定均有指导意义。

(3)胸部:胸部疾病的CT诊断,随着高分辨率CT的应用,日益显示出它的优越性。对肺癌和纵隔肿瘤等的诊断很有帮助。肺实质和肺间质病变,血管支气管树,肺小叶、小叶核也可以得到更好的显示。尤其MSCT的应用,胸部扫描可以在几秒钟内完成,加上强化扫描技术,对于肺栓塞及主动脉先天畸形,各种类型动脉瘤的检出率大有提高。尤其心电门控的使用,MSCT检查的心脏与冠脉图像可与EBCT媲美。冠状动脉软、硬斑块的显示,人工心脏瓣膜的开闭及功能状态,心脏功能性检查(如心肌灌注、心肌应力性灌注、心肌血流储备测定)均在CT检查上得以实现。

(4)腹部及盆腔:腹部及盆腔疾病的 CT 检查应用日益广泛,主要用于肝、胆、胰、脾、腹膜腔和腹膜后间隙以及泌尿和生殖系统的疾病诊断,尤其是占位性、炎性和外伤性病变等。胃肠病变向腔外侵犯以及邻近和远处转移等,CTA 及螺旋 CT 薄层扫描的多层面重组,对于病变周围器官的毗邻关系显示,对手术有指导意义。强化扫描及灌注技术的应用提高了病变的检出率,更有助于病灶的定性诊断。MSCT 仿真内窥镜检查的应用使大血管内及空腔脏器内部结构显示清晰,扩大了疾病的诊断范围,这种无创检查技术容易被患者接受。

(5)脊柱、骨骼肌肉:椎间盘退变、脊椎骨质破坏、椎管径线测量均适合 CT 检查,骨骼肌肉系统疾病普通 X 线检查为首选,CT 对骨破坏及增生优于 MRI,韧带损伤病变 MRI 检查为最佳。

第二章

HRCT相关知识、检查方法与应用

第一节　胸　　部

胸部高分辨率 CT(HRCT)是采用 1～2mm 薄层及高空间分辨率算法重建成像,能显示肺部细节图像的一种成像技术。它能显示肺小叶水平上的微细结构和病生理变化及分子生物学因素引起的特征性变化,尤其对肺部弥漫性病变、结节性病变的定性诊断为常规 CT 所不及。HRCT 能更清晰地显示病变影像特征,扩大胸部病变的诊断范围,提高定性诊断率。HRCT 不同于普通 CT 的诊断,其描述术语甚多且不统一,有时几个不同的术语描述了同一种 HRCT 表现;有的术语与其对应的 HRCT 表现描述过于模糊,加上检查技术应用的各异,使解读肺部 HRCT 图像存在困难。对于大多数从事日常临床影像工作的放射科医师来说 HRCT 是其工作中的一部分,而这种 HRCT 对病变的描述和术语应用上的混乱,增加了他们在学习和应用 HRCT 上的统一性。正如 Kezerooni 所称:"20 年前提出 HRCT 技术,确认其为评价肺部弥漫性病变成熟手段 10 年后的今天,肺部 HRCT 的表现和术语仍像一门外国语。足见其术语含义的复杂和正确辨识的困难。"

为帮助读者熟悉在解读 HRCT 中的命名和定义,Webb 等在 1993～2001 年间先后 3 次提出和修改了肺部 HRCT 的术语词汇,主要从解剖关系上对这些术语做出定义,还包括了一些特别有助于了解和认识异常表现的非特异性描述性术语。其中除反映了作者自己的经验和意见外,还结合了 Fleischner 术语委员会的推荐,有相当的权威性,对统一 HRCT 术语的认识有很大作用。

一、肺部 HRCT 相关知识概述

1. 与 HRCT 技术有关的术语

(1)高分辨率 CT(high resolution computed tomography,HRCT):一种在显示肺实质中的优化空间分辨率的 CT 技术,用薄层 1～2 mm 和高空间分辨率(24lp/cm),明显优于普通螺旋 CT。

(2)多层螺旋插值(multi-slice spiral interpolation,MSSI):一种减少伪影技术,可以有效提高图像分辨率,尤其应用在头颅后颅凹扫描中,小脑显示清晰,无伪影。

(3)低剂量 HRCT(low-dose HRCT):降低 mA 从而减少辐射量的 HRCT,该技术在一定程度上降低了分辨率和诊断正确性。适用于 CT 筛选和随访病例。低剂量 HRCT 合适的技术条件为 120 kV(P)和 40～80 mA,螺距 1.5。

(4)吸气 HRCT(inspiratory HRCT):在吸气期间或吸气期后的 HRCT 扫描,用于诊断肺间质性病变。

(5)呼气 HRCT(expiratory HRCT):在呼气期间或呼气期后的 HRCT 扫描,用于诊断疑为阻塞性肺病患者中的空气潴留。呼气扫描可在呼气后、用肺量计门控取得或在用力呼气时做动态扫描(动态呼气 HRCT)。

(6)靶重建(targeted reconstruction):用比扫描时更小的观察野重建 CT 图像,从而缩小图像像素,提高空间分辨率。

2.与肺解剖有关的术语

(1)肺腺泡(pulmonary acinus):为终末细支气管远侧,由第一级呼吸细支气管供给的肺结构单位是全部气道都参与气体交换的最大的肺单位。成人腺泡直径为6~10mm,平均7~8 mm。正常人HRCT上不能见到腺泡,虽然有时可见到腺泡动脉。组成肺小叶的腺泡数目为3~24个。

(2)肺小叶(pulmonary lobule):有两种不同定义。①一种认为肺小叶是以结缔组织间隔为界的最小的肺单位。内含静脉和淋巴管的小叶间隔描绘出肺小叶,后者由位于小叶核心内的动脉和细支气管动脉分支供养。肺小叶由几个或十几个腺泡构成,呈多边形,每边长约1.0~2.5 cm。②另一种观点认为任何一支发出3~5支终末细支气管的细支气管所供给的肺单位都成为一个肺小叶,这种肺小叶直径约1.0 cm,含3~5个腺泡。

同义词:小叶(lobule),二次小叶(second lobule)。

(3)小叶间隔(interlobular septum):为结缔组织间隔,肺小叶的边缘部分,含肺静脉和淋巴管。是伸展在肺表面的脏层胸膜下的肺周围间质向内的延伸。小叶间隔厚约100μm(0.1 mm),正常人可于HRCT清晰显示。

(4)间质(interstitium):肺的纤维性支持结构。

(5)支气管血管周围间质(peribronchovascular interstitium):包绕支气管和肺门血管的坚韧的纤维组织鞘,从肺门伸展至肺周围部。

(6)支气管血管束(bronchovascular bundle):由坚韧的纤维组织包绕支气管、血管和淋巴管,自肺门延伸到肺周围由粗变细。

(7)淋巴管病变(perilymphatic):指病变分布于肺淋巴管所在的部位——肺间质,包括肺门旁支气管血管树、小叶中央间质、小叶间隔,尤其脏层胸膜下是典型的淋巴管周围分布,是淋巴管病变的影像学特征。最常见于结节病、矽肺、煤工尘肺和淋巴道转移瘤。

(8)胸膜下间质(subpleural interstitium):位于脏层胸膜下的间质性纤维网,呈纤维囊状包围肺,它伸展在肺及有关的叶间裂表面上。胸膜下间质连同肺小叶间隔,代表周围性纤维系统的一部分。

(9)小叶中心性(centrilobular):对一种结构(如小叶中心性细支气管)、HRCT表现(如小叶中心性结节)或累及小叶中心的病变过程的从属性描述;也用于描述与小叶中心结构(如细支气管或小血管等)有关,但不能正确定位于小叶中心的异常表现。在HRCT上,小叶中心性异常可表现为小叶中心的致密或透亮影,或围绕小叶中心动脉的一群致密或透亮影。它们可反映炎症、气腔实变、气道疾病、间质纤维化或肺气肿。

(10)小叶核(lobular core):肺小叶的中央部分,含供给小叶的动脉和细支气管及支气管血管周围(或轴状)的支持结缔组织。小叶核也可称小叶中心。

(11)小叶中央性结构(centrilobular structures):为位于肺小叶中央的结构。最值得注意的是小叶中央细支气管和动脉。小叶中央动脉和它们直接分支的直径分别为1 mm和0.5~0.7 mm,正常HRCT可见。

(12)小叶内间质(intralobnlar interstitium):为肺小叶支持结构的间质网架,不包括小叶间隔。正常时不可见,但增厚时于HRCT像上可见。此术语主要指位于肺泡壁内由非常薄的结缔组织纤维构成的细网。也可称它为隔性纤维或实质性间质。

(13)小叶中央间质(centrilobular interstitium):由支气管血管周围部肺小叶中央伸展的间质。

(14)小气道(small airways):直径不超过 3 mm 的气道,绝大多数为呼吸细支气管。小气道是比细支气管更常用的术语。

(15)细支气管(bronchiole):管壁缺乏软骨的小气道,最大细支气管直径约 3 mm,管壁厚约 0.3 mm。

(16)终末细支气管(terminal bronchiole):指不参与气体交换的最后一级纯粹的导气道,直径约 0.7mm,发出呼吸细支气管。

(17)呼吸细支气管(respiratory bronchiole):从管壁发出肺泡的最大的细支气管,是参与气体交换的最大细支气管。一条或多条呼吸细支气管供给一个腺泡。

(18)中肺窗(midlung window):右中肺的相对无血管区,相当于水平裂及其邻近的肺。

3. 与病变表现有关的术语

(1)气腔实变(consolidation):胸片或 HRCT 显示肺密度增高,掩盖了其内部的肺血管。此种表现常说明肺泡空气被取代或气腔为液体、细胞或组织充填,也可见于广泛的间质性疾病,在 HRCT 上,实变要和磨玻璃影鉴别,后者密度增高但不掩盖其内部的肺血管。

(2)磨玻璃影(ground-glass opacity):在 HRCT 上,肺密度模糊增高,但不掩盖其内部的肺血管,因此可和实变区别。此种表现无特异性,反映了轻度间质增厚,部分气腔充填,间质、气腔都有异常,部分肺泡萎陷(如下垂部致密影)或毛细血管血容量增加。在许多不同程度的多种疾病中,此种表现提示为活动性或急性病变。磨玻璃影可为弥漫、斑片或结节状。当可能时,要和有相似表现的镶嵌性灌注鉴别。

(3)碎石路样(crazy-paving):为磨玻璃影与网影重叠,常有小叶间隔增厚表现。最早见于肺泡蛋白沉着症,是肺泡蛋白沉着症中的典型,但也可见于许多其他疾病。该征象中的磨玻璃影反映存在气腔和间质异常,网影为小叶间隔增厚、小叶内间质增厚、不规则纤维化区或在小叶周及腺泡周围有气腔充盈。

(4)镶嵌性灌注(mosaic perfusion):由于肺灌注的区域性不同,导致在吸气 HRCT 上可见的肺衰减差异。此种表现反映了血管阻塞或通气异常,更多见于气道疾病患者。透亮肺区内的血管特征性的表现为较致密肺区内的血管细小。在大多数病例中,以镶嵌性灌注或称为镶嵌性血量减少(mosaic oligemia)为主,可同时见到高灌注区。呼气 HRCT 对气道疾病而致的镶嵌性灌注的诊断有价值。

(5)结节(nodule):局限性、大小不等的圆形致密影,边缘清楚或模糊。依结节大小分为大结节(大于 10mm)、小结节(小于 10 mm),直径小于 6 mm 者为微结节。也可按结节边缘清楚、模糊或按结节位置(如随机、淋巴管周围、小叶中心)分类。一般要避免应用术语——气腔结节和间质结节,两者在 HRCT 上难以区别。

(6)微结节(micronodule):散在的、小的、局灶性的,至少是软组织衰减的圆形致密影,直径小于 6 mm。有些作者则简单地用术语微小结节表示。

(7)气腔结节(airspace nodule):为小的结节状致密影,直径自几毫米至 10mm 不等,可见于有气腔疾病者。代表局灶性细支气管周围炎症或气腔实变。典型的气腔结节边缘模糊,常位于小叶中心。但 HRCT 表现在区别小结节主要起源于气腔还是间质上是不可靠的。因此,在解读 HRCT 时,描述结节的大小、表现和分布更合适。此术语称腺泡或腺泡结节更恰当。

(8)间质结节(interstitial nodule):直径几毫米至 10mm 的小结节,主要位于间质。常边界清楚,在很小时就能见到。在 HRCT 的解读中一般要慎重应用,因为在 HRCT 上的表现特征性差,在诊断上不十分可靠。

(9)致密化(opacification):说明肺衰减增加的术语,如实质致密化具有广泛性。局限性时用实变和磨玻璃影更确切。本术语不常用于反映镶嵌性灌注的肺衰减增加。

(10)致密影(opacity):说明局灶性肺衰减增加,表明存在实变或磨玻璃影。

(11)实质带(parenchymal band):见于肺纤维化或其他原因的间质增厚,为厚几毫米、长 25mm 的线状致密影,常位于肺周围部,一般和胸膜面相接。实质带可为邻接的增厚小叶间隔、支气管血管周围纤维化、粗糙的瘢痕或伴有肺或胸膜纤维化的肺不张。最常见于有石棉吸入史者和结节病。

(12)融合块(conglomerate mass):指包绕支气管和血管的大致密影,多位于中央部或肺门旁区。常代表纤维肿块或结节的融合。最多见于矽肺、煤工尘肺和结节病。

(13)下垂部致密影(dependent opacity):为厚几毫米至 10 mm 或更厚的胸膜下模糊致密影,只见于肺下垂区,在非下垂区时则消失,代表正常的下垂部肺不张。仰卧位时见于肺后部,俯卧位时消失。这种正常所见亦可表现为胸膜下线,但后者多用于下垂部持久存在的、细而边缘锐利的致密影。

(14)小叶间隔增厚(interlobular septal thickening):小叶间隔异常增厚,常为肺纤维化、肺水肿、细胞或其他物质浸润所致。在不同的疾病中,增厚的小叶间隔可呈光滑、结节状或不规则状,亦称间隔线。

(15)小叶中心间质增厚(centrilobular interstitial thickening):围绕小叶中心细支气管和血管的小叶中心间质增厚,可由小叶中心结构明显增大而显示。

(16)小叶内间质增厚(intralobular interstitial thickening):小叶内间质增厚导致肺实质呈细网状或筛孔状表现。为多种肺病中的早期纤维化征象,或像在肺水肿或肺出血中那样伴有的肺浸润。

(17)线状致密影(linear opacity):任何呈软组织衰减的细长线。

(18)不规则线状致密影(irregular linear opacity):为不规则粗细(1 ~ 3 mm)的异常线状致密影,它不代表诸如小叶间隔增厚或支气管血管周围间质增厚等特异性异常。它可在小叶内或延长到几个相邻的肺小叶。

(19)网影(reticulation):无数交叉的线影形成的网、筛孔状表现,此描述性术语常伴有间质性肺病。当描述小叶间隔增厚、小叶内间隔增厚、蜂窝或来自实质带、不规则线影时较有特征性。

(20)支气管周围间质增厚(peribronchovascular interstitial thickening):肺门旁支气管血管周围间质增厚,可由支气管壁明显增厚、肺动脉大小明显增大和呈结节状的表现而加以认识。此术语一般用于描述与大气道有关的间质增厚。位于小叶中央的支气管周围的间质增厚在 HRCT 上也可认为是小叶中心间质增厚,可由小叶中央动脉或细支气管明显增粗而认识。它可呈不规则、光滑或结节状,代表了纤维化、间质纤维化或淋巴管性病变。

(21)胸膜下间质增厚(subpleural interstitial thickening):胸膜下间质的异常增厚在邻近叶间裂的 HRCT 上易发现,表现为裂隙的增厚,并常伴有小叶间隔增厚。术语胸膜下间质增厚比裂隙增厚更可取。

(22)胸膜下线(subpleural line):为距胸膜面小于 1 cm,与胸膜面平行的几毫米厚的弧线状致密影。此为一非特异性术语,可用于描述下垂部致密影(一种正常表现)、下垂性或一过性肺不张或肺纤维化。当取非下垂位而胸膜下线仍存时常反映为纤维化或蜂窝,常可见有其他纤维化表现。

(23)小气道疾病(small airway disease):累及小气道的疾病,该术语原用于叙述肺功能的异常,但在 HRCT 上是描述各种累及直径不超过 3 mm 的气道疾病,常同时有大气道病变。

(24)空气潴留(air-trapping):由于气道阻塞或肺顺应性异常引起的肺或部分肺内的空气潴留,特别在呼气时或呼气后时。如在呼气后 CT 上肺实质仍保持透亮,没有像正常肺那样衰减增加或横断像上肺面积缩小不显著时有诊断性。在吸气 CT 上诊断空气潴留有困难。在气道疾病患者的吸气 CT 上的肺密度不均匀常称为镶嵌性灌注。

(25)支气管扩张(bronchiectasis):为局限性或弥漫性不可恢复的支气管扩张,常由慢性感染或因肿瘤、狭窄、嵌塞的物质、气道先天异常而致的气道阻塞或纤维化(牵引性支气管扩张)引起。虽然术语的定义为不可恢复性,如无系列随访常难以确定,故诊断时并不要求。依据异常支气管的表现,支气管扩张可分为柱状、静脉曲张状、囊状 3 型。虽然支气管扩大是支气管扩张的主要征象,但支气管管壁增厚、管腔内液体潴留和小气道异常也常同时见于 HRCT。

(26)细支气管扩张(bronchiolectasis):细支气管扩张为气道疾病或肺纤维化的结果。扩大的细支气管内含气体或液体,扩大的含液体的细支气管常用术语细支气管嵌塞或树芽征描述,或表现为小叶中央结节影。

(27)牵引性支气管扩张(traction bronchiectasis):在肺纤维化患者中,因为纤维组织对支气管壁的牵引使支气管扩大,管壁不规则。在 HRCT 上见到的支气管扩张外形常不规则。术语牵引性细支气管扩张适用于小叶内细支气管,如在肺周围部见到扩张的气道即可诊断。

(28)肺气肿(emphysema):终末细支气管远端气腔的持久性异常增大,伴有壁的破坏。以前的肺气肿定义还包括"无明显的纤维化",但最近的观察认识到伴有某些纤维化者并不少见。HRCT 上可见低衰减区,常无壁。根据和肺小叶的关系可从形态上加以分类为小叶中心型、全小叶型或间隔旁型。

(29)小叶中央型气肿(centrilobular emphysema):主要累及腺泡中央的呼吸细支气管,因此肺气肿主要位于二次肺小叶中央。多见于上叶及吸烟者中。常在 HRCT 上呈多发的无壁透亮区,但有时亦可见薄壁,偶见透亮区围绕在小叶中央动脉周围。

(30)全小叶型气肿(panlobular emphysema):肺气肿或多或少均匀地累及腺泡的所有部分,因此累及全小叶。主要发生在下叶,典型者伴有 α-1 – 抗胰蛋白酶(alpha-1-antitrypsin)缺乏。HRCT 常显示均匀的肺实质衰减减少,肺血管稀少 . 但常无局灶性透亮区或肺大泡。严重的小叶中央型气肿与全小叶型气肿不能区别。

(31)间隔旁型肺气肿(paraseptal emphysema):主要累及肺泡管和肺泡囊的肺气肿,典型者位于胸膜下,伴完整的小叶间隔,常合并胸膜下肺大泡,但也可单独出现并伴自发性气胸。通常与小叶中心型肺气肿共存。

(32)肺大泡(bulla):为边界锐利的肺气肿区,直径超过 1 cm,壁厚小于 1 mm。为脏层胸膜内有含气腔。在胸片上,此术语有时用于描述一个与胸膜相连的、局灶性薄壁透亮影,常位于肺尖部。胸膜下肺大泡常为间隔旁型肺气肿的结果。在 HRCT 上同时见到有其他肺气肿区,可做出肺大泡的诊断。

(33)不规则气腔增大(irregular airspace enlargement,也称瘢痕旁型肺气肿):发生在肺纤维化邻近的肺气肿或肺破坏。

(34)囊肿(cyst):为描述小于 3mm 的薄壁、边缘光滑、圆形、直径超过 1 cm、内含气体或液体、壁为上皮或纤维病变的非特异性术语。在 HRCT 上,囊肿用于含气病变或含气囊肿。含气囊肿常见于 Langerhans 组织细胞增生症、淋巴管腺肌瘤病、结节病和淋巴细胞型间质型肺炎,也可见于其他病变。蜂窝也可形成囊肿(即蜂窝样囊肿)。囊肿也可用于描述囊状支气管扩张中扩大的支气管,但用囊状支气管扩张更好。

(35)蜂窝样囊肿(honeycomb cysts):为直径 3 ~ 10 mm,但深可达几厘米的、伴有蜂窝的多个囊状气腔。

(36)囊肿状气腔(cystic airspace):周围有不同厚度的壁环绕的增大气腔。薄壁者见于肺气肿或淋巴管腺肌瘤病;厚壁者见于蜂窝。

(37)肺气囊(pneumatocele):为肺内薄壁的含气囊腔,常并发于急性肺炎,几乎不变都是一过性的。HRCT 上,肺气囊和肺囊肿、肺大泡相似,根据 HRCT 表现难以鉴别,若和急性肺炎并发提示为肺气囊。

(38)蜂窝肺(honeycomb lung):直径几毫米到几厘米的囊肿性气腔,有明确的纤维性厚壁,内衬细支气管上皮。蜂窝来自有肺破坏的纤维化、肺泡溶解和腺泡结构丧失。蜂窝的囊肿性气腔常成簇,相互拥有共同的壁。多位于胸膜下,沿胸膜面出现几层。

(39)终末期肺(end-stage lung):进展到最末期的肺部疾病。常以纤维化、肺泡溶解、支气管扩张、正常肺结构断裂为特征。一般来说,在有蜂窝、广泛囊状改变或融合性纤维化的形态学证据时可认为是终末期肺。

(40)结构扭曲(architectural distortion):是一种包括支气管、血管、叶间裂和小叶间隔等肺解剖的扭曲,导致肺结构异常移位的肺部病变表现。常见于肺纤维化或肺体积缩小者。

(41)假胸膜斑(pseudoplaques):为一群胸膜下小结节形成的带状胸膜下致密影,几毫米厚,和与石棉有关的壁层胸膜斑相似。常见于结节病和矽肺。

(42)随机分布(random distribution):此术语指结节的分布相对于肺小叶和肺结构来说是随机的,常见于转移性肿瘤、粟粒性结核和粟粒性真菌感染,但组织细胞增生症和矽肺也可见此种分布。结节呈弥漫性,但可见与小叶间隔、胸膜面和小血管有关。

4. 与 X 线征有关的术语

(1)结节形态和分叶征:结节的三维径线长度相差不大的病灶定义为典型结节;而非典型结节是指三维径线长度相差较大者,多表现为楔形、长条形、多边形和片状病灶。典型结节和分叶征体现了病灶的生长方式与恶性肿瘤边缘各部分细胞生长较快且速度不一,以及肺内固有结构如结缔组织间隔和次级肺小叶对肿瘤生长的限制有关。良性肿瘤因边缘细胞生长速度较慢,故大多表现为浅分叶或无分叶。

(2)晕征:为磨玻璃影围绕在结节或肿块周围。无特异性,可见于侵袭性肺曲菌病、其他感染、肿瘤(腺瘤、细支气管肺泡细胞癌、Kaposi 肉瘤、转移瘤)、Wegener 肉芽肿或其他。

(3)界面征:为血管、支气管、肺的胸膜面等肺实质结构呈不规则界面。无特异性,常表明有间质增厚,但同时或几乎常可见有其他具特异性的 HRCT 异常,很少根据此表现而做出诊断的。

(4)毛刺征:毛刺征的病理基础与肿瘤内部的成纤维化反应导致肺泡壁和小叶间隔聚集向

瘤体呈收网状，以及肿瘤浸润瘤体周围支架结构或伴炎症反应及新生血管有关。该征象较常见于周围型肺癌，可以出现在炎性结节和结核球中，但相对少见。

(5)棘状突起：代表肿瘤对周围组织的侵犯。尽管许多研究表明该征象只见于肺癌，但难以准确把握，有时与炎性结节或结核球周边的纤维反应和小叶性炎症上不易鉴别，良性肿瘤多无此征象。

(6)多囊透亮影：结节内的透亮影难于确定是空泡征、空洞或支气管轴位影时，将结节内的透亮影分为管型和囊型，结节内多囊状透亮影对提示恶性结节有较大意义，在炎性结节和结核球中相对少见。

(7)念珠状间隔征：为结节状的间隔增厚，似一串念珠。最多见于肿瘤的淋巴道播散和结节病。

(8)树芽征：为细支气管扩大和充盈黏液、脓液或液体，似树的分枝或发芽，常多少有些结节状表现。常见于肺周围，表明为气道疾病，特别在感染的支气管播散(如结核)、囊性纤维化、弥漫性全细支气管炎和慢性气道感染中多见。

(9)印戒征：为一环影(代表扩大、壁厚的支气管)伴有一小的软组织致密影(邻近的肺动脉)，两者在一起表现为“印戒”，对支气管扩张有诊断性。根据支气管血管周围间质增厚或支气管周围套袖征的支气管不扩大，可与印戒征鉴别。

(10)肺血管包埋聚集征：结节周围的肺血管向病灶聚拢或进入病灶内，形成机制与肿瘤内部的成纤维化反应有关。良性、恶性病变均可出现此征象。

(11)卫星病灶：病灶周围有渗出、小增殖结节和纤维条索影。病灶周边支气管壁增厚伴管腔扩张，对支持炎性和结核性病灶的诊断有重要鉴别意义。

(12)钙化：钙化在结核球中出现百分比和频率均明显高于其他病变，良性肿瘤钙化常见于错构瘤，肺癌也可有散在钙化。

(13)胸膜凹陷征和胸膜增厚：前者对肺癌的诊断有重要意义，结核球和炎性结节也可出现该征。另外胸膜凹陷应与胸膜增厚、粘连分开，后者的病理基础是炎性纤维化反应或肿瘤浸润。

二、胸部HRCT的正常表现

由于构成胸部的组织复杂，包括低密度的含气肺组织、脂肪组织，中等密度的肌肉组织及高密度的骨组织。因而其CT值范围宽广。在CT图像上肺组织及纵隔有较大的密度差别。在一种窗位窗宽条件下不可能清楚显示肺野又同时清楚显示纵隔内结构。因此在观察胸部CT时至少需采用两种不同的窗宽和窗位，以便分别观察肺野与纵隔。一种是肺窗，其窗位为-400～-600HU，窗宽为1 000～1 500HU，适于观察肺实质。另一种是纵隔窗，其窗位为30～60HU，窗宽为300～500HU，适于观察纵隔。也可用双窗在一幅图像上同时观察肺部和纵隔。胸部HRCT是高分辨算法重建图像，能显示肺小叶水平上的细微结构和病变，对肺弥漫性间质性病变、结节性病变及支气管扩张和肺泡病变诊断具有突出效果，为胸片和常规CT所不及。为了增加对胸部基本病变的认识，提高胸部CT的分析能力和诊断水平，应熟悉掌握HRCT胸部横断面图像。

三、HRCT胸部疾病的基本表现

胸部疾病的HRCT表现是不同大体病理改变在轴位CT影像的直接反映。HRCT较普通X线片能提供更多的诊断信息。为了将CT征象与大体病理改变联系起来，将不同疾病所发生的一些具有共性的CT征象作为疾病的基本CT表现。掌握这些基本CT表现，再结合临床进行分析诊断。

（一）肺不张　肺不张病理上系不同原因引起的肺泡内含气量减少或完全无气，导致肺体积缩小。可由支气管完全阻塞、肺外压迫及肺内瘢痕组织收缩引起。

1. 阻塞性肺不张　阻塞的原因可以是腔内肿瘤、黏液栓、支气管炎性狭窄或腔外压迫。肺不张在CT图像上可表现为不张的肺组织密度增高，体积缩小，边缘清楚锐利。增强扫描时明显强化，邻近肺组织代偿性膨胀，纵隔可出现向患侧移位，肺门血管可以移位。如果肺不张的范围较大还可出现膈肌上升，肋间隙变窄。

(1)右肺上叶不张：CT表现为右肺上叶支气管层面以上可见缩小的肺叶呈右侧纵隔旁的三角形或窄带状阴影，尖端指向肺门，边缘清楚。其外侧缘代表上移的水平裂及代偿膨胀的中叶。其后内缘为斜裂及代偿膨胀的下叶。

(2)左肺上叶不张：CT表现为在气管隆突以上层面，不张的左肺上叶呈三角形软组织密度阴影，底部与前外胸壁相连，尖端指向肺门。其后外缘为向前、内移位的斜裂构成，向前内方凹陷，其外后方为代偿膨胀的左肺下叶。有时代偿膨胀的左下叶背段可向内充填于不张的肺叶与纵隔之间，形成透亮带。

(3)右肺中叶不张：CT表现为在中间支气管层面，右心缘旁三角形软组织密度阴影，其尖端指向外侧。水平裂向下内方移位构成三角形阴影的前缘，其前方为代偿膨胀的上叶，斜裂向前内方移位构成三角形阴影的后缘，其后方为代偿膨胀的下叶。通常中叶不张不引起纵隔及肺门的移位。

(4)肺下叶不张：两肺下叶不张在肺门下部层面可以有相似的表现。由于下叶内侧和底面由肺韧带固定，故下叶不张时，肺叶向内后方收缩，表现为脊柱旁的三角形软组织密度阴影，尖端指向肺门，其前外缘锐利，由斜裂构成，下叶不张时可使患侧膈肌升高，肺门下移。

(5)联合肺不张：联合肺不张由于阻塞性病变同时累及两叶或两叶以上支气管而发生。可见于上中叶、中下叶及一侧性肺不张。①右肺上中叶联合肺不张的CT表现即类似左肺上叶不张。在主动脉弓层面可见不张的右肺上叶呈三角形阴影，前缘与前胸壁，内缘与纵隔接触，其后外缘由斜裂构成，其后外方为代偿膨胀的右下叶。在向下的层面中三角形阴影逐渐变窄，至心房层面可只见不张的中叶贴于右心缘。②右中下叶联合不张。由于下叶不张使斜裂向后内方移位，使不张的中叶也向内后方移位，CT图像上则形成右下叶不张的三角形阴影前部与不张的中叶内后部相连的阴影，其前外方为代偿性膨胀的上叶。③一侧性肺不张：CT图像上可表现为患侧胸腔呈软组织密度阴影，纵隔向患侧移位，患侧膈肌升高。

(6)肺段支气管受累发生肺段肺不张(segmental atelectasis)：均显示为三角形的密度增高影。除右肺中叶内段的底朝向右心缘，尖端指向侧胸壁外，其余各段肺不张之底均朝向侧胸壁，尖端指向肺门。由于受累范围较小，体积缩小的CT表现也较轻(图2-1-1)。

(7)末梢细支气管受累致小叶肺不张(lobular atelectasis)：显示为多发的小片状密度增高影，周围气肿有助于诊断。若无气肿存在则与小叶性肺炎难以区别。线样肺不张在HRCT上

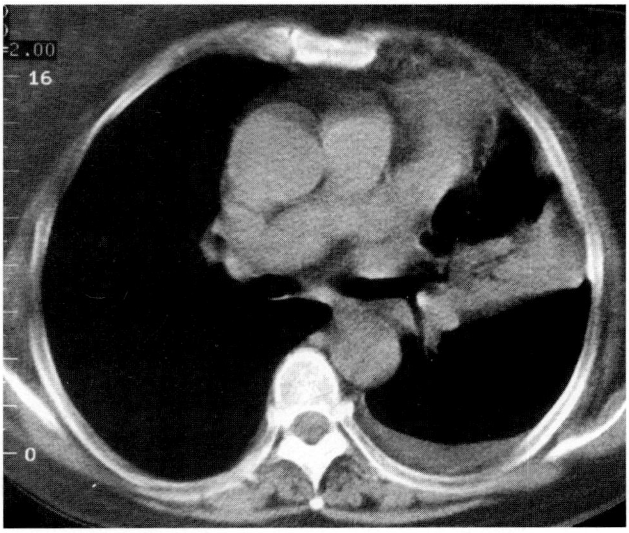

图 2-1-1　肺段不张

显示清晰。下垂部肺不张仰卧位时见于肺后部，俯卧位消失。

2. 压迫性肺不张　大量胸腔积液或气胸、液气胸可将一侧肺完全压缩，表现为肺门部的均匀软组织影。中量积液可使邻近液体的脏层胸膜下产生部分性压迫性肺不张，CT 图像上表现为在积液前缘胸膜下，有弧形带状软组织密度阴影(图 2-1-2)。

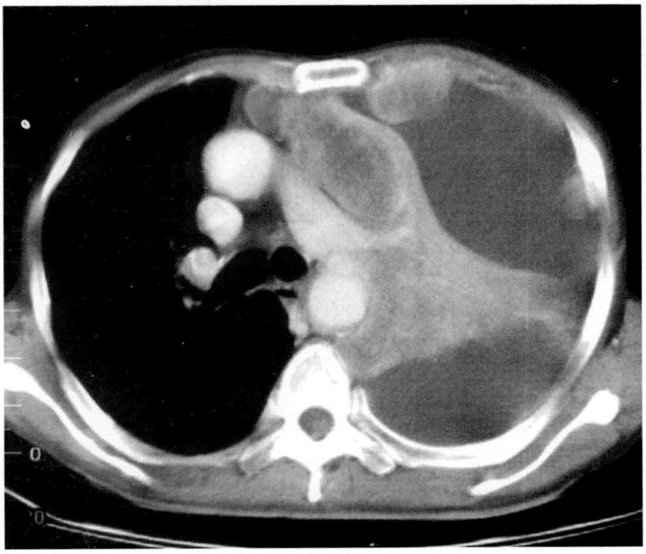

图 2-1-2　压迫性肺不张

3. 圆形肺不张　常并发于渗出性胸膜炎，产生胸膜下压迫性肺不张及胸膜粘连，炎症消退后，肺外围部分肺组织因粘连、皱褶不能膨胀。常表现为圆球形软组织密度阴影，类似肿块，紧贴胸膜，多发生于外后方、均伴有胸膜增厚，但与胸膜的夹角为锐角，在圆形肿块的肺门侧常可见支气管血管束与之相牵拉。病变可长期保持不变，也可自然减小，甚至消失。多为单侧性，也可为双侧性。主要应与肺的肿瘤、胸膜肿瘤或间皮瘤等鉴别。若诊断为圆形肺不张可避免手术。若行手术，可行胸膜手术，亦可避免肺切除。

（二）肺气肿与肺过度充气　肺气肿的定义是终末细支气管远端的含气腔隙过度充气，异常扩大同时伴有不可逆性肺泡壁的破坏，即通常临床所指的弥漫性阻塞性肺气肿或慢性阻塞性肺疾患。肺过度充气是终末细支气管远端的含气腔隙过度充气、扩大，但不伴有肺泡壁的破坏。通常所指的代偿性肺气肿及局限性阻塞性肺气肿即属肺过度充气。

肺气肿的内在因素常是先天性抗胰蛋白酶的缺乏，常继发于慢性支气管炎、哮喘等。病变呈两肺弥漫性分布。其病理基础为细支气管炎及狭窄导致不完全性阻塞，引起活瓣样通气。致使终末细支气管远端含气腔隙过度充气，继而发生肺泡壁的破坏。肺泡壁破裂后可融合成肺大泡。

肺气肿与单纯的肺过度充气在影像学检查的共同点为肺叶透亮度增加，但前者呈两肺广泛分布，后者多为一侧或某一肺叶的过度充气。

HRCT可以显示肺小叶的结构及异常改变，对肺气肿的检出率很高，甚至在肺功能发生异常之前即可发现早期的肺气肿。

肺气肿以病理解剖为基础可分为以下4种类型。

1. 小叶中心型肺气肿　病理特点为小叶中心部分呼吸细支气管及其壁上的肺泡扩张，而小叶周围的肺泡无扩张，早期多见于肺上部：HRCT可见小叶中心部呈0.5～1cm的无壁透亮区。病变进展透亮区可以增多，范围扩大，严重时与全小叶型肺气肿不易区分（图2-1-3）。

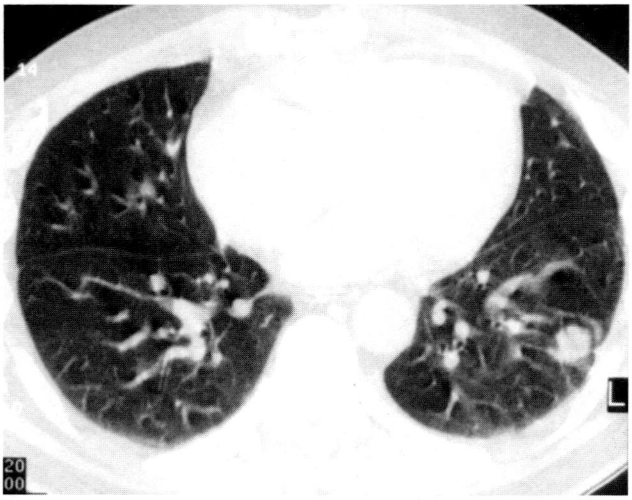

图2-1-3　小叶中心型肺气肿

2. 全小叶型肺气肿　高分辨CT可见病变累及整个肺小叶，在两肺形成较大范围的无壁低密度区，好发于中下叶。呈弥漫性分布。肺气肿区血管纹理明显减少，多合并肺大泡形成（图2-1-4）。

3. 间隔旁肺气肿　病变累及小叶边缘部分，多在胸膜下，可沿胸膜、叶间裂及纵隔旁分布，表现为胸膜下的小气泡。常同时伴有较大的胸膜下肺大泡。

4. 瘢痕旁肺气肿　病变多发于肺内慢性炎症、结核或尘肺纤维化病变的周围，表现为局限的低密度区或伴有较小的肺大泡。

肺气肿中晚期时，肺组织及毛细血管床的破坏加重，气肿区小血管变细减少，可表现为肺野透亮度明显增加。胸腔前后径增大，膈肌降低，肋间隙增宽等。

（三）肺实变　肺实变指终末细支气管远端的含气腔隙内的空气被病理性液体、细胞或组织

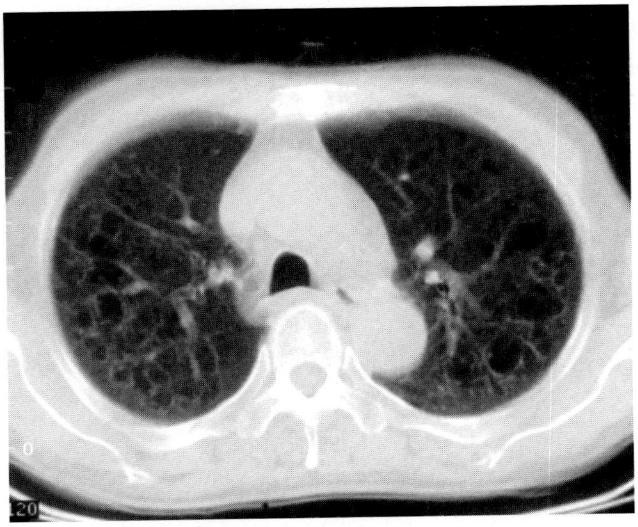

图 2-1-4 全小叶肺气肿

所替代。病变累及的范围可以是腺泡、小叶、肺段或肺叶，也可以多个腺泡、小叶受累而其间隔以正常的肺组织。常见的病理改变为炎性渗出、水肿液、血液、肉芽组织或肿瘤组织(肺泡癌)。

CT 图像上可表现为腺泡结节影、片状边缘模糊影、肺段或肺叶分布的均匀致密影、蝴蝶翼状分布的大片状阴影、磨玻璃样阴影以及在实变阴影中出现的空气支气管影。

肺实变常见于各种肺炎包括大叶肺炎、支气管肺炎及其他各种肺炎和肺泡性肺水肿、肺挫伤、肺出血、阻塞性肺炎、吸入性肺炎、肺梗死、肺结核，较少见于肺泡癌、过敏性肺炎、真菌病、肺泡蛋白沉着症。

1. 急性大叶性肺炎 多为一个肺叶或数个相邻肺段的渗出性实变，病变中心密度较高，外围略不均匀，如以叶间裂为界则边缘清晰锐利，如非全叶性实变则边缘模糊，近肺门侧多数可见实变区内有含气支气管影(空气支气管征)(图 2-1-5)。

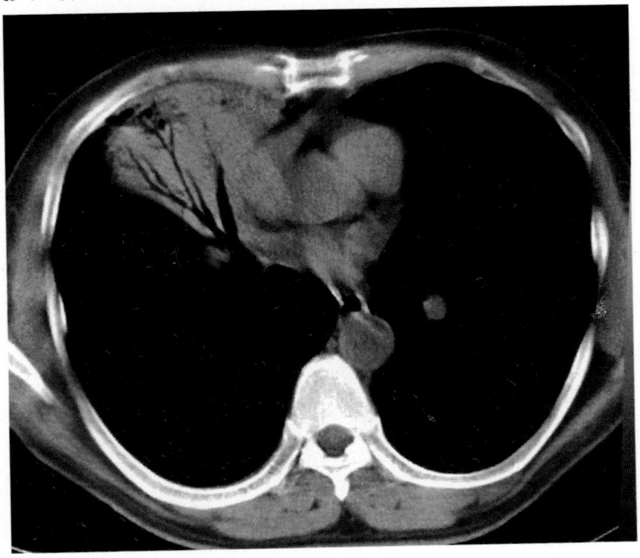

图 2-1-5 大叶肺炎

结核性的大叶性干酪样肺炎可呈大叶性实变，但其密度高而不均匀，其中常可见到小的不规则空洞，其他肺野可有支气管播散灶。

2. 支气管肺炎 是以小叶实变为特征的。病理上感染首先累及细支气管及其周围的肺间质，而后累及肺泡。表现为多数小叶范围的实变，其间隔以未受累的小叶。CT 图像上表现为大小不等的约 1～2cm 大小的小片状影，或 0.6～0.8cm 的小结节影。多分布在两肺下野。肺间质的炎症多被小叶实变掩盖，在早期可表现为支气管血管束的增粗(图 2-1-6)。

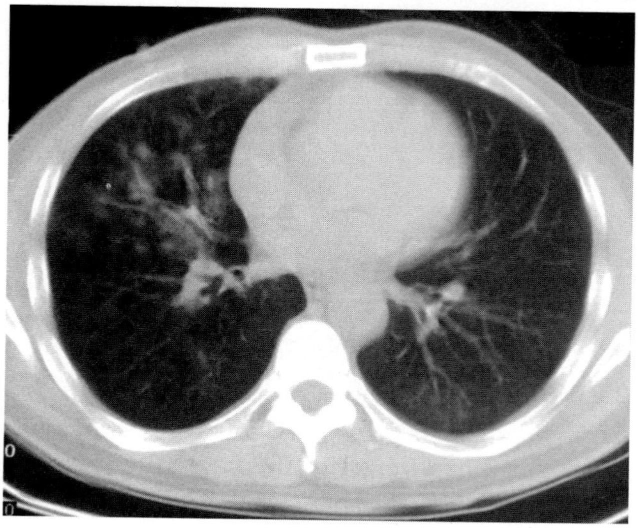

图 2-1-6 支气管肺炎

3. 肺结核 除大叶性干酪样肺炎外，多表现为腺泡结节，小叶中心或小叶范围的实变。其病理基础可以是渗出、干酪坏死及肉芽组织增生。多发生在两肺上叶后部。可表现为单发或多发的边缘比较清楚的结节阴影，约 0.6～0.8cm，或为 1～2.5cm 的小片状影，也可表现为多处小片状阴影的融合(图 2-1-7)。

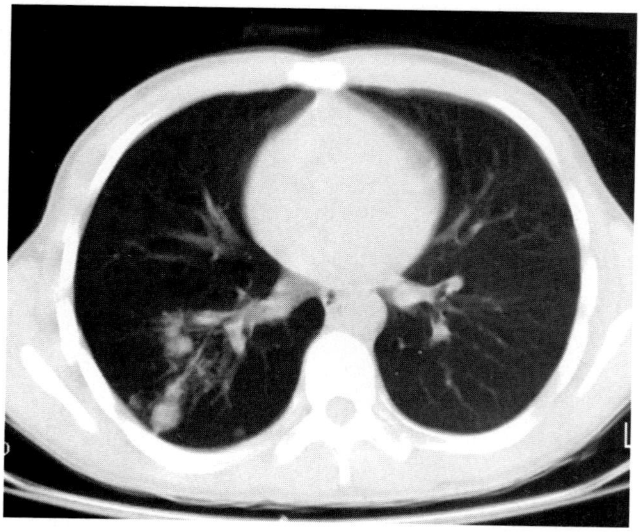

图 2-1-7 肺结核

4. 肺泡性肺水肿 以肺泡内充满水肿液为特征。CT 图像上常表现为多数小叶性实变融合为较大的片状模糊阴影，可呈中心性分布，围绕两侧肺门周围呈蝶翼状阴影。也可呈两肺弥漫性分布以中心区明显。当引起肺泡性肺水肿的原因得到纠正后，肺水肿常在数小时至 24 小时内发生明显吸收，而肺炎所引起的则吸收较慢，常需 1～2 周（图 2-1-8）。

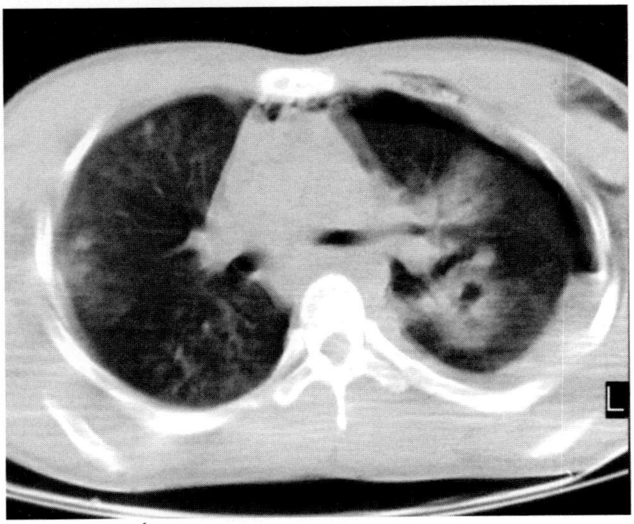

图 2-1-8　肺泡性肺水肿

弥漫性肺出血与肺泡性肺水肿的 CT 表现类似，其 CT 值多在 40HU 以上，也可在 24h 内有明显吸收。临床常伴有咯血（图 2-1-9）。

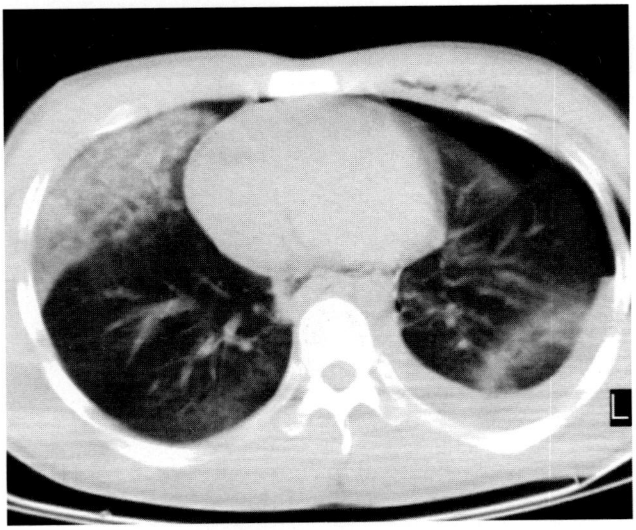

图 2-1-9　弥漫性肺出血

5. 肺泡癌　少数肺泡癌可表现为肺段或肺叶的实变。其病理基础为癌细胞沿细支气管和肺泡呈伏壁式生长，由于癌细胞分泌黏液，使肺泡腔充满黏液，细支气管壁及肺泡壁增厚但结构仍保留。CT 图像上可表现为大片状致密阴影，可呈肺叶、肺段或跨叶段分布，近肺门处可见空气支气管征。由于癌细胞沿细支气管壁及肺泡壁蔓延，血管多保留。在增强扫描时可以见到实变区内有血管影，为比较特征的表现。临床无急性炎症的表现，可与肺炎鉴别（图 2-1-10）。

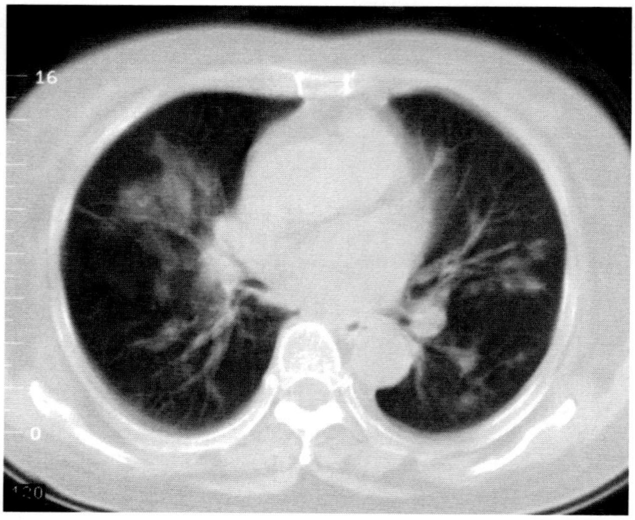

图 2-1-10 肺泡癌

(四)肺肿块 肺肿块指直径在1cm以上,边缘清楚的类圆形阴影。可见于良性、恶性肿瘤及非肿瘤性病变,如腺瘤、错构瘤、肺囊肿、肺癌、肺转移瘤、结核球、炎性假瘤及寄生虫囊肿等。CT对肺肿块的诊断较普通X线片有以下优势:①能发现肺内隐蔽部位的病变,如脊柱纵隔旁、膈肌后方以及心膈角等处的病变;②CT能发现肿块内的坏死、脂肪组织及钙化等;③通过强化扫描可观察肿块的强化程度,利用局部放大可以显示肿块边缘的细微改变及其与周围肺组织的关系。

1. 良性肿块的特点(图 2-1-11)

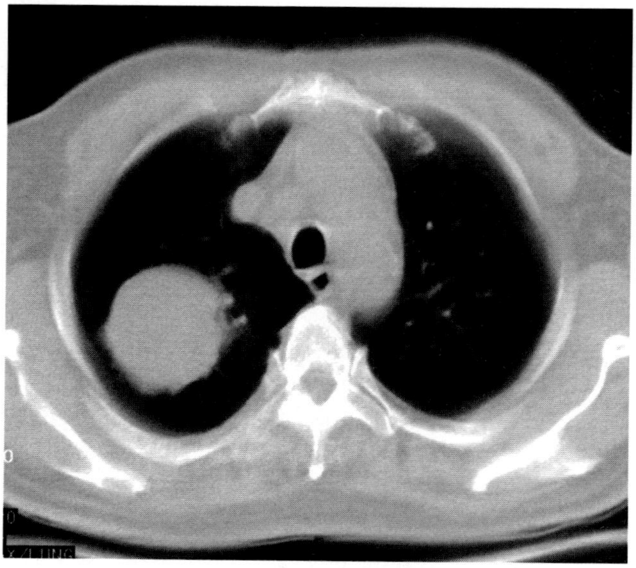

图 2-1-11 良性肿块

(1)多为圆或椭圆形阴影,少数可有分叶,边缘锐利,无毛刺,通常密度均匀。

(2)肿块内出现爆玉米花样钙化或脂肪组织,可为错构瘤。

(3)增强扫描时只有轻度强化,增强后CT值增加多在20HU以下。但支气管腺瘤CT值可增加 30～50HU。

(4)肿块多在 3cm 以下。

(5)肿块周围有卫星病灶，近胸膜处有胸膜粘连，密度高而不均匀，肿块内可有细斑状钙化为结核球。

(6)近胸膜处有粘连带及胸膜增厚，肿块边缘有尖角状粘连，强化时肿块周边强化而中心密度低多见于炎性假瘤。

2. 恶性肿块的特点(图 2-1-12)

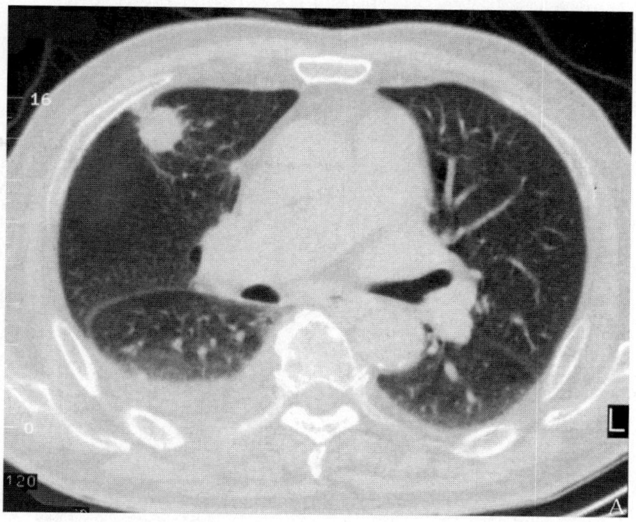

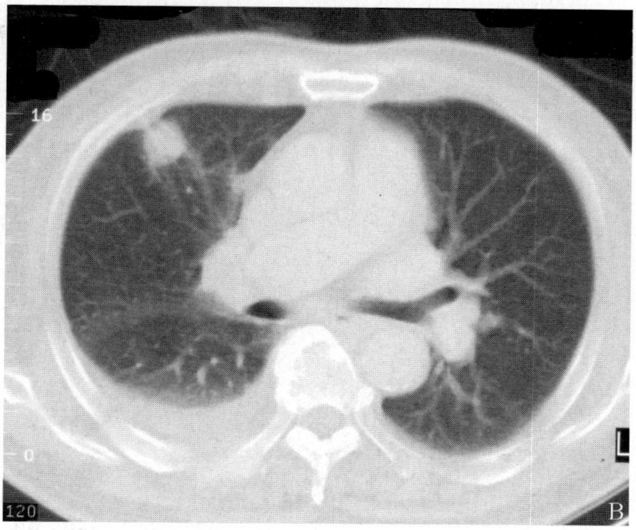

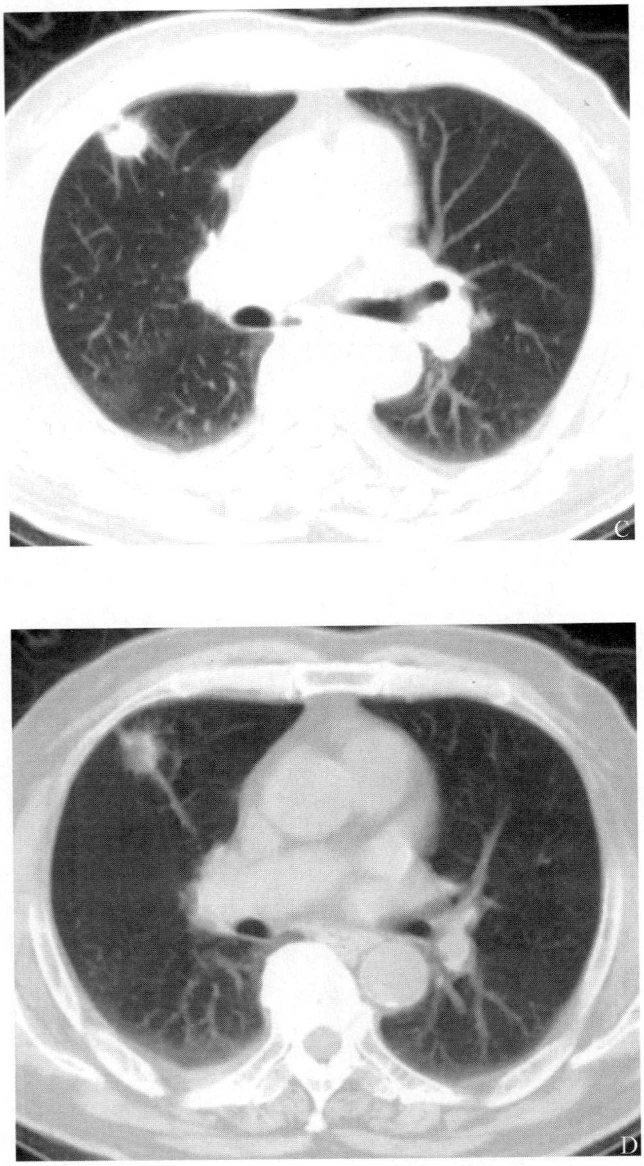

图 2-1-12　恶性肿块

(1)多数肿块边缘有分叶或切迹。
(2)肿块周围可有放射状、短而细的毛刺。
(3)肿块近胸膜处可见脏层胸膜向肿块凹陷。
(4)肿块近肺门侧可见紊乱聚拢的血管纹理影。
(5)可见支气管直达肿块边缘呈截断或管壁增厚、变窄。
(6)可有较明显的纵隔淋巴结肿大,通常超过 10~15mm。
(7)近胸壁的肿块可以侵犯胸壁软组织或破坏肋骨。
(8)肿块可以发生偏心空洞,内壁不整齐并有壁结节,多见于鳞癌。
(9)肿块内可有 1~2mm 的小泡征及含气支气管征,对诊断肺腺癌有重要价值。有的作者统计,在肺癌中出现小泡征及含气支气管征者占 63%。

（五）空洞与空腔　空洞为肺内病变组织发生坏死，坏死组织经引流支气管排除而形成。空腔系肺内腔隙的病理性扩大，如肺大泡、肺气囊、含气囊肿等。CT 扫描除可以显示 X 线片不能显示的空洞外，还可以清晰显示空洞壁的状况及洞内、洞周的情况。观察空洞与空腔的 CT 表现应注意空洞的部位、数目、洞壁厚度、内壁及外壁的形态、洞内容物以及空洞周围的情况。通常空洞壁厚度在 3mm 以上为厚壁空洞，3mm 以下为薄壁空洞，空腔壁厚约 1mm（图 2-1-13）。

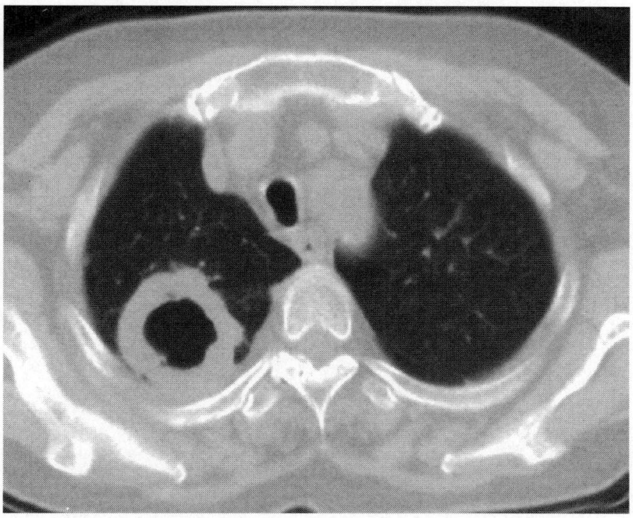

图 2-1-13　空洞

肺内空洞与空腔可见于多种疾病(见表 2-1-1、2-1-2)

表 2-1-1　肺内常见空洞与空腔病变

常见	数目	薄壁	厚壁	内壁	外壁	洞周浸润
肺结核	单或多	0	0	光滑	光滑	0
肺脓肿	单发	0	0	光滑	模糊	0
肺癌	单发		0	不光滑	分叶毛刺	
肺大泡	单或多	0		光滑	光滑	
囊状支扩	多发	0			光滑	0

表 2-1-2　肺内少见空洞与空腔病变

少见	数目	薄壁	厚壁	内壁	外壁	洞周浸润
肺转移瘤	单或多	0	0	光滑	光滑	
支气管囊肿	单发	0		光滑	光滑	
蜂窝肺	多发	0		光滑	光滑	
组织细胞病 X	多发	0		光滑	光滑	
肺梗死	单发		0	不光滑	不光滑	0
棘球囊肿	单或多	0		光滑	光滑	
血源性肺脓肿	多发	0		光滑	光滑	
肺隔离症	单或多	0		光滑	光滑	
坏死性肉芽肿	单或多	0	0	不光滑	光滑	
肺吸虫病	多发	0		不光滑	光滑	0
结核球	单发		0	光滑	光滑	

空洞和空腔可有液体存在，形成气液面（图 2-1-14），常见于肺脓肿、囊状支气管扩张、棘球囊肿及血源性肺脓肿。某些空洞或空腔一般不含液面，当并发感染时可以出现液面。可见于肺结核、肺癌、肺脓肿及肺大泡。

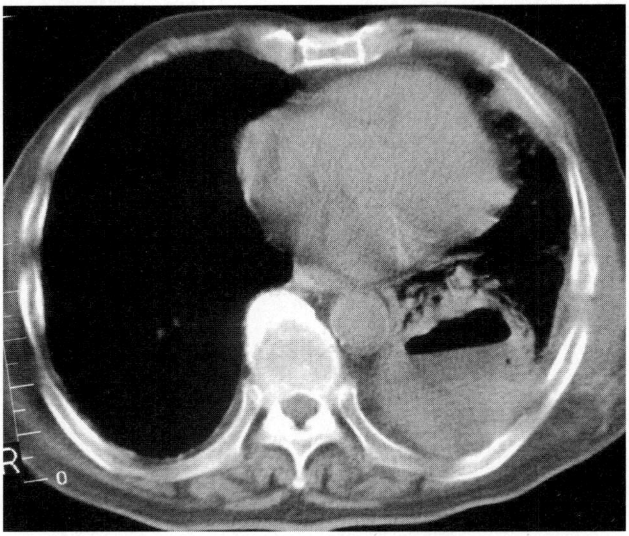

图 2-1-14　气液平面

空洞内由于曲菌感染、脓液浓缩、出血、癌组织增生可形成空洞内的团块影。如结核性空洞可继发曲菌感染而形成曲菌球（图 2-1-15）。也可并发出血而有血凝块。肺癌性空洞内壁上可见结节状阴影为壁结节（图 2-1-16）。肺脓肿伴脓液浓缩时也可形成团状阴影。肺包虫囊肿破裂后，囊液完全排出，其内囊塌陷也可形成空腔内的团块。

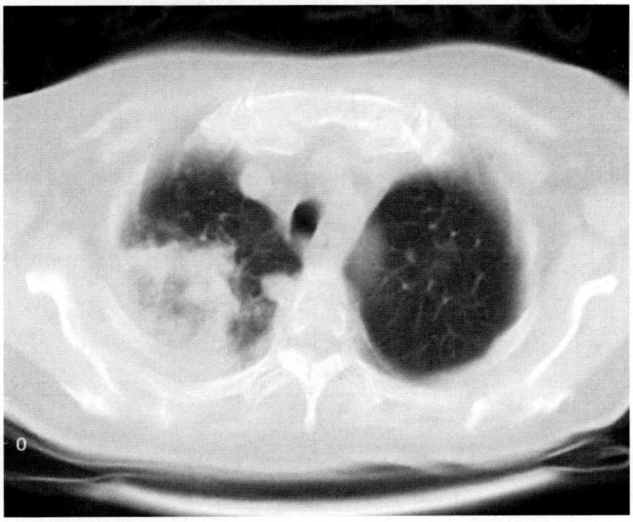

图 2-1-15　曲菌球

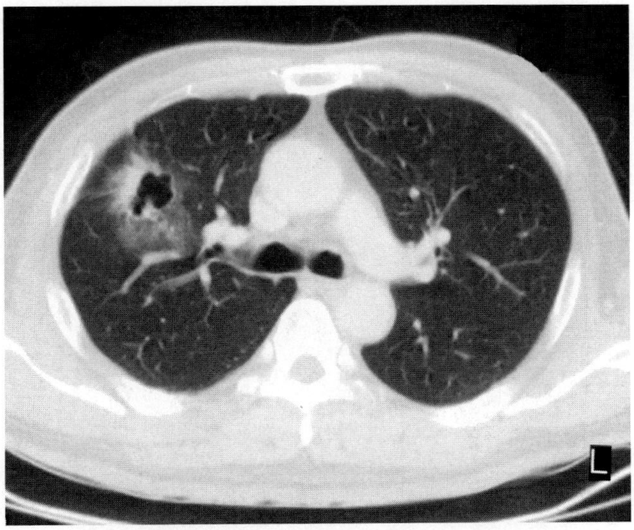

图 2-1-16　壁结节

（六）肺间质病变　HRCT 检查对慢性肺间质病变的诊断有重要价值，可以在次级肺小叶的范围显示病变的分布及形态，从而可以对病变进行细致的分析，提高诊断的准确性。

肺间质病变可以发生于多种疾病如慢性间质性肺炎、弥漫性间质纤维化、结节病、癌性淋巴管炎、结缔组织病（红斑狼疮、类风湿性关节炎、硬皮病、皮肌炎）、尘肺（矽肺、煤矽肺及石棉肺）、组织细胞病 X、淋巴管平滑肌瘤病等。

肺间质系肺的支架组织，一般分为三个互相连通的部分。

（1）胸膜下间质间隙：分布于胸膜下及小叶间隔。

（2）支气管血管周围间质间隙（中轴间质间隙）。

(3)实质间质间隙:指肺泡间隔内的间质组织。肺间质病变是指以侵犯肺间质为主的病变。实际上常同时伴有肺实质的改变。当病变侵及肺间质时,可在肺间质间隙内产生病理性液体、炎性浸润、肉芽组织、纤维组织或肿瘤组织。不同疾病侵犯肺间质的部位可以不同。肺间质病变在高分辨 CT 图像上可有多种征象,反映肺间质的病理改变。

1. 界面征 当不同的病理性组织在肺间质内聚集,可以导致间质增厚,与含气的肺组织对比的界面可有不同表现称为界面征。当支气管血管周围间质增厚时可表现为支气管血管束增粗,支气管壁增厚及血管断面增粗。随着间质内病理组织的不同,界面的形态可以不同,如为液体,则边缘光滑。如为肿瘤或肉芽组织则可表现为结节状界面。

2. 小叶间隔及小叶中心结构增厚 小叶间隔增厚通常在胸膜下及近膈肌处容易看到。表现为通向胸膜的 1~2cm 的线状影或呈多角形相连的线状影。病变明显时可表现为多角形的网状影。小叶中心结构增厚可表现为中心血管影增大,直径大于 2~3mm(图 2-1-17A、B)。

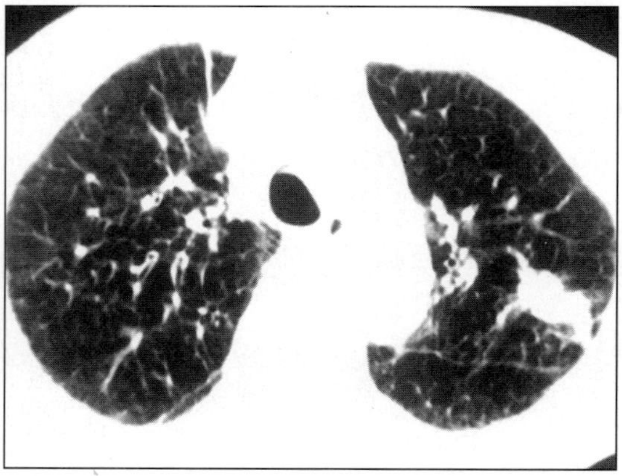

图 2-1-17A 小叶间隔及小叶中心结构增厚

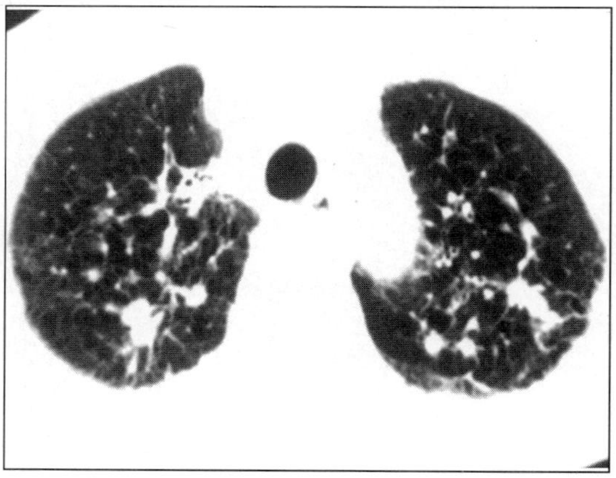

图 2-1-17B 小叶中心血管增粗

3. 胸膜下线 位于近胸膜面 1cm 以内呈 2~5cm 长纤细的弧形线影,与胸壁平行,为肺纤维化的一个征象。由分裂的小叶间隔纤维化而形成。

4. 长瘢痕线 为长 2~5cm 的线状影,无逐渐变细及分支,不同于血管,走行方向不定,向胸膜下延伸,代表大的纤维瘢痕,并可伴有肺结构的扭曲。

5. 蜂窝样改变 表现为多个聚集的 6~10mm 囊腔,壁厚约 0.8~1mm,多分布于胸膜下

3～4cm范围内或近叶裂胸膜处，为肺纤维化的后期表现。病理上囊壁为折叠破坏的肺泡壁及气道壁。病变早期囊腔小而少(图 2-1-18)。

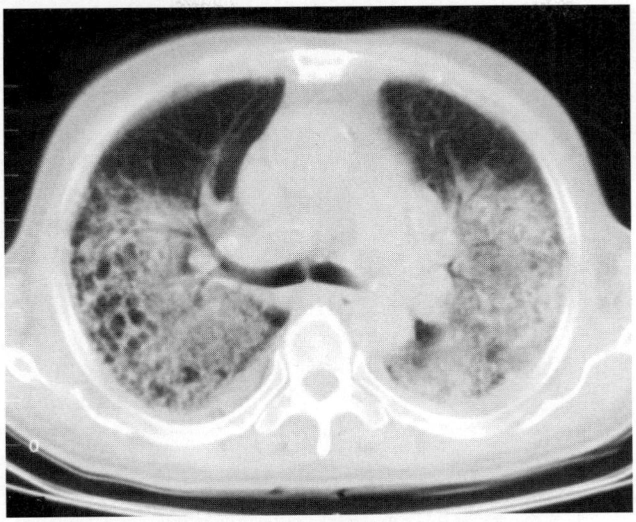

图 2-1-18 蜂窝样变

6. 结节影 CT 发现的小结节通常指 2～5mm 的结节，HRCT 可以识别间质结节及实质结节。间质结节常分布在肺门周围支气管血管束、小叶间隔、胸膜下以及叶间裂处，实质结节多在小叶实质内，边界较模糊。结节可以是肉芽组织、肿瘤组织或纤维组织(图 2-1-19)。

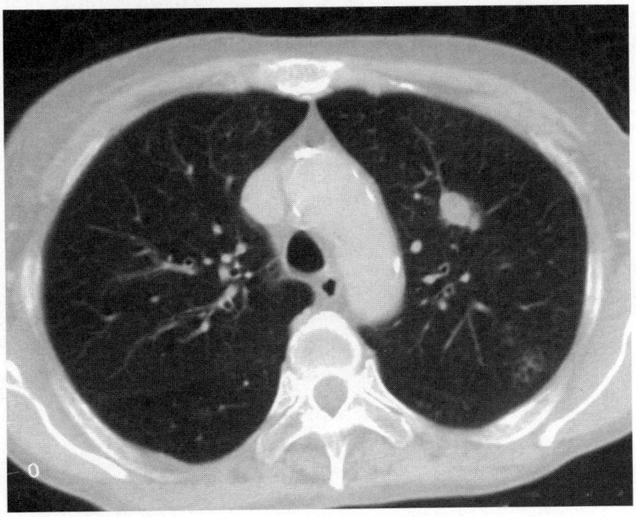

图 2-1-19 结节

7. 肺结构扭曲变形及牵拉性支气管扩张 肺间质较广泛的纤维化，肺组织可以产生不同程度的扭曲变形，在病变区内常出现不规则的管状阴影，代表牵拉性支气管扩张(图 2-1-20)。

8. 磨玻璃样改变 为肺实质病变及间质病变都可以发生的征象，表现为肺实质内存在的片状略高密度影，似磨玻璃密度，肺血管纹理不被掩盖。病理上可以是肺泡腔内少量渗液，肺泡壁肿胀或肺泡间隔的炎症。在肺纤维化的基础上出现磨玻璃样改变，代表有活动性肺泡炎(图2-1-21)。

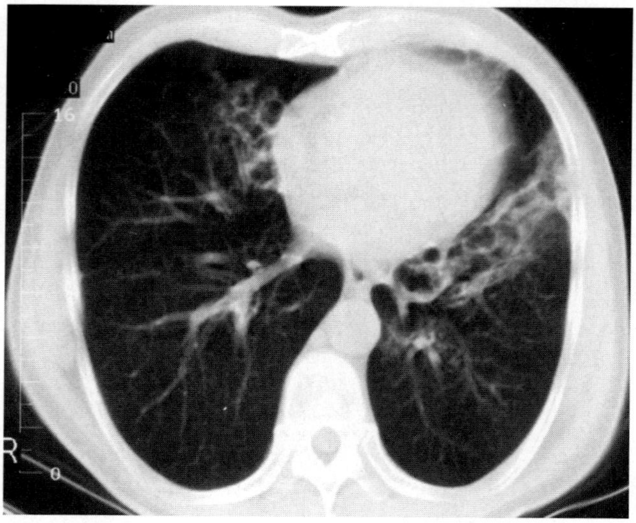

图 2-1-20 牵拉性支扩

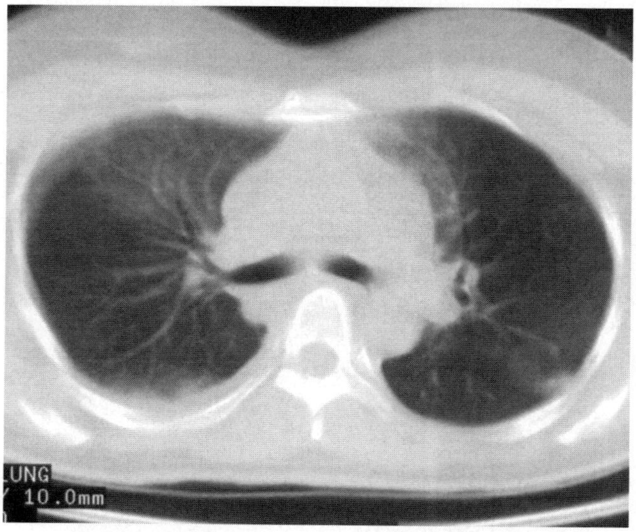

图 2-1-21 磨玻璃样变

（七）纵隔肿块 CT 检查可以清楚显示纵隔肿块的部位及其与心脏、大血管的关系。并可分辨肿块内部结构成分属脂肪、液性、软组织或血管性。并可发现肿块是否液化坏死、出血，及其有无钙化。

1. 纵隔各区的肿块 明确纵隔肿块的所在区域，对判断肿块的性质有重要意义（图 2-1-22A、B、C）。

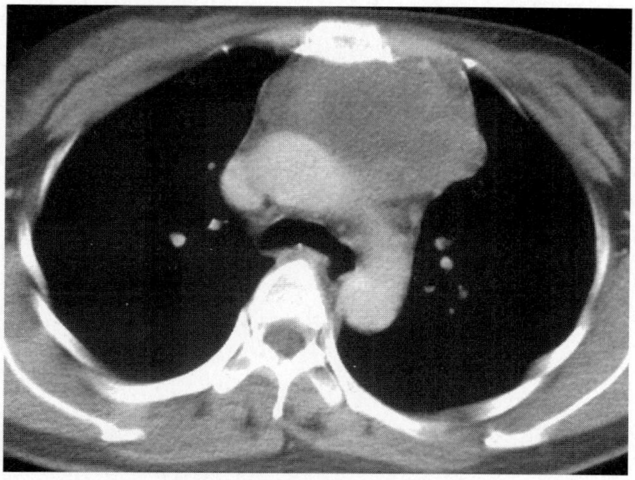

图 2-1-22A　前纵隔肿块

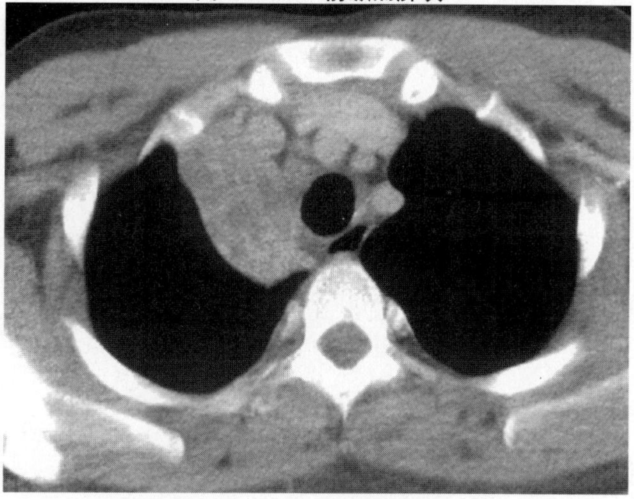

图 2-1-22B　中纵隔肿块

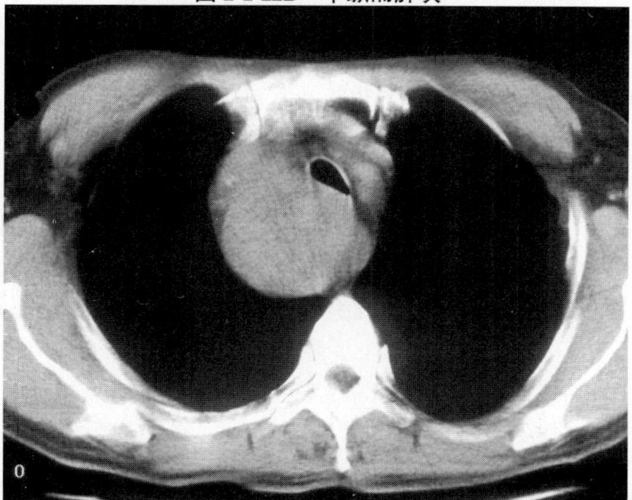

图 2-1-22C　后纵隔肿块

纵隔各区的肿块见表 2-1-3。

表 2-1-3　纵隔各区的肿块

前纵隔	中纵隔	后纵隔
胸腺瘤	淋巴结转移	畸胎瘤
畸胎瘤	气管肿瘤	皮样囊肿
皮样囊肿	动脉瘤	椎旁脓肿
心包囊肿	支气管囊肿	降主动脉瘤
升主动脉瘤	大网膜膈疝	肠源性囊肿
胸内甲状腺肿	结节病	胸腹膜裂孔网膜疝
胸内甲状腺瘤及癌		食管肿瘤
纵隔转移瘤		淋巴瘤
支气管囊肿		假胰腺囊肿

2. 纵隔肿块的 CT 密度　纵隔肿块可因其构成成分的不同而有不同的 CT 密度。可分为脂肪密度、水样密度、软组织密度及增强时呈明显强化以及发生钙化者见表 2-1-4。

表 2-1-4　纵隔肿块的密度分类

脂肪密度	水密度肿块	软组织密度肿块	明显强化肿块	发生钙化肿块
脂肪瘤	支气管囊肿	淋巴瘤	动脉瘤	动脉瘤
胸腺脂肪瘤	皮样囊肿	转移性肿瘤	胸内甲状腺肿	支气管囊肿
囊性畸胎瘤	心包囊肿	食管肿瘤	胸内甲状腺瘤	皮样囊肿
网膜疝	淋巴管囊肿	神经源性肿瘤	副神经节瘤	畸胎瘤
	食管极度扩张	胸腺瘤		血管瘤
	假胰腺囊肿	胸内甲状腺		淋巴结增大
				胸内甲状腺瘤
				神经源性肿瘤

3. 纵隔肿块与肺内肿块的鉴别　通常认为肿块之最大径位于纵隔者提示为纵隔肿块，反之为肺内肿块。此外根据肿块与纵隔形成的夹角，钝角者为纵隔肿块，锐角者为肺内肿块，但当肿块体积巨大或发生于后纵隔的肿块，常不能准确分辨。在 CT 图像上应注意肿块两侧胸膜的形态。纵隔肿块两侧胸膜多向肺的方向移位。而肺内肿块，其两侧胸膜多向纵隔方向移位。此外肿块边缘有毛刺，边缘不整齐者多为肺内肿块。肿块内发现气体或有血管进入者多为肺内肿块。

4. 纵隔肿块良、恶性的鉴别　纵隔肿块与周围肺组织有明显对比，边界均比较清楚、锐利，但区别其良、恶性有一定困难。应注意以下特点。

(1)纵隔恶性肿块常无完整包膜,向周围脏器或软组织呈浸润性生长,与邻近脏器组织间无清晰的脂肪间隔。

(2)纵隔良性肿瘤可以发生恶变,恶变时临床常表现为短期内增长较快,与肺的界面不清,向周围浸润出现胸腔积液或心包、胸膜的结节。

(3)胸内甲状腺癌常伴有颈部淋巴结肿大,肿瘤本身常有囊变,强化时周边强化,并可见有结节向囊变部分突出,癌肿还可突破包膜侵及胸廓入口软组织。

(4)发生在纵隔内的脂肪肉瘤与良性脂肪瘤不同,可表现软组织成分增多,CT 值增高。

(5)恶性肿瘤常可侵及上腔静脉,引起上腔静脉综合征及肺门淋巴结增大。

(八)胸膜病变　CT 检查对胸膜病变的诊断与鉴别诊断有重要意义。可显示被胸膜病变掩盖的肺内病变。确定病变的来源,并可根据病变的 CT 值确定病变是液性、实性或脂肪性。胸膜病变可有以下几种基本改变。

1. 胸腔积液及液气胸　胸腔积液可以是漏出液,见于心、肾、肝衰竭、黏液性水肿、严重贫血、慢性肾病、低蛋白血症及肝硬化等。也可以是渗出液,见于结核、病毒感染、肿瘤等。也可以是血性,由外伤及肿瘤引起。胸导管外伤或恶性肿瘤浸润可引起乳糜性胸腔积液,化脓性感染可引起脓胸。CT 图像上可以发现 100ml 以下的积液,表现为胸腔下后部沿胸廓内缘走行的水样密度区。小量及大量积液时,液体沿胸壁包绕肺组织。由于胸膜粘连可形成包裹性积液,多表现为侧后胸壁局限性梭形液性暗区,密度均匀,液体进入叶间裂可形成叶间积液,表现为叶间裂走行区的梭形软组织密度影。增强扫描时可见胸膜强化,炎性病变多呈均匀一致的强化,恶性病变可表现为胸膜厚薄不均或多结节状(图 2-1-23)。

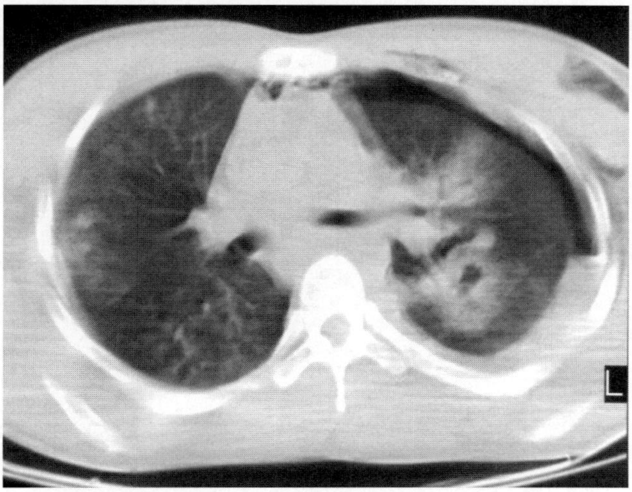

图 2-1-23　液气胸

胸腔积液与气体同时存在则形成液气胸,多见于化脓性炎症引起的脓胸,脓胸常并发支气管胸膜瘘而形成液气胸。此外,外伤、胸腔穿刺抽液、结核性胸膜炎也可形成液气胸。CT 图像上可见胸腔内出现气液平面。液气胸由于胸膜粘连可局限于胸腔的局部,应注意与发生在肺外围部分的薄壁脓肿相鉴别。包裹性液气胸多为梭形,与胸壁的交角为钝角,而肺脓肿多为圆形,与胸壁的交角为锐角,且周围肺内常有渗出性炎症存在。

2. 胸膜肿块　胸膜肿块多见于胸膜原发或转移性肿瘤,如胸膜间皮瘤(良性及恶性)、恶性胸腺瘤沿胸膜延伸及肺癌转移等,也可见于非肿瘤性病变,如机化性脓胸、纤维蛋白球及石棉肺形成的胸膜斑块等。胸膜肿块可为局限性或弥漫性，可伴有或不伴有胸腔积液。局限性胸膜肿块表现为胸腔周边孤立性实性肿块，多呈扁圆形或丘陵状，与胸壁钝角相交，边缘清楚，胸膜外脂肪层完整。弥漫性胸膜肿块多伴有弥漫性胸膜增厚，以脏层为主，表面高低不平，呈结节状或波浪状，范围较广者可累及整个一侧胸膜腔。非肿瘤性病变，如机化性脓胸或石棉肺斑块多同时伴有钙化。强化扫描胸膜肿块多有明显强化(图 2-1-24)。

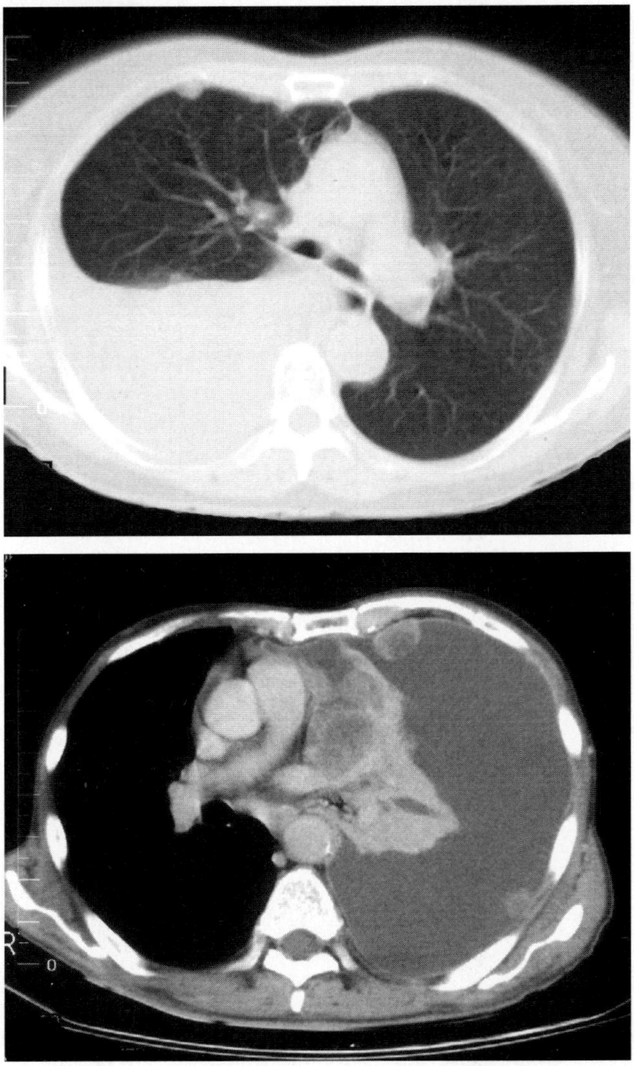

图 2-1-24　胸膜肿块

3. 气胸　指气体进入胸腔，可由胸部贯通伤或闭合性损伤引起，为创伤性气胸。也可在胸部原有病变的基础上发生自发性气胸。后者见于肺气肿、肺大泡、结核空洞或肺脓肿以及肺空腔性病变。CT 图像上(肺窗)根据气体量的多少，可见肺外围宽窄不同的含气带，其中无肺纹理，其内缘可见压缩的肺边缘，当有胸膜粘连时，肺组织不能充分被压缩。可见肺边缘有粘连带与胸壁相连。多处粘连可形成多房性气胸。大量气胸或张力性气胸时可致纵隔向健侧移位(图 2-1-25)。

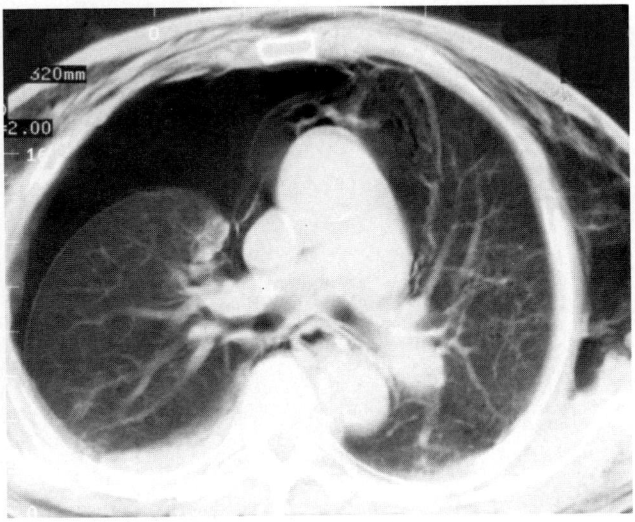

图 2-1-25　气胸纵隔移位

第二节　腹　　部

一、腹部 HRCT 相关知识概述

从解剖学角度看，腹膜为覆盖于腹壁内面和腹腔器官表面的黏膜，由间皮和结缔组织构成，薄而光滑，腹壁内面的腹膜称壁腹膜，器官表面的腹膜称脏腹膜，共同围成一个不规则的间隙称腹膜腔。我们根据腹膜包裹脏器面积的大小将腹腔器官分为 3 类，即腹腔内、外、间位器官。各脏器除具有自身的解剖特点外，内位器官活动度较大，如胃、十二指肠上部、空肠、回肠、脾等。间位器官有活动度较小的特点，如肝、胆囊、升、降结肠等。外位器官包括胰腺、肾上腺、肾、输尿管及十二指肠降段、水平段，都位于腹膜后。上述特点分析病变时都有相关性。例如急性胰腺炎，渗液可上到膈肌，下到肾周，可形成肾周间隙的假性囊肿。

腹腔内皱襞、韧带、系膜、大小网膜、网膜囊及网膜孔，熟记这些解剖构成特点及毗邻关系，因为腹部疾病病理状态下的影像学表现都是与之紧密相关的。分析 CT 影像时，要从活体解剖学角度看，就是把大体解剖的知识同活体解剖位置变化结合起来，同人体各组织器官的功能变化结合起来。根据病史、查体及参考临床资料做出正确的分析和诊断。例如小网膜内孔疝，只有掌握上述知识，综合分析，才能及时做出正确诊断，不然，极易漏诊和误诊。

二、腹部 HRCT 检查技术

1. 腹部 CT 检查前准备

(1)一般患者上午检查要早晨禁食，下午检查要中午禁食，禁食时间最好不少于 4h。1 周内不服含重金属的药物。在 1 周内行消化道钡餐检查者，CT 扫描前先行腹部透视，明确腹部无钡剂影响时方可行 CT 扫描。需提前检查者，行清洁灌肠或口服缓泻药处理。扫描前空腹口服 500 ~ 800ml 1% ~ 2%泛影葡胺水溶液或白开水，训练患者平静均匀呼吸下屏气 20s 左右。

(2)对于急诊患者是否需要上述准备则视情况而定，对于临床禁食(如急性胰腺炎)、怀疑肠穿孔或昏迷患者可以不用口服造影剂，同时应尽可能在最短的时间内完成扫描。

(3)需增强扫描的患者，请家属在接受碘造影剂说明书上签字，检查前 15 分钟做碘过敏试验，非离子型进口造影剂可不做碘过敏试验。螺旋 CT 强化扫描造影剂用量 80 ~ 120ml 即能满足要求(按 1.5ml/kg 体重计算)。目前多采用单相注射，注射速率经临床实验认为 3 ~ 4ml/s 较为适宜，低于 2ml/s 增强效果下降，4ml 以上，与 3 ~ 4ml/s 的增强效果无明显差异。

2. 腹部 CT 扫描常规应用技术概述

(1)体位：通常为仰卧位，特殊情况下加扫其他体位，如左侧位、右侧位及俯卧位，以利于病变显示或明确是否有病变存在。

(2)扫描范围：先扫腹部定位片，根据检查要求在定位片上确定扫描部位和范围。上腹部扫描范围自肝上缘至肾下极，包括肝、胆、胰、脾、肾。腹部各器官扫描要包括器官的上缘和下缘。①肝脏通常从膈顶扫至肝右叶下缘;②胰腺通常自肝门扫至肾门平面,但胰腺癌的扫描上缘应至膈顶,下缘应视淋巴结转移范围而定,一般应扫至肾下极平面。急性胰腺炎上缘包括下胸部有助于观察有无胸腔积液;③肾上腺一般自第 11 胸椎椎体扫描至左肾门平面,怀疑异位嗜铬细胞瘤应根据病情扩大扫描范围。

(3)层厚:上腹部扫描一般选用层厚 10mm,层距 10mm,螺距 1.5。肝脏、肾脏、脾脏通常采用层厚 5mm,层距 5mm,螺距 1。胰腺、肾上腺多采用层厚 2~4mm,层距 3 mm。可疑小病灶多采用层厚 2mm,层距 2mm 扫描。

(4)扫描方式:腹部扫描除平扫外,发现病变或某脏器检查需要强化扫描,扫描方案需根据临床要求和具体情况而定。强化扫描一般多采用团注式,同层或移动式动态扫描方式。增强扫描方法下面各脏器 CT 扫描技术详述。

三、腹部各脏器 HRCT 扫描特点

腹部螺旋 CT 克服了常规 CT 一些固有的缺点,使腹部各器官的 CT 检查出现了质的飞跃。HRCT 扫描的优点包括:①容积式扫描和采样,一次屏气即可完成全器官扫描;②薄层 CT 扫描增加了病灶及病灶边缘的采样信息,有利于小的病灶检出,提高定性诊断率;③扫描结束后可进行任意间隔重建,进行 3D、4D 重建,MIP、MnIP、VR、VE 及容积测量等。HRCT 扫描速度极快,可选择任意时相进行连续扫描,如动脉期、门脉期、平衡期,选择单相、双相或多相扫描,经长期的临床实验,双期增强扫描已成为腹部各器官检查的主要方法。

(一)肝脏 HRCT 扫描技术

1.CT 平扫　CT 平扫可显示肝内钙化或出血性病灶,在工作站上可计算出出血量多少,也可清晰显示肝脏弥漫性病变及部分占位性病变,如脂肪肝、血色素沉着病、肝硬化、脂肪瘤、畸胎瘤、肝囊肿等。CT 平扫是诊断转移瘤及腹主动脉旁淋巴结肿大的非常有价值的扫描方法,但显示肝脏局部肿瘤方面平扫多不如动态增强 CT 扫描,对平扫没有发现任何病变者根据病情可做增强扫描。

2. 增强扫描　造影剂在肝脏内的动态循环过程可分为肝动脉期、肝门静脉期、平衡期三期。三期分别在经静脉团注造影剂 30s、60s 及 90s 以后扫描显示各期特点。增强扫描应根据病变的特点,选择在合适时期进行单相、双相或多相扫描。

3. 肝脏的血供特点与造影剂的相互作用　肝脏由肝动脉和肝门静脉双重供血,肝动脉供应的血液占 20%~25%,肝门静脉占 75%~80%。但肝脏的大多数肿瘤由肝动脉供血,少有肝门静脉供血,这是 CT 增强扫描期相选择,提高肝肿瘤检出率的关键所在。

(1)多血供肿瘤:在静脉团注造影剂后,由肝动脉输送的造影剂比由肝门静脉输送的造影剂早 20~30s 钟到达肝脏。虽然肝动脉仅输送 1/4 的造影剂到达肝脏,但由于它与肝门静脉输送的大量造影剂到达肝脏时有 20~30s 的间隔,为由肝动脉供血的肿瘤进行检测和作定性诊断留下了一个非常有价值的时间间隔。在静脉注入造影剂 30s 后,仅由动脉供血的腹部脏器(如脾脏、肾脏和胰腺等)开始明显强化,而此时肝实质则强化不明显,这是由于肝门静脉为肝脏提供了 4 倍于肝动脉的血流,而肝门静脉的血流此时尚不含造影剂,冲淡了肝动脉血的增强效应,肝脏仅有轻微强化,富血管性由肝动脉供血的肿瘤,在注射造影剂 20~30s 后,腹主动脉和肝动脉首先充盈造影剂,这些富血管的肿瘤接受高浓度的造影剂,由于无肝门静脉供血,故其强化不被冲淡,在 CT 图像上肿瘤强化呈高密度,与肝脏形成鲜明对比。在静脉注射造影

剂 60s 后，造影剂主要经肝门静脉输送到达肝脏，肝脏将明显强化，此时即使继续有造影剂由肝动脉到达富血管的肿瘤内，但两者的密度差异显著性下降，可达到相对平衡。

(2)少血供肿瘤：是肝脏最常见的肿瘤，在增强扫描肝动脉期，肿瘤无明显的强化，而肝脏本身强化也不明显，因此，不需在肝动脉期扫描。这些肿瘤在肝门静脉期显示最好，由于肿瘤仅有少量肝动脉供血而无肝门静脉供血故不强化，呈明显的低密度，同时必须快速注射造影剂，并在平衡期前完成全肝扫描。这样造影剂就只到达肝实质而不到达肿瘤内，使高密度的肝实质与低密度的肿瘤对比度最大。

4. 增强扫描的价值

(1)提高病变的检出率：多数肝内占位病灶的 CT 值低于正常肝实质，平扫表现为低密度，但部分病灶与正常肝实质或脂肪肝呈等密度，单纯平扫就难以检出。增强扫描能显示平扫不能或不易发现的病灶。

(2)有助于定性与鉴别诊断：平扫不易进行定性，增强扫描时由于造影剂经血流进入肿瘤和肝实质的时间、程度以及廓清速度不同，产生不同的增强特症，有助于病灶的检出和鉴别。

(3)强化扫描图像上更好地显示肝内血管：即有助于区分平扫图上见到的血管截面所致的低密度影、轻度扩张肝内胆管与小结节病灶，又能清楚显示肝门静脉栓塞或肿瘤侵犯肝内血管。

5. 增强扫描的方法 增强的方式有多种，根据 HRCT 机的功能及病变诊断要求，常用有以下几种。

(1)团注法增强扫描：注射速度 2 ~ 3ml/s，造影剂总量 80 ~ 100ml。扫描范围小的，可获得较好的增强效果；扫描范围大时，可采用团注法与滴注法相结合。即用 2 ~ 3ml/s 速度注完 50ml 后，再改为 1ml/s 静脉滴注法，将全部造影剂滴完。这样，可保持整个扫描过程中，血液中有较高的造影剂浓度。

(2)团注法动态扫描：应用双螺旋技术，于一次静脉注射造影剂后，可分别在肝动脉期及门静脉期完成 CTA 及 CTAP 扫描。用高压注射器将 100ml 造影剂经静脉注入，速度为 3ml/s，于注射开始后 30s，行第一次全肝扫描，即为动脉期肝脏增强图像；于注射开始后 60s，再行第二次全肝扫描，即为门静脉期肝脏增强图像。个别情况下如诊断尚不明确，90s 后可做延迟扫描，称为三期或多期扫描。于一次注射造影剂后能获得全肝动脉期及门静脉期扫描图像，无创性检查是它的优越性。此外，利用两期扫描，可观察肝及肿瘤的血流动态，动脉期有利于血供丰富性肿瘤的诊断，门静脉期有利于乏血性肿瘤的诊断。双期观察，尤其有利于了解肿瘤血流动力学特点，通过延迟扫描及利用肿瘤的廓清速度不同等对肝肿瘤的检出、定性诊断及鉴别诊断有很大价值。

6. 肝脏 CT 检查的适应证 肝脏 CT 检查安全、可靠、适应范围广。主要适应证为①肿瘤性病变：CT 能确定病变的部位、大小，还能了解肿瘤的范围，有无转移，肝门静脉、下腔静脉有无瘤栓及腹主动脉旁淋巴结肿大，有助于癌肿的术前分期及治疗方法的选择，也可对肿瘤经治疗后进行随访；②肝脏的感染性病变：如肝脓肿、肝包虫病及其他炎性局灶性病变，CT 诊断有较高的准确性；③肝脏创伤的评价：CT 是最敏感的影像检查方法，可了解肝实质内挫伤、撕裂及包膜下血肿，确定肝内外病变的范围以及有无活动性出血，有助于制定治疗方案；④肝囊性疾病：CT 常能做出肯定诊断，直径小于 5mm 的病变，应用 HRCT 薄层技术能将小囊肿清晰显示；⑤其他病变：如肝脂肪浸润、肝硬化、血色素沉着症(肝铁过量沉积症)、糖原累积症、肝门静脉血栓形成、Budd-Chiari综合征;⑥用于引导活检及粒子植入等介入治疗。

(二)胆道系统HRCT扫描技术 平扫对胆道系统结石及急、慢性胆囊炎,胆壁钙化较为敏感,增强扫描有以下两种方式列为常规使用。

1. 静脉团注法增强扫描 造影剂总量为80~100ml,2~3ml/s。对胆道富血性病变及胆囊壁有较好的增强效果。

2. 螺旋CT胆道造影 为近些年来开展的新技术,它将静脉胆道造影与螺旋CT扫描技术相结合,运用横断、电影显示,MIP、SSD等多种功能进行重建,使图像立体化,形成完整的胆道树,并可在任意方向、任意角度旋转,更清晰地观察胆道的解剖形态,观察病变与周围的关系,是显示胆道形态和病变有效的检查方法。

先行常规静脉胆道造影,于显影最佳时刻行螺旋CT扫描,再行影像重建。重建方式有以下几种。①横断方式:与常规扫描图像相同,间隔1~2mm,重建出数十幅至百余幅图像,作为三维立体成像的基础。并可采用其电影功能,动态显示,使整个胆道有动态感。②表面遮盖方式(SSD):将感兴趣区ROI确定在整个胆道部分(或包括部分脊柱、肋骨,便于外科手术定位),CT值域值范围定为110~150HU,把胆道周围组织消掉,将胆道树显示出来。建成的图像可按标准方位(即前、后、左、右、上、下六种方位)显示,也可在任意角度、任意方向旋转,以利于病变的显示及准确定位。③最大密度投影(MIP):MIP是将ROI区域内最大密度成分显示,其他周围低密度组织则被掩盖,建立一个三维立体图像。并能通过调整窗宽及窗位显示其内部结构。还可使图像沿x、y、z轴在任意角度转动,易于观察小病变并准确定位。

3. 强化薄层扫描与磁共振胰胆管造影(MRCP)相结合 是目前胆道系统检查十分有效的方法。

4. 胆道系统CT检查的适应证

(1)胆囊:CT可估计胆囊大小,显示胆囊结石、胆囊炎及胆囊癌。适应作为B超检查后不能明确诊断或胆囊癌患者的补充检查方法。

(2)胆道:CT虽然尚不是胆道检查的首选方法,但由于扫描速度加快,螺旋CT可行体积扫描及多平面三维重建,并可行胆管造影,在胆道系统疾病中的诊断价值已较前大大提高。主要适用于:①鉴别梗阻性与非梗阻性黄疸;②明确梗阻、炎症、结石及肿瘤的部位和原因;③对胆道恶性肿瘤进行分期,判断手术切除的可能性。

(三)胰腺CT扫描技术

1. 检查前准备 检查前一般准备同腹部常规CT,但对胰腺尤其是胰头部病变口服800~1 000ml饮用水列为常规,必要时注射低张药物,这样有利于更好地充盈胃、十二指肠,显示胰头部占位并和十二指肠病变鉴别。先以平扫方式完成胰腺和上腹部平扫描。

2. 螺旋增强扫描 静脉内注射80~100ml非离子造影剂,注射速率为2.5~3ml/s,扫描时间动脉期为30 s,从胰头钩突略低平面往上扫完整个胰腺,层厚5mm,层距5mm,螺距1。然后延迟到60s左右,再以同样方式做胰腺实质期(相当于门静脉期)扫描,并包括整个肝脏区域,若扫描范围很大,胰腺扫描结束后,至肝脏区域,层厚可改为7~10mm,或让患者换气后,做第二次螺旋扫描,直至膈顶。该方案的优点为兼顾和满足胰腺肿瘤检查的所有临床要求。①胰腺为富血供脏器,动脉期内胰腺强化达到峰值,而胰腺肿瘤(胰岛细胞瘤除外)血供较少,强化不及胰腺实质,该期内胰腺实质与肿瘤强化值之差异最大,因而肿瘤被检出的概率最高。国内研究的结果与Hollott和David等报道一致,动脉期肿瘤与正常胰腺实质强化值之差为66±

16HU,而实质期仅为35±21HU;David的结果为:动脉期差值67±19HU,实质期为39±16HU,Hollott报道的动脉期胰腺强化较门静脉期平均CT值高20HU左右,动脉期胰周动脉血管显影达峰值。②门静脉系统血管如肠系膜上静脉、脾静脉和门静脉等仅在门静脉期显影最清晰。双期螺旋CT在判断胰腺癌侵犯血管不能手术切除的敏感性为100%,而判断可切除的敏感性仅为70%~80%。③门静脉期肝实质强化达到峰值,该期最有利于少血供的肝内转移灶的检出。由此可见,双期螺旋CT扫描从理论到临床实践均为胰腺癌检查的理想方案。文献报道有作者选择40s左右一次完成胰腺扫描,然后70s左右做全肝扫描。40s时胰腺肿瘤与胰腺实质强化值之差异与动脉期接近,同时胰周动脉和静脉血管均得到良好显影,70s左右补充肝脏扫描,也能满足临床之要求,该方案也较符合实际。至于不同病例的扫描方案可个别制订,如诊断已经明确,则以分期为主要目的,如欲判断血管的侵犯,除横断面扫描外,尚可做CTA三维重建。

3. 胰腺CT检查的适应证 CT扫描是胰腺疾病诊断最重要的影像学方法。其主要适应证为:①检出胰腺原发肿瘤和转移性肿瘤;②胰腺炎性疾病包括各种急、慢性胰腺炎症;③胰腺损伤;④梗阻性黄疸的病因诊断;⑤胰腺先天发育变异及异常,如环状胰腺、分离胰腺等;⑥引导经皮穿刺活检及吸引术。

(四)脾脏CT扫描技术

1. 平扫与强化 应将平扫与增强扫描相结合,平扫是基本的检查步骤,增强扫描不仅能了解病灶的血供情况,而且能提高正常脾脏实质和病灶之间的密度差异,有利于小病灶的发现。对外伤患者,增强扫描可发现血管破裂后造影剂外漏。如果扫描时发现病变可能为血管瘤,可加延迟扫描。增强扫描一般采用团注法快速注射非离子型造影剂100ml通过静脉进入体内,做快速扫描或动态扫描。应引起注意的是,一部分患者在动脉期扫描,脾脏由于进入其内含造影剂的血流速度不同可出现暂时性不均匀强化现象,稍后即逐渐趋向一致。动脉期观察血管病变,及与周围器官的比邻关系对诊断与鉴别还是有意义的。

2. 脾CT检查的适应证 脾脏CT主要适应证为:①脾外伤,平扫及增强扫描可了解脾脏有无挫伤、撕裂,脾内、脾包膜下血肿,脾周、腹腔积液及合并存在的腹腔其他脏器的损伤;②脾占位病变;③脾梗死;④脾感染性病变;⑤脾先天异常;⑥CT引导穿刺活检及治疗。

(五)肾脏CT扫描技术

1. 平扫 平扫用于显示结石、钙化、出血及囊性病变。

2. 强化 强化扫描通常采用团注法,用非离子型造影剂100ml,3ml/s静脉快速注射,注射后50s开始扫描,肾实质显示良好。为显示肾盂和输尿管应延迟扫描。

3. 双期扫描 采用螺旋CT动态增强双期扫描有一定优势。通常在开始注射造影剂后30s开始扫描,显示肾皮髓质期(CMP)。造影剂注射后70s扫描,显示肾造影期(NP)。CMP早期由于造影剂存留在肾血管及细胞外间质,造影剂未进入远曲小管,仅肾皮质强化,髓质不强化,反映造影剂首次血循环的肾灌注情况。此期肾动脉和肾静脉显示良好,可显示肾血管异常和肾灌注异常。NP主要反映造影剂在肾间质内的再分布,造影剂进入Henle襻及集合小管。肾皮质与髓质均强化,肾髓质病变在此期显示最好。与CMP比,NP显示病变的敏感性高于CMP。螺旋CT增强扫描NP和CMP相结合,能提高病灶检出的敏感性,有助于炎症性病变与恶性肿瘤鉴别和肾恶性肿瘤的分期。目前一般认为螺旋CT动态增强要行CMP和NP双期扫描。

4. 肾脏CT检查的适应证 ①肾先天发育异常。②诊断急性肾盂肾炎、肾脓肿,肾结核,随诊观察疗效并进行鉴别诊断。③肾外伤:CT能清楚显示肾实质损伤的各种病理改变及范围,集合系统及肾血管的损伤,肾包膜下、肾周间隙内血肿和尿囊肿及伴随的腹腔内损伤,从而明确肾区外伤的部位、范围及性质。④肾脏占位病变的诊断:当B超诊断为非单纯囊肿或实性占位病变,均应行CT检查,以便将囊性病变与实质性病变进一步鉴别。⑤肾切除术后或肾移植术后观察,了解有无肿瘤复发、脓肿形成及肾排异反应。⑥用于尿路造影一侧肾无功能或诊断不明确者。⑦其他:如肾结石、肾动脉瘤等。⑧CT引导下穿刺活检或脓肿引流。

四、正常腹部HRCT表现

腹部主要由软组织构成,在腹腔内大量低密度脂肪影的衬托下,肝胆胰脾肾显示得十分清晰,在观察腹部的CT影像时,常用的窗为窗位35~50HU,窗宽180~260HU,也可使用窄窗技术提高病变检出率。腹部CT轴位像可显示腹部各器官的形态、大小及密度改变,分析各脏器图像时要结合各器官的解剖特点,血液动力学特点,单期相或多期相的扫描显影特点。

分析肝脏图像时要精确地掌握肝段和亚段的划分,门静脉干的组成和血管走行,双期扫描的应用。胆、胰检查尽可能薄层扫描和MRCP相结合,才能清楚显示管道与病变的关系,CT强化显示胰周血管,对判断胰腺肿瘤的临床分期及能否手术切除至关重要。脾外伤、脾破裂,无论CT平扫与强化检查均有很高的诊断价值,脾的静脉期与延长期扫描的采用,使病变的显示和定性更为有利。CT检查主要用于诊断肾脏及肾周病变,对输尿管也起作用,但远不如对肾脏重要。

第三节　正常胸部 CT 解剖

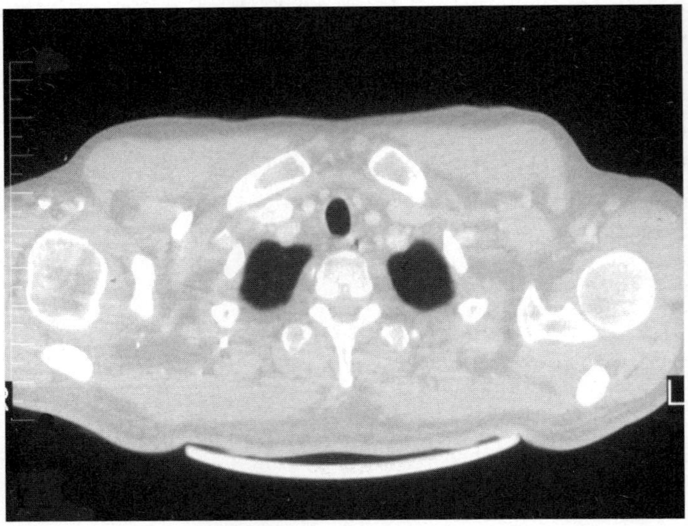

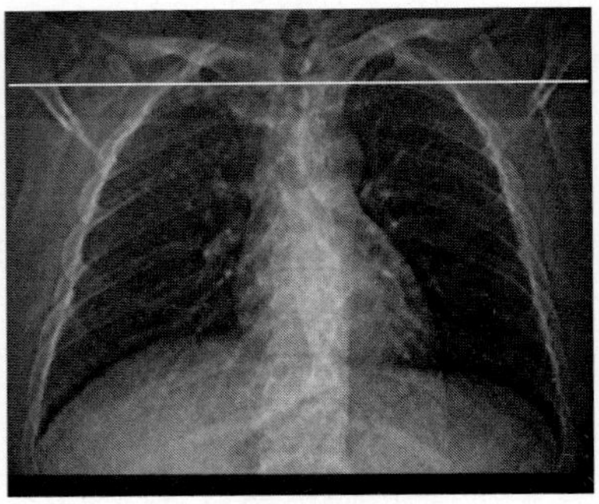

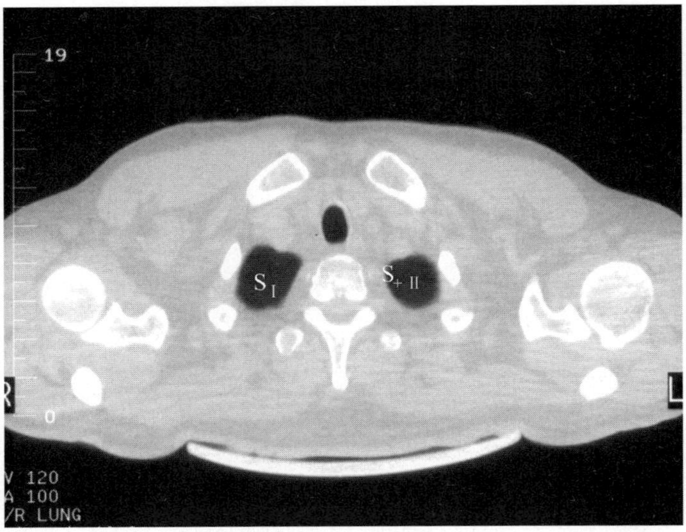

SI:尖段 apical segment

SI + Ⅱ:尖后段 apicoposterior segment

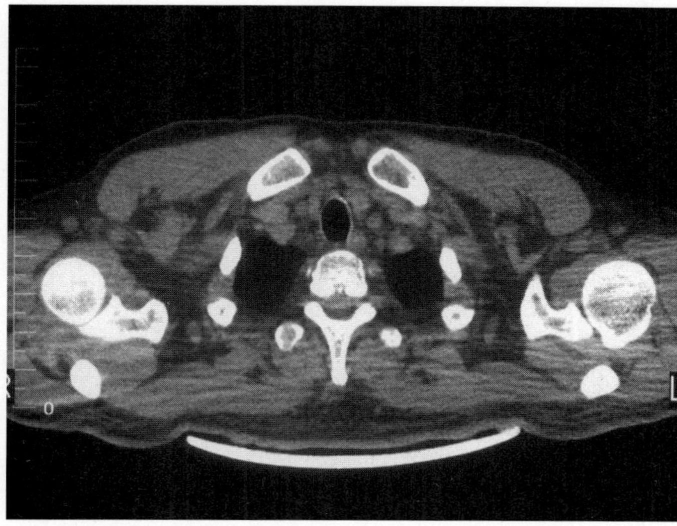

1. 锁骨 clavicle
2. 右锁骨下静脉 right subclavian v.
3. 右头臂静脉 right brachiocephalic v.
4. 头臂干 brachiocephalic trunk
5. 气管 trachea
6. 食管 esophagus
7. 左颈总动脉 left common carotid a.
8. 左锁骨下动脉 left subclavian a.
9. 左锁骨下静脉 left subclavian v.
10. 胸大肌 pectoralis major
11. 肱骨头 head of humerus
12. 肩胛冈 spine of scapula
13. 肩胛骨 scapula
14. 斜方肌 trapezius
15. 竖脊肌 erector spinae
16. 椎管 vertebral canal
17. 椎体 vertebral body

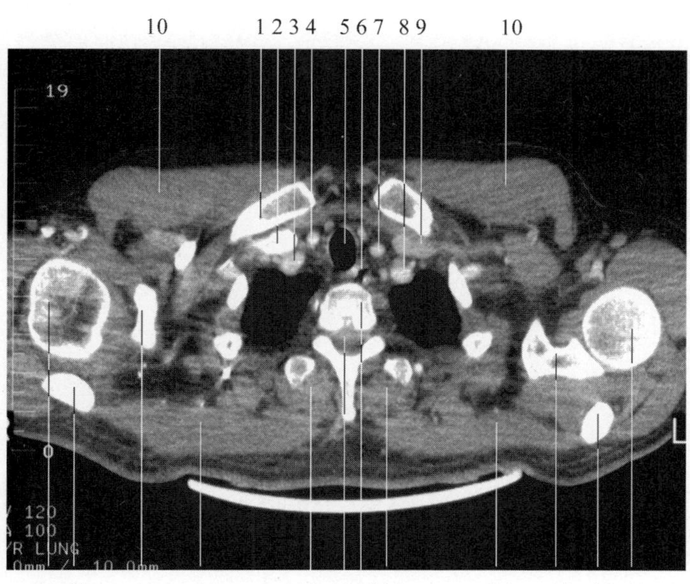

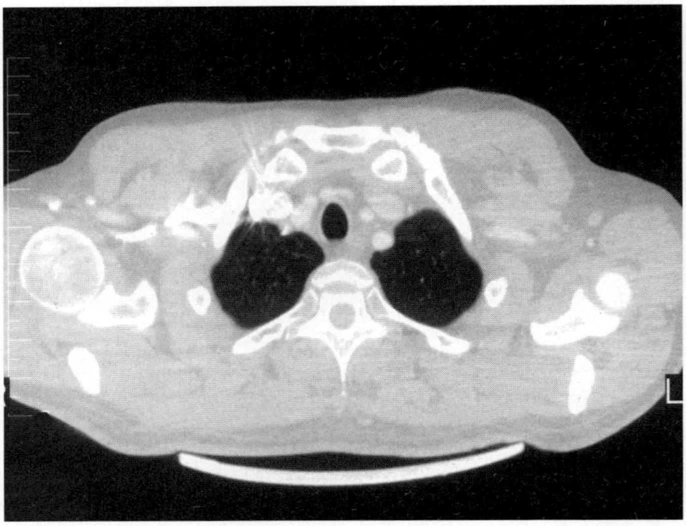

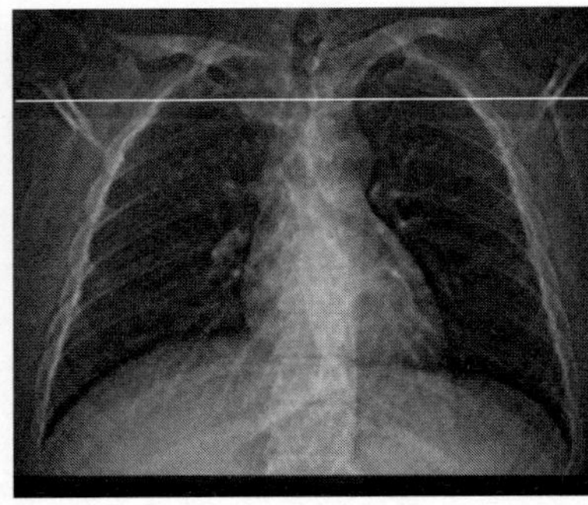

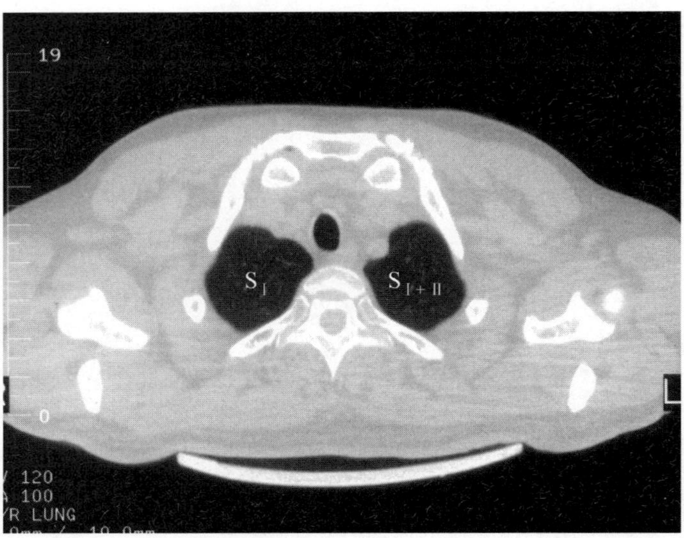

SI:尖段 apical segment

SI + Ⅱ:尖后段 apicoposterior segment

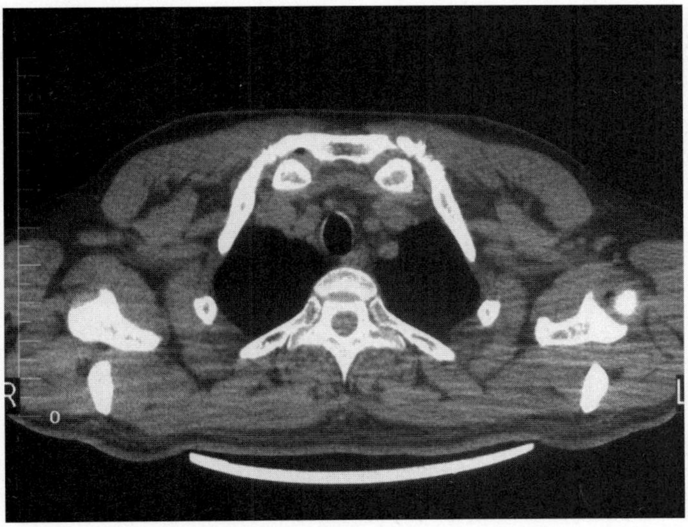

1. 胸小肌 pectoralis minor
2. 胸大肌 pectoralis major
3. 锁骨 clavicle
4. 右锁骨下静脉 right subclavian v.
5. 右头臂静脉 right brachiocephalic v.
6. 头臂干 brachiocephalic trunk
7. 气管 trachea
8. 食管 esophagus
9. 左颈总动脉 left common carotid a.
10. 左锁骨下动脉 left subclavian a.
11. 左头臂静脉 left brachiocephalic v.
12. 肱骨头 head of humerus
13. 肩胛冈 spine of scapula
14. 肩胛骨 scapula
15. 斜方肌 trapezius
16. 竖脊肌 erector spinae
17. 椎管 vertebral canal
18. 椎体 vertebral body

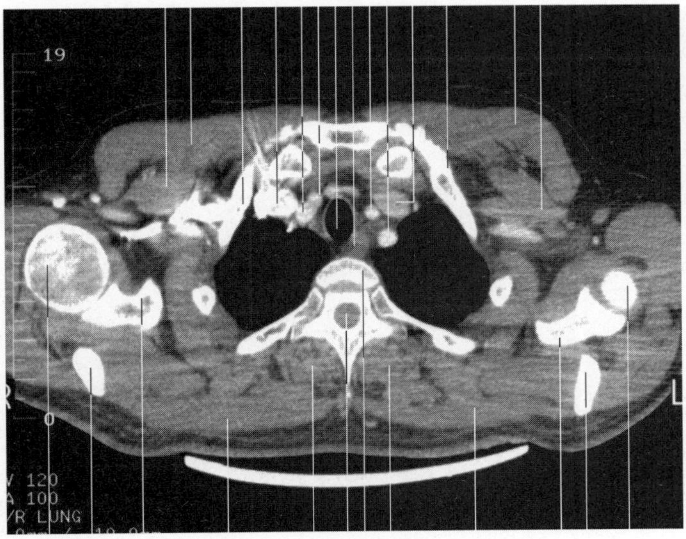

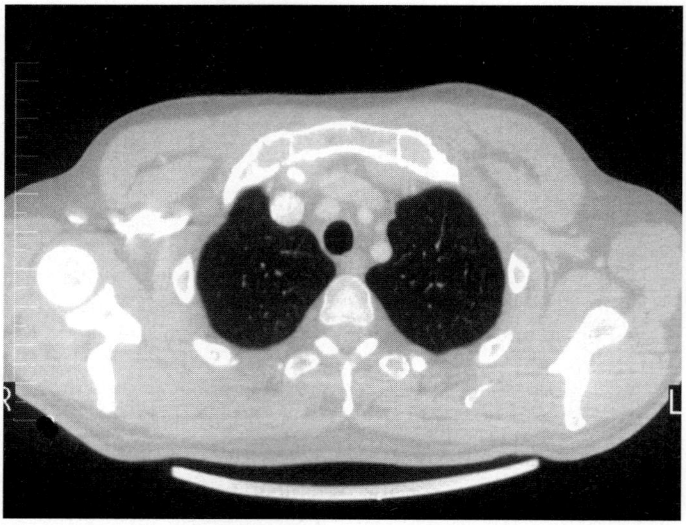

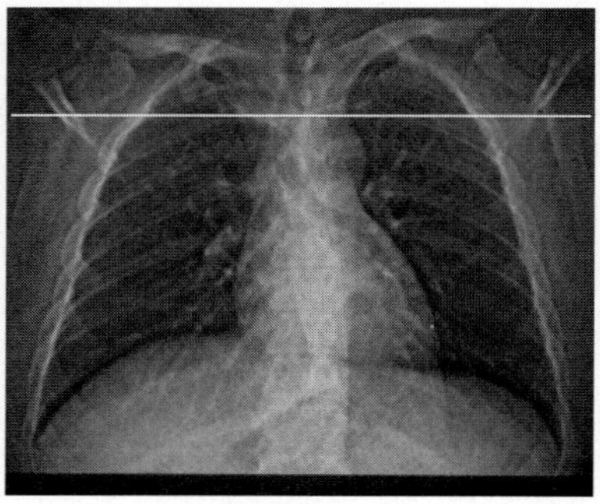

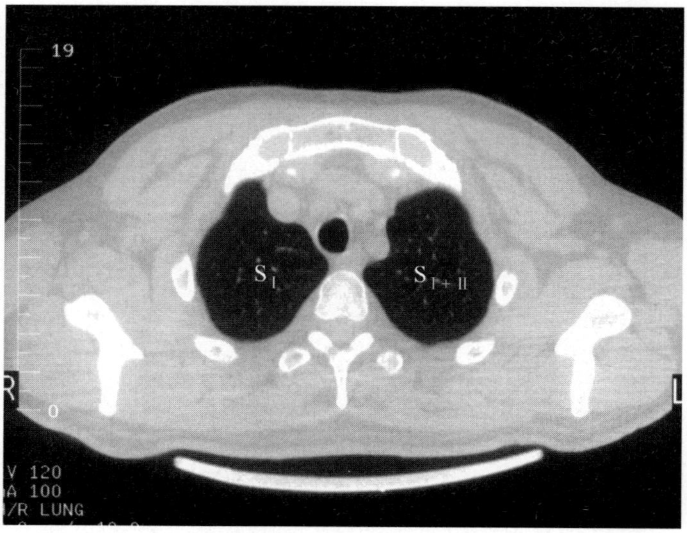

SI:尖段 apical segment

SI + Ⅱ:尖后段 apicoposterior segment

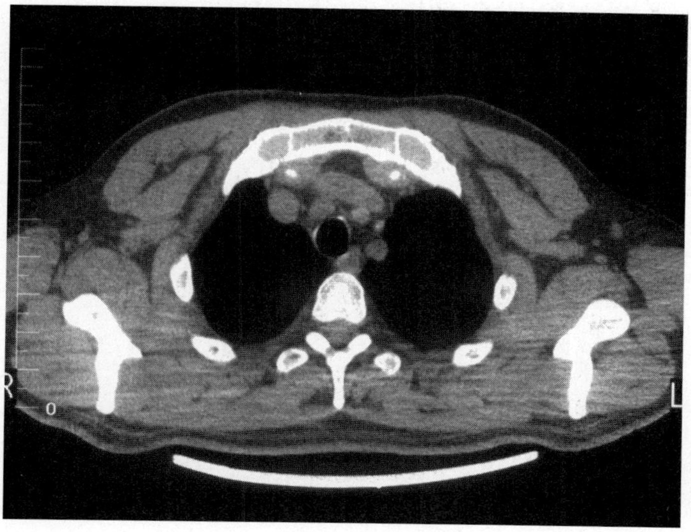

1．右锁骨下静脉 right subclavian v.
2．胸小肌 pectoralis minor
3．胸大肌 pectoralis major
4．上腔静脉 superior vena cava
5．气管 trachea
6．头臂干 brachiocephalic trunk
7．胸骨 sternum
8．左头臂静脉 left brachiocephalic v.
9．左颈总动脉 left common carotid a.
10．左锁骨下动脉 left subclavian a.
11．食管 esophagus
12．左锁骨下静脉 left subclavian v.
13．肱骨头 head of humerus
14．肩胛冈 spine of scapula
15．肩胛下肌 subscapularis
16．前锯肌 serratus anterior
17．斜方肌 trapezius
18．竖脊肌 erector spinae
19．椎体 vertebral body
20．椎管 vertebral canal

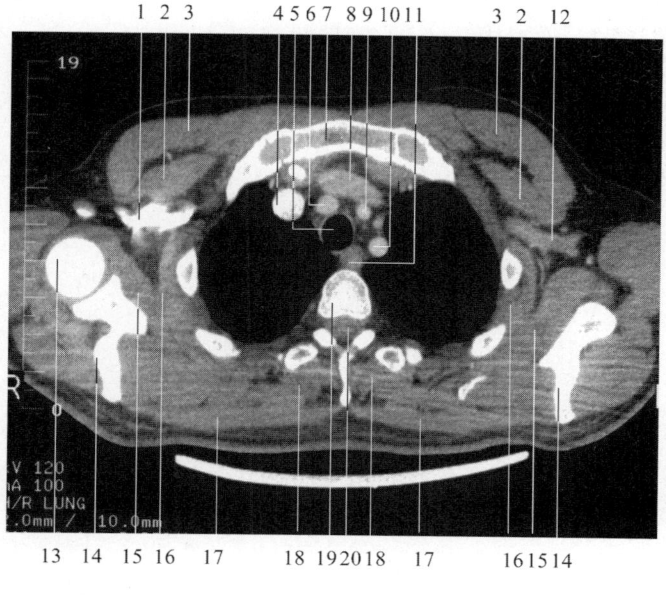

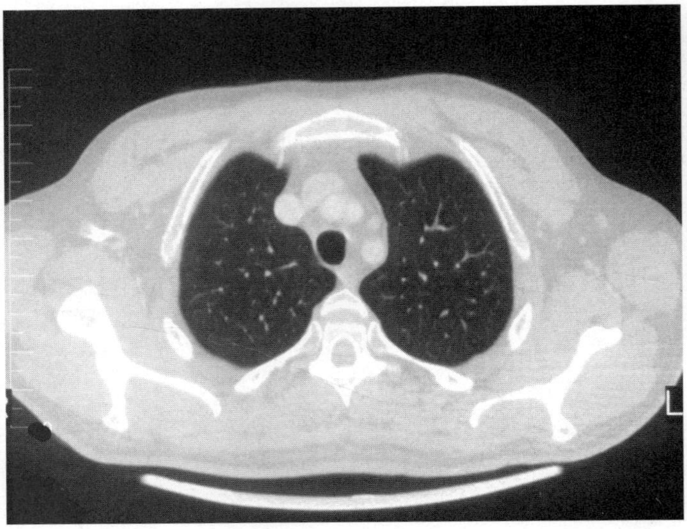

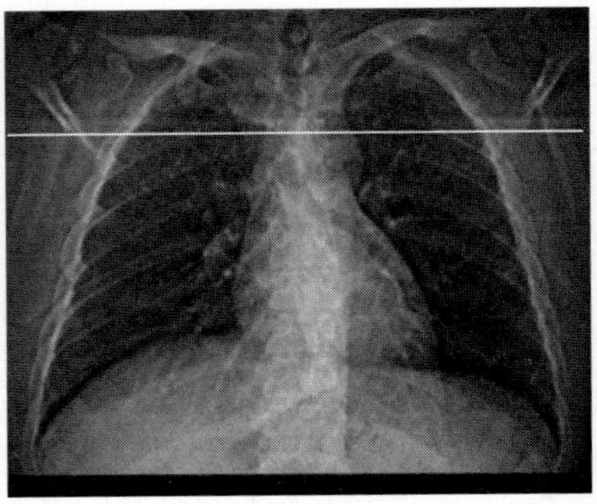

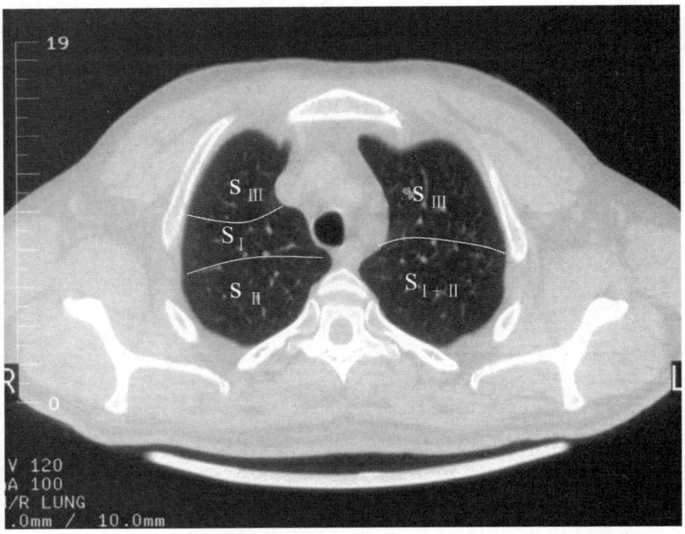

SⅠ:尖段 apical segment
SⅡ:后段 posterior segment
SⅠ+Ⅱ:尖后段 apicoposterior segment
SⅢ:前段 anterior segment

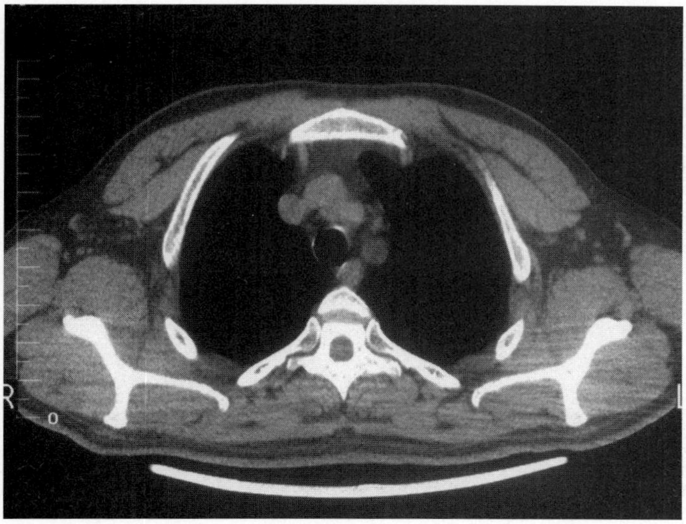

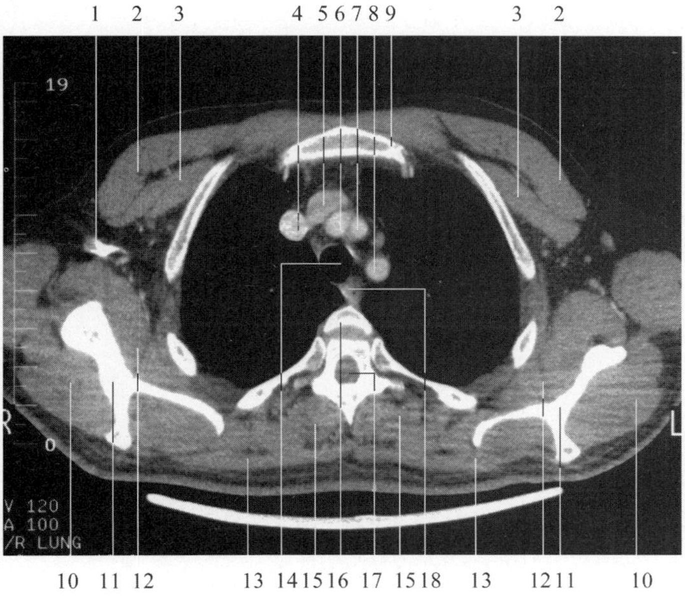

1. 右锁骨下静脉 right subclavian v.
2. 胸大肌 pectoralis major
3. 胸小肌 pectoralis minor
4. 上腔静脉 superior vena cava
5. 左头臂静脉 left brachiocephalic v.
6. 头臂干 brachiocephalic trunk
7. 左颈总动脉 left common carotid a.
8. 左锁骨下动脉 left subclavian a.
9. 胸骨 sternum
10. 冈下肌 infraspinatus
11. 肩胛骨 scapula
12. 肩胛下肌 subscapularis
13. 斜方肌 trapezius
14. 气管 trachea
15. 竖脊肌 erector spinae
16. 椎体 vertebral body
17. 椎管 vertebral canal
18. 食管 esophagus

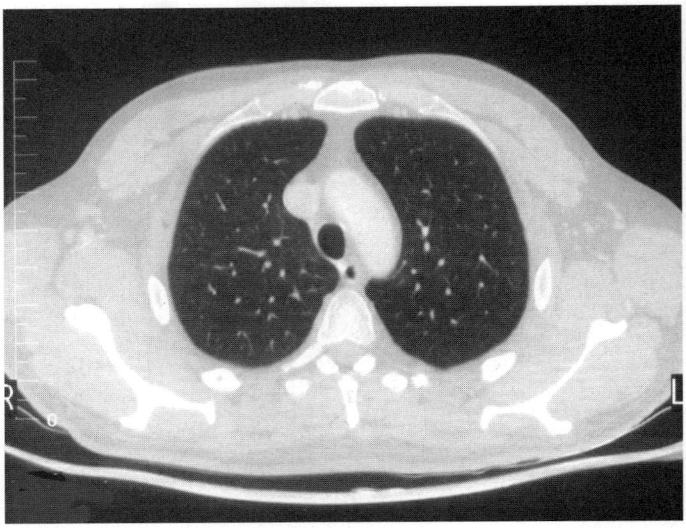

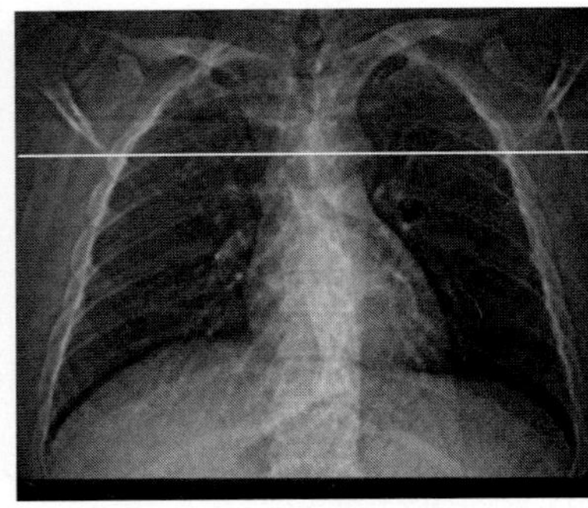

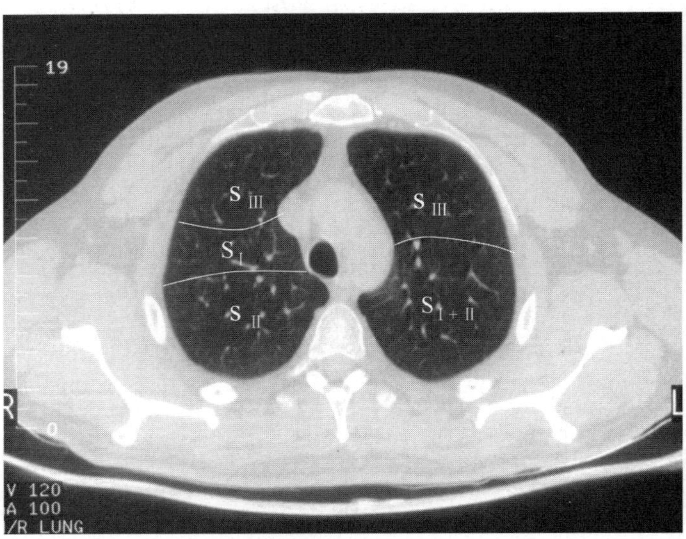

SⅠ:尖段 apical segment

SⅡ:后段 posterior segment

SⅠ+Ⅱ:尖后段 apicoposterior segment

SⅢ:前段 anterior segment

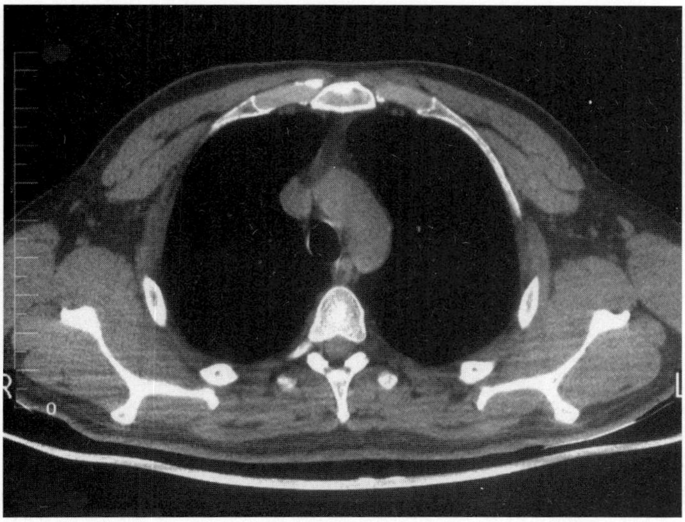

1. 胸大肌 pectoralis major
2. 胸小肌 pectoralis minor
3. 上腔静脉 superior vena cava
4. 气管 trachea
5. 食管 esophagus
6. 胸骨 sternum
7. 主动脉弓 aortic arch
8. 冈下肌 infraspinatus
9. 肩胛骨 scapula
10. 肩胛下肌 subscapularis
11. 斜方肌 trapezius
12. 竖脊肌 erector spinae
13. 椎体 vertebral body
14. 椎管 vertebral canal
15. 大圆肌 teres major

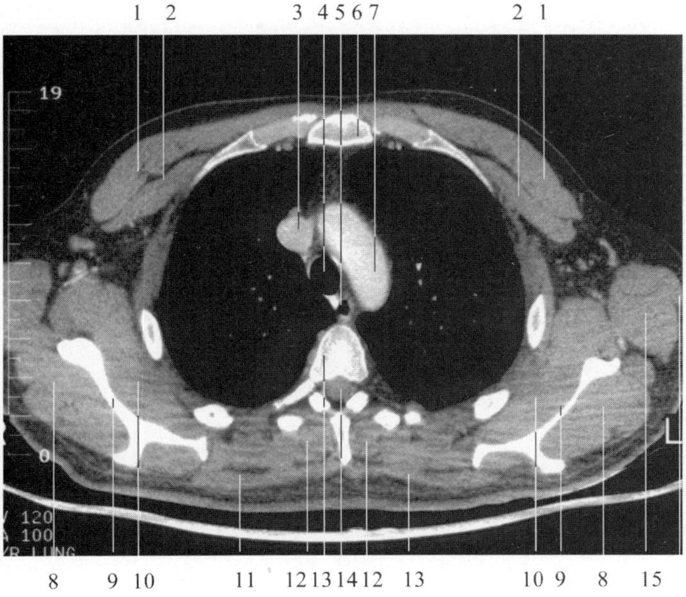

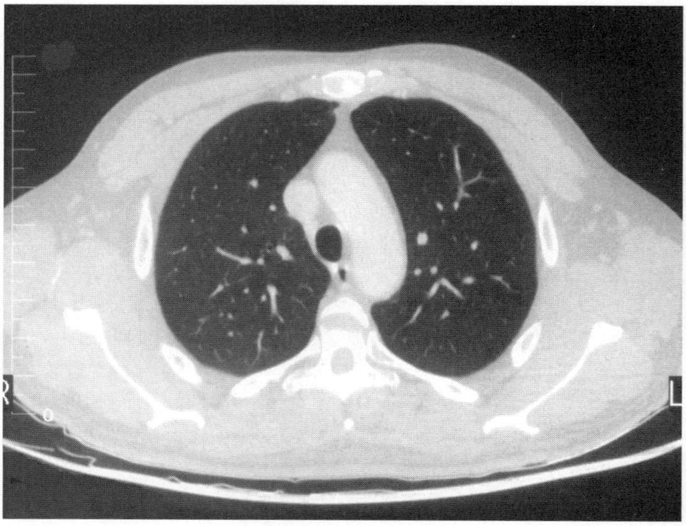

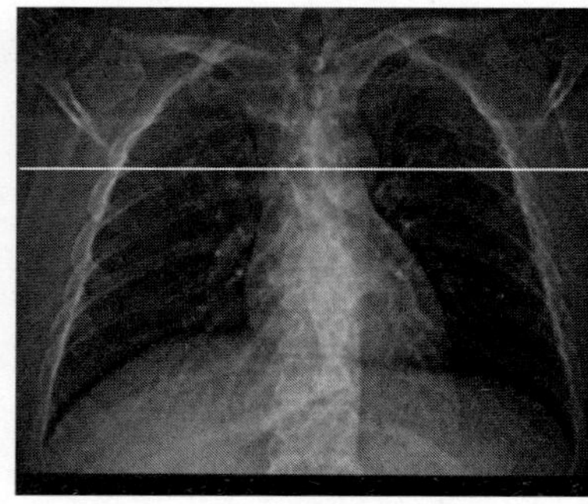

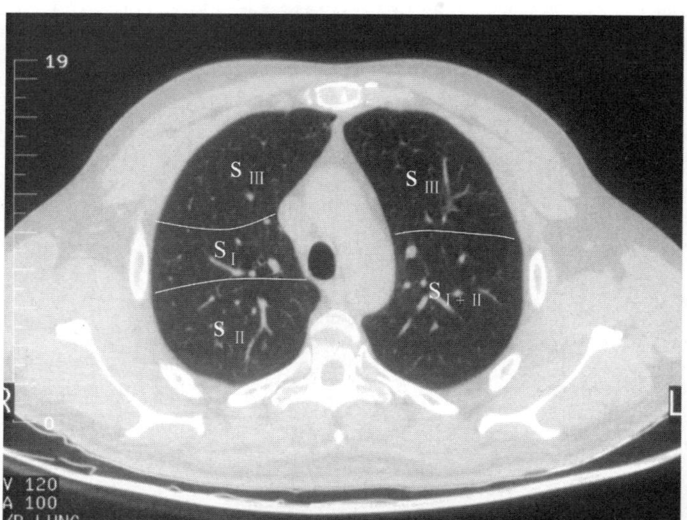

SI:尖段 apical segment

SⅡ:后段 posterior segment

SI+Ⅱ:尖后段 apicoposterior segment

SⅢ:前段 anterior segment

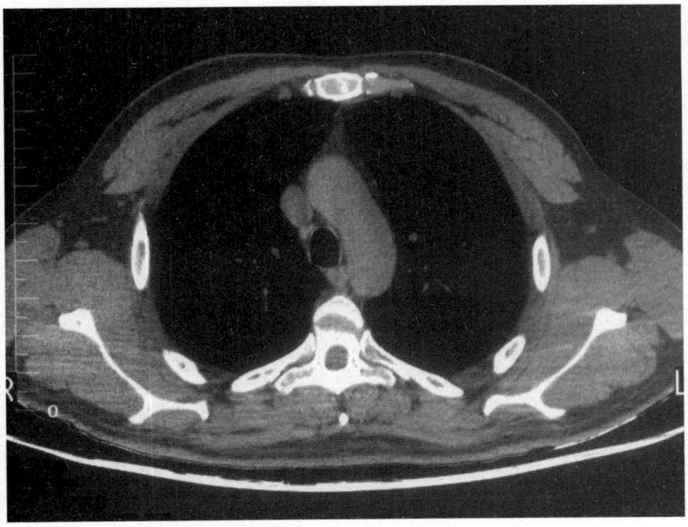

1. 胸大肌 pectoralis major
2. 胸小肌 pectoralis minor
3. 上腔静脉 superior vena cava
4. 气管 trachea
5. 食管 esophagus
6. 胸骨 sternum
7. 主动脉弓 aortic arch
8. 大圆肌 teres major
9. 冈下肌 infraspinatus
10. 肩胛骨 scapula
11. 肩胛下肌 subscapularis
12. 斜方肌 trapezius
13. 大菱形肌 rhomboideus major
14. 竖脊肌 erector spinae
15. 椎管 vertebral canal

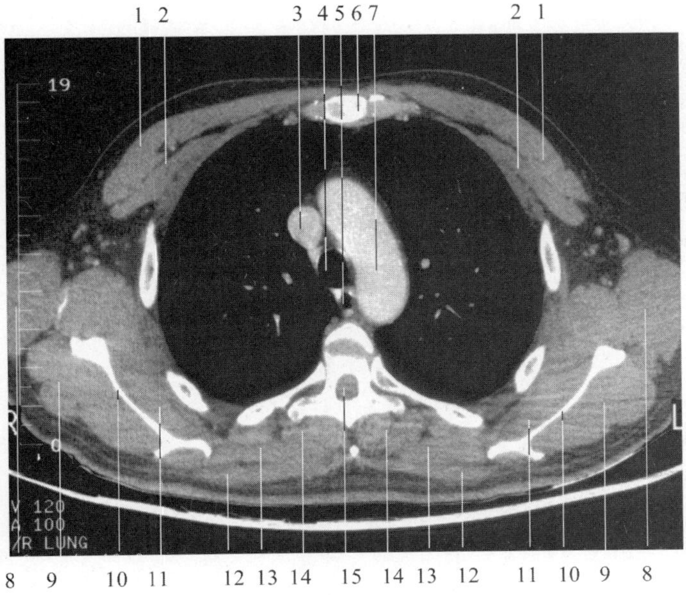

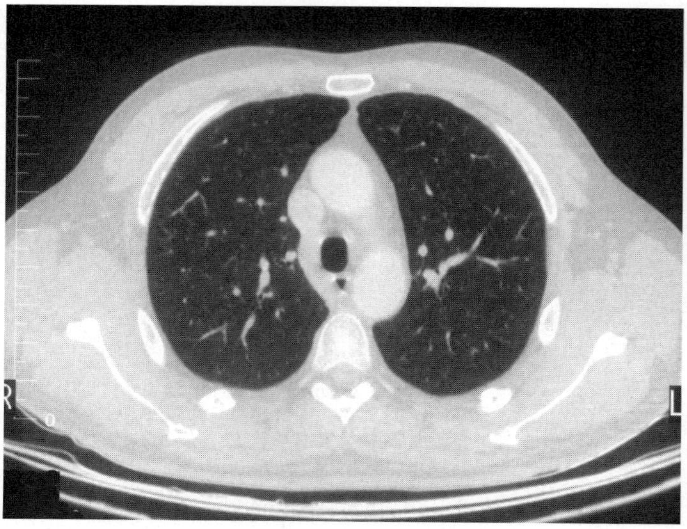

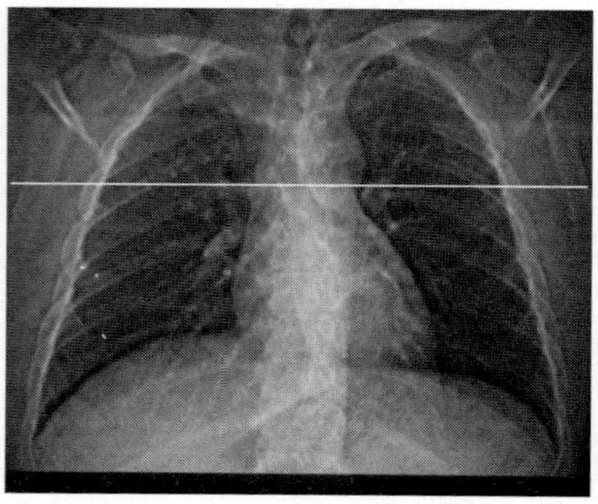

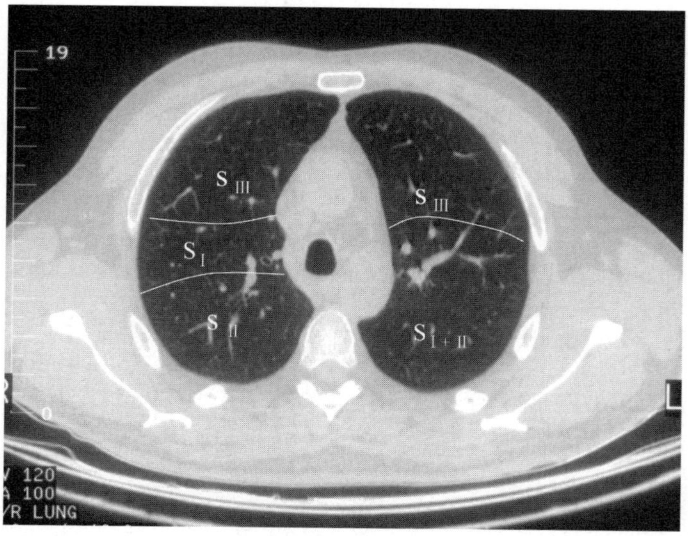

SⅠ:尖段 apical segment
SⅡ:后段 posterior segment
SⅠ+Ⅱ:尖后段 apicoposterior segment
SⅢ:前段 anterior segment

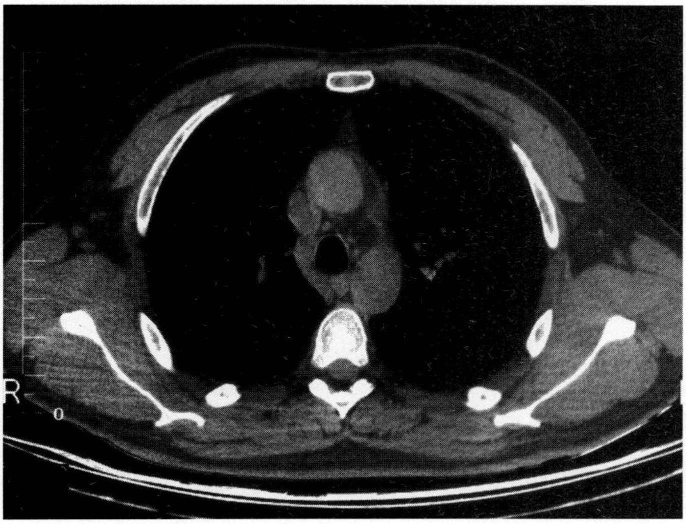

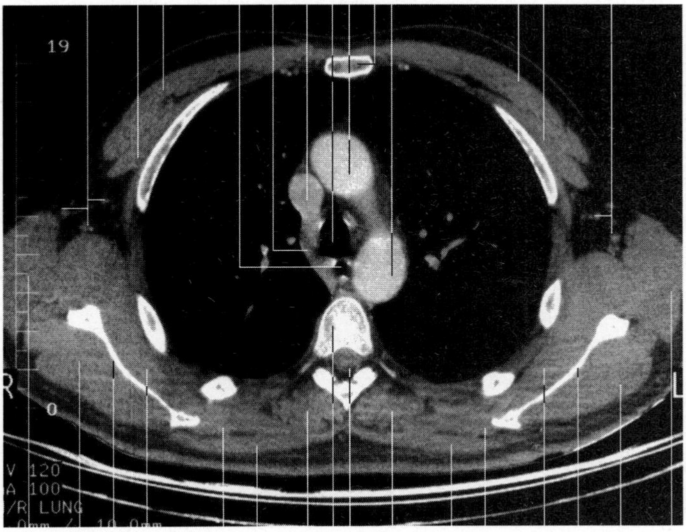

1. 胸背动、静脉与胸背神经 thoracodorsal a.、v. and thoracodorsal n.
2. 胸小肌 pectoralis minor
3. 胸大肌 pectoralis major
4. 食管 esophagus
5. 奇静脉 azygos v.
6. 上腔静脉 superior vena cava
7. 气管 trachea
8. 升主动脉 ascending aorta
9. 胸骨 sternum
10. 胸主动脉 thoracic aorta
11. 大圆肌 teres major
12. 冈下肌 infraspinatus
13. 肩胛骨 scapula
14. 肩胛下肌 subscapularis
15. 大菱形肌 rhomboideus major
16. 斜方肌 trapezius
17. 竖脊肌 erector spinae
18. 椎体 vertebral body
19. 椎管 vertebral canal

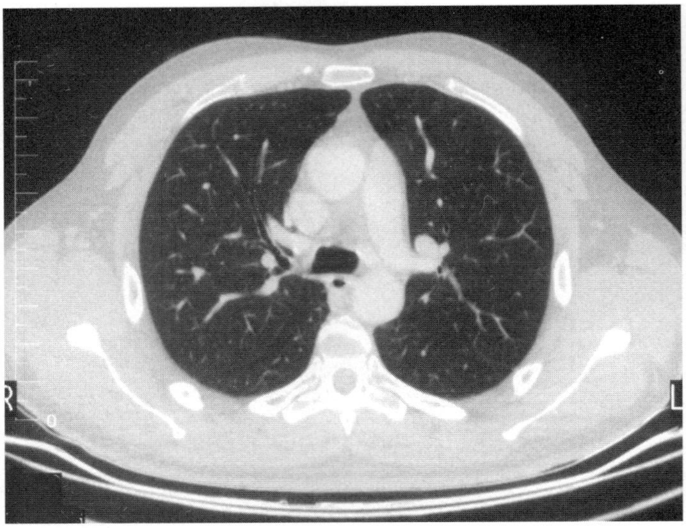

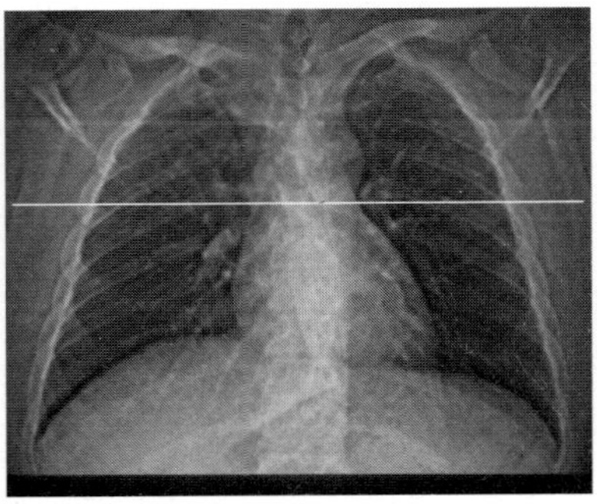

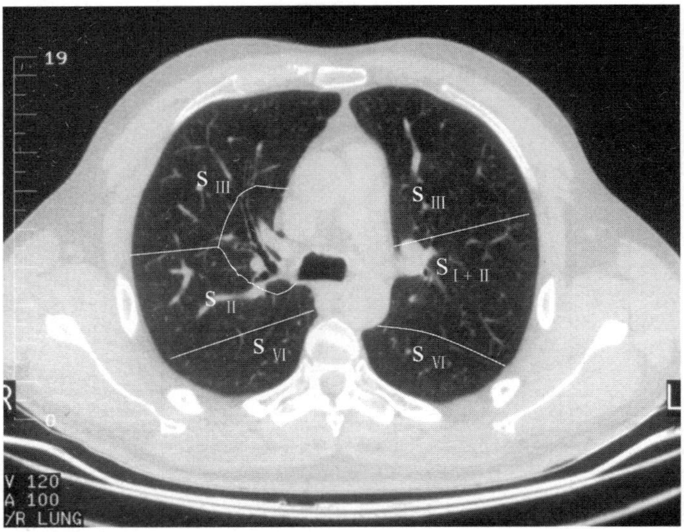

SⅡ:后段 posterior segment

SI+Ⅱ:尖后段 apicoposterior segment

SⅢ:前段 anterior segment

SVI:上段 superior segment

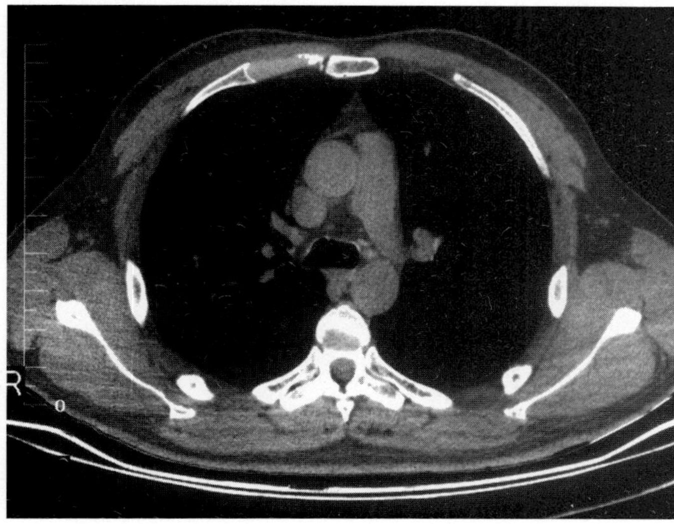

1. 胸背动、静脉与胸背神经 thoracodorsal a.、v. and thoracodorsal n.
2. 胸小肌 pectoralis minor
3. 胸大肌 pectoralis major
4. 奇静脉 azygos v.
5. 食管 esophagus
6. 气管 trachea
7. 上腔静脉 superior vena cava
8. 升主动脉 ascending aorta
9. 胸骨 sternum
10. 肺动脉 pulmonary a.
11. 左肺动脉 left pulmonary a.
12. 胸主动脉 thoracic aorta
13. 大圆肌 teres major
14. 冈下肌 infraspinatus
15. 肩胛下肌 subscapularis
16. 肩胛骨 scapula
17. 大菱形肌 rhomboideus major
18. 斜方肌 trapezius
19. 竖脊肌 erector spinae
20. 椎间盘 intervertebral disc
21. 椎管 vertebral canal

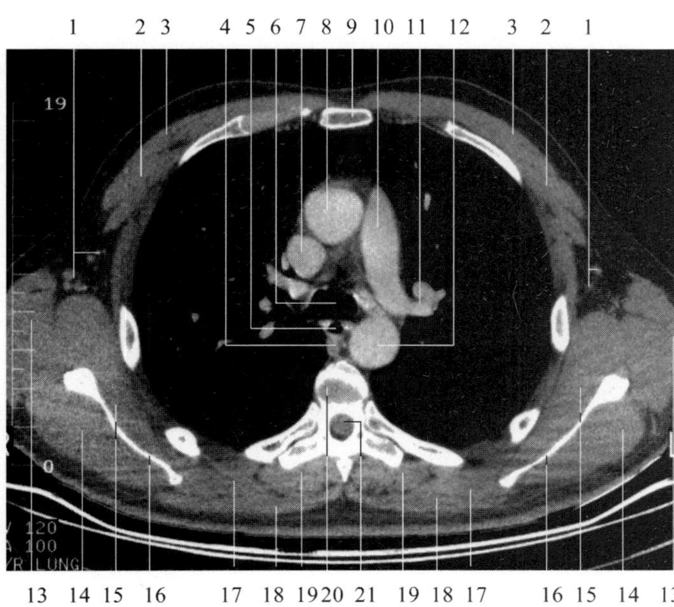

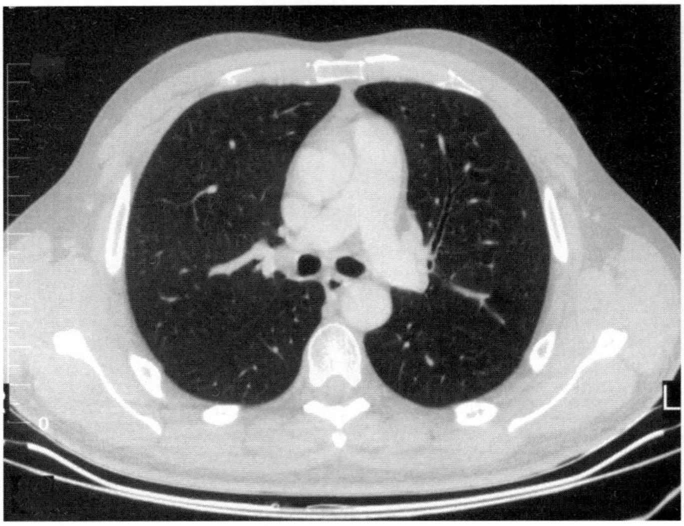

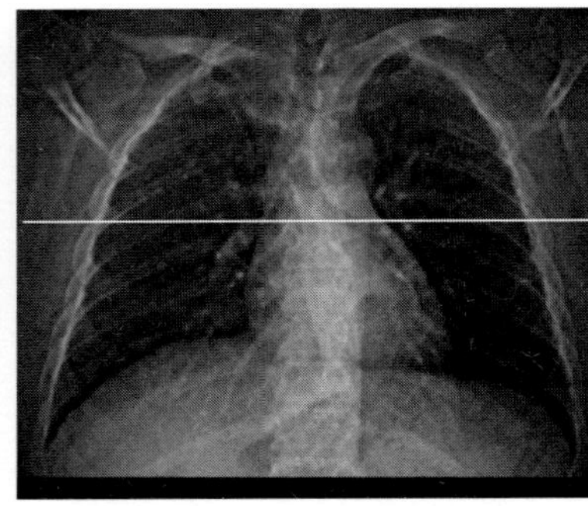

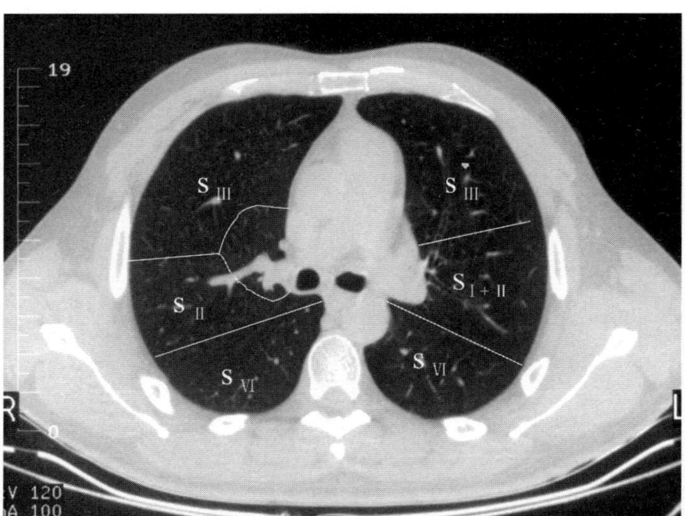

SⅡ:后段 posterior segment

SⅠ+ Ⅱ:尖后段 apicoposterior segment

SⅢ:前段 anterior segment

SⅥ:上段 superior segment

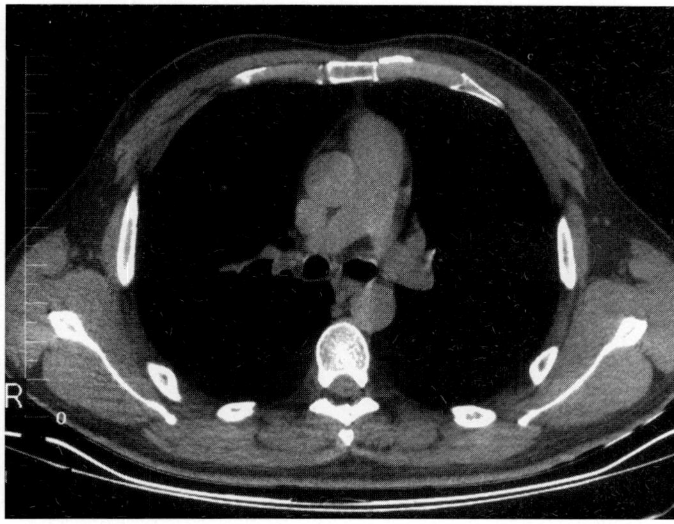

1. 胸大肌 pectoralis major
2. 奇静脉 azygos v.
3. 食管 esophagus
4. 右主支气管 right principal bronchus
5. 右肺动脉 right pulmonary a.
6. 上腔静脉 superior vena cava
7. 升主动脉 ascending aorta
8. 胸骨 sternum
9. 肺动脉 pulmonary a.
10. 左肺动脉 left pulmonary a.
11. 左主支气管 left principal bronchus
12. 胸主动脉 thoracic aorta
13. 大圆肌 teres major
14. 冈下肌 infraspinatus
15. 肩胛下肌 subscapularis
16. 肩胛骨 scapula
17. 大菱形肌 rhomboideus major
18. 斜方肌 trapezius
19. 竖脊肌 erector spinae
20. 椎体 vertebral body
21. 椎管 vertebral canal

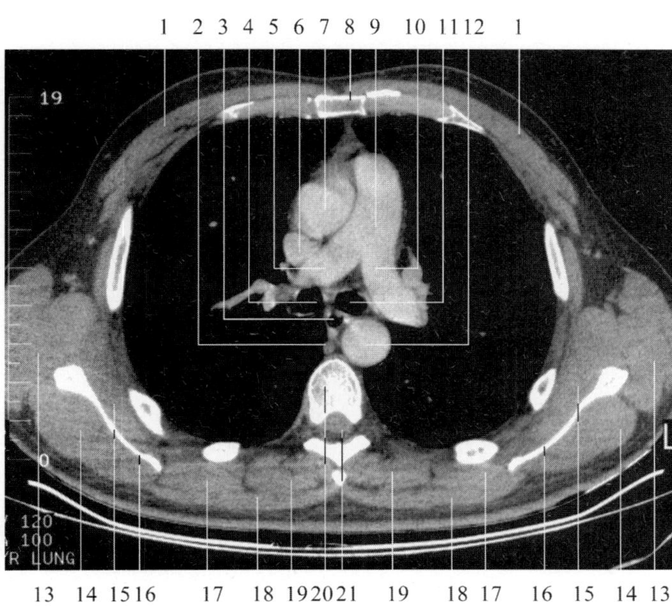

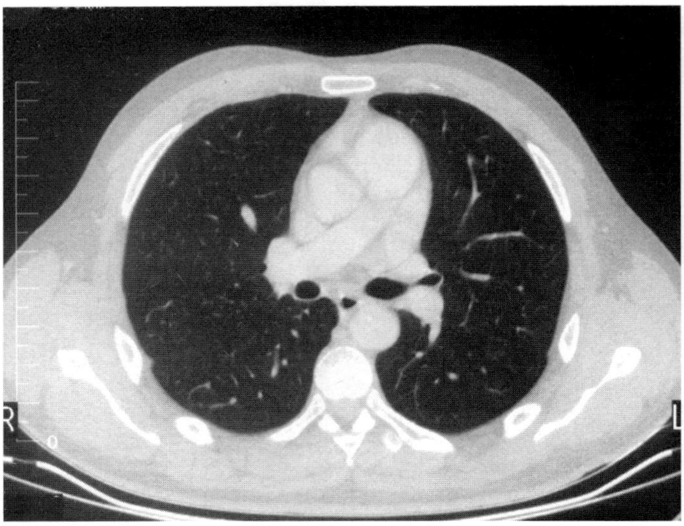

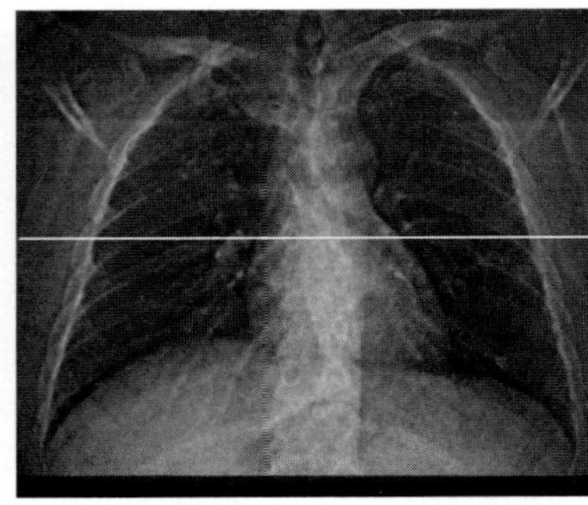

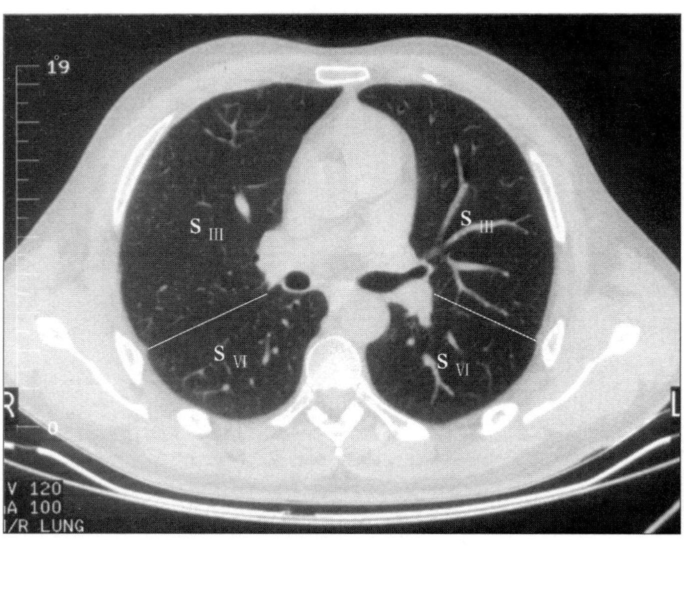

SⅢ:前段 anterior segment

SⅥ:上段 superior segment

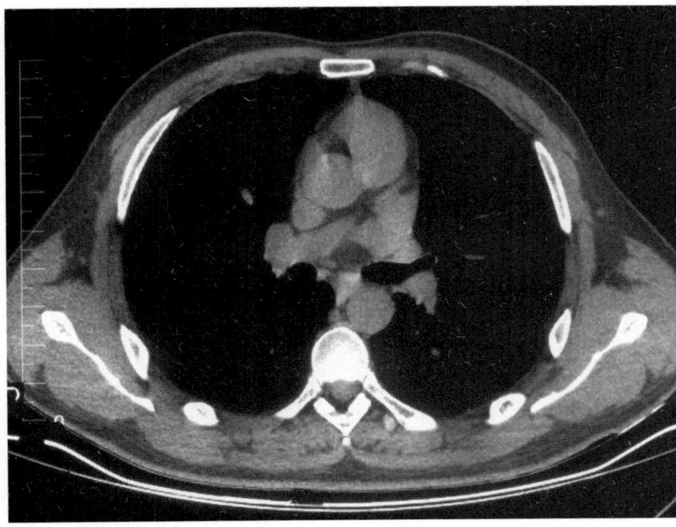

1. 胸大肌 pectoralis major
2. 奇静脉 azygos v.
3. 食管 esophagus
4. 右主支气管 right principal bronchus
5. 右肺动脉 right pulmonary a.
6. 肺动脉 pulmonary a.
7. 上腔静脉 superior vena cava
8. 升主动脉 ascending aorta
9. 胸骨 sternum
10. 肺动脉干 pulmonary trunk
11. 左主支气管 left principal bronchus
12. 左肺动脉 left pulmonary a.
13. 胸主动脉 thoracic aorta
14. 大圆肌 teres major
15. 冈下肌 infraspinatus
16. 肩胛下肌 subscapularis
17. 肩胛骨 scapula
18. 大菱形肌 rhomboideus major
19. 斜方肌 trapezius
20. 竖脊肌 erector spinae
21. 椎体 vertebral body
22. 椎管 vertebral canal

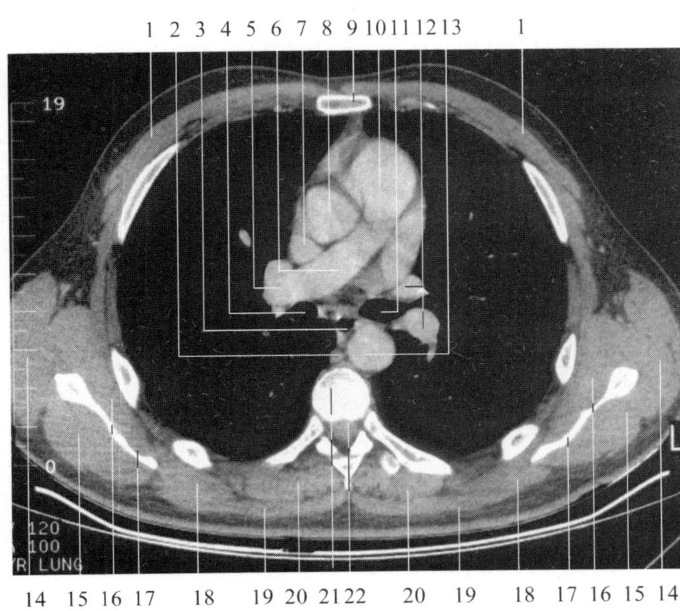

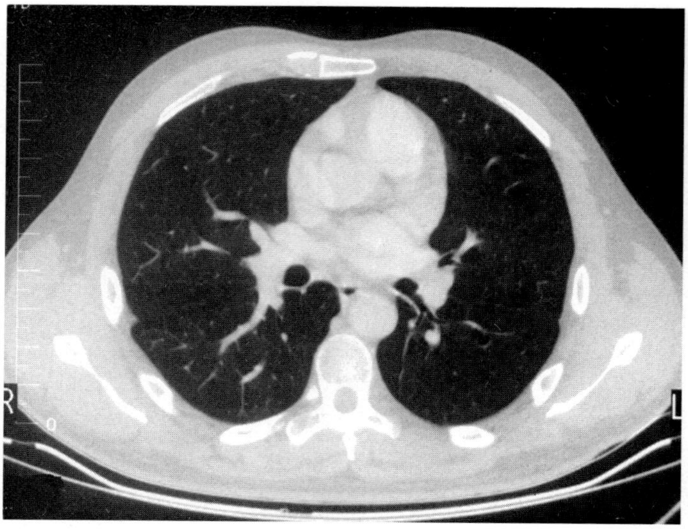

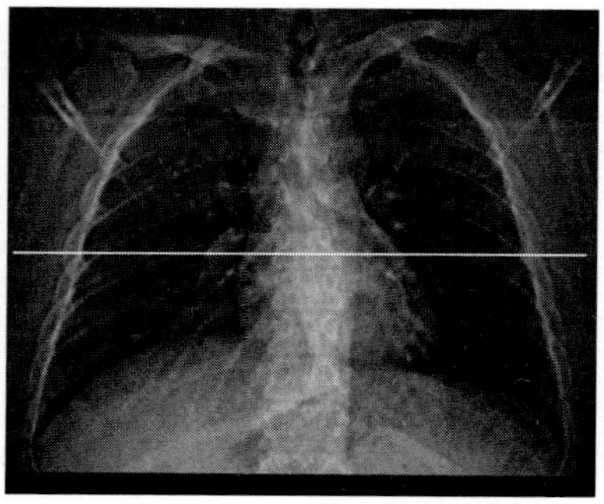

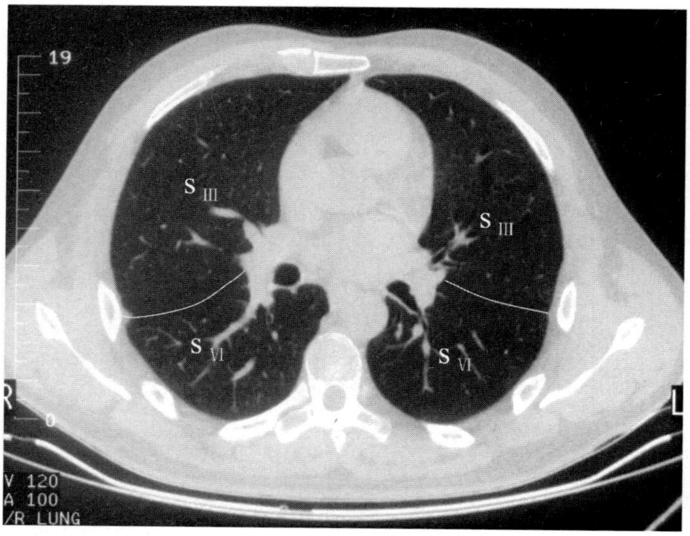

SⅢ：前段 anterior segment
SⅥ：上段 superior segment

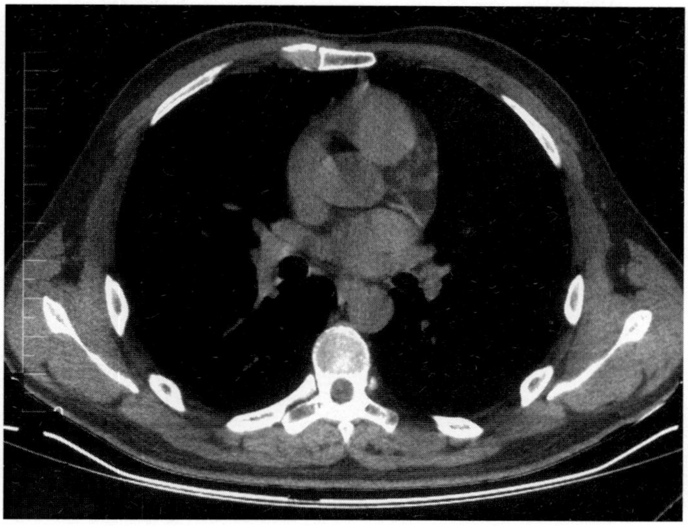

1. 背阔肌 latissimus dorsi
2. 胸大肌 pectoralis major
3. 奇静脉 azygos v.
4. 食管 esophagus
5. 右主支气管 right principal bronchus
6. 右肺动脉 right pulmonary a.
7. 上腔静脉 superior vena cava
8. 升主动脉 ascending aorta
9. 胸骨 sternum
10. 左心房 1eft atrium
11. 左主支气管 left principal bronchus
12. 右心室 right ventricle
13. 左肺动脉 left pulmonary a.
14. 胸主动脉 thoracic aorta
15. 大圆肌 teres major
16. 冈下肌 infraspinatus
17. 肩胛下肌 subscapularis
18. 肩胛骨 scapula
19. 斜方肌 trapezius
20. 竖脊肌 erector spinae
21. 椎体 vertebral body
22. 椎管 vertebral canal

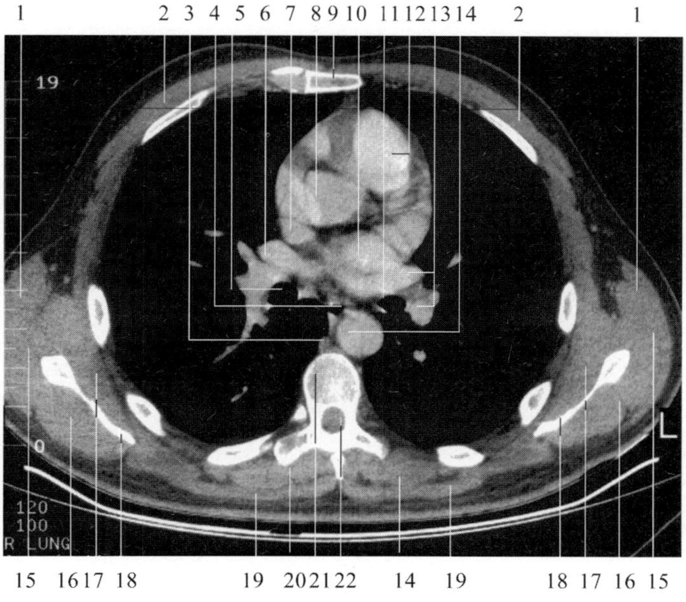

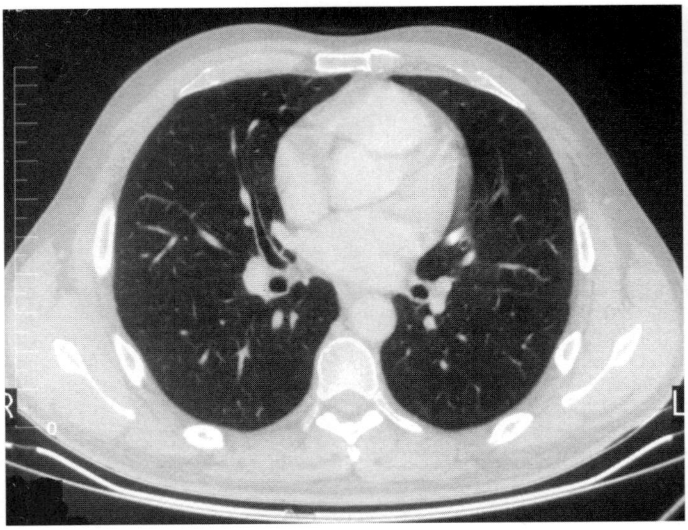

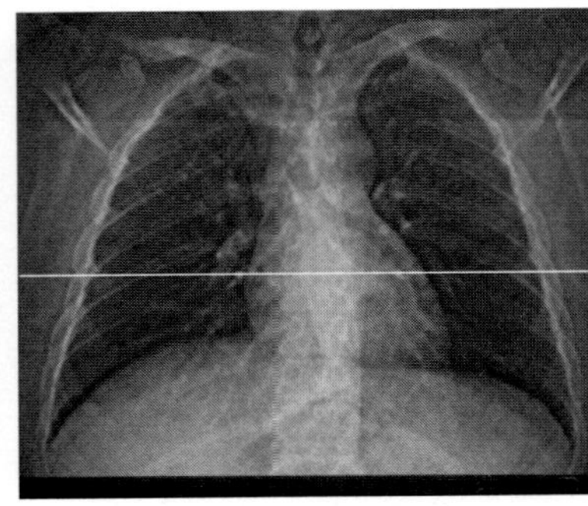

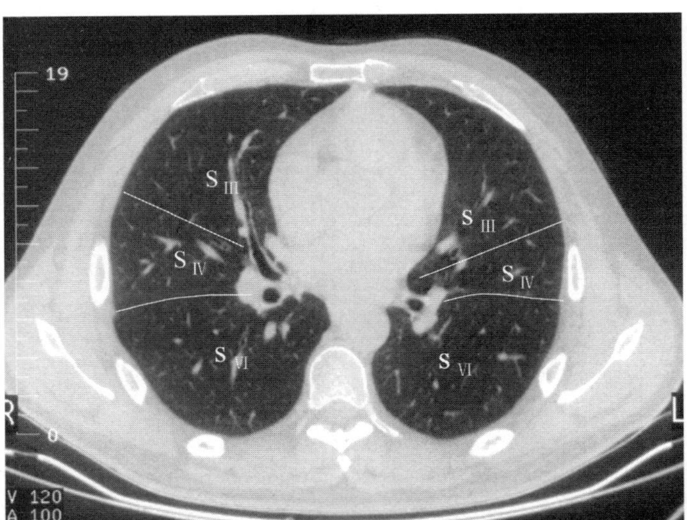

SⅢ:前段 anterior segment

SIV:上舌段 superior lingual segment

SVI:上段 superior segment

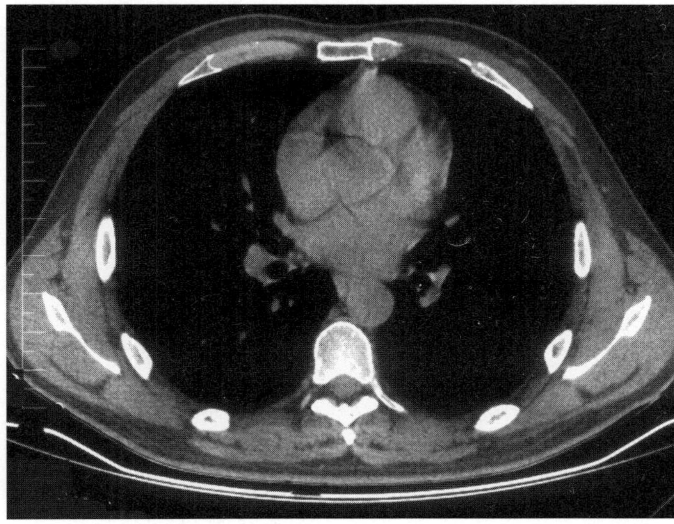

1．背阔肌 latissimus dorsi
2．前锯肌 serratus anterior
3．胸大肌 pectoralis major
4．奇静脉 azygos v.
5．食管 esophagus
6．上腔静脉 superior vena cava
7．左心房 1eft atrium
8．胸骨 sternum
9．升主动脉 ascending aorta
10．右心室 right ventricle
11．胸主动脉 thoracic aorta
12．冈下肌 infraspinatus
13．肩胛下肌 subscapularis
14．肩胛骨 scapula
15．斜方肌 trapezius
16．竖脊肌 erector spinae
17．椎体 vertebral body
18．椎管 vertebral canal

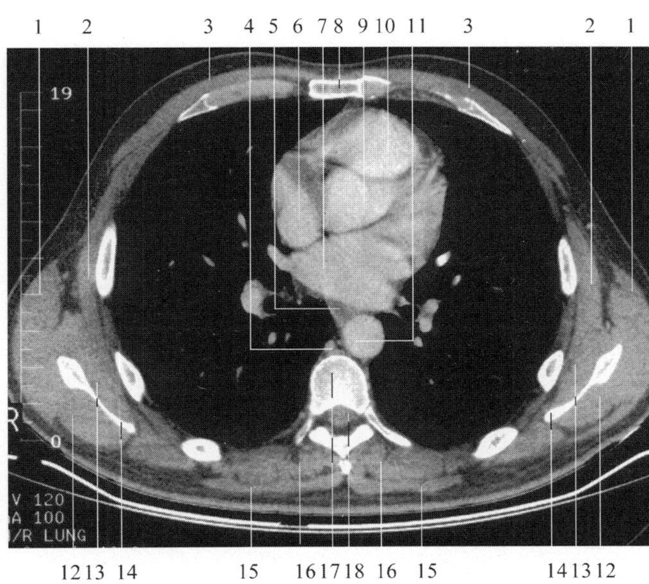

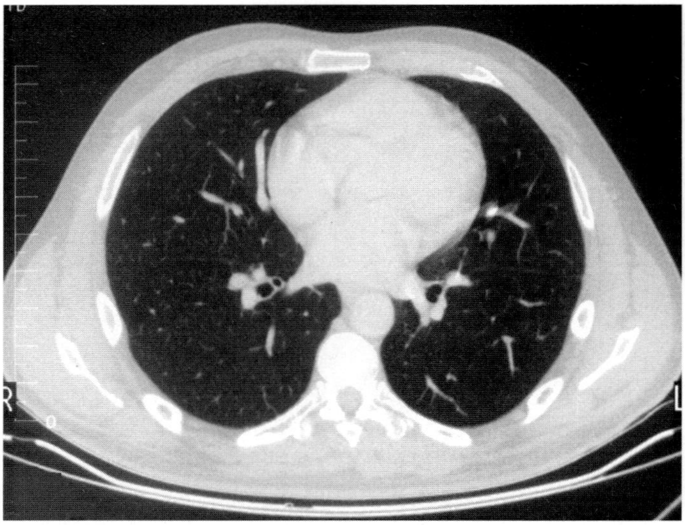

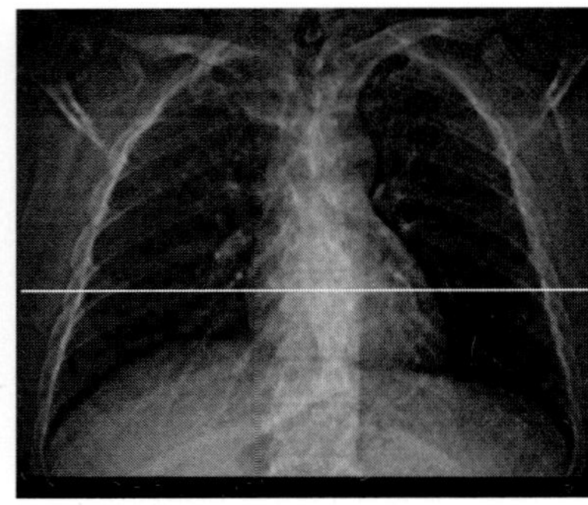

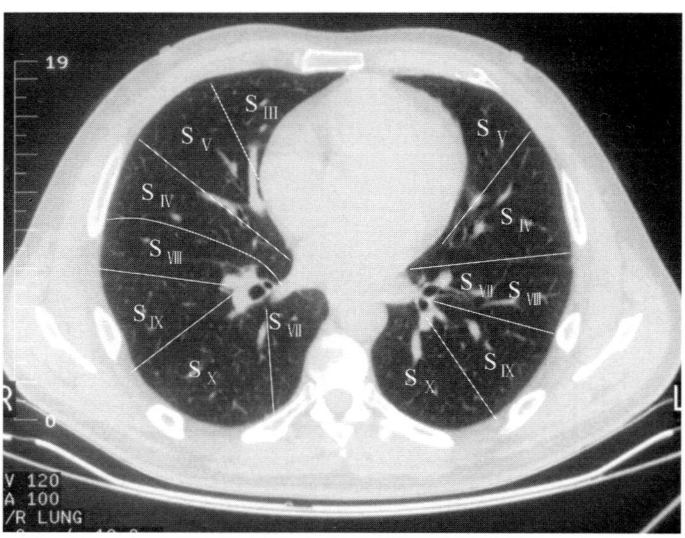

SⅢ:前段 anterior segment
SⅣ:外侧段 lateral segment
SⅣ:上舌段 superior lingual segment
SⅤ:下舌段 inferior lingual segment
SⅤ:内侧段 medial segment
SⅦ:内侧底段 medial basal segment
SⅧ:前底段 anterior basal segment
SⅨ:外侧底段 lateral basal segment
SⅩ:后底段 posterior basal segment

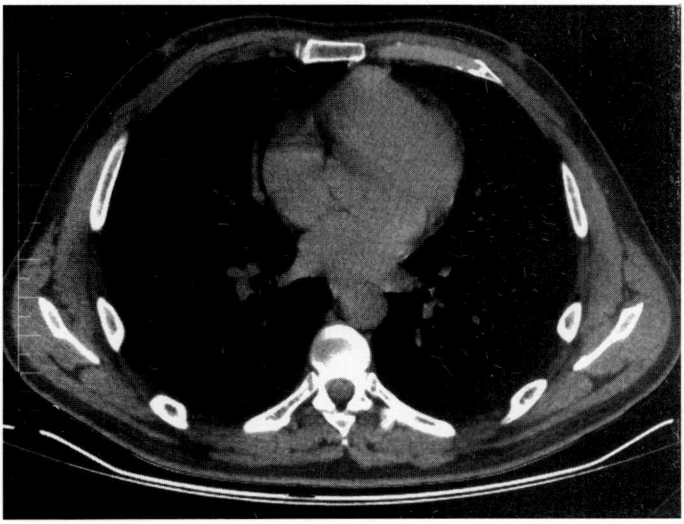

1. 背阔肌 latissimus dorsi
2. 前锯肌 serratus anterior
3. 胸大肌 pectoralis major
4. 奇静脉 azygos v.
5. 食管 esophagus
6. 右肺静脉 right pulmonary v.
7. 右心房 right atrium
8. 胸骨 sternum
9. 左心房 1eft atrium
10. 右心室 right ventricle
11. 左心室 left ventricle
12. 左肺静脉 left pulmonary v.
13. 胸主动脉 thoracic aorta
14. 冈下肌 infraspinatus
15. 肩胛骨 scapula
16. 大菱形肌 rhomboideus major
17. 斜方肌 trapezius
18. 竖脊肌 erector spinae
19. 椎体 vertebral body
20. 椎管 vertebral canal

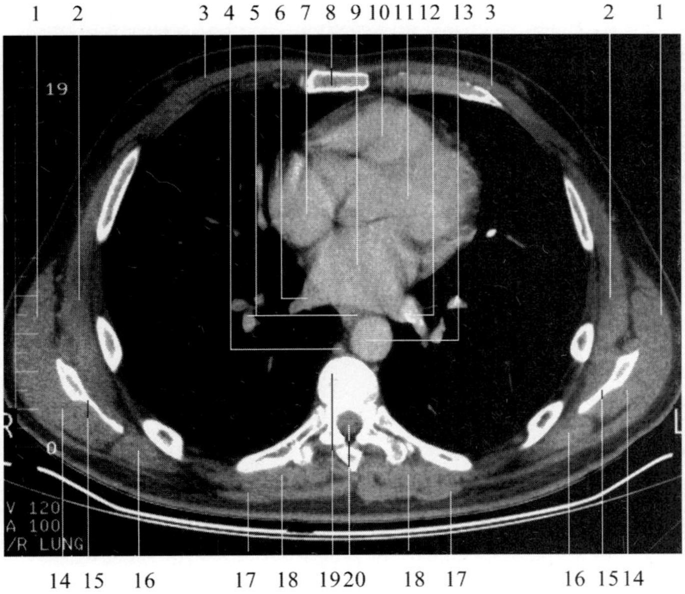

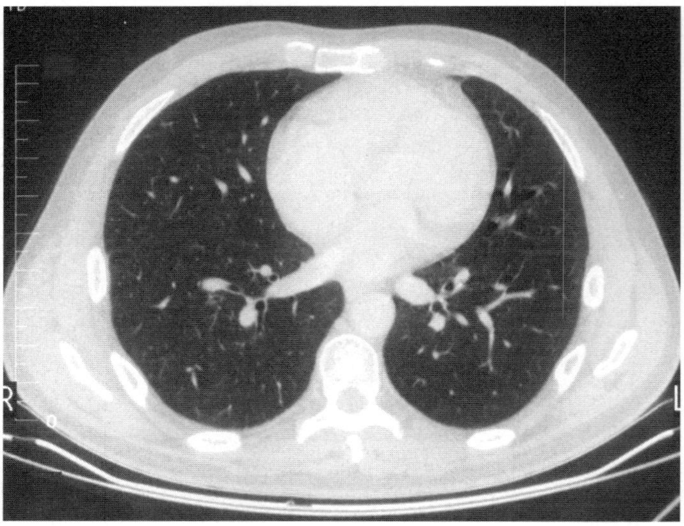

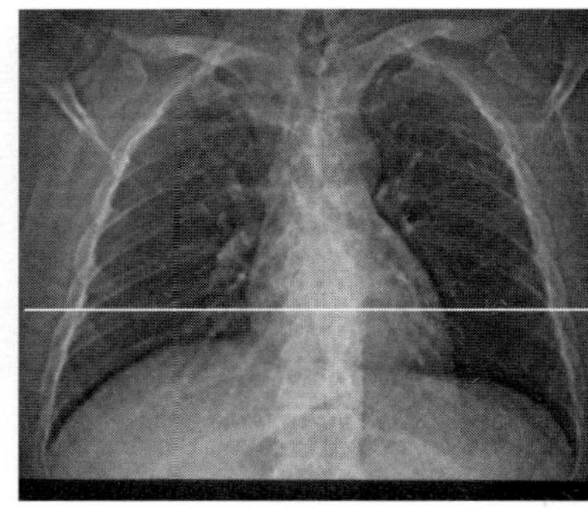

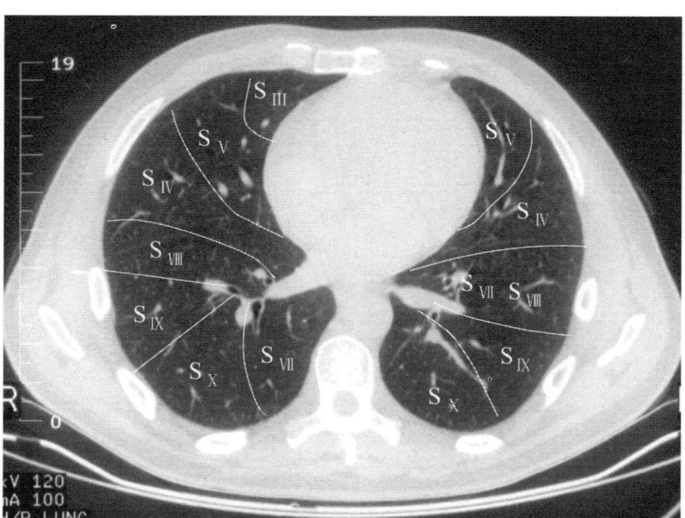

SⅢ:前段 anterior segment
SⅣ:外侧段 lateral segment
SⅣ:上舌段 superior lingual segment
SV:下舌段 inferior lingual segment
SV:内侧段 medial segment
SⅦ:内侧底段 medial basal segment
SⅧ:前底段 anterior basal segment
SⅨ:外侧底段 1ateral basal segment
SX:后底段 posterior basal segment

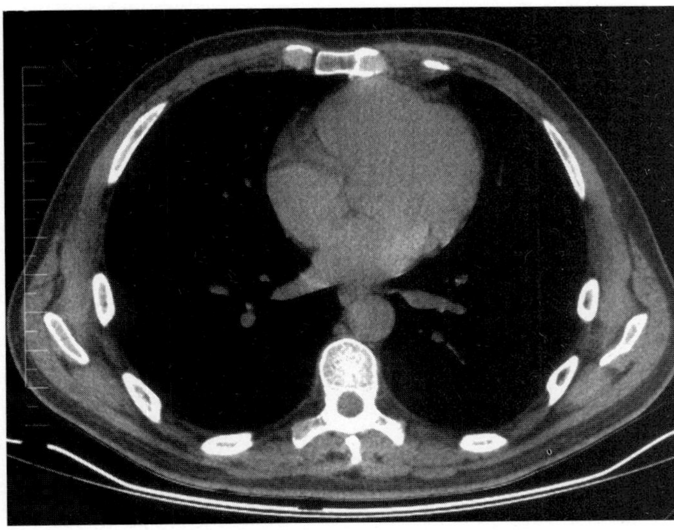

1. 背阔肌 latissimus dorsi
2. 前锯肌 serratus anterior
3. 胸大肌 pectoralis major
4. 奇静脉 azygos v.
5. 食管 esophagus
6. 右肺静脉 right pulmonary v.
7. 右心房 right atrium
8. 胸骨 sternum
9. 左心房 left atrium
10. 右心室 right ventricle
11. 左肺静脉 left pulmonary v.
12. 左心室 left ventricle
13. 胸主动脉 thoracic aorta
14. 肩胛骨 scapula
15. 大菱形肌 rhomboideus major
16. 斜方肌 trapezius
17. 竖脊肌 erector spinae
18. 椎体 vertebral body
19. 椎管 vertebral canal

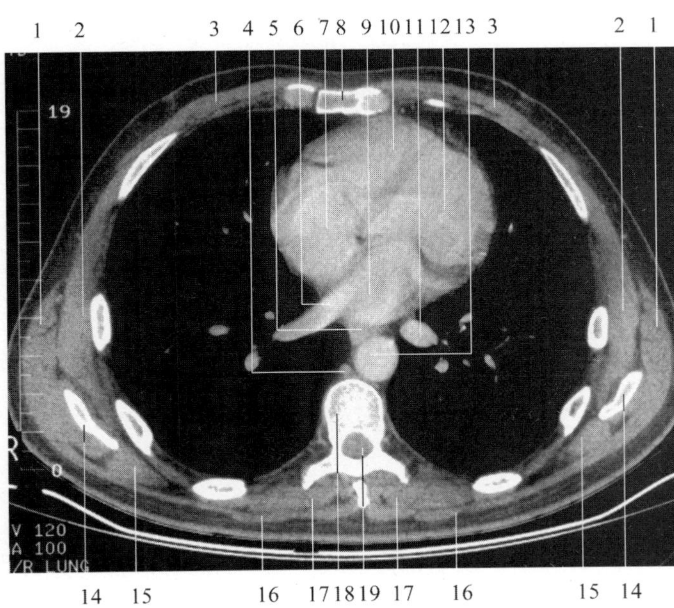

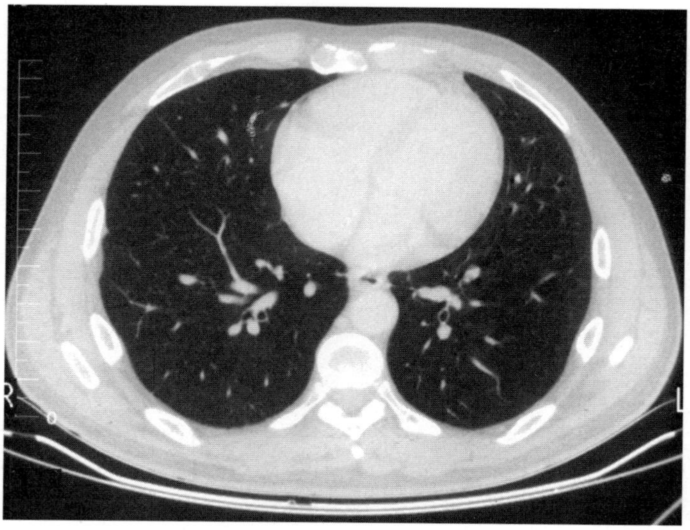

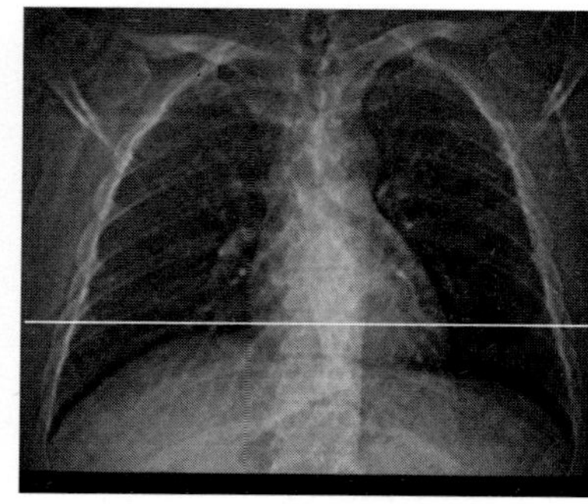

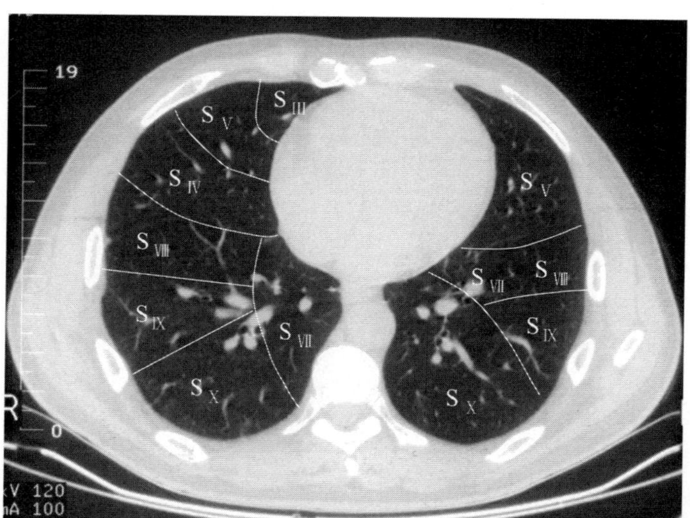

SⅢ:前段 anterior segment
SⅣ:外侧段 lateral segment
SⅣ:上舌段 superior lingual segment
SV:下舌段 inferior lingual segment
SV:内侧段 medial segment
SⅦ:内侧底段 medial basal segment
SⅧ:前底段 anterior basal segment
SⅨ:外侧底段 1ateral basal segment
SX:后底段 posterior basal segment

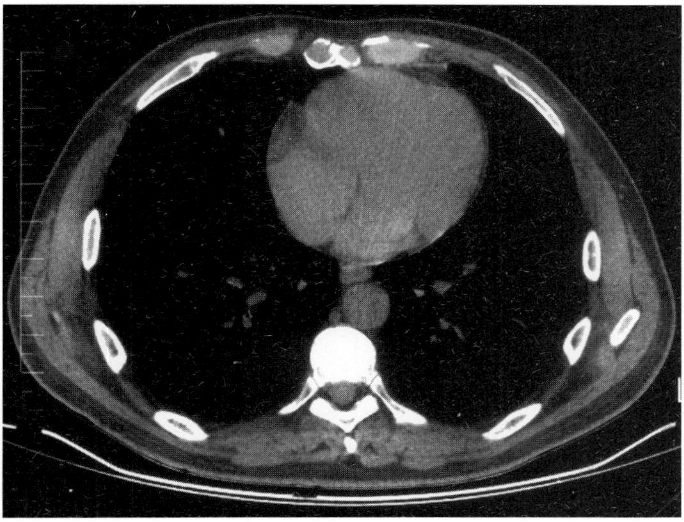

1. 背阔肌 latissimus dorsi
2. 前锯肌 serratus anterior
3. 胸大肌 pectoralis major
4. 奇静脉 azygos v.
5. 食管 esophagus
6. 右心房 right atrium
7. 胸骨 sternum
8. 右心室 right ventricle
9. 左心房 left atrium
10. 左心室 left ventricle
11. 胸主动脉 thoracic aorta
12. 肩胛骨 scapula
13. 斜方肌 trapezius
14. 竖脊肌 erector spinae
15. 椎体 vertebral body
16. 椎管 vertebral canal

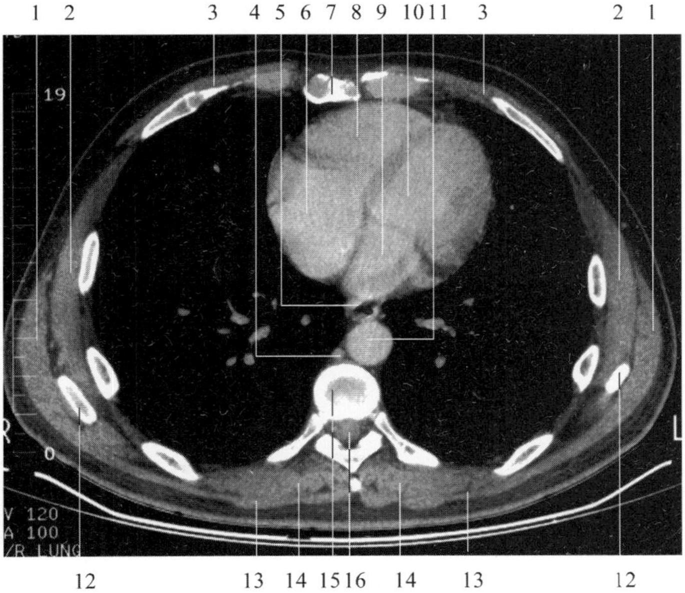

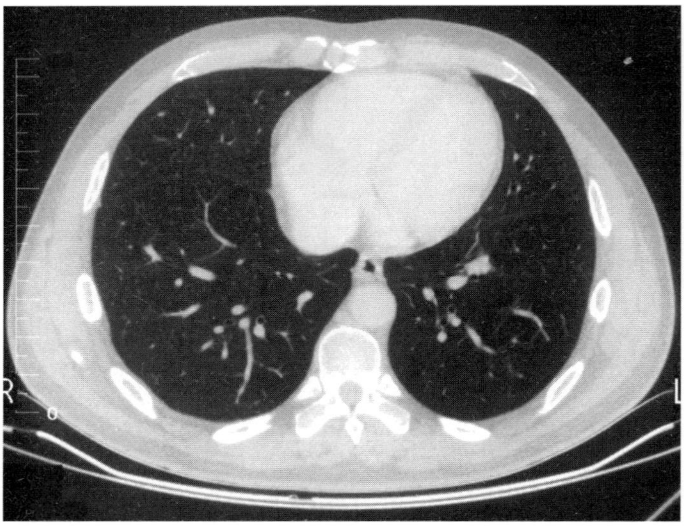

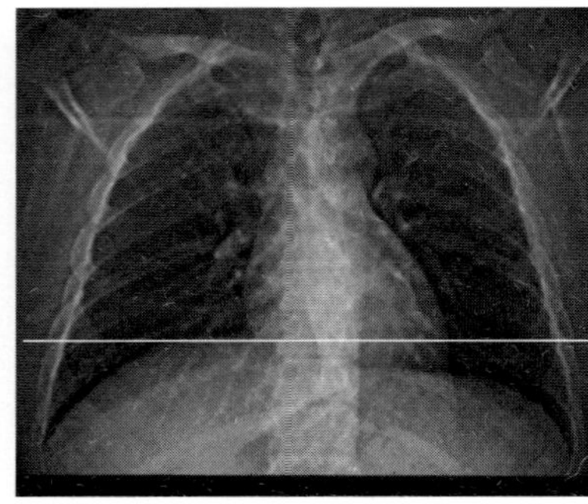

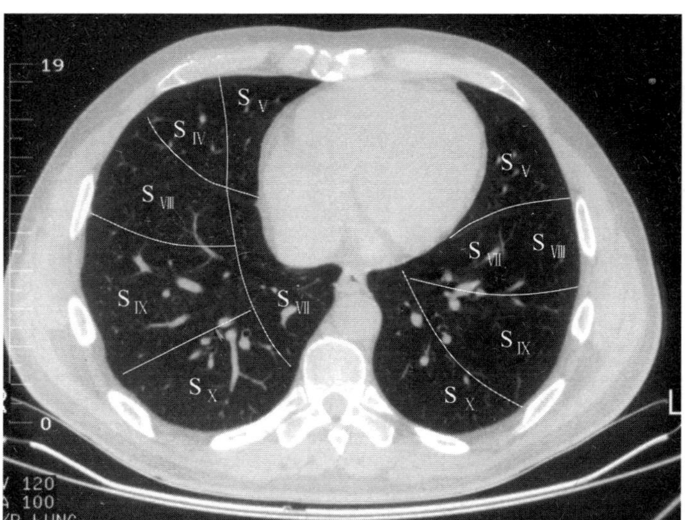

SⅣ:外侧段 lateral segment

SV:下舌段 inferior lingual segment

SV:内侧段 medial segment

SⅦ:内侧底段 medial basal segment

SⅧ:前底段 anterior basal segment

SⅨ:外侧底段 1ateral basal segment

SX:后底段 posterior basal segment

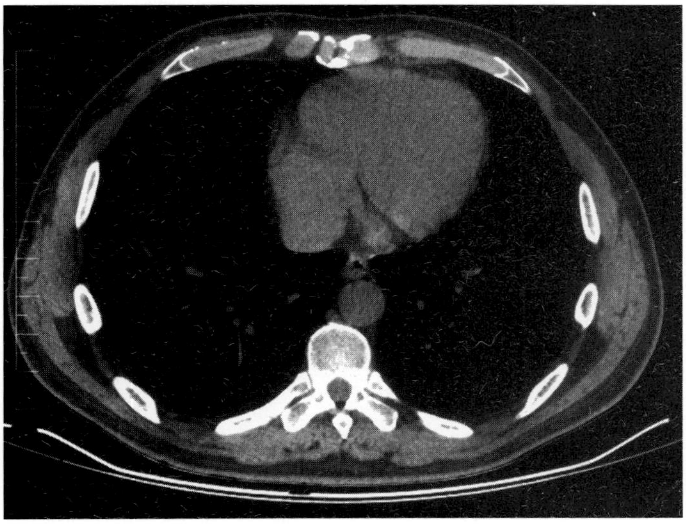

1．背阔肌 latissimus dorsi
2．前锯肌 serratus anterior
3．奇静脉 azygos v.
4．食管 esophagus
5．右心房 right atrium
6．下腔静脉 inferior vena cava
7．右心室 right ventricle
8．左心房 left atrium
9．左心室 left ventricle
10．胸主动脉 thoracic aorta
11．斜方肌 trapezius
12．竖脊肌 erector spinae
13．椎体 vertebral body
14．椎管 vertebral canal

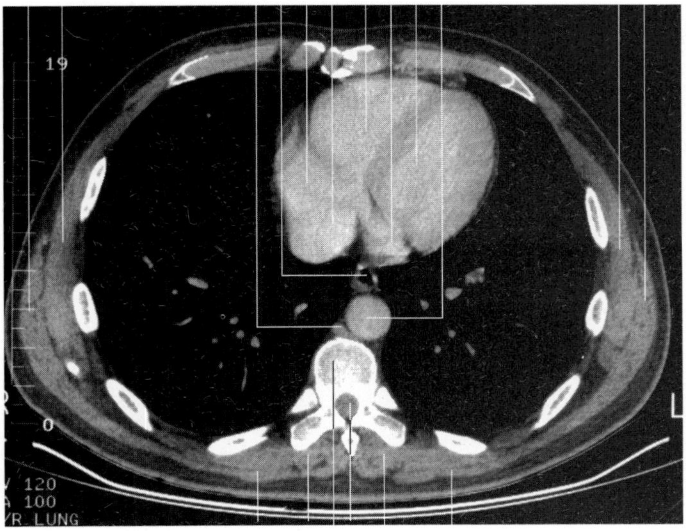

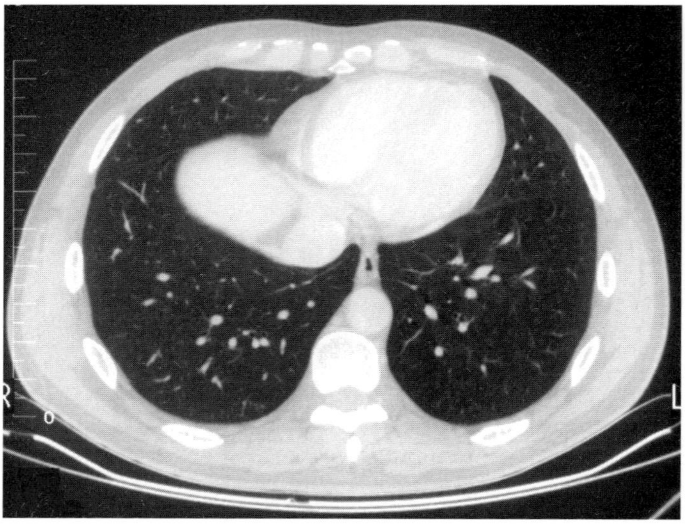

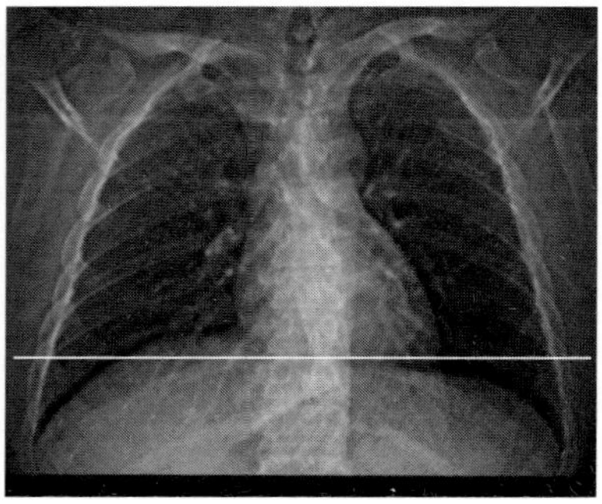

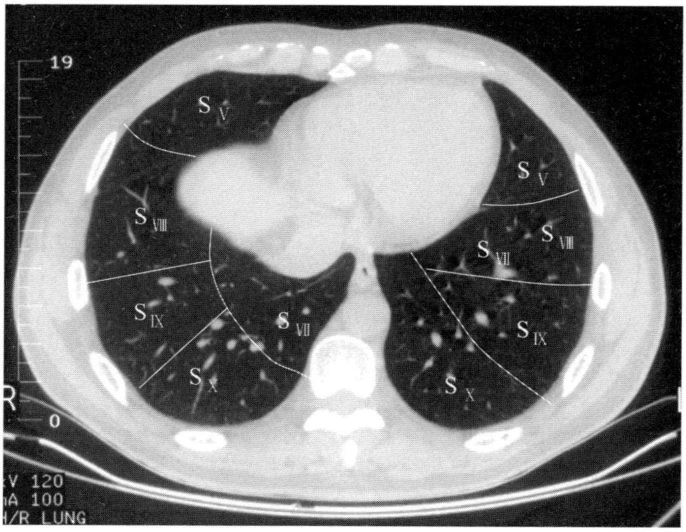

SV:下舌段 inferior lingual segment
SV:内侧段 medial segment
S Ⅶ:内侧底段 medial basal segment
SⅧ:前底段 anterior basal segment
S Ⅸ:外侧底段 1ateral basal segment
SX:后底段 posterior basal segment

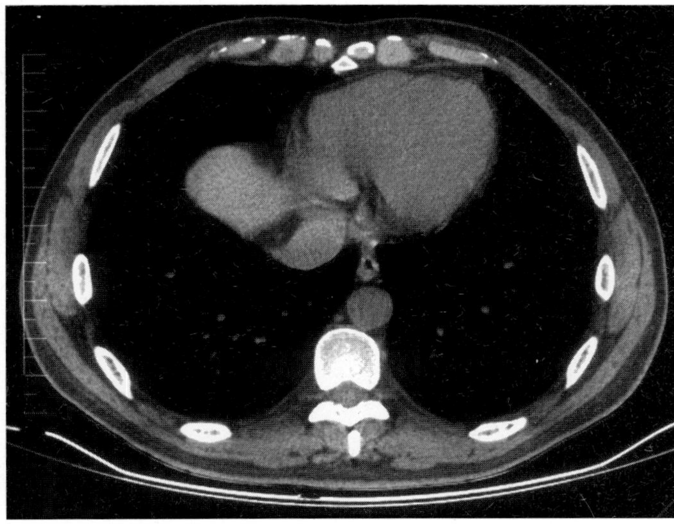

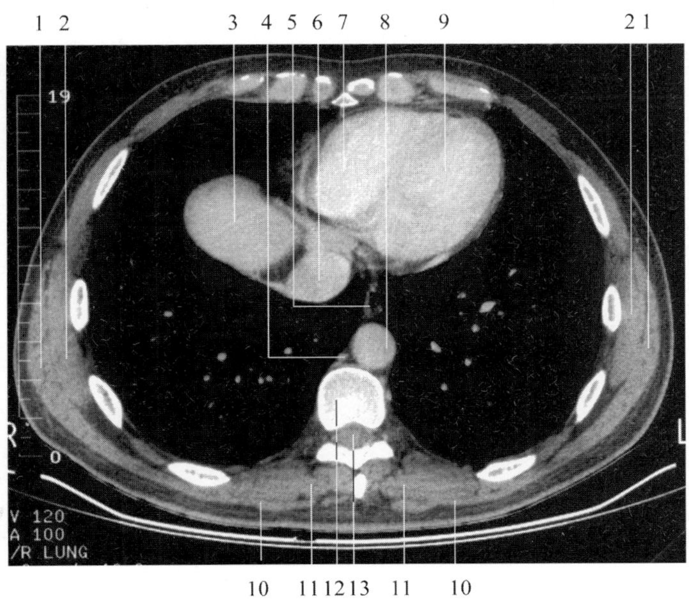

1. 背阔肌 latissimus dorsi
2. 前锯肌 serratus anterior
3. 膈肌 diaphragma
4. 奇静脉 azygos v.
5. 食管 esophagus
6. 下腔静脉 inferior vena cava
7. 右心室 right ventricle
8. 胸主动脉 thoracic aorta
9. 左心室 left ventricle
10. 斜方肌 trapezius
11. 竖脊肌 erector spinae
12. 椎体 vertebral body
13. 椎管 vertebral canal

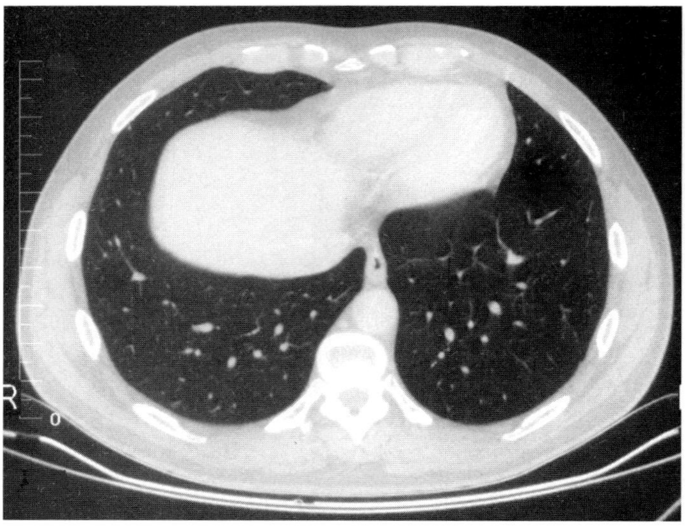

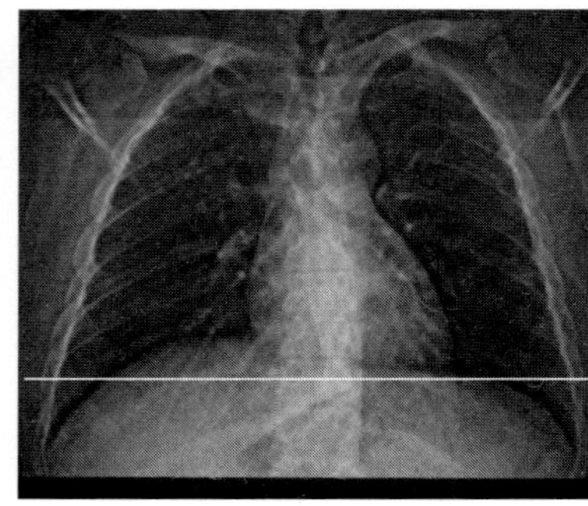

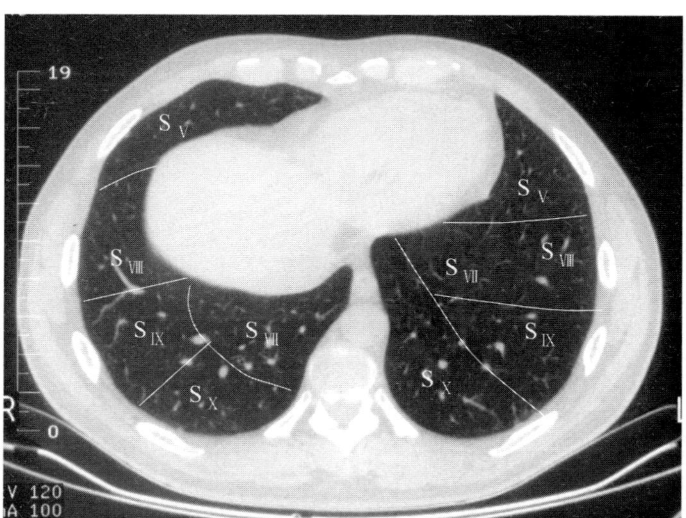

SV:下舌段 inferior lingual segment
SV:内侧段 medial segment
SⅦ:内侧底段 medial basal segment
SⅧ:前底段 anterior basal segment
SⅨ:外侧底段 1ateral basal segment
SX:后底段 posterior basal segment

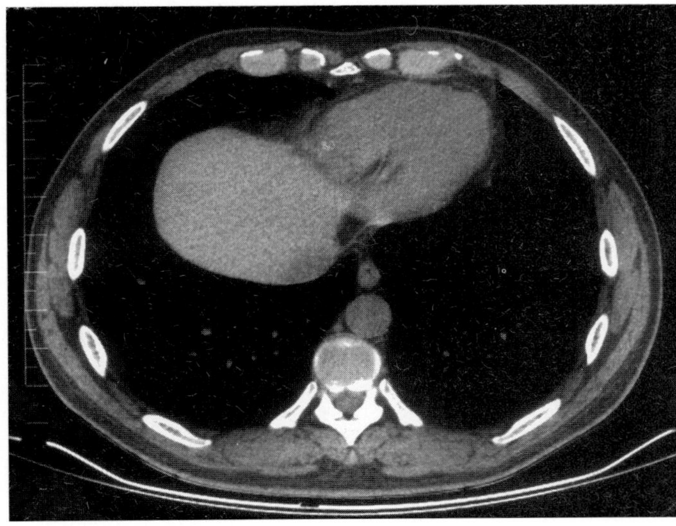

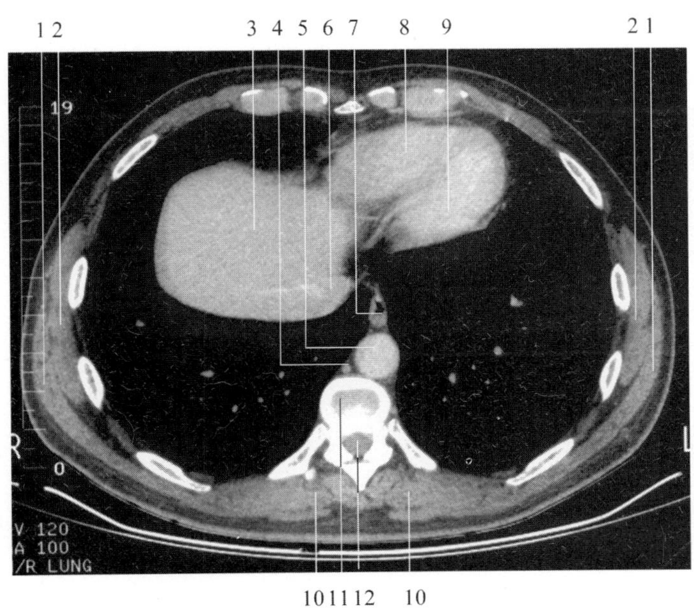

1. 背阔肌 latissimus dorsi
2. 前锯肌 serratus anterior
3. 肝脏 liver
4. 奇静脉 azygos v.
5. 胸主动脉 thoracic aorta
6. 下腔静脉 inferior vena cava
7. 食管 esophagus
8. 右心室 right ventricle
9. 左心室 left ventricle
10. 竖脊肌 erector spinae
11. 椎体 vertebral body
12. 椎管 vertebral canal

第四节　正常腹部 CT 解剖

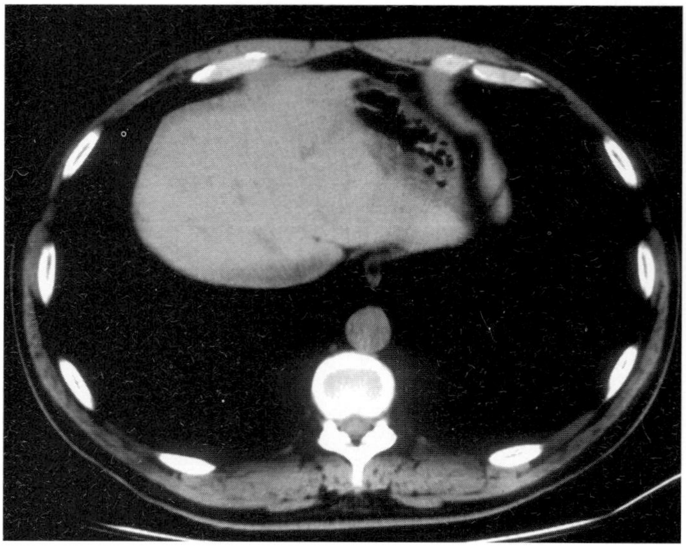

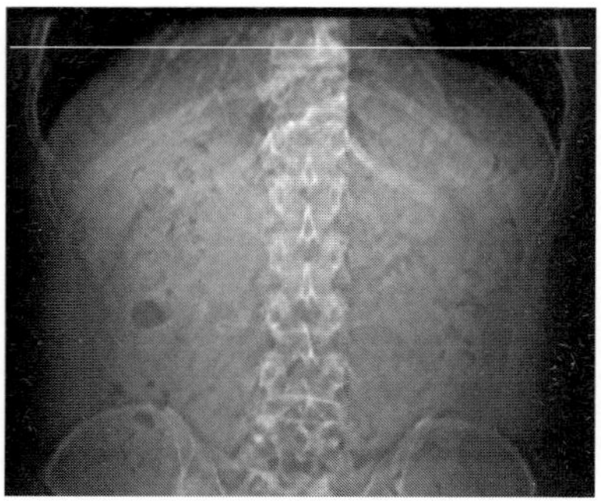

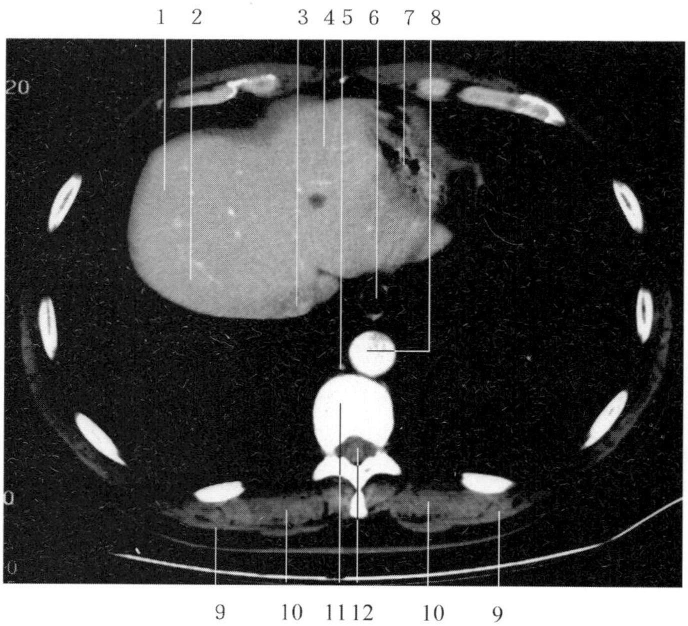

1. 肝右前叶 right anterior lobe
2. 肝右后叶 right posterior lobe
3. 下腔静脉 inferior vena cava
4. 肝左内叶 left medial lobe
5. 奇静脉 azygos v.
6. 食管 esophagus
7. 胃 stomach
8. 胸主动脉 thoracic aorta
9. 背阔肌 latissimus dorsi
10. 竖脊肌 erector spinae
11. 椎体 vertebral body
12. 椎管 vertebral canal

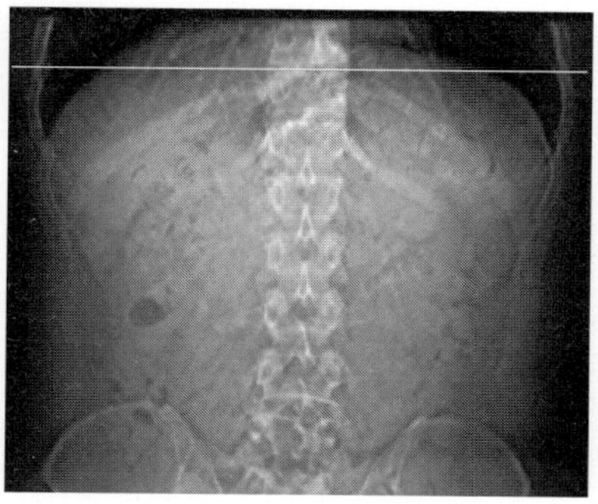

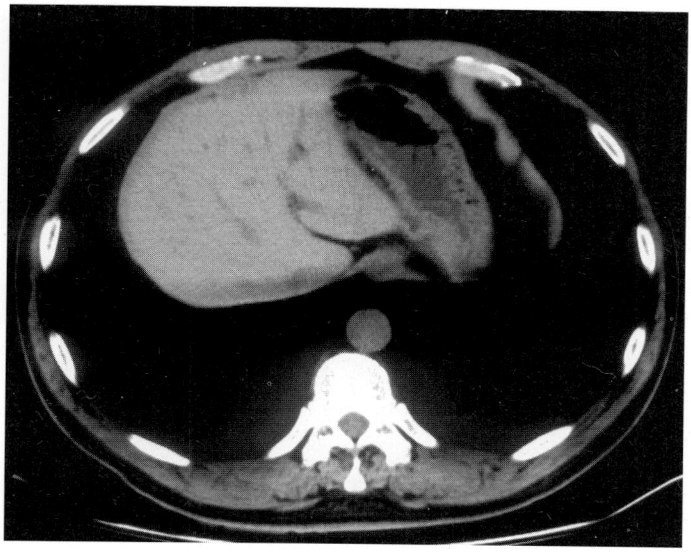

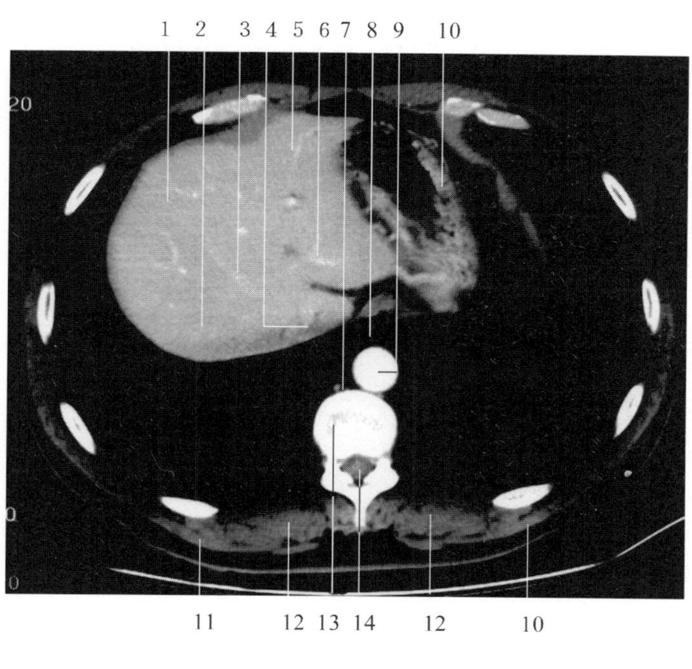

1. 肝右前叶 right anterior lobe
2. 肝右后叶 right posterior lobe
3. 肝右静脉 right hepatic v.
4. 下腔静脉 inferior vena cava
5. 肝左内叶 left medial lobe
6. 肝左静脉 left hepatic v.
7. 奇静脉 azygos v.
8. 食管 esophagus
9. 胸主动脉 thoracic aorta
10. 胃 stomach
11. 背阔肌 latissimus dorsi
12. 竖脊肌 erector spinae
13. 椎体 vertebral body
14. 椎管 vertebral canal

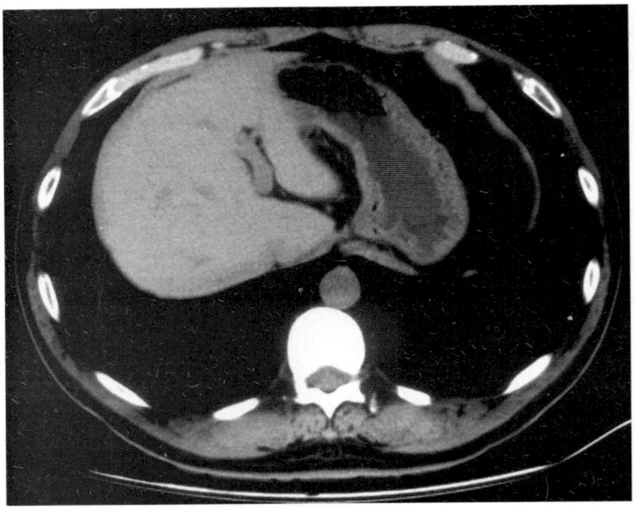

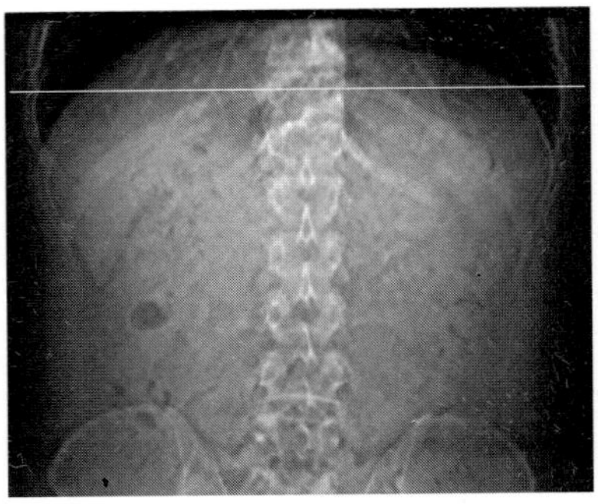

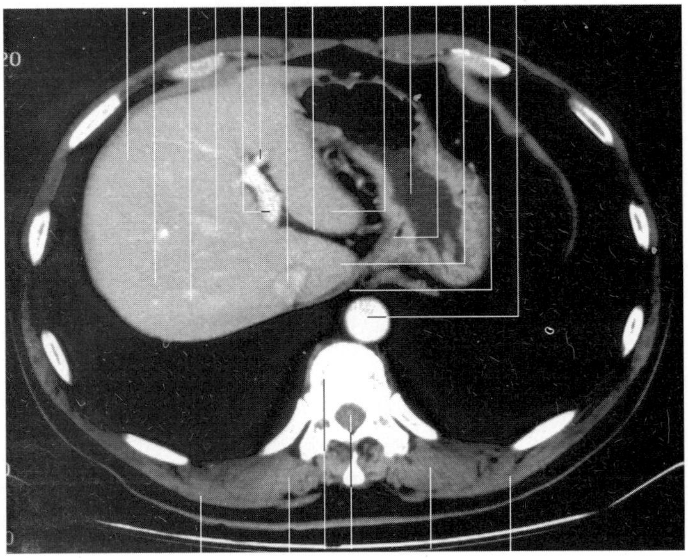

1. 肝右前叶 right anterior lobe
2. 肝右后叶 right posterior lobe
3. 肝右静脉 right hepatic v.
4. 肝中间静脉 intermediate hepatic v.
5. 肝门静脉 hepatic portal v.
6. 肝门静脉左支 left branch of hepatic portal v.
7. 下腔静脉 inferior vena cava
8. 静脉韧带裂 fissure for ligamentum venosum
9. 肝左内叶 left medial lobe
10. 胃 stomach
11. 贲门 cardia
12. 尾状叶 caudate lobe
13. 食管 esophagus
14. 胸主动脉 thoracic aorta
15. 背阔肌 latissimus dorsi
16. 竖脊肌 erector spinae
17. 椎体 vertebral body
18. 椎管 vertebral canal

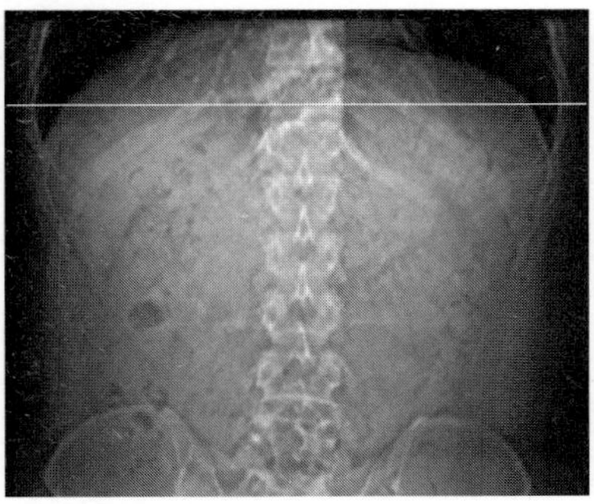

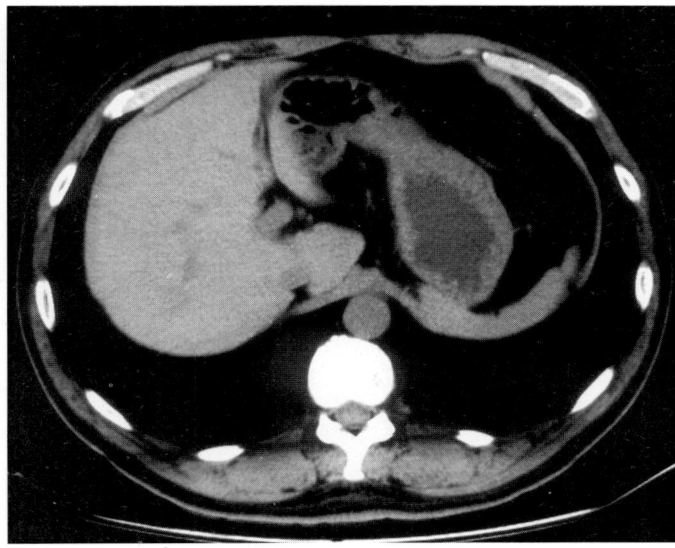

1. 肝右前叶 right anterior lobe
2. 肝右后叶 right posterior lobe
3. 肝右静脉 right hepatic v.
4. 肝中间静脉 intermediate hepatic v.
5. 肝门静脉 hepatic portal v.
6. 肝左内叶 left medial lobe
7. 静脉韧带裂 fissure for ligamentum venosum
8. 尾状叶 caudate lobe
9. 下腔静脉 inferior vena cava
10. 胸主动脉 thoracic aorta
11. 胃 stomach
12. 背阔肌 latissimus dorsi
13. 竖脊肌 erector spinae
14. 椎体 vertebral body
15. 椎管 vertebral canal

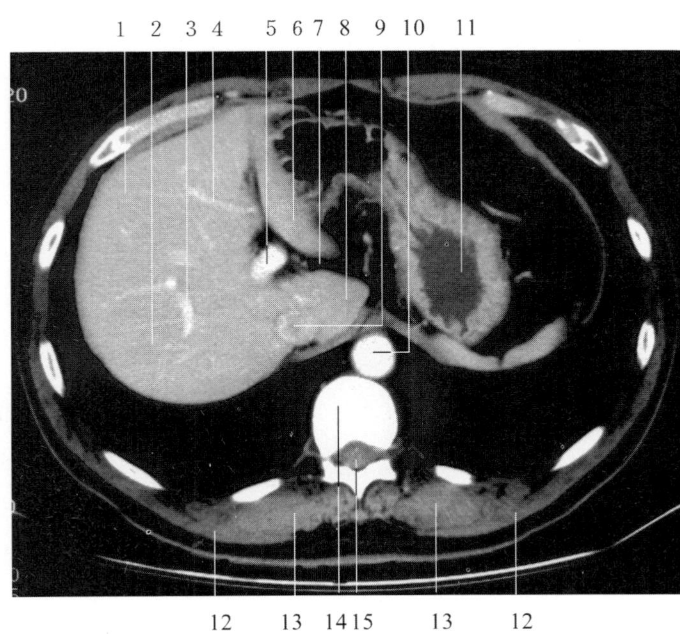

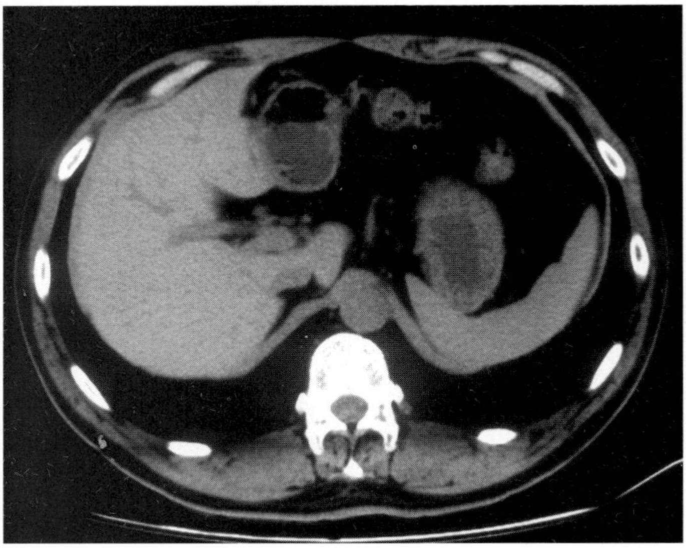

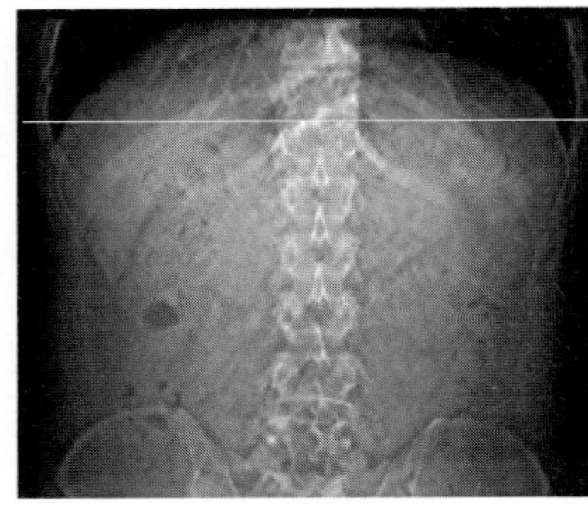

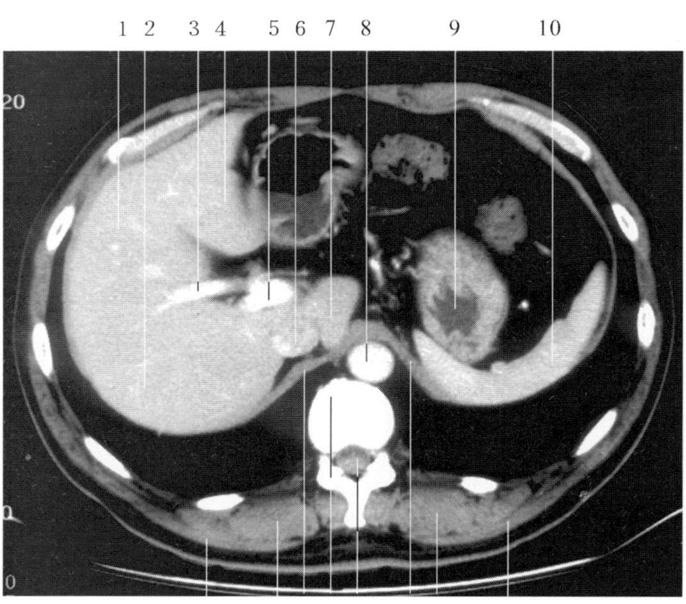

1. 肝右前叶 right anterior lobe
2. 肝右后叶 right posterior lobe
3. 肝门静脉右支 right branch of hepatic portal v.
4. 肝左内叶 left medial lobe
5. 肝门静脉 hepatic portal v.
6. 下腔静脉 inferior vena cava
7. 尾状叶 caudate lobe
8. 胸主动脉 thoracic aorta
9. 胃 stomach
10. 脾 spleen
11. 背阔肌 latissimus dorsi
12. 竖脊肌 erector spinae
13. 膈脚 crus of diaphragm
14. 椎体 vertebral body
15. 椎管 vertebral canal

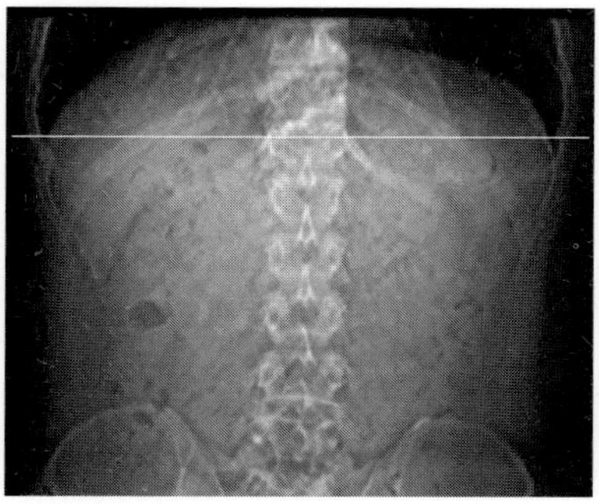

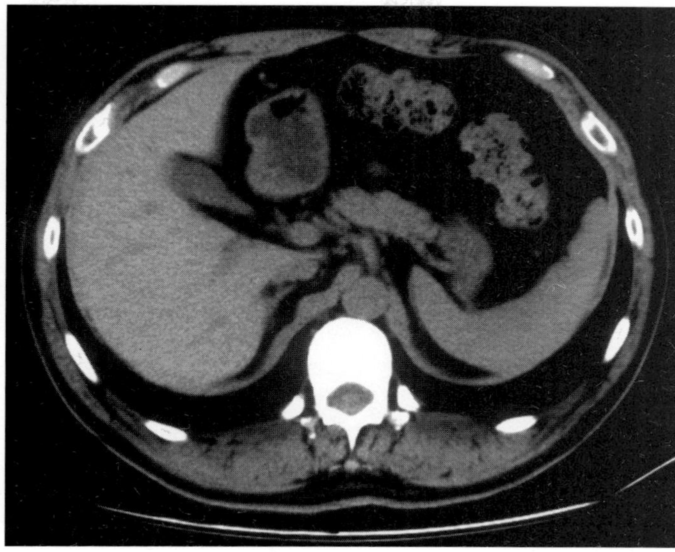

1. 肝右前叶 right anterior lobe
2. 肝右后叶 right posterior lobe
3. 胆囊 gallbladder
4. 肝左外叶 left lateral lobe
5. 肝门静脉右支 right branch of hepatic portal v.
6. 下腔静脉 inferior vena cava
7. 胃 stomach
8. 肝门静脉 hepatic portal v.
9. 尾状叶 caudate lobe
10. 横结肠 transverse colon
11. 空肠 jejunum
12. 胰体 body of pancreas
13. 肠系膜上动脉 superior mesenteric a.
14. 胃 stomach
15. 降结肠 descending colon
16. 胸主动脉 thoracic aorta
17. 脾 spleen
18. 背阔肌 latissimus dorsi
19. 竖脊肌 erector spinae
20. 膈脚 crus of diaphragm
21. 奇静脉 azygos v.
22. 椎体 vertebral body
23. 椎管 vertebral canal

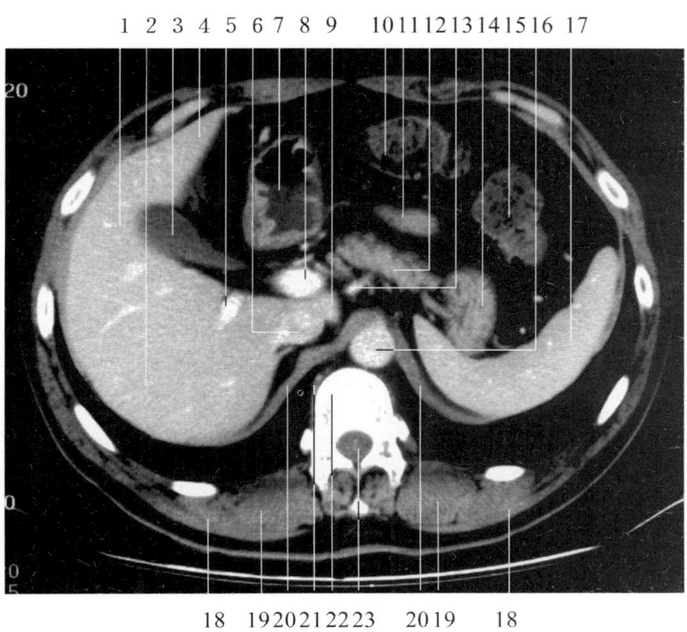

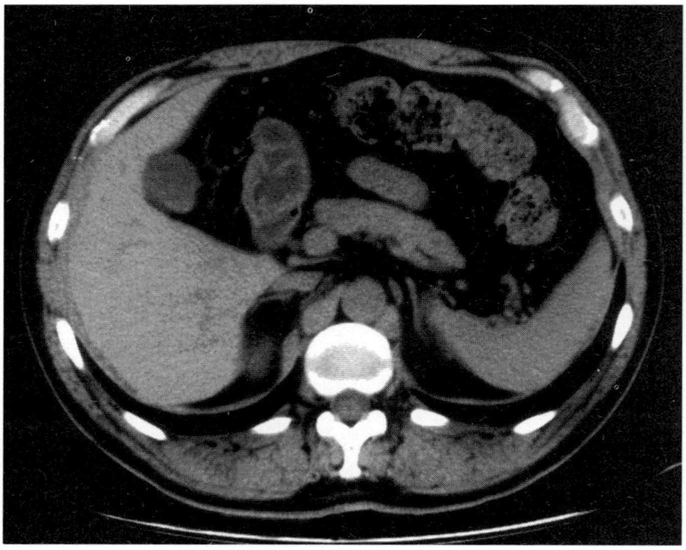

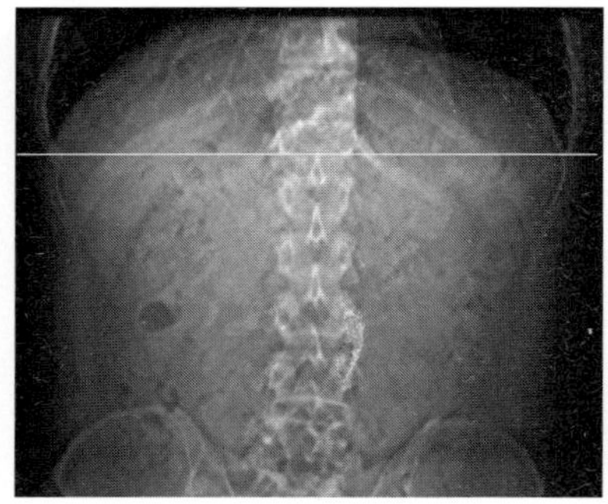

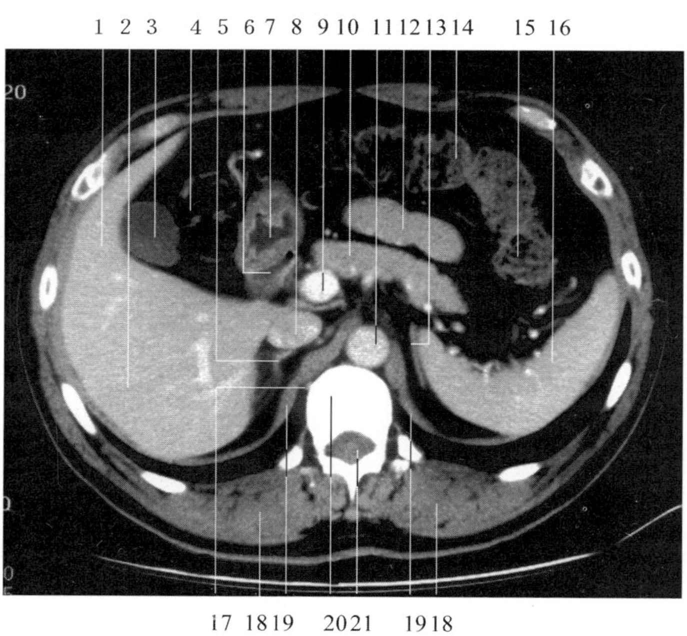

1. 肝右前叶 right anterior lobe
2. 肝右后叶 right posterior lobe
3. 胆囊 gallbladder
4. 升结肠 ascending colon
5. 右肾上腺 right suprarenal gland
6. 十二指肠降部 descending part of duodenum
7. 幽门窦 pyloric antrum
8. 下腔静脉 inferior vena cava
9. 肝门静脉 hepatic portal v.
10. 胰体 body of pancreas
11. 胸主动脉 thoracic aorta
12. 空肠 jejunum
13. 左肾上腺 left suprarenal gland
14. 横结肠 transverse colon
15. 降结肠 descending colon
16. 脾 spleen
17. 奇静脉 azygos v.
18. 竖脊肌 erector spinae
19. 膈脚 crus of diaphragm
20. 椎体 vertebral body
21. 椎管 vertebral canal

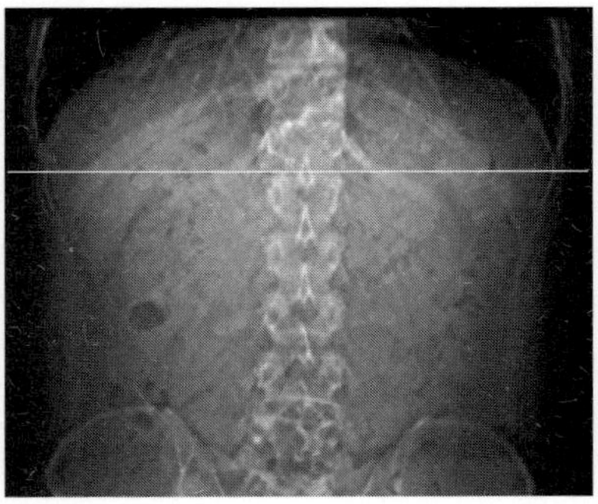

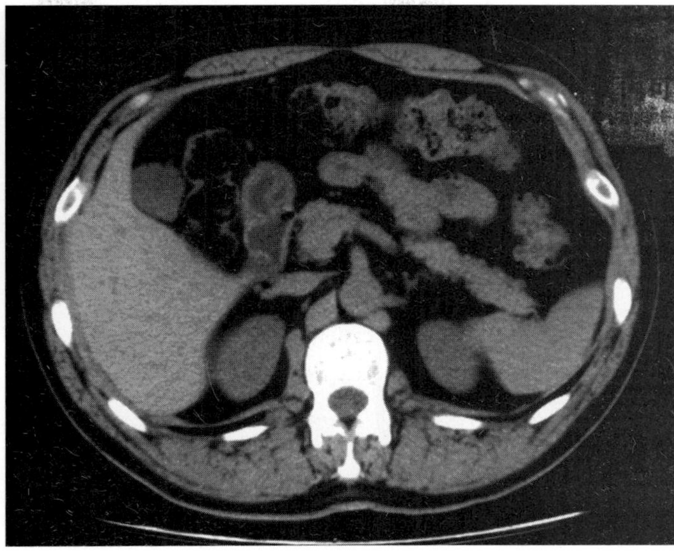

1. 肝右前叶 right anterior lobe
2. 肝右后叶 right posterior lobe
3. 胆囊 gallbladder
4. 升结肠 ascending colon
5. 右肾 right kidney
6. 十二指肠降部 descending part of duodenum
7. 下腔静脉 inferior vena cava
8. 胰头 head of pancreas
9. 肝门静脉 hepatic portal v.
10. 脾静脉 splenic v.
11. 空肠 jejunum
12. 左肾上腺 left suprarenal gland
13. 左肾 left kidney
14. 胰体 body of pancreas
15. 胰尾 tail of pancreas
16. 降结肠 descending colon
17. 脾 spleen
18. 竖脊肌 erector spinae
19. 膈右脚 right crus of diaphragm
20. 椎体 vertebral body
21. 椎管 vertebral canal
22. 腹主动脉 abdominal aorta

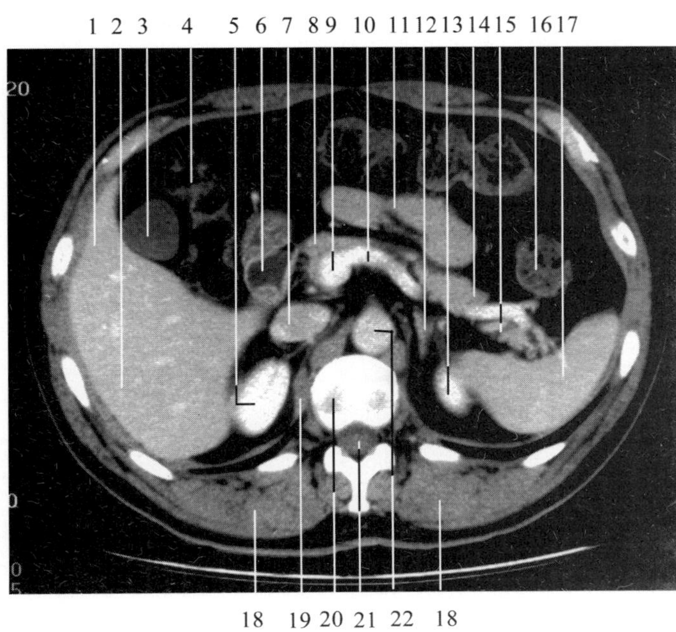

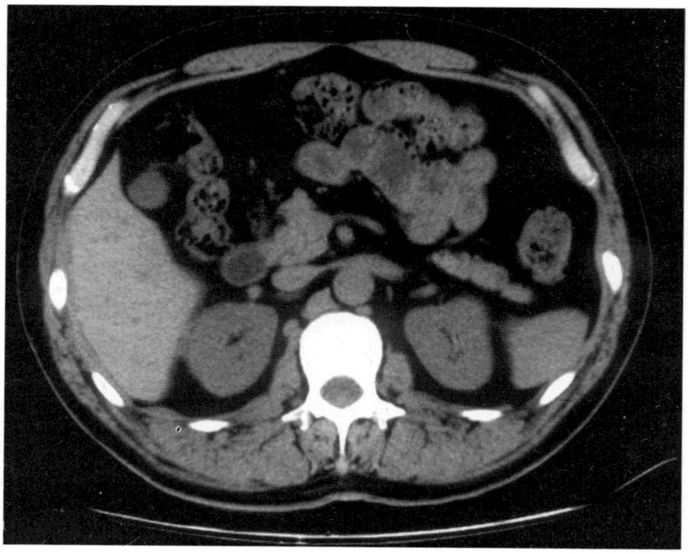

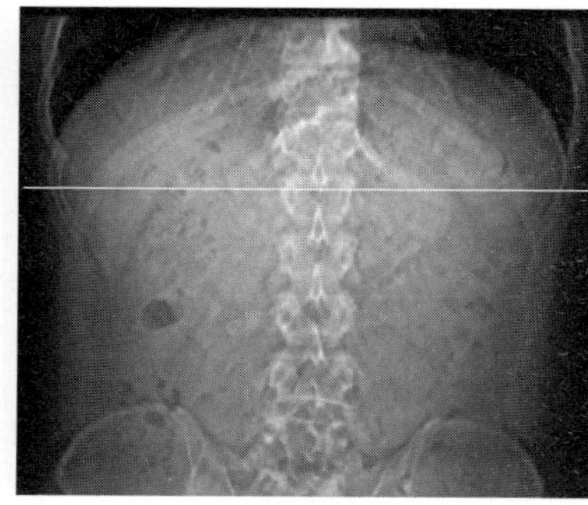

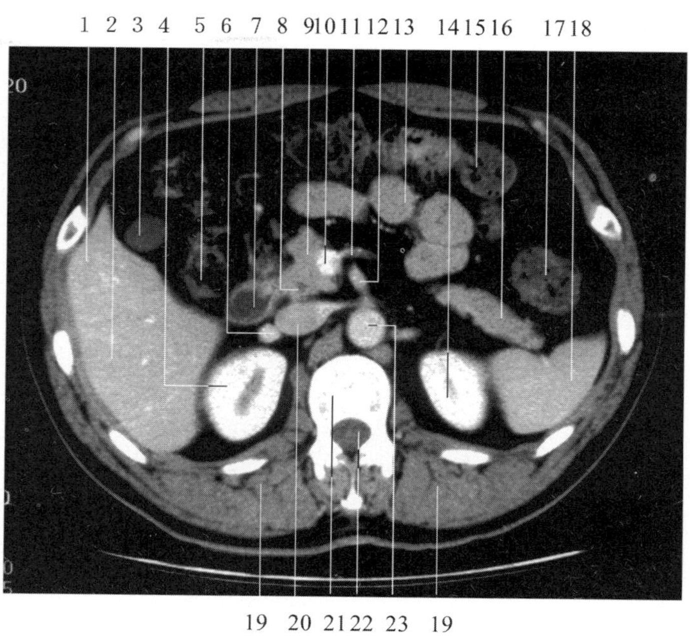

1. 肝右前叶 right anterior lobe
2. 肝右后叶 right posterior lobe
3. 胆囊 gallbladder
4. 右肾 right kidney
5. 升结肠 ascending colon
6. 右肾静脉 right renal v.
7. 十二指肠降部 descending part of duodenum
8. 胆总管 common bile duct
9. 胰头 head of pancreas
10. 肝门静脉 hepatic portal v.
11. 脾静脉 splenic v.
12. 肠系膜上动脉 superior mesenteric a.
13. 空肠 jejunum
14. 左肾 left kidney
15. 横结肠 transverse colon
16. 胰尾 tail of pancreas
17. 降结肠 descending colon
18. 脾 spleen
19. 竖脊肌 erector spinae
20. 下腔静脉 inferior vena cava
21. 椎体 vertebral body
22. 椎管 vertebral canal
23. 腹主动脉 abdominal aorta

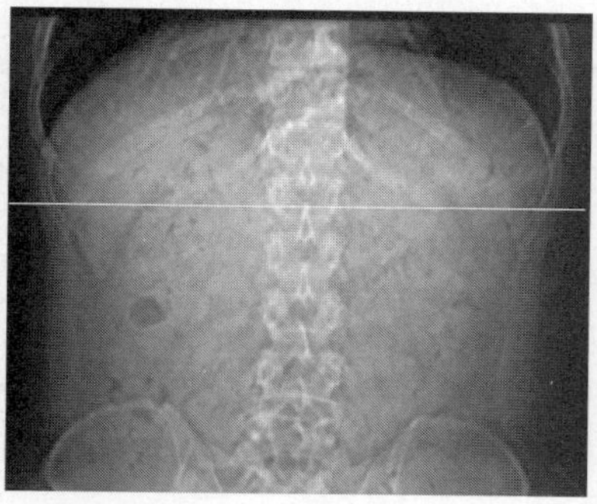

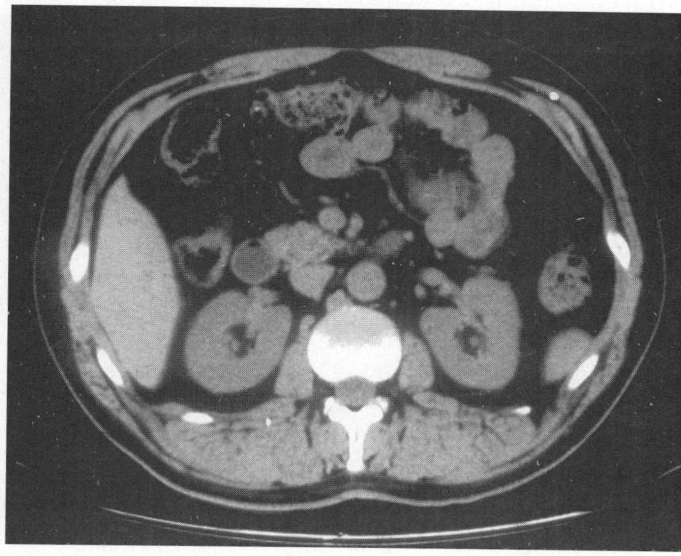

1. 肝右前叶 right anterior lobe
2. 肝右后叶 right posterior lobe
3. 横结肠 transverse colon
4. 右肾 right kidney
5. 十二指肠降部 descending part of duodenum
6. 右肾静脉 right renal v.
7. 胆总管 common bile duct
8. 胰头 head of pancreas
9. 肠系膜上静脉 superior mesenteric v.
10. 肠系膜上动脉 superior mesenteric a.
11. 腹主动脉 abdominal aorta
12. 脾静脉 splenic v.
13. 左肾 left kidney
14. 空肠 jejunum
15. 胰尾 tail of pancreas
16. 降结肠 descending colon
17. 脾 spleen
18. 竖脊肌 erector spinae
19. 下腔静脉 inferior vena cava
20. 腰大肌 psoas major
21. 椎体 vertebral body
22. 椎管 vertebral canal

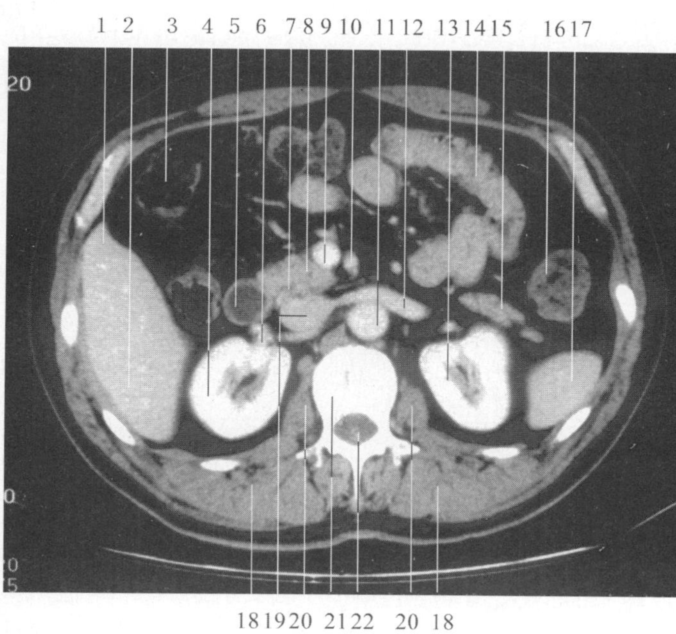

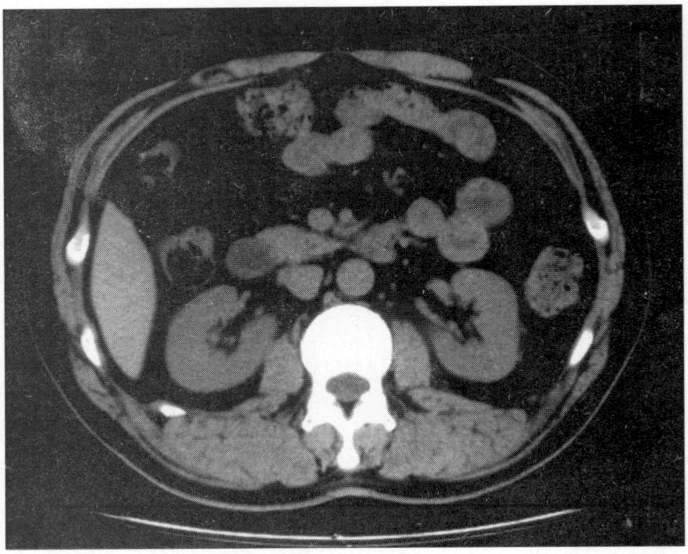

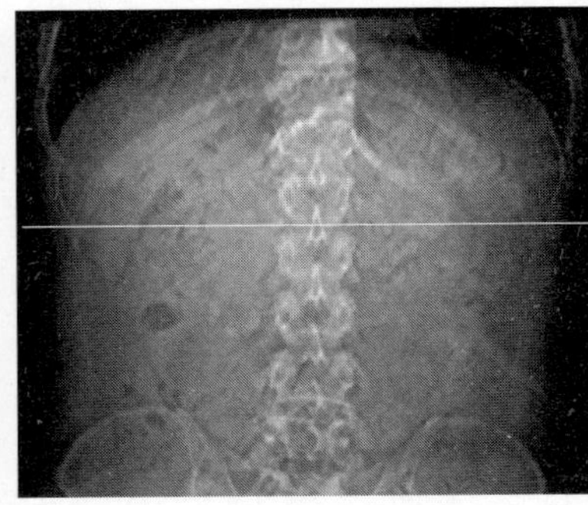

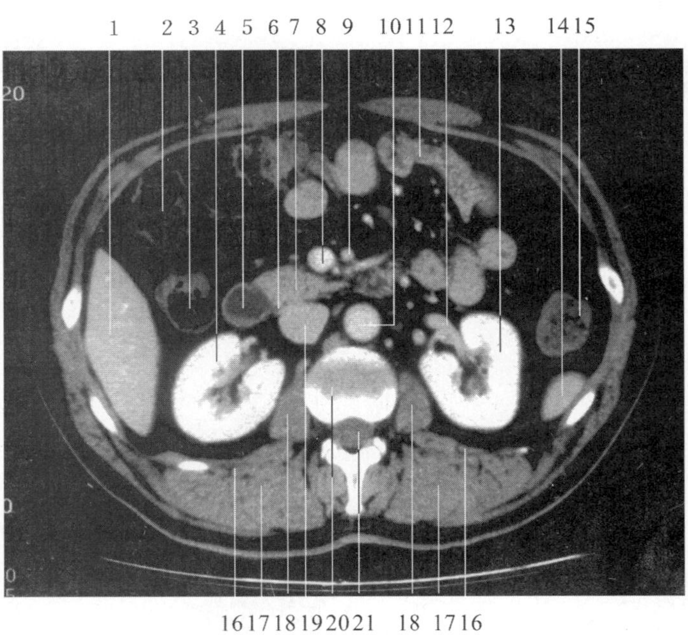

1. 肝右后叶 right posterior lobe
2. 横结肠 transverse colon
3. 升结肠 ascending colon
4. 右肾 right kidney
5. 十二指肠降部 descending part of duodenum
6. 胆总管 common bile duct
7. 胰头 head of pancreas
8. 肠系膜上静脉 superior mesenteric v.
9. 肠系膜上动脉 superior mesenteric a.
10. 腹主动脉 abdominal aorta
11. 空肠 jejunum
12. 左肾静脉 left renal v.
13. 左肾 left kidney
14. 脾 spleen
15. 降结肠 descending colon
16. 腰方肌 quadratus lumborum
17. 竖脊肌 erector spinae
18. 腰大肌 psoas major
19. 下腔静脉 inferior vena cava
20. 椎体 vertebral body
21. 椎管 vertebral canal

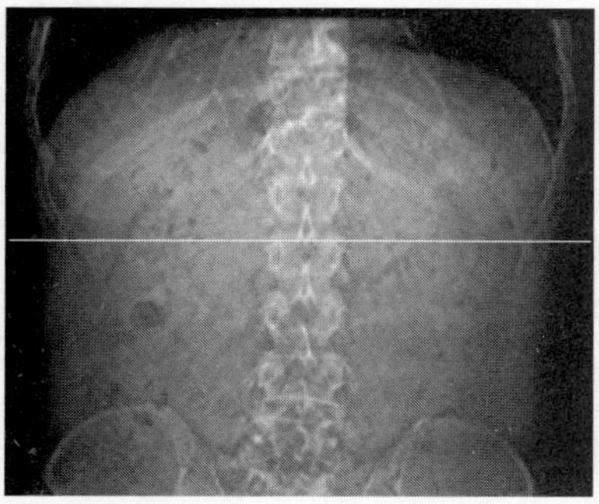

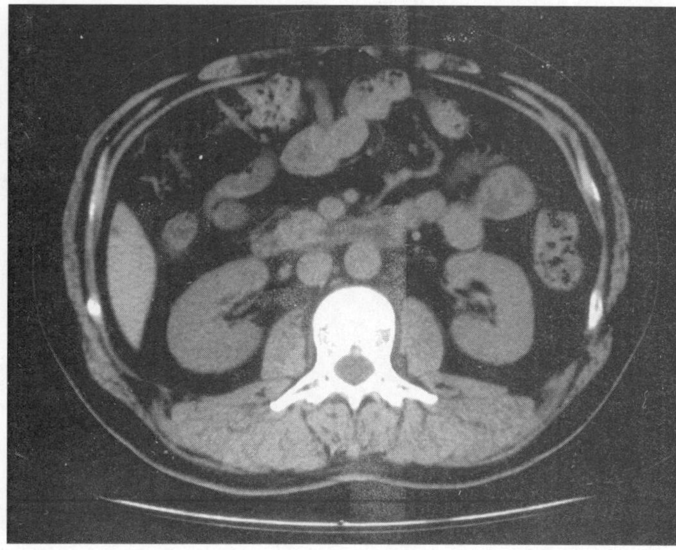

1．肝右后叶 right posterior lobe
2．横结肠 transverse colon
3．升结肠 ascending colon
4．右肾 right kidney
5．十二指肠降部 descending part of duodenum
6．右肾静脉 right renal v.
7．钩突 uncinate process
8．胆总管 common bile duct
9．肠系膜上静脉 superior mesenteric v.
10．肠系膜上动脉 superior mesenteric a.
11．十二指肠水平部 horizontal part of duodenum
12．腹主动脉 abdominal aorta
13．左肾 left kidney
14．降结肠 descending colon
15．腰方肌 quadratus lumborum
16．竖脊肌 erector spinae
17．腰大肌 psoas major
18．下腔静脉 inferior vena cava
19．椎体 vertebral body
20．椎管 vertebral canal

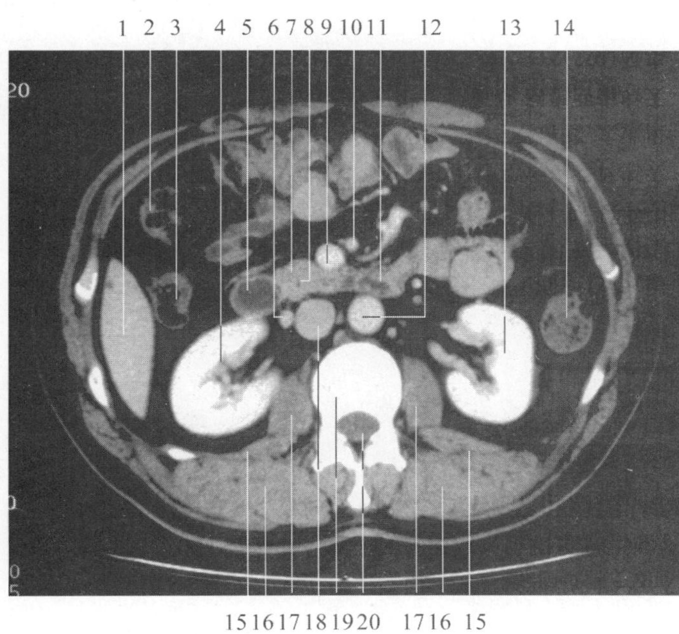

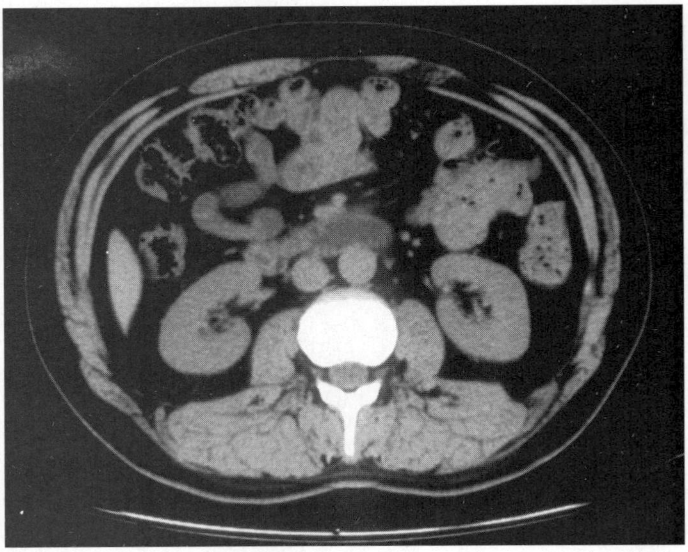

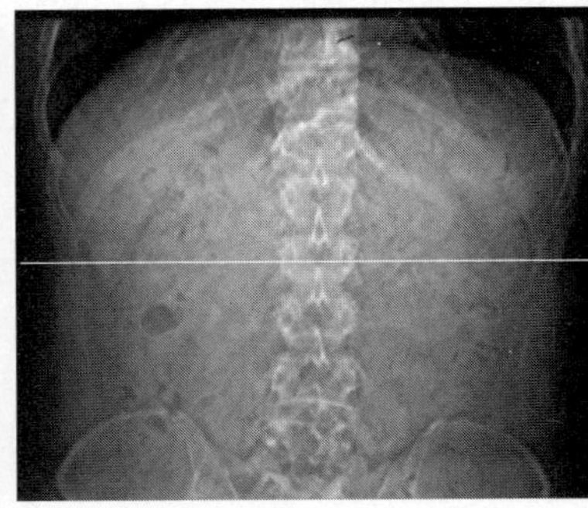

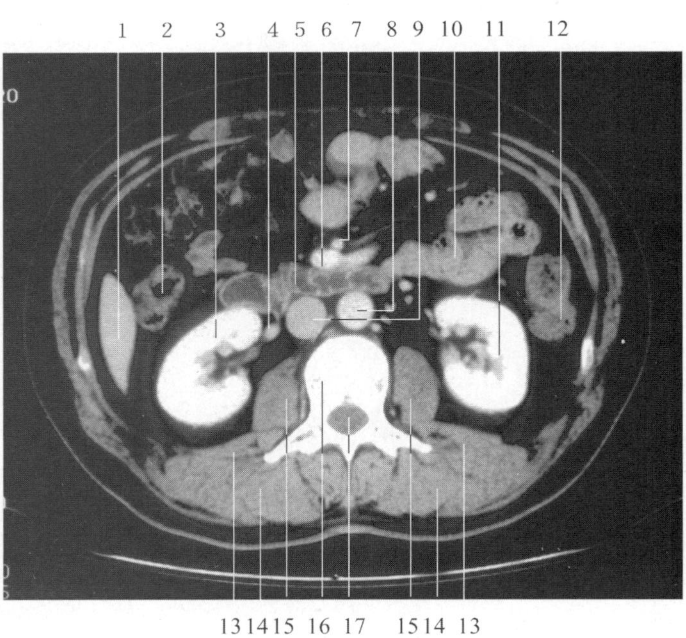

1. 肝右后叶 right posterior lobe
2. 升结肠 ascending colon
3. 右肾 right kidney
4. 右肾静脉 right renal v.
5. 十二指肠水平部 horizontal part of duodenum
6. 肠系膜上静脉 superior mesenteric v.
7. 肠系膜上动脉 superior mesenteric a.
8. 腹主动脉 abdominal aorta
9. 下腔静脉 inferior vena cava
10. 空肠 jejunum
11. 左肾 left kidney
12. 降结肠 descending colon
13. 腰方肌 quadratus lumborum
14. 竖脊肌 erector spinae
15. 腰大肌 psoas major
16. 椎体 vertebral body
17. 椎管 vertebral canal

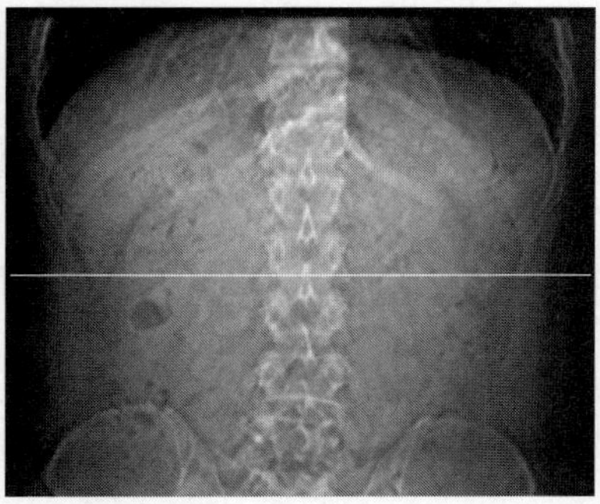

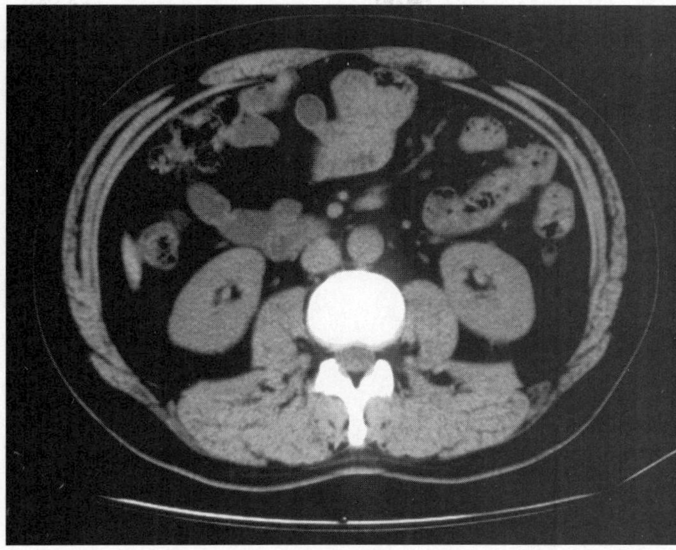

1. 肝右后叶 right posterior lobe
2. 升结肠 ascending colon
3. 回肠 ileum
4. 右肾 right kidney
5. 十二指肠水平部 horizontal part of duodenum
6. 下腔静脉 inferior vena cava
7. 肠系膜上静脉 superior mesenteric v.
8. 肠系膜上动脉 superior mesenteric a.
9. 腹主动脉 abdominal aorta
10. 左肾 left kidney
11. 空肠 jejunum
12. 降结肠 descending colon
13. 腰方肌 quadratus lumborum
14. 竖脊肌 erector spinae
15. 腰大肌 psoas major
16. 椎体 vertebral body
17. 椎管 vertebral canal

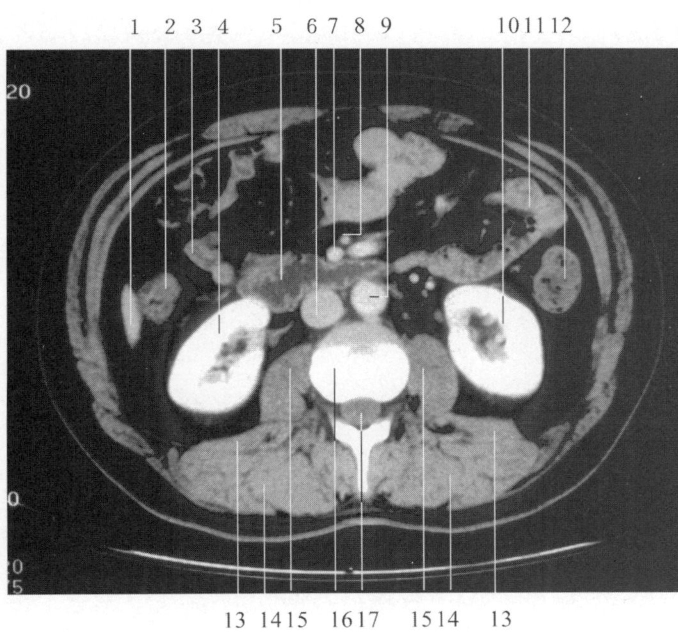

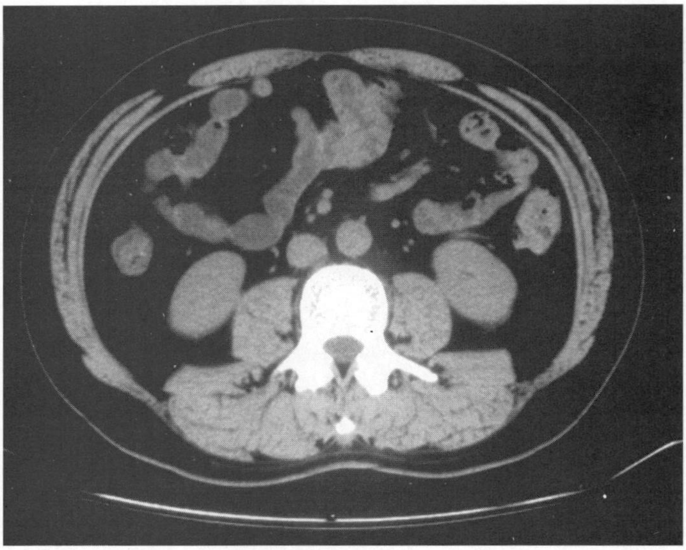

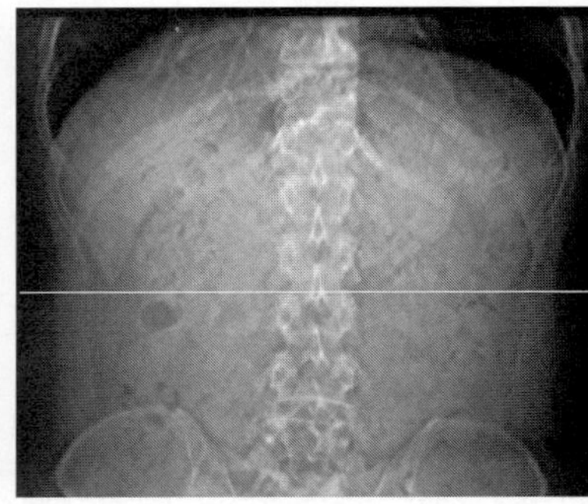

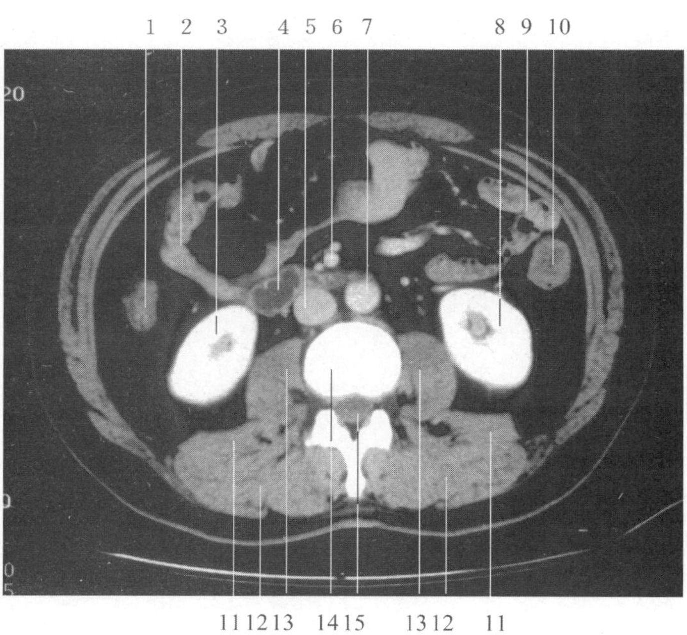

1. 升结肠 ascending colon
2. 回肠 ileum
3. 右肾 right kidney
4. 十二指肠水平部 horizontal part of duodenum
5. 下腔静脉 inferior vena cava
6. 肠系膜上动静脉 superior mesenteric a. and v.
7. 腹主动脉 abdominal aorta
8. 左肾 left kidney
9. 空肠 jejunum
10. 降结肠 descending colon
11. 腰方肌 quadratus lumborum
12. 竖脊肌 erector spinae
13. 腰大肌 psoas major
14. 椎体 vertebral body
15. 椎管 vertebral canal

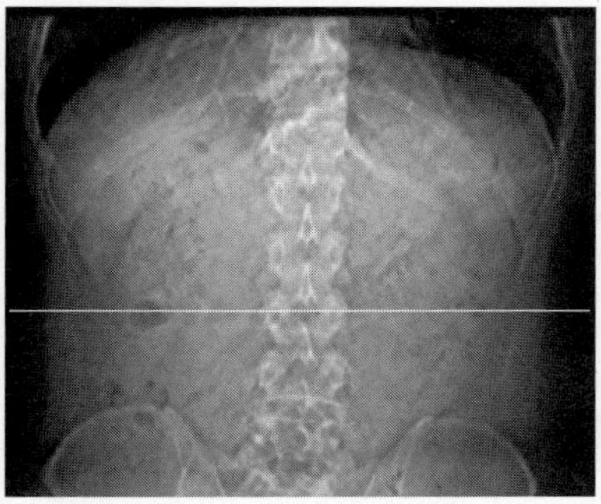

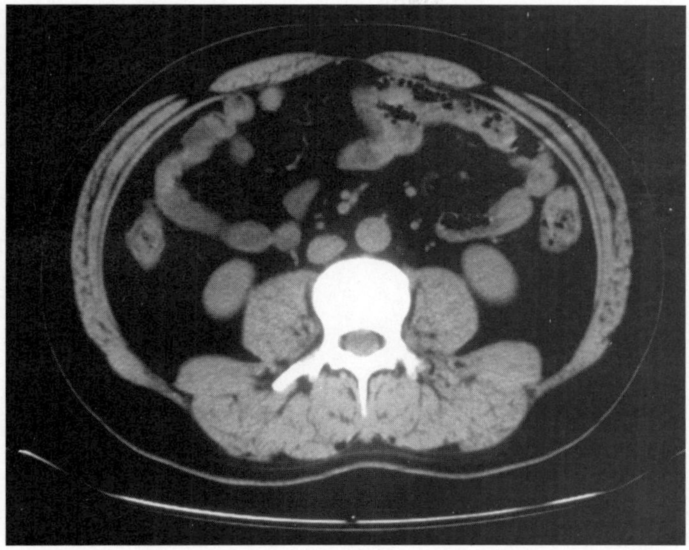

1. 升结肠 ascending colon
2. 回肠 ileum
3. 右肾 right kidney
4. 下腔静脉 inferior vena cava
5. 肠系膜上动静脉 superior mesenteric a. and v.
6. 腹主动脉 abdominal aorta
7. 空肠 jejunum
8. 左肾 left kidney
9. 降结肠 descending colon
10. 腰方肌 quadratus lumborum
11. 竖脊肌 erector spinae
12. 腰大肌 psoas major
13. 椎体 vertebral body
14. 椎管 vertebral canal

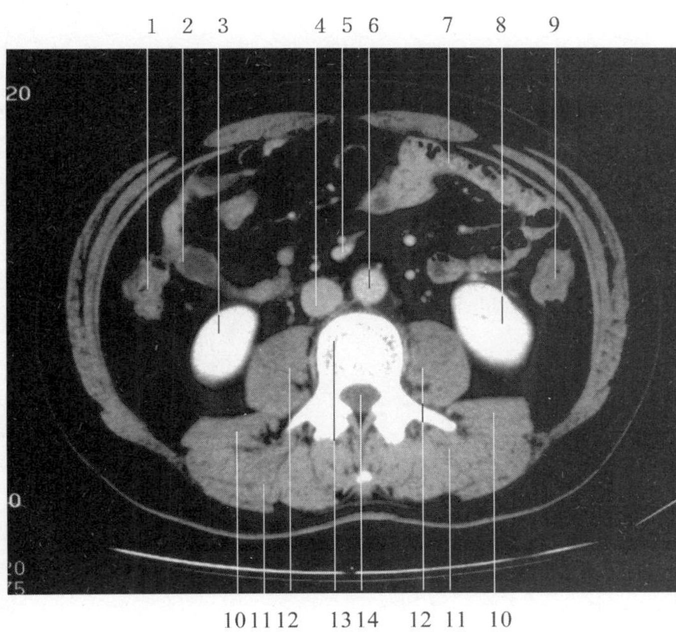

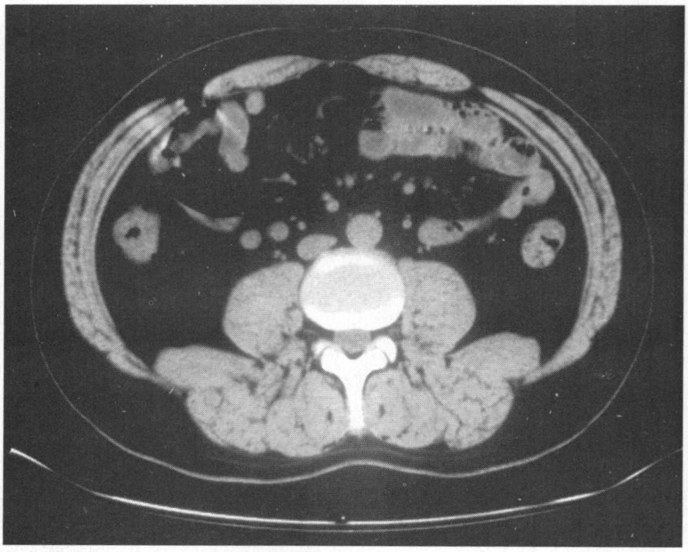

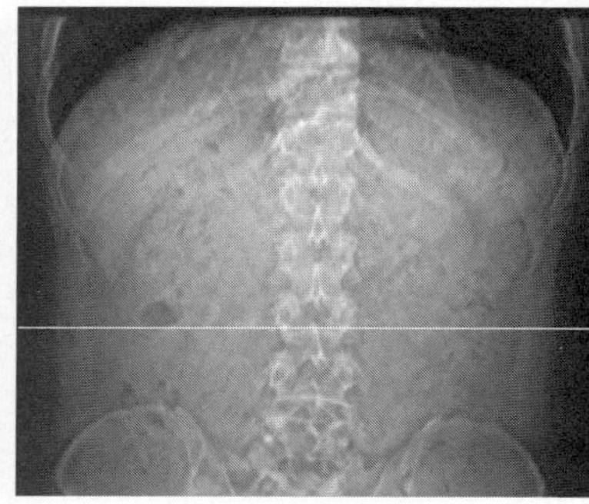

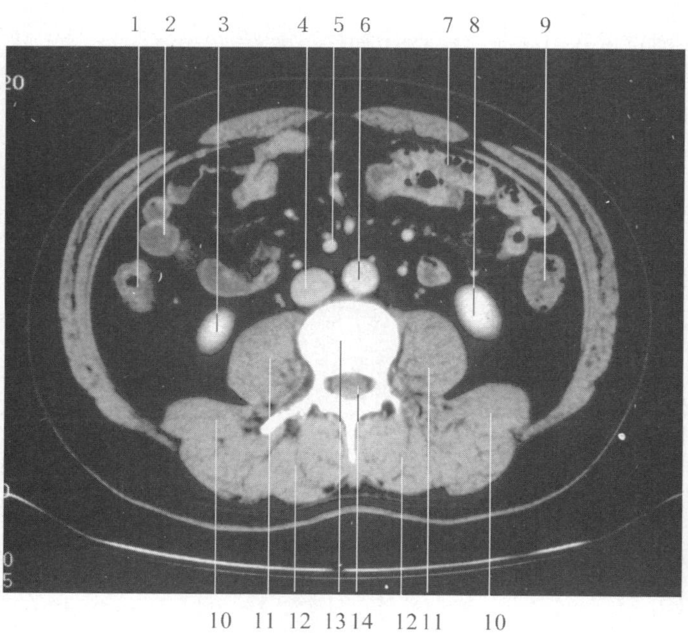

1. 升结肠 ascending colon
2. 回肠 ileum
3. 右肾 right kidney
4. 下腔静脉 inferior vena cava
5. 肠系膜上动静脉 superior mesenteric a. and v.
6. 腹主动脉 abdominal aorta
7. 空肠 jejunum
8. 左肾 left kidney
9. 降结肠 descending colon
10. 腰方肌 quadratus lumborum
11. 腰大肌 psoas major
12. 竖脊肌 erector spinae
13. 椎体 vertebral body
14. 椎管 vertebral canal

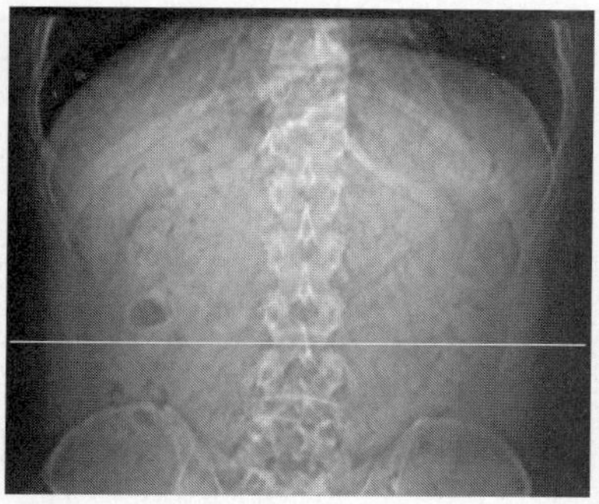

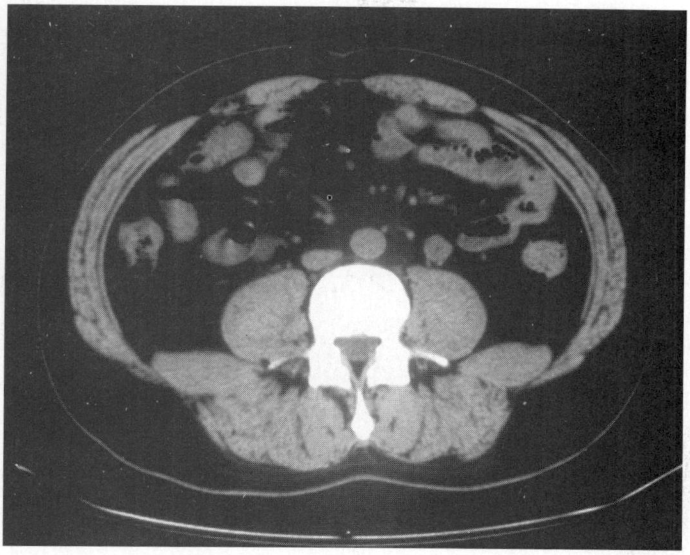

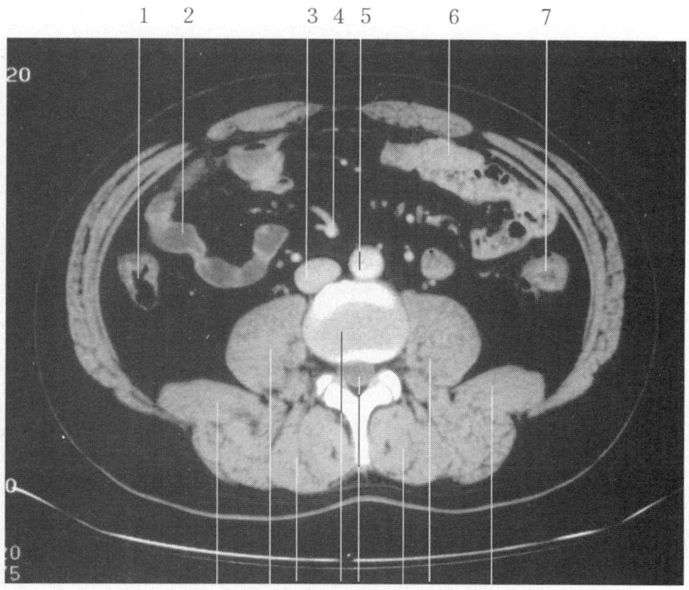

1. 升结肠 ascending colon
2. 回肠 ileum
3. 下腔静脉 inferior vena cava
4. 肠系膜上动静脉 superior mesenteric a. and v.
5. 腹主动脉 abdominal aorta
6. 空肠 jejunum
7. 降结肠 descending colon
8. 腰方肌 quadratus lumborum
9. 腰大肌 psoas major
10. 竖脊肌 erector spinae
11. 椎体 vertebral body
12. 椎管 vertebral canal

第五节 正常盆腔 CT 解剖

男 性

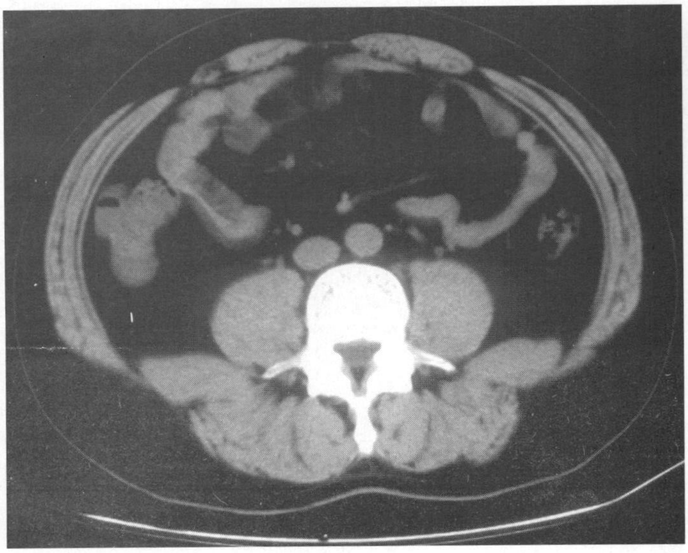

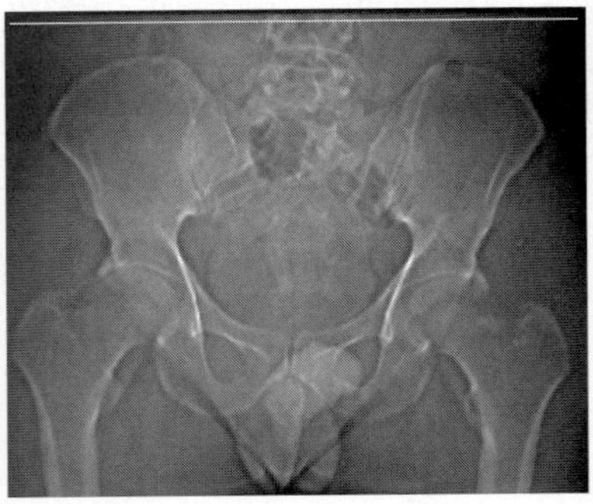

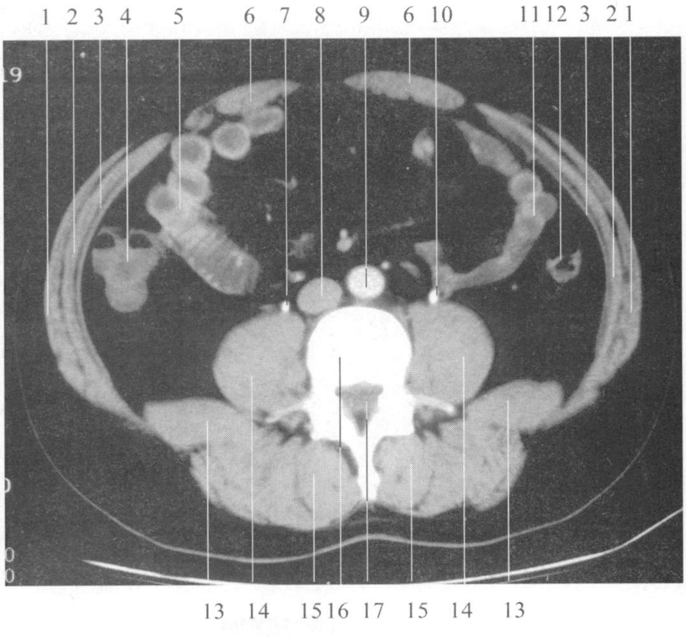

1. 腹外斜肌 obliquus externus abdominis
2. 腹内斜肌 obliquus internus abdominis
3. 腹横肌 transversus abdominis
4. 升结肠 ascending colon
5. 回肠 ileum
6. 腹直肌 rectus abdominis
7. 右输尿管 right ureter
8. 下腔静脉 inferior vena cava
9. 腹主动脉 abdominal aorta
10. 左输尿管 left ureter
11. 空肠 jejunum
12. 降结肠 descending colon
13. 腰方肌 quadratus lumborum
14. 腰大肌 psoas major
15. 竖脊肌 erector spinae
16. 椎体 vertebral body
17. 马尾 cauda equina

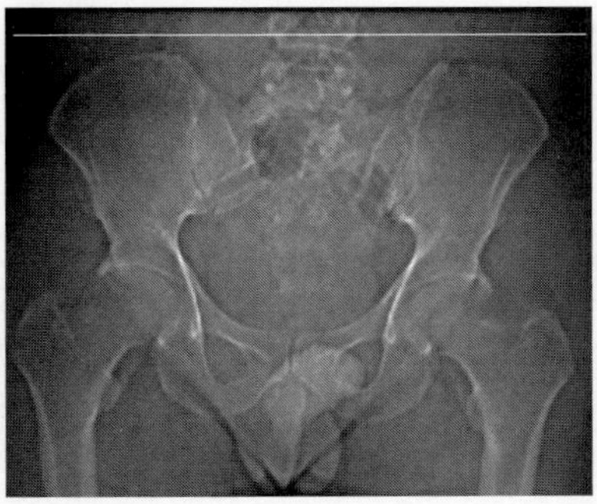

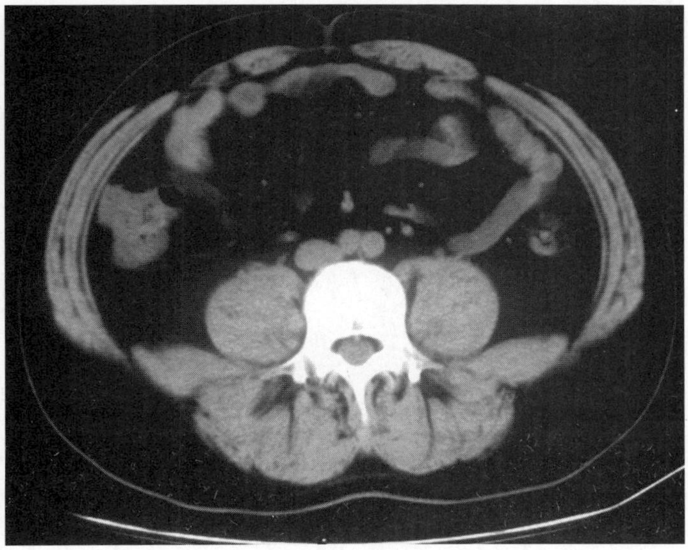

1. 腹外斜肌 obliquus externus abdominis
2. 腹内斜肌 obliquus internus abdominis
3. 腹横肌 transversus abdominis
4. 升结肠 ascending colon
5. 回肠 ileum
6. 腹直肌 rectus abdominis
7. 右输尿管 right ureter
8. 下腔静脉 inferior vena cava
9. 右髂总动脉 right common iliac a.
10. 左髂总动脉 left common iliac a.
11. 左输尿管 left ureter
12. 空肠 jejunum
13. 降结肠 descending colon
14. 腰方肌 quadratus lumborum
15. 腰大肌 psoas major
16. 竖脊肌 erector spinae
17. 椎体 vertebral body
18. 马尾 cauda equina

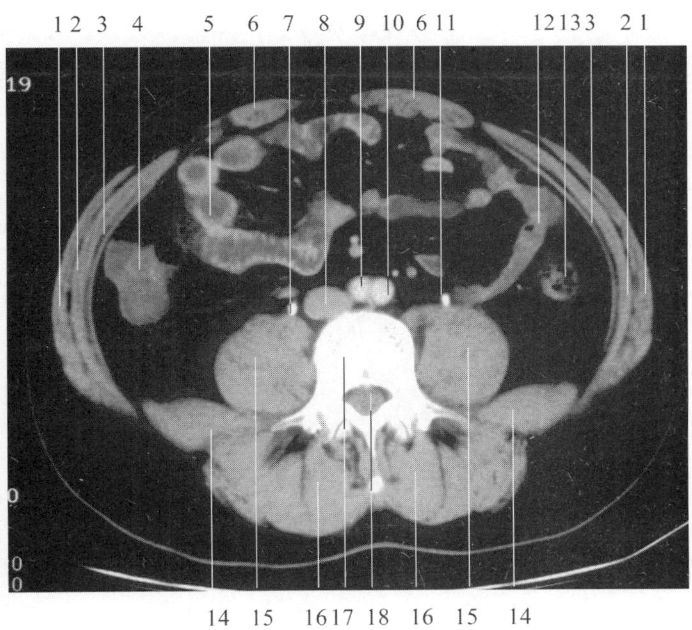

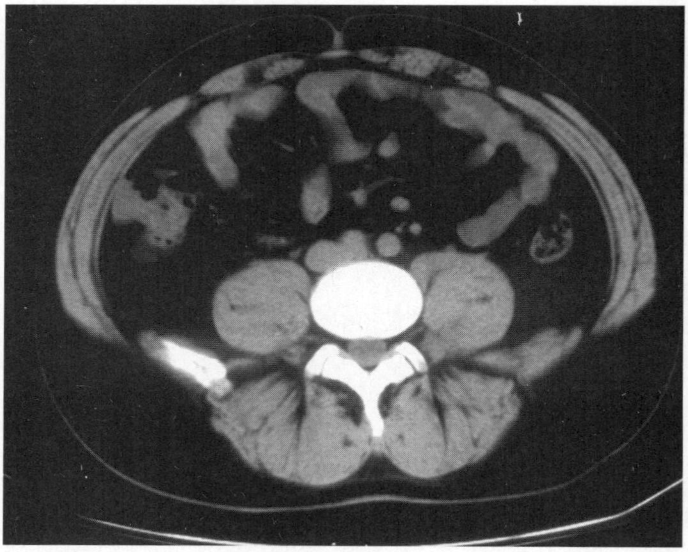

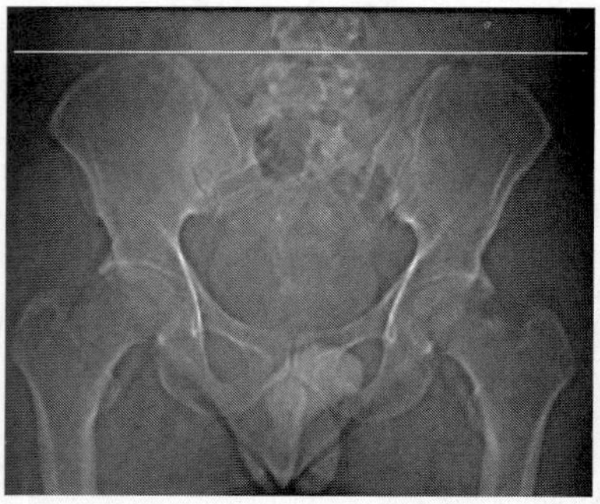

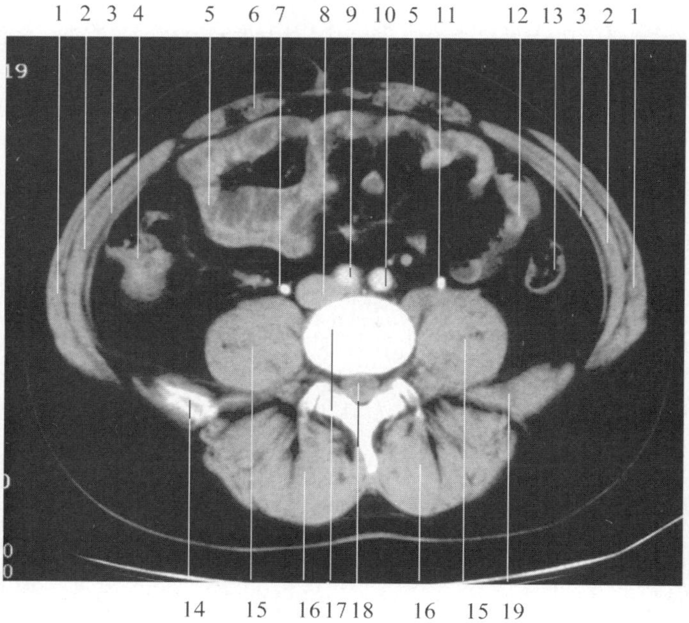

1. 腹外斜肌 obliquus externus abdominis
2. 腹内斜肌 obliquus internus abdominis
3. 腹横肌 transversus abdominis
4. 升结肠 ascending colon
5. 回肠 ileum
6. 腹直肌 rectus abdominis
7. 右输尿管 right ureter
8. 下腔静脉 inferior vena cava
9. 右髂总动脉 right common iliac a.
10. 左髂总动脉 left common iliac a.
11. 左输尿管 left ureter
12. 空肠 jejunum
13. 降结肠 descending colon
14. 髂骨翼 ala of ilium
15. 腰大肌 psoas major
16. 竖脊肌 erector spinae
17. 椎体 vertebral body
18. 马尾 cauda equina
19. 腰方肌 quadratus lumborum

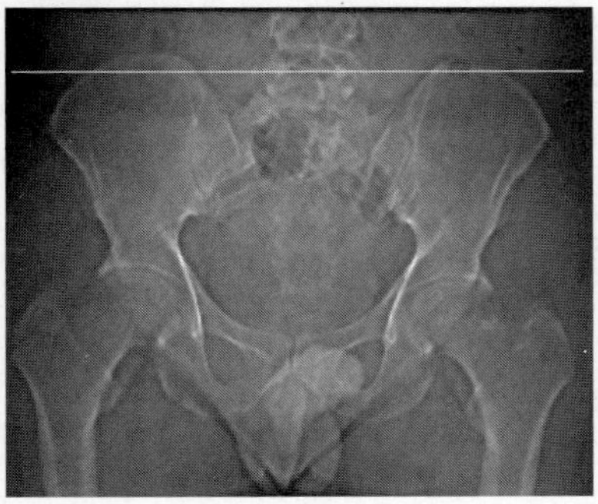

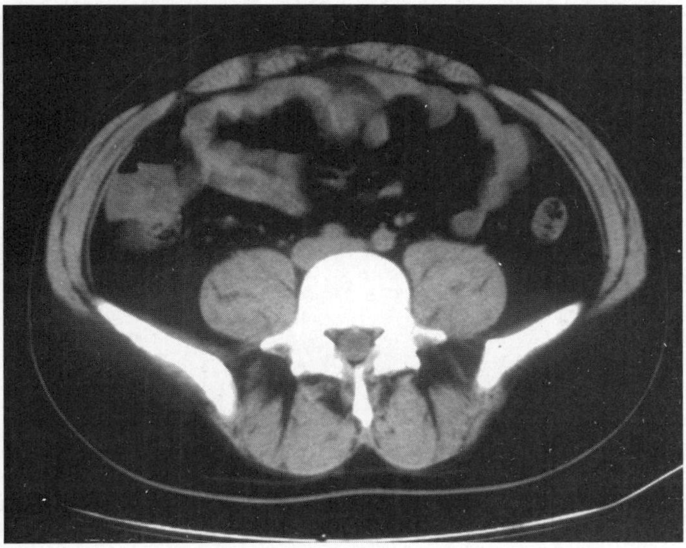

1. 腹外斜肌 obliquus externus abdominis
2. 腹内斜肌 obliquus internus abdominis
3. 腹横肌 transversus abdominis
4. 升结肠 ascending colon
5. 回肠 ileum
6. 右输尿管 right ureter
7. 下腔静脉 inferior vena cava
8. 右髂总动脉 right common iliac a.
9. 左髂总动脉 left common iliac a.
10. 左输尿管 left ureter
11. 空肠 jejunum
12. 乙状结肠 sigmoid colon
13. 髂骨翼 ala of ilium
14. 腰大肌 psoas major
15. 竖脊肌 erector spinae
16. 椎体 vertebral body
17. 马尾 cauda equina

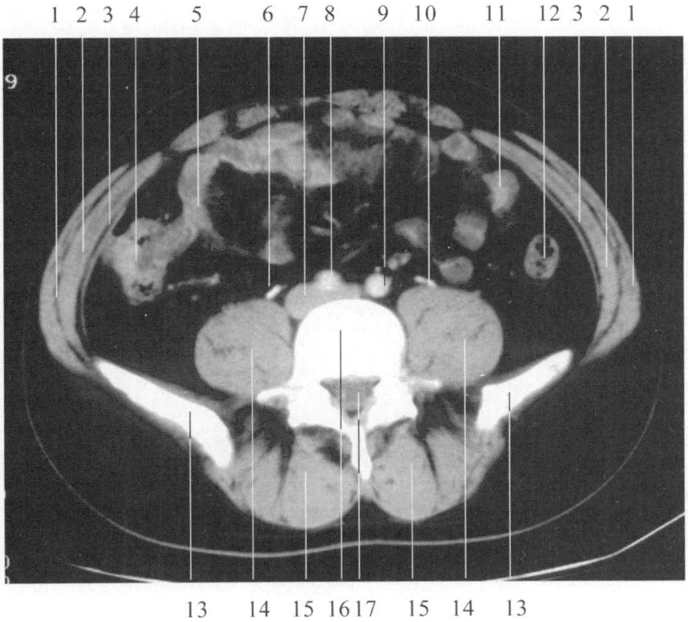

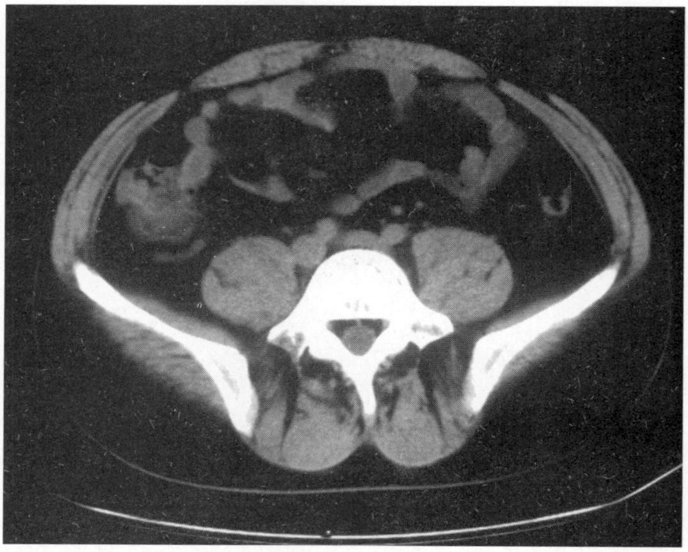

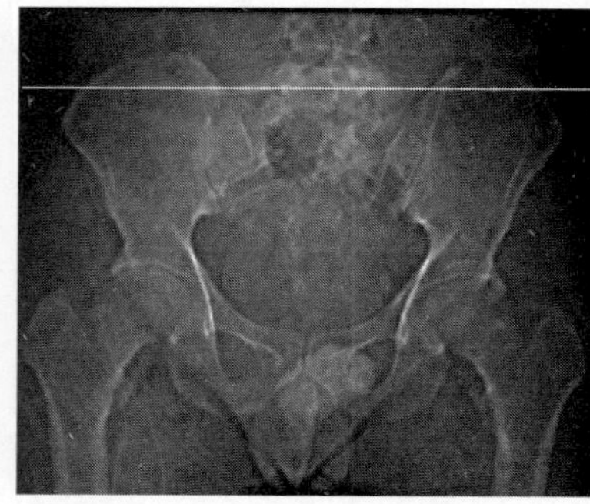

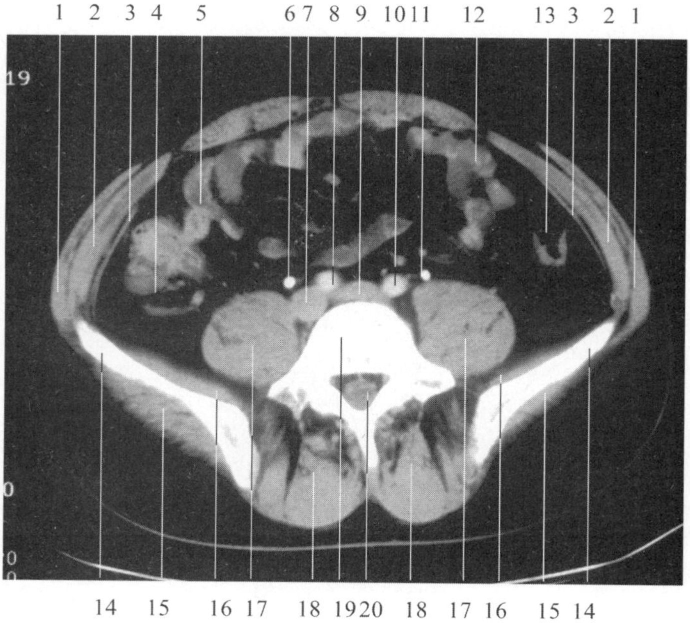

1. 腹外斜肌 obliquus externus abdominis
2. 腹内斜肌 obliquus internus abdominis
3. 腹横肌 transversus abdominis
4. 盲肠 cecum
5. 回肠 ileum
6. 右输尿管 right ureter
7. 右髂总静脉 right common iliac v.
8. 右髂总动脉 right common iliac a.
9. 左髂总静脉 left common iliac v.
10. 左髂总动脉 left common iliac a.
11. 左输尿管 left ureter
12. 空肠 jejunum
13. 乙状结肠 sigmoid colon
14. 髂骨翼 ala of ilium
15. 臀中肌 gluteus medius
16. 髂肌 iliacus
17. 腰大肌 psoas major
18. 竖脊肌 erector spinae
19. 椎体 vertebral body
20. 马尾 cauda equina

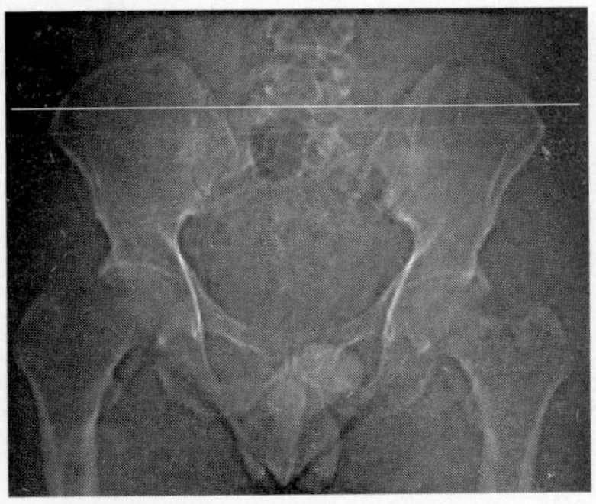

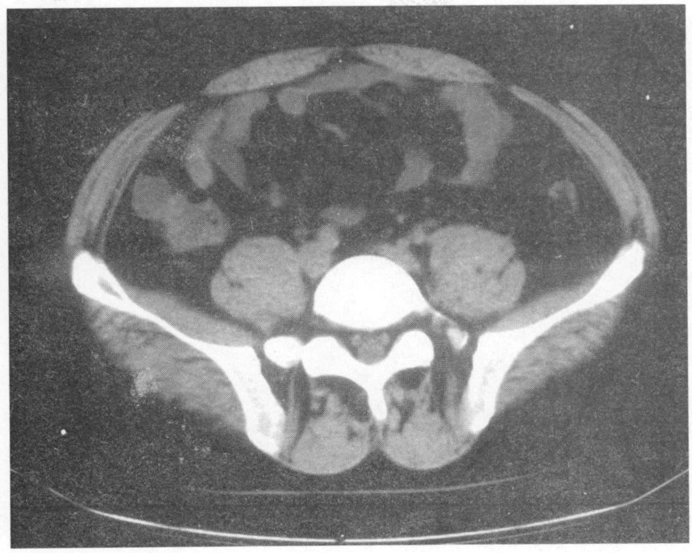

1. 腹外斜肌 obliquus externus abdominis
2. 腹内斜肌 obliquus internus abdominis
3. 腹横肌 transversus abdominis
4. 盲肠 cecum
5. 回肠 ileum
6. 右输尿管 right ureter
7. 右髂总静脉 right common iliac v.
8. 右髂总动脉 right common iliac a.
9. 左髂总静脉 left common iliac v.
10. 左髂内动脉 left internal iliac a.
11. 左髂外动脉 left external iliac a.
12. 左输尿管 left ureter
13. 空肠 jejunum
14. 乙状结肠 sigmoid colon
15. 髂骨翼 ala of ilium
16. 臀中肌 gluteus medius
17. 髂肌 iliacus
18. 腰大肌 psoas major
19. 竖脊肌 erector spinae
20. 椎体 vertebral body
21. 马尾 cauda equina

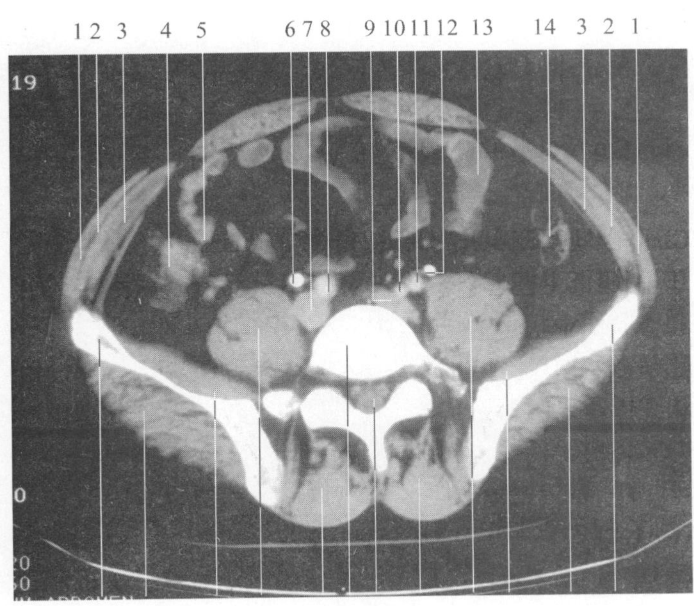

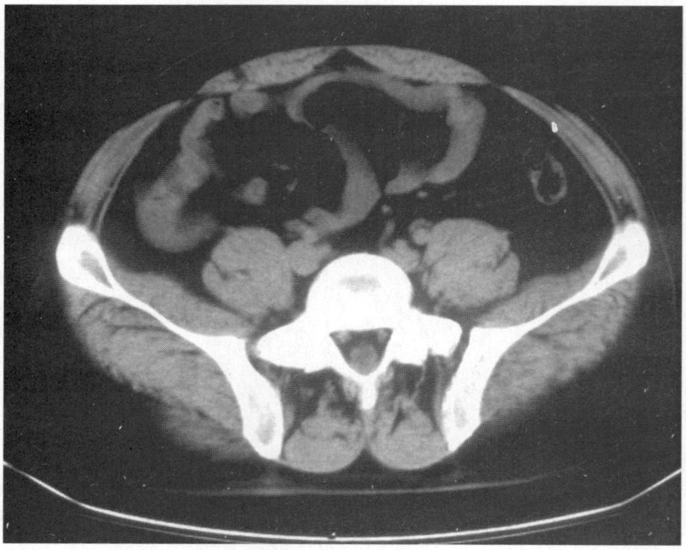

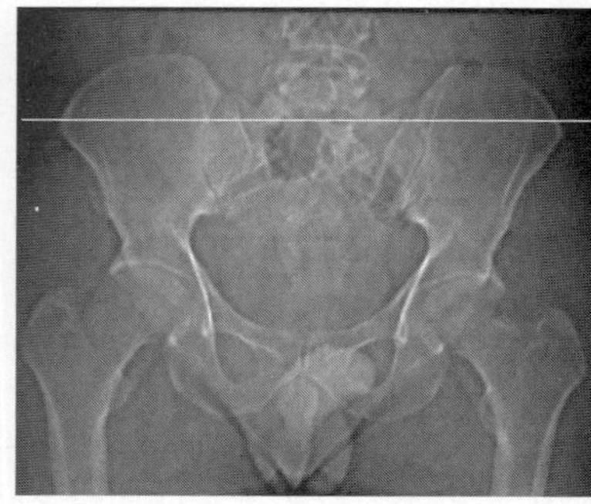

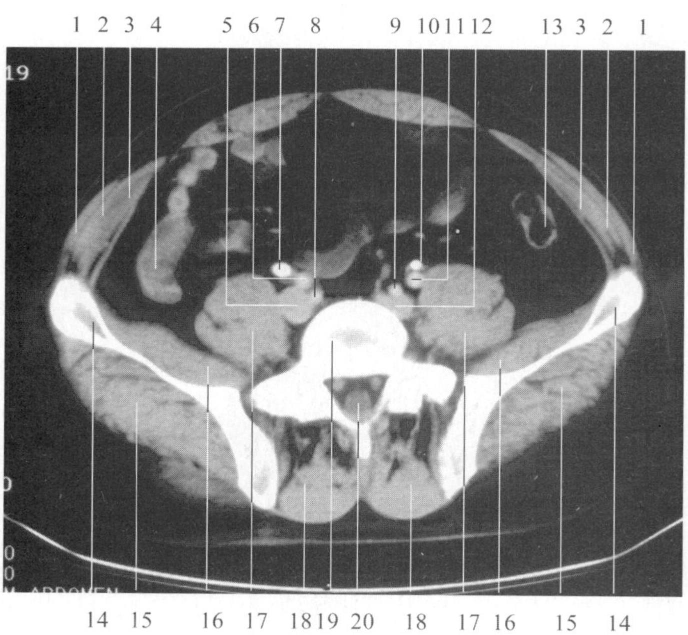

1. 腹外斜肌 obliquus externus abdominis
2. 腹内斜肌 obliquus internus abdominis
3. 腹横肌 transversus abdominis
4. 回肠 ileum
5. 右髂总静脉 right common iliac v.
6. 右髂外动脉 right external iliac a.
7. 右输尿管 right ureter
8. 右髂内动脉 right internal iliac a.
9. 左髂内动脉 left internal iliac a.
10. 左输尿管 left ureter
11. 左髂外动脉 left external iliac a.
12. 左髂总静脉 left common iliac v.
13. 乙状结肠 sigmoid colon
14. 髂骨翼 ala of ilium
15. 臀中肌 gluteus medius
16. 髂肌 iliacus
17. 腰大肌 psoas major
18. 竖脊肌 erector spinae
19. 椎体 vertebral body
20. 马尾 cauda equina

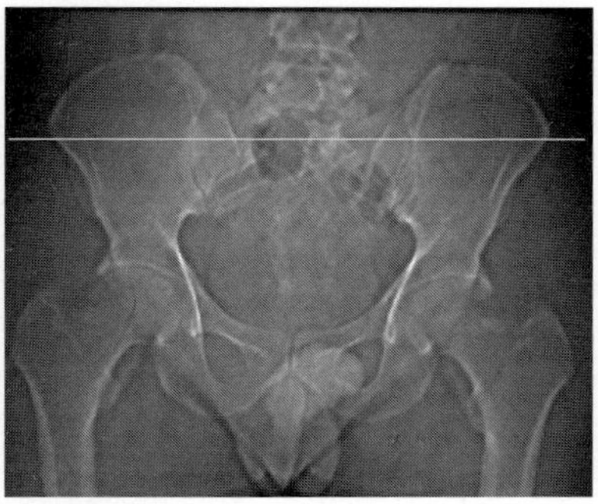

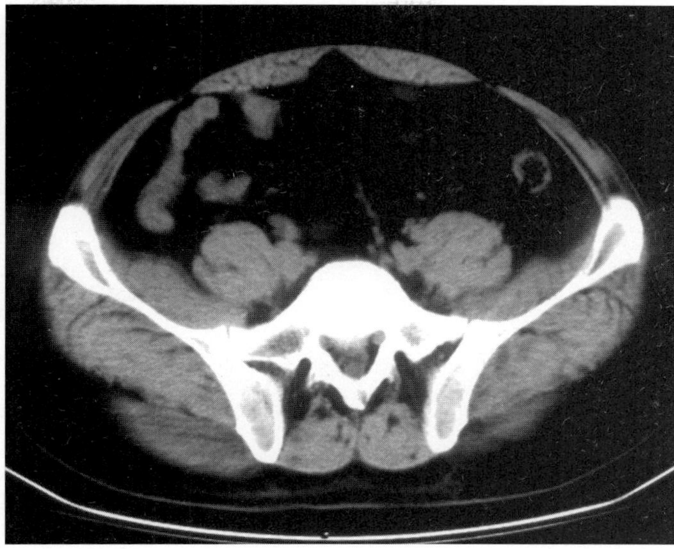

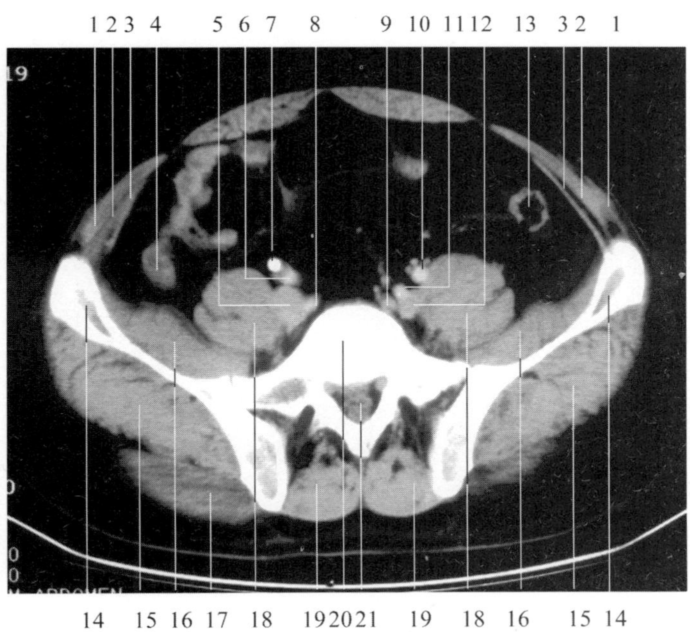

1. 腹外斜肌 obliquus externus abdominis
2. 腹内斜肌 obliquus internus abdominis
3. 腹横肌 transversus abdominis
4. 回肠 ileum
5. 右髂总静脉 right common iliac v.
6. 右髂外动脉 right external iliac a.
7. 右输尿管 right ureter
8. 右髂内动脉 right internal iliac a.
9. 左髂内静脉 left internal iliac v.
10. 左髂外动脉 left external iliac a.
11. 左髂内动脉 left internal iliac a.
12. 左髂外静脉 left external iliac v.
13. 乙状结肠 sigmoid colon
14. 髂骨翼 ala of ilium
15. 臀中肌 gluteus medius
16. 髂肌 iliacus
17. 臀大肌 gluteus maximus
18. 腰大肌 psoas major
19. 竖脊肌 erector spinae
20. 椎体 vertebral body
21. 马尾 cauda equina

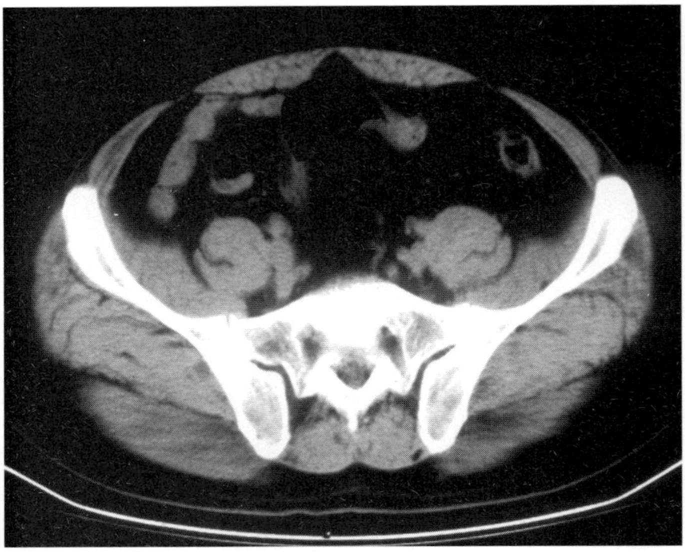

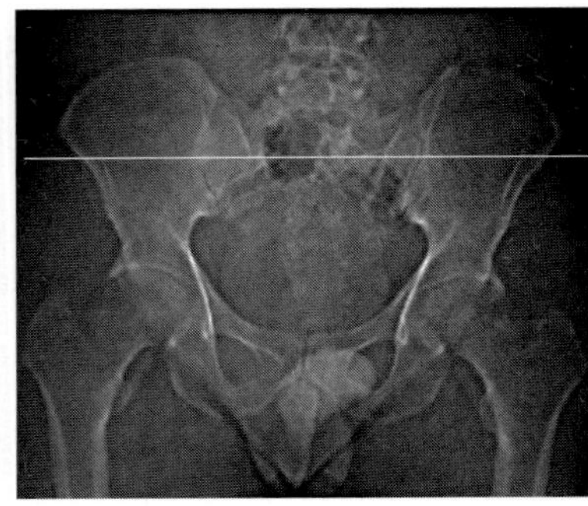

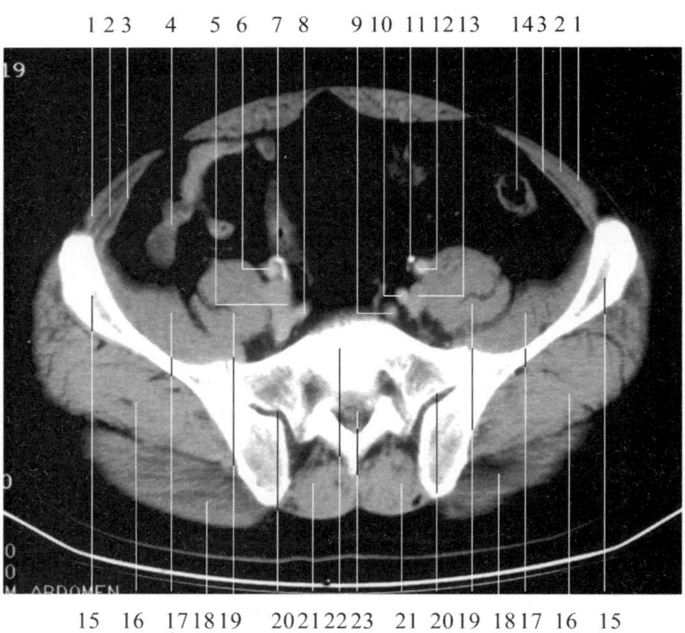

1. 腹外斜肌 obliquus externus abdominis
2. 腹内斜肌 obliquus internus abdominis
3. 腹横肌 transversus abdominis
4. 回肠 ileum
5. 右髂内、外静脉 right internal and external iliac v.
6. 右髂外动脉 right external iliac a.
7. 右输尿管 right ureter
8. 右髂内动脉 right internal iliac a.
9. 左髂内静脉 left internal iliac v.
10. 左髂内动脉 left internal iliac a.
11. 左输尿管 left ureter
12. 左髂外动脉 left external iliac a.
13. 左髂外静脉 left external iliac v.
14. 乙状结肠 sigmoid colon
15. 髂骨翼 ala of ilium
16. 臀中肌 gluteus medius
17. 髂肌 iliacus
18. 臀大肌 gluteus maximus
19. 腰大肌 psoas major
20. 骶髂关节 sacroiliac joint
21. 竖脊肌 erector spinae
22. 椎体 vertebral body
23. 马尾 cauda equina

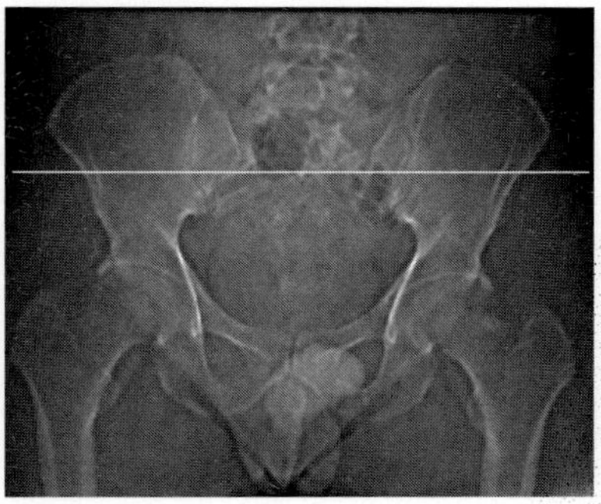

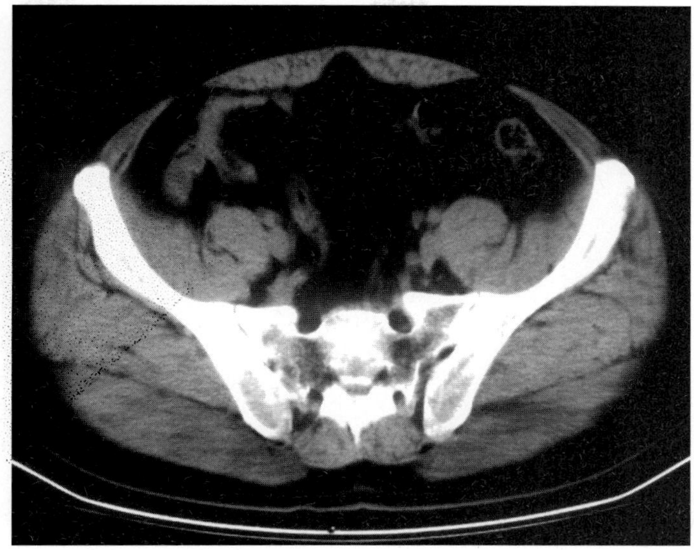

1. 回肠 ileum
2. 右输尿管 right ureter
3. 右髂外静脉 right external iliac v.
4. 右髂外动脉 right external iliac a.
5. 腹直肌 rectus abdominis
6. 右髂内动脉 right internal iliac a.
7. 右髂内静脉 right internal iliac v.
8. 左髂内静脉 left internal iliac v.
9. 左髂内动脉 left internal iliac a.
10. 左输尿管 left ureter
11. 左髂外动脉 left external iliac a.
12. 左髂外静脉 left external iliac v.
13. 乙状结肠 sigmoid colon
14. 髂骨翼 ala of ilium
15. 臀中肌 gluteus medius
16. 髂肌 iliacus
17. 臀大肌 gluteus maximus
18. 腰大肌 psoas major
19. 竖脊肌 erector spinae
20. 骶骨 sacrum
21. 骶髂关节 sacroiliac joint

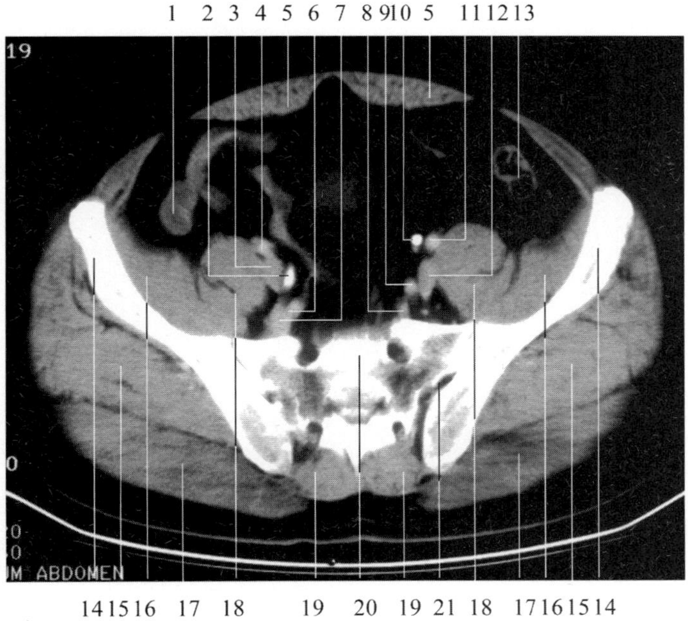

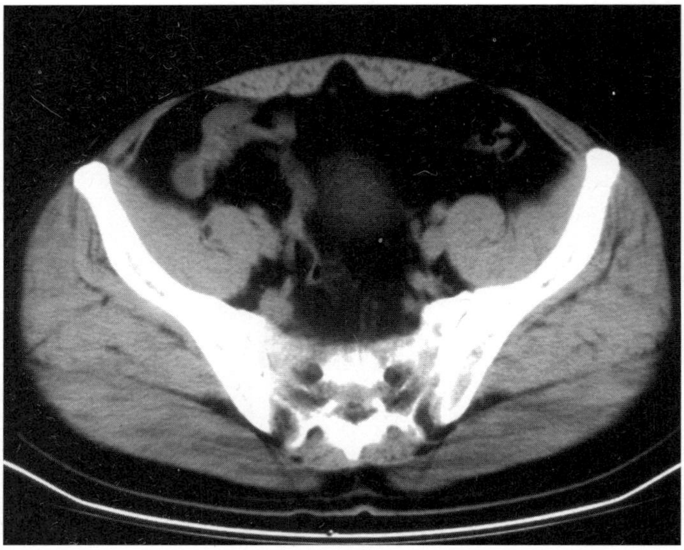

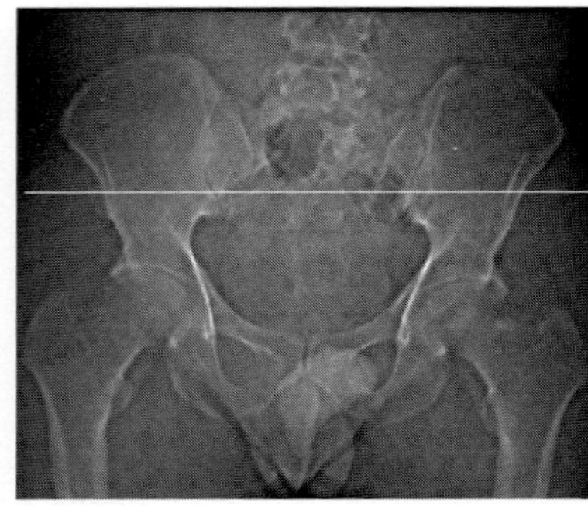

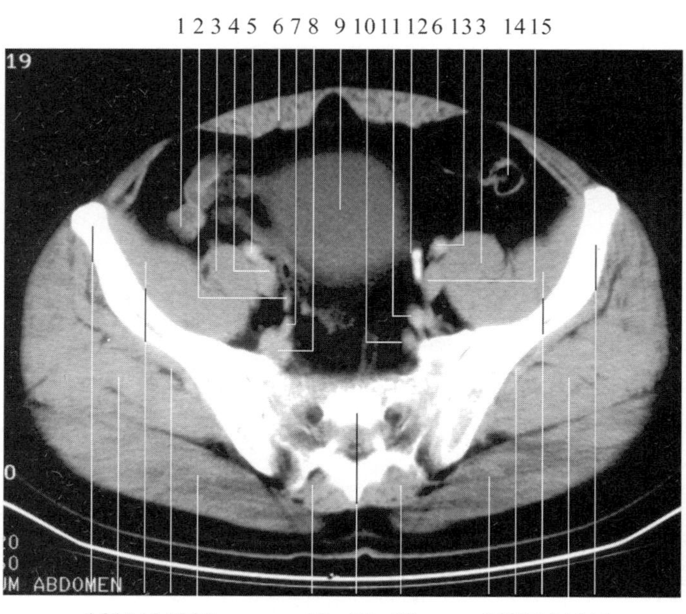

1. 回肠 ileum
2. 右输尿管 right ureter
3. 腰大肌 psoas major
4. 右髂外静脉 right external iliac v.
5. 右髂外动脉 right external iliac a.
6. 腹直肌 rectus abdominis
7. 右髂内动脉 right internal iliac a.
8. 右髂内静脉 right internal iliac v.
9. 膀胱 urinary bladder
10. 左髂内静脉 left internal iliac v.
11. 左髂内动脉 left internal iliac a.
12. 左输尿管 left ureter
13. 左髂外动脉 left external iliac a.
14. 乙状结肠 sigmoid colon
15. 左髂外静脉 left external iliac v.
16. 髂骨翼 ala of ilium
17. 臀中肌 gluteus medius
18. 髂肌 iliacus
19. 臀小肌 gluteus minimus
20. 臀大肌 gluteus maximus
21. 竖脊肌 erector spinae
22. 骶骨 sacrum

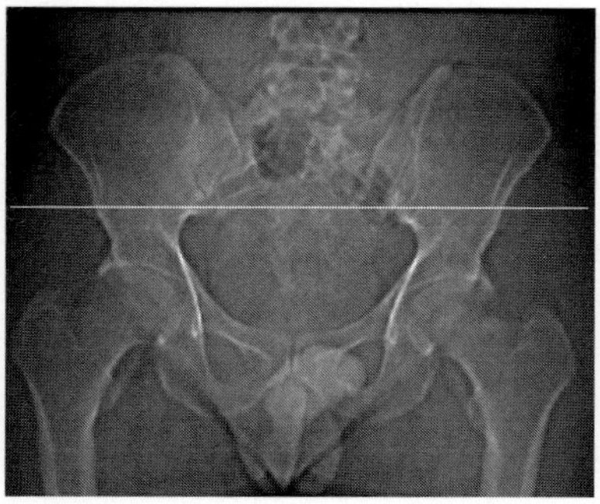

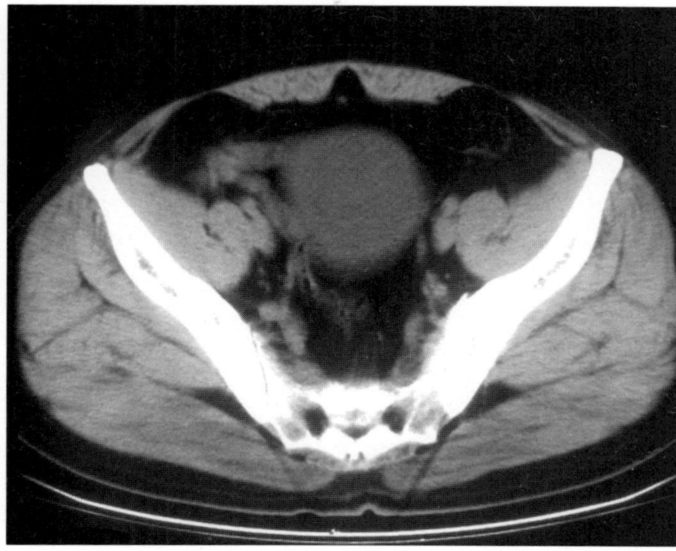

1．右髂外动脉 right external iliac a．
2．右髂外静脉 right external iliac v．
3．右输尿管 right ureter
4．右髂内动、静脉 right internal iliac a．and v．
5．膀胱 urinary bladder
6．左髂内动、静脉 left internal iliac a．and v．
7．左输尿管 left ureter
8．左髂外静脉 left external iliac v．
9．左髂外动脉 left external iliac a．
10．乙状结肠 sigmoid colon
11．臀中肌 gluteus medius
12．臀小肌 gluteus minimus
13．臀大肌 gluteus maximus
14．髂肌 iliacus
15．髂骨翼 ala of ilium
16．腰大肌 psoas major
17．乙状结肠 sigmoid colon
18．骶骨 sacrum

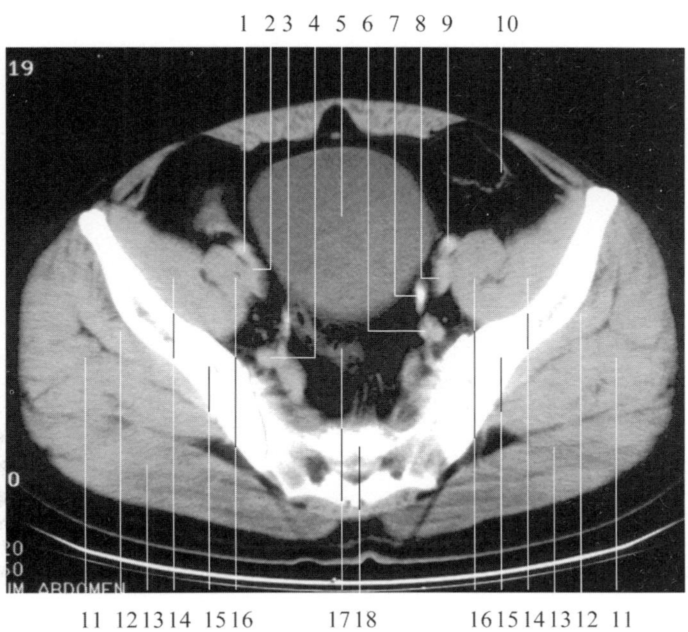

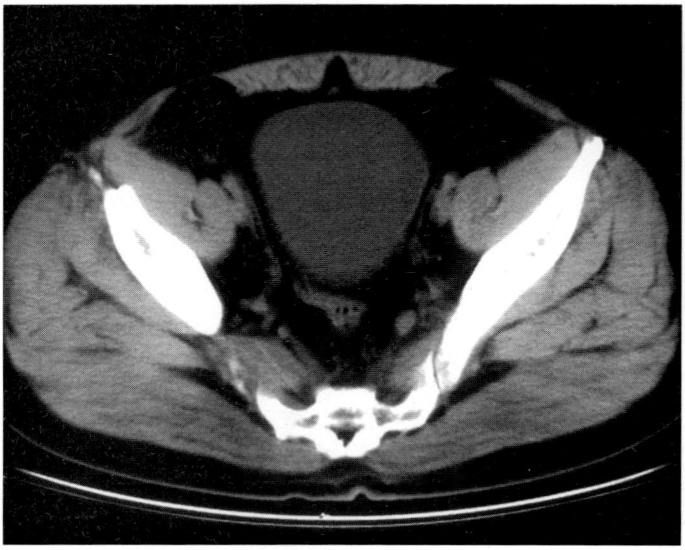

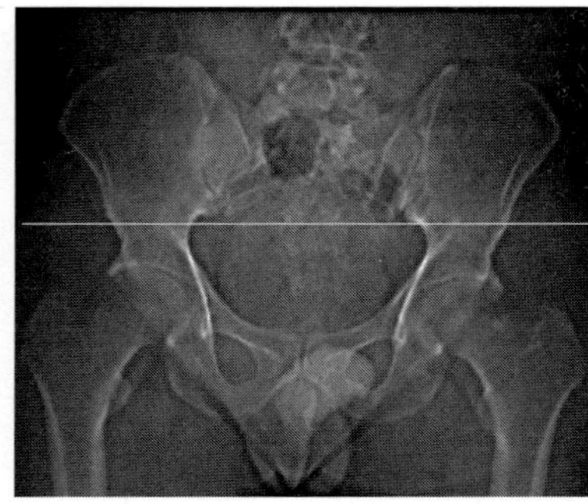

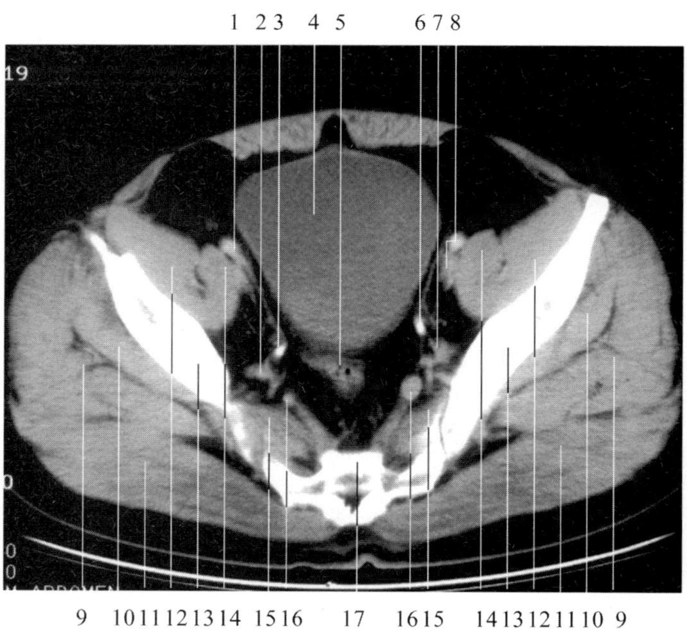

1. 右髂外动、静脉 right external iliac a. and v.
2. 右髂内动、静脉 right internal iliac a. and v.
3. 右输尿管 right urete
4. 膀胱 urinary bladder
5. 乙状结肠 sigmoid colon
6. 左输尿管 left ureter
7. 左髂内动、静脉 left internal iliac a. and v.
8. 左髂外动、静脉 left external iliac a. and v.
9. 臀中肌 gluteus medius
10. 臀小肌 gluteus minimus
11. 臀大肌 gluteus maximus
12. 髂肌 iliacus
13. 髂骨翼 ala of ilium
14. 腰大肌 psoas major
15. 梨状肌 piriformis
16. 腰骶干 lumbosacral trunk
17. 骶骨 sacrum

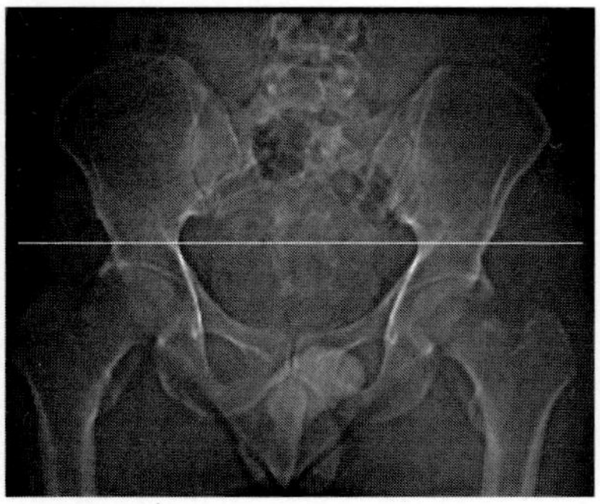

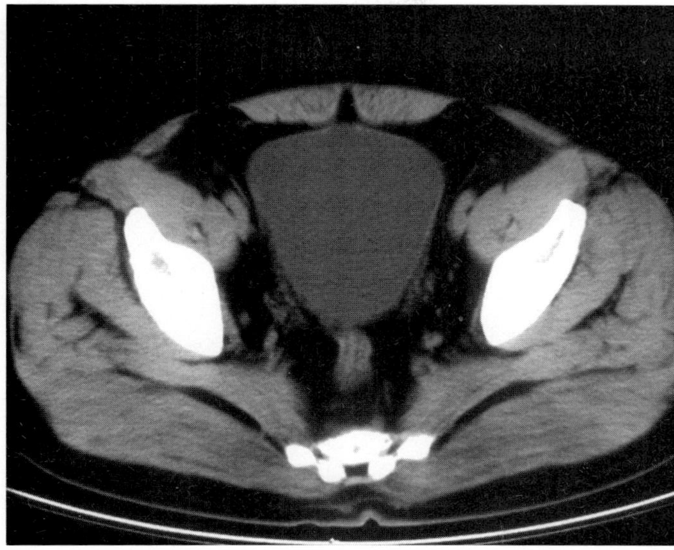

1. 腰大肌 psoas major
2. 右髂外动、静脉 right external iliac a. and v.
3. 右输尿管 right urete
4. 膀胱 urinary bladder
5. 直肠 rectum
6. 左输尿管 left ureter
7. 左髂外动、静脉 left external iliac a. and v.
8. 臀中肌 gluteus medius
9. 臀小肌 gluteus minimus
10. 臀大肌 gluteus maximus
11. 髂腰肌 iliopsoas
12. 髂骨体 body of ilium
13. 梨状肌 piriformis
14. 骶骨 sacrum

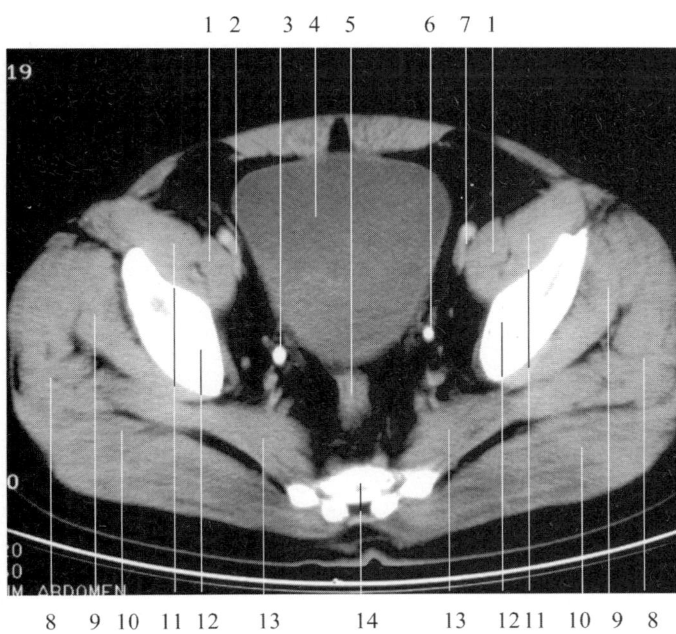

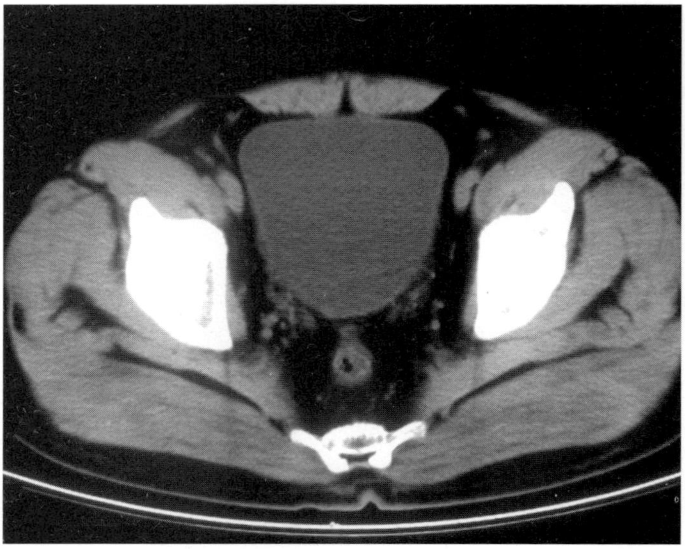

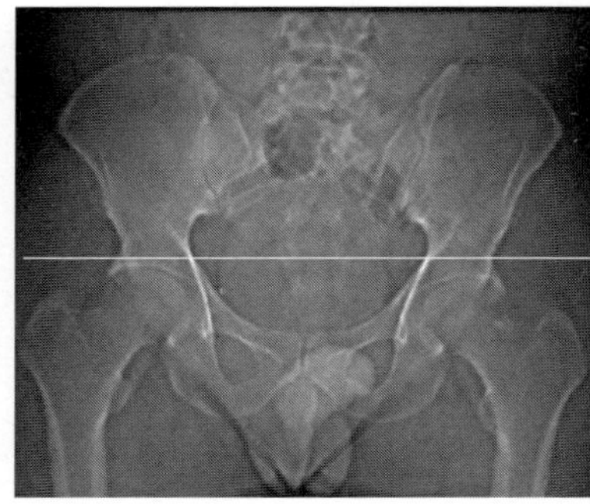

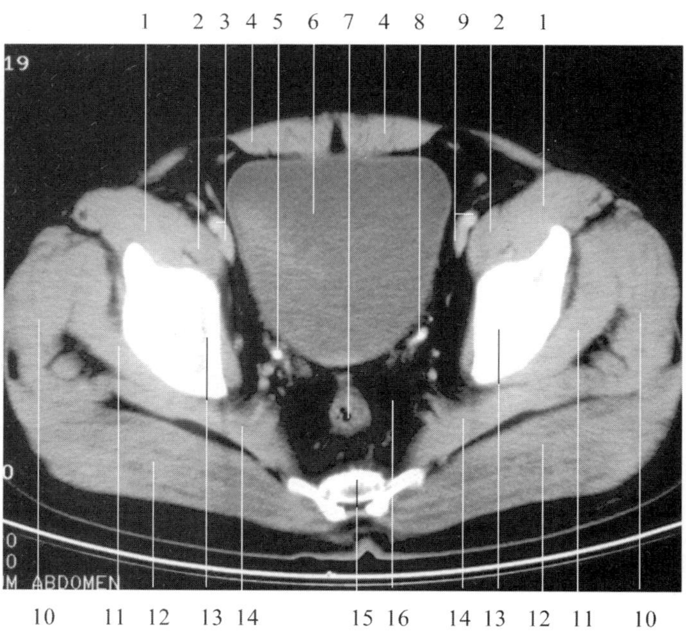

1. 髂腰肌 iliopsoas
2. 腰大肌 psoas major
3. 右髂外动、静脉 right external iliac a. and v.
4. 腹直肌 rectus abdominis
5. 右输尿管 right urete
6. 膀胱 urinary bladder
7. 直肠 rectum
8. 左输尿管 left ureter
9. 左髂外动、静脉 left external iliac a. and v.
10. 臀中肌 gluteus medius
11. 臀小肌 gluteus minimus
12. 臀大肌 gluteus maximus
13. 髂骨体 body of ilium
14. 梨状肌 piriformis
15. 骶骨 sacrum
16. 坐骨肛门窝脂体 adipose body of ischioanal fossa

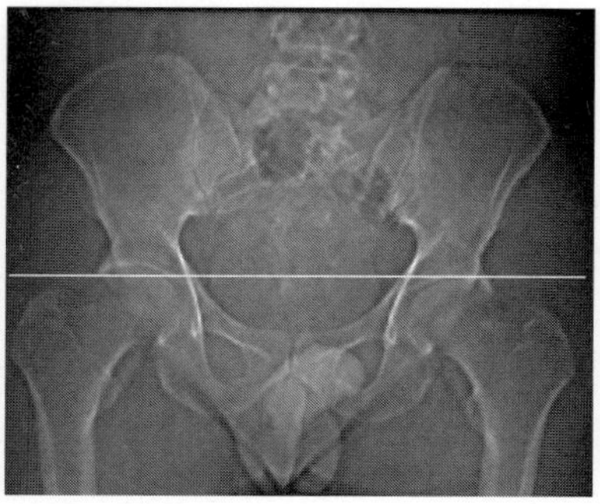

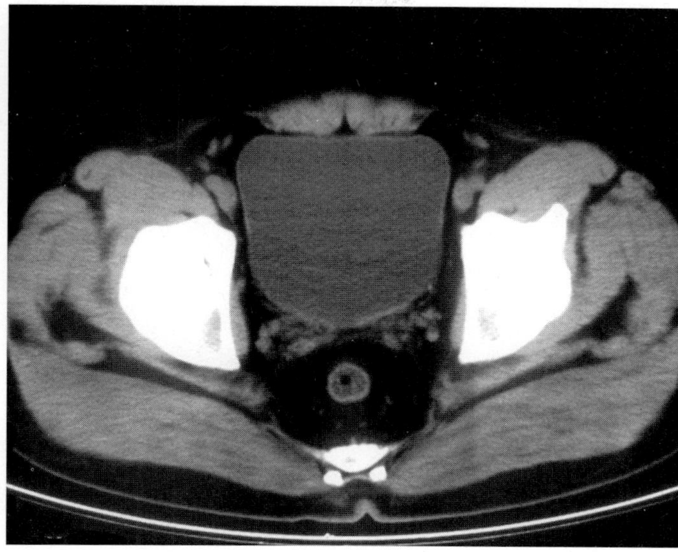

1. 阔筋膜张肌 tensor fasciae latae
2. 缝匠肌 sartorius
3. 髂腰肌 iliopsoas
4. 股神经 femoral n.
5. 右髂外动、静脉 right external iliac a. and v.
6. 右输尿管口 right orifice of ureter
7. 腹直肌 rectus abdominis
8. 膀胱 urinary bladder
9. 直肠 rectum
10. 左输尿管口 left orifice of ureter
11. 左髂外动、静脉脉 left external iliac a. and v.
12. 臀中肌 gluteus medius
13. 臀小肌 gluteus minimus
14. 臀大肌 gluteus maximus
15. 梨状肌 piriformis
16. 髂骨体 body of ilium
17. 闭孔内肌 obturator internus
18. 精囊 seminal vasicle
19. 骶骨 sacrum
20. 坐骨肛门窝脂体 adipose body of ischioanal fossa

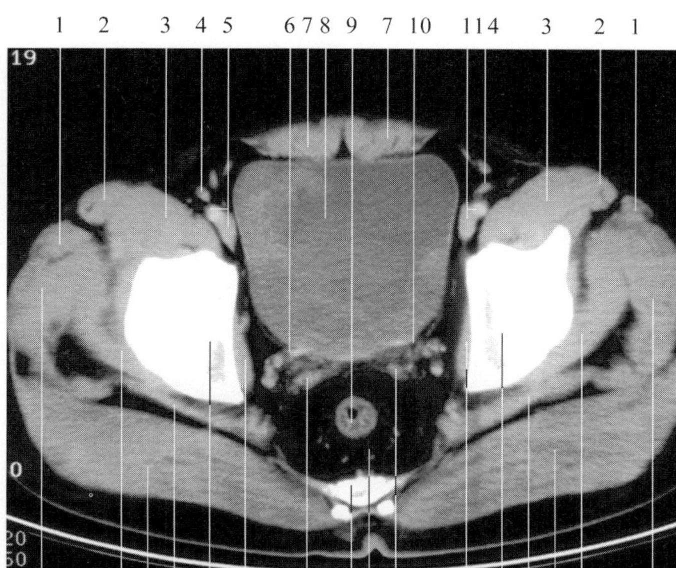

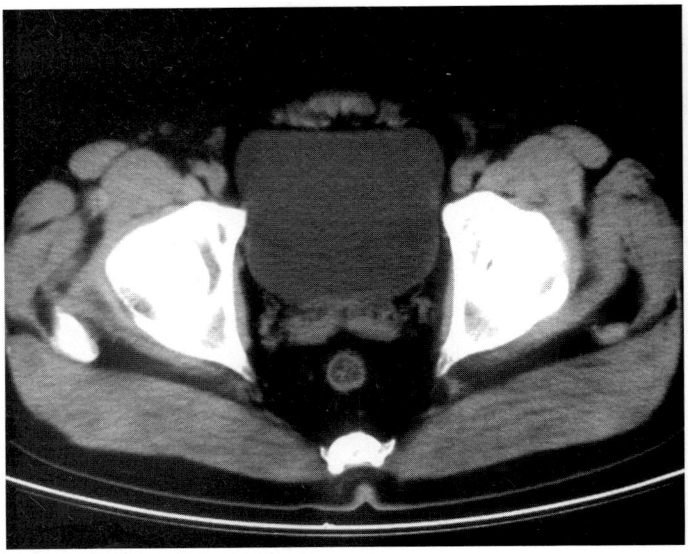

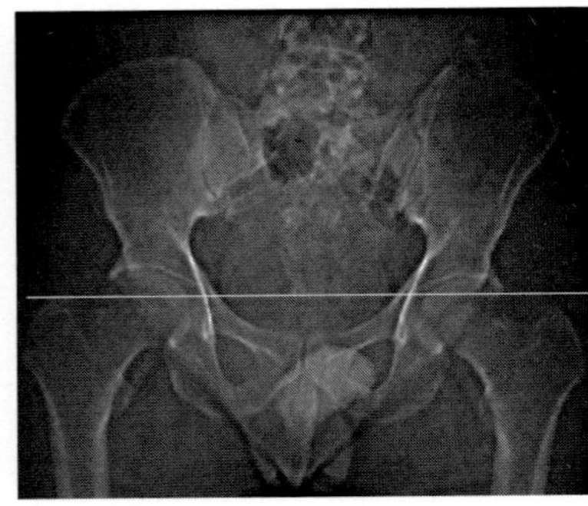

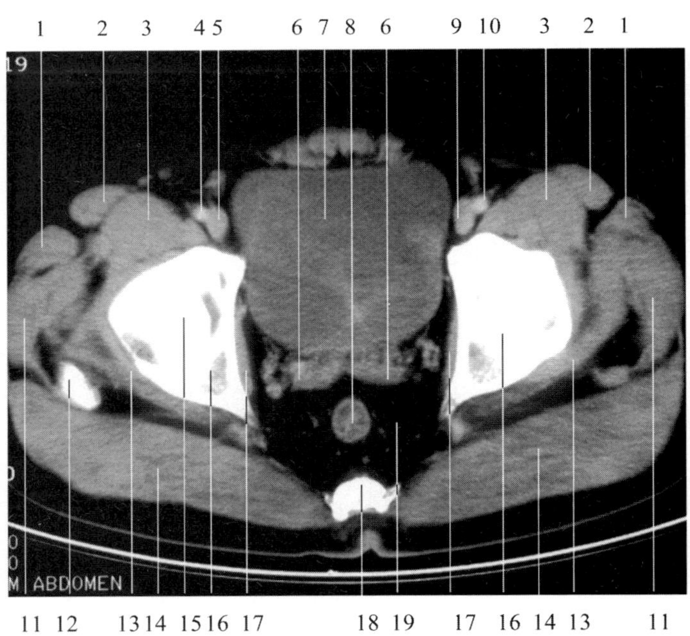

1. 阔筋膜张肌 tensor fasciae latae
2. 缝匠肌 sartorius
3. 髂腰肌 iliopsoas
4. 右髂外动脉 right external iliac a.
5. 右髂外静脉 right external iliac v.
6. 精囊 seminal vasicle
7. 膀胱 urinary bladder
8. 直肠 rectum
9. 左髂外静脉 left external iliac v.
10. 左髂外动脉 left external iliac a.
11. 臀中肌 gluteus medius
12. 大转子 greater trochanter
13. 臀小肌 gluteus minimus
14. 臀大肌 gluteus maximus
15. 股骨头 femoral head
16. 髂骨体 body of ilium
17. 闭孔内肌 obturator internus
18. 骶骨 sacrum
19. 坐骨肛门窝脂体 adipose body of ischioanal fossa

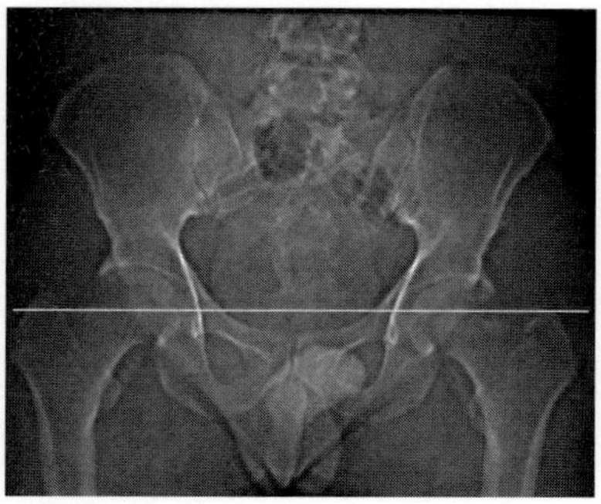

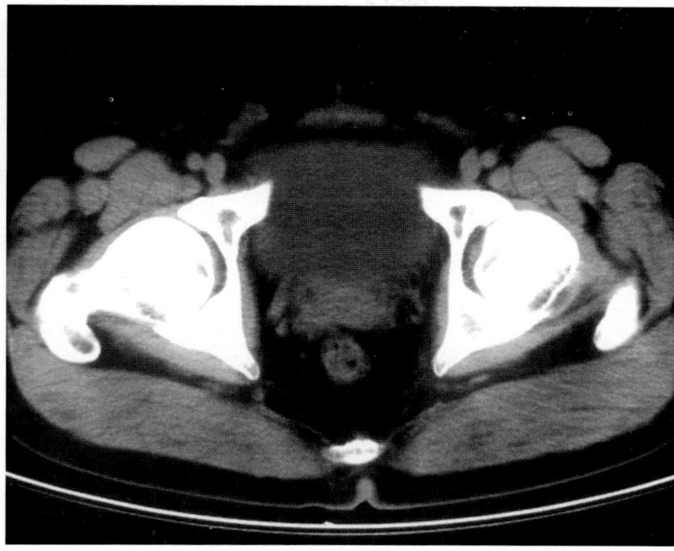

1. 阔筋膜张肌 tensor fasciae latae
2. 缝匠肌 sartorius
3. 髂腰肌 iliopsoas
4. 右股动脉 right femoral a.
5. 右股静脉 right femoral v.
6. 耻骨体 body of pubis
7. 膀胱 urinary bladder
8. 输精管壶腹 ampulla ductus deferentis
9. 直肠 rectum
10. 左股静脉 left femoral v.
11. 左股动脉 left femoral a.
12. 臀中肌 gluteus medius
13. 大转子 greater trochanter
14. 臀大肌 gluteus maximus
15. 下孖肌 gemellus inferior
16. 股骨头 femoral head
17. 股骨头韧带 ligament of head of femur
18. 坐骨神经 sciatic n.
19. 闭孔内肌 obturator internus
20. 尾骨 coccyx
21. 坐骨肛门窝脂体 adipose body of ischioanal fossa

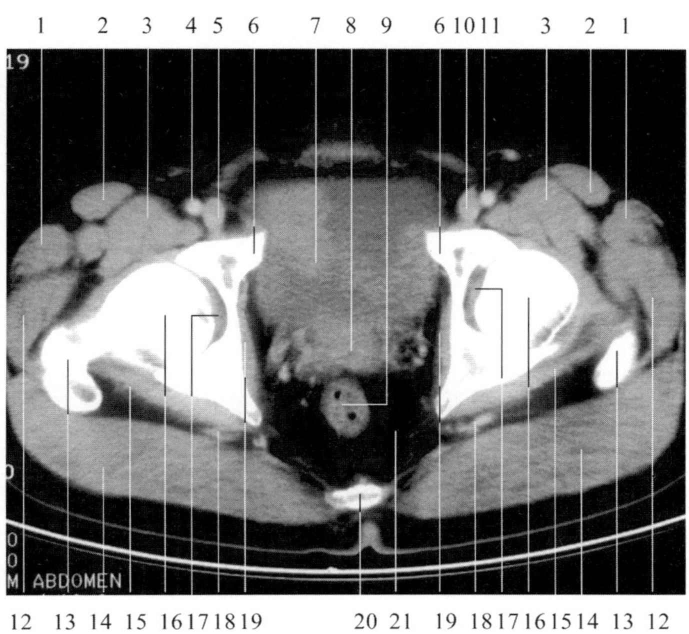

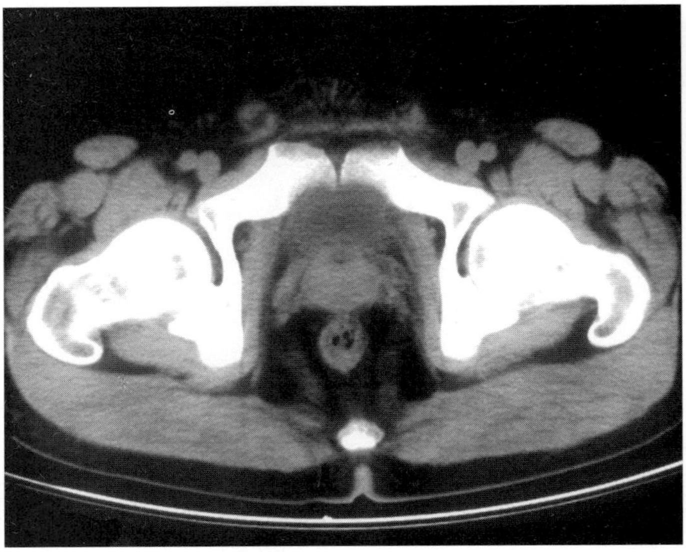

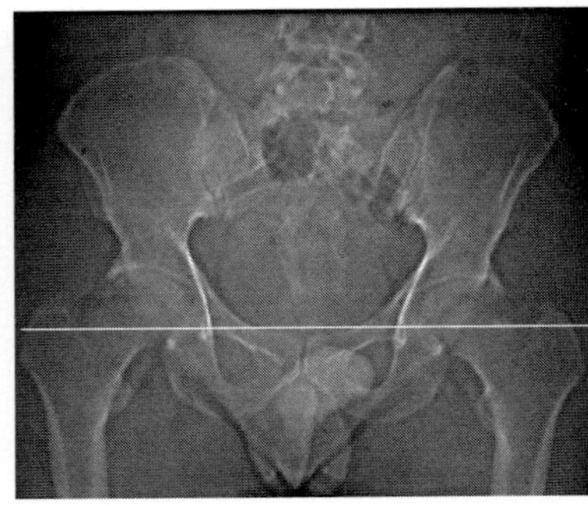

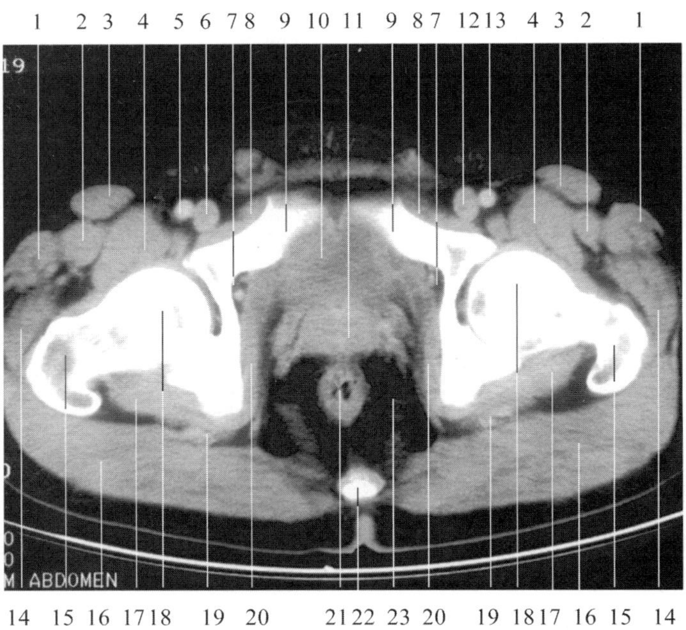

1. 阔筋膜张肌 tensor fasciae latae
2. 股直肌 rectus femoris
3. 缝匠肌 sartorius
4. 髂腰肌 iliopsoas
5. 右股动脉 right femoral a.
6. 右股静脉 right femoral v.
7. 闭膜管 obturator canal
8. 耻骨肌 pectineus
9. 耻骨上支 superior ramus of pubis
10. 膀胱 urinary bladder
11. 前列腺 prostate
12. 左股静脉 left femoral v.
13. 左股动脉 left femoral a.
14. 臀中肌 gluteus medius
15. 大转子 greater trochanter
16. 臀大肌 gluteus maximus
17. 下孖肌 gemellus inferior
18. 股骨头 femoral head
19. 坐骨神经 sciatic n.
20. 闭孔内肌 obturator internus
21. 直肠 rectum
22. 尾骨 coccyx
23. 坐骨肛门窝脂体 adipose body of ischioanal fossa

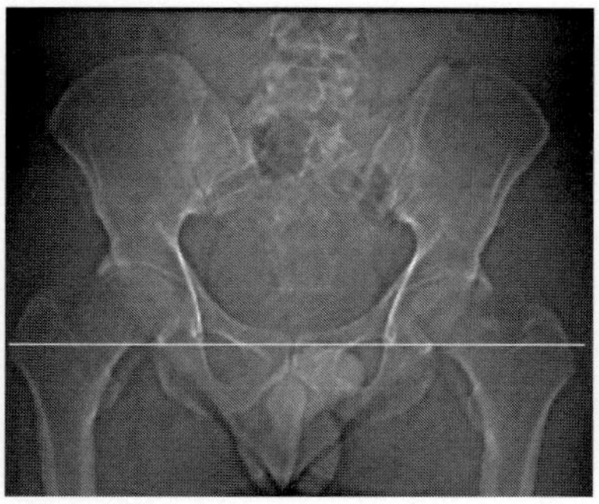

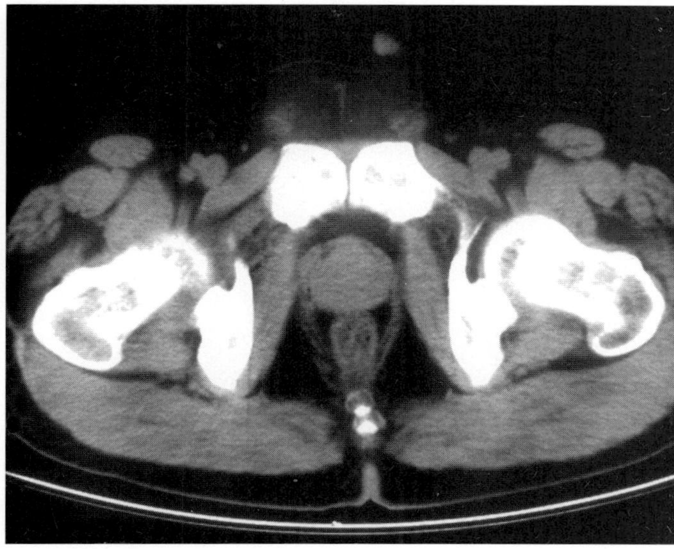

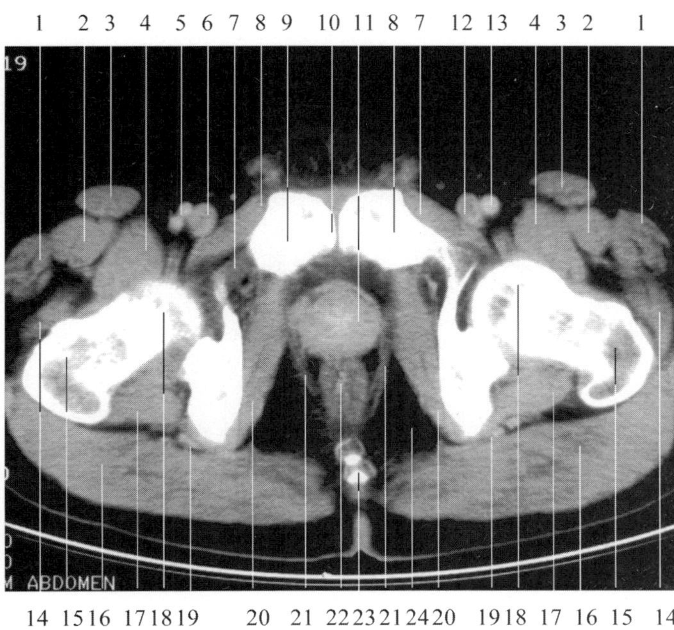

1. 阔筋膜张肌 tensor fasciae latae
2. 股直肌 rectus femoris
3. 缝匠肌 sartorius
4. 髂腰肌 iliopsoas
5. 右股动脉 right femoral a.
6. 右股静脉 right femoral v.
7. 闭孔外肌 obturator externus
8. 耻骨肌 pectineus
9. 耻骨上支 superior ramus of pubis
10. 耻骨联合 pubic symphysis
11. 前列腺 prostate
12. 左股静脉 left femoral v.
13. 左股动脉 left femoral a.
14. 臀中肌 gluteus medius
15. 大转子 greater trochanter
16. 臀大肌 gluteus maximus
17. 股方肌 quadratus femoris
18. 股骨头 femoral head
19. 坐骨神经 sciatic n.
20. 闭孔内肌 obturator internus
21. 肛提肌 levator ani
22. 直肠 rectum
23. 尾骨 coccyx
24. 坐骨肛门窝脂体 adipose body of ischioanal fossa

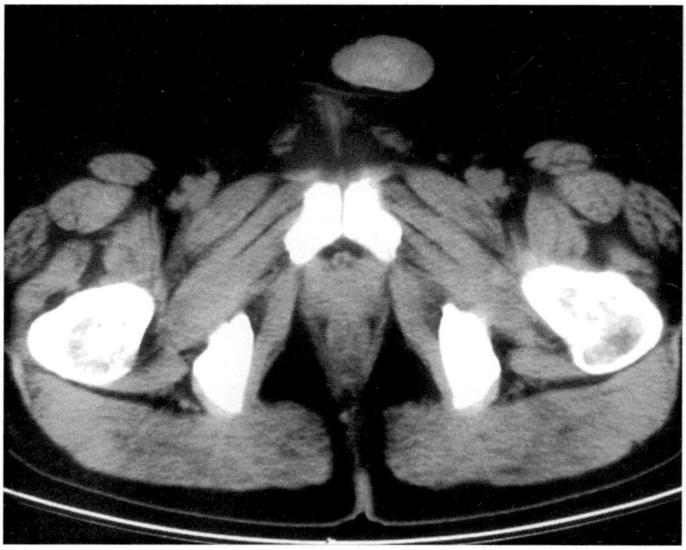

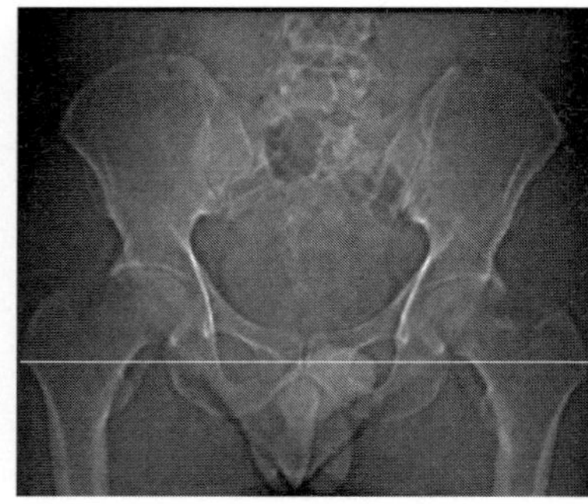

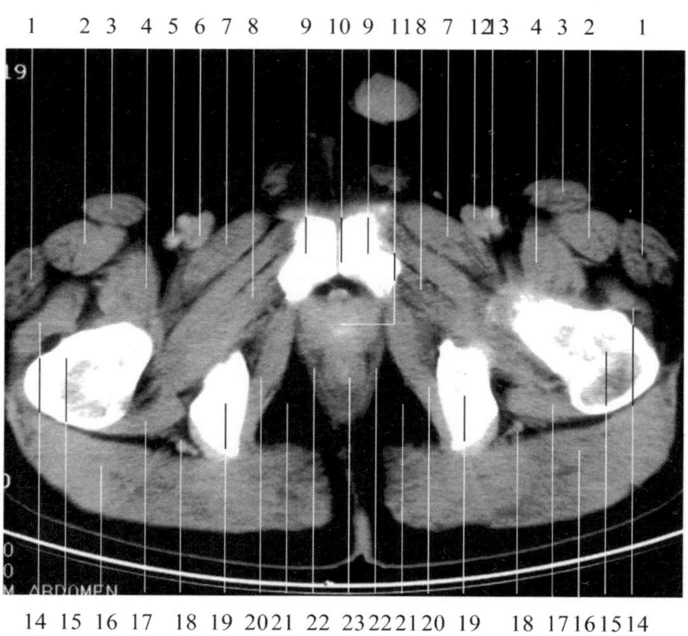

1. 阔筋膜张肌 tensor fasciae latae
2. 股直肌 rectus femoris
3. 缝匠肌 sartorius
4. 髂腰肌 iliopsoas
5. 右股动脉 right femoral a.
6. 右股静脉 right femoral v.
7. 闭孔外肌 obturator externus
8. 耻骨肌 pectineus
9. 耻骨上支 superior ramus of pubis
10. 耻骨联合 pubic symphysis
11. 前列腺 prostate
12. 左股静脉 left femoral v.
13. 左股动脉 left femoral a.
14. 股中间肌 vastus intermedius
15. 大转子 greater trochanter
16. 臀大肌 gluteus maximus
17. 股方肌 quadratus femoris
18. 坐骨神经 sciatic n.
19. 坐骨结节 ischial tuberosity
20. 闭孔内肌 obturator internus
21. 坐骨肛门窝脂体 adipose body of ischioanal fossa
22. 肛提肌 levator ani
23. 直肠 rectum

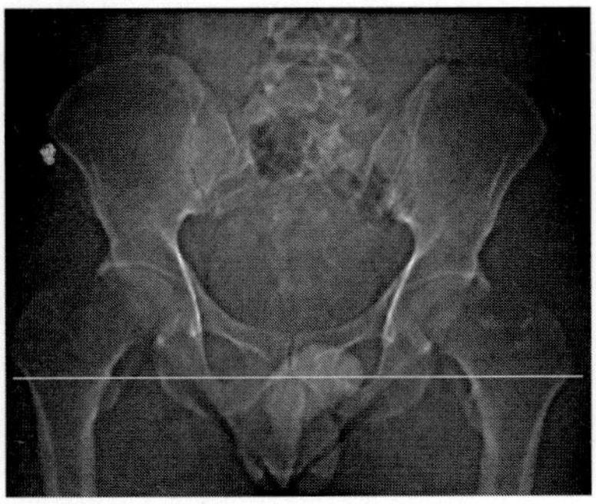

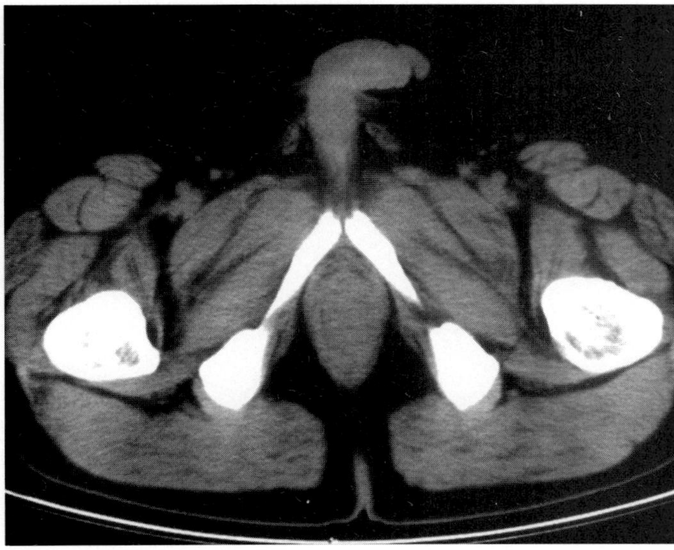

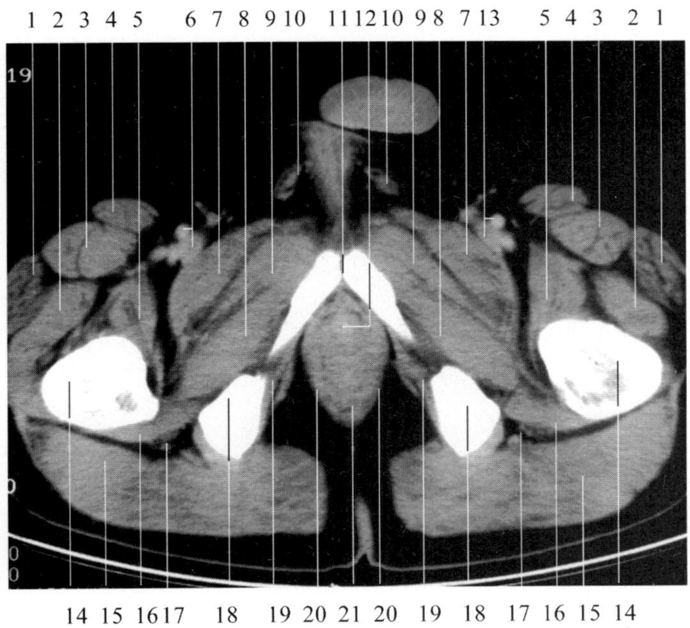

1. 阔筋膜张肌 tensor fasciae latae
2. 股外侧肌 vastus lateralis
3. 股直肌 rectus femoris
4. 缝匠肌 sartorius
5. 髂腰肌 iliopsoas
6. 右股动、静脉 right femoral a. and v.
7. 耻骨肌 pectineus
8. 大收肌 adductor magnus
9. 短收肌 adductor brevis
10. 精索 spermatic cord
11. 耻骨联合 pubic symphysis
12. 前列腺与尿道 prostate and urethra
13. 左股动、静脉 left femoral a. and v.
14. 股骨 femur
15. 臀大肌 gluteus maximus
16. 股方肌 quadratus femoris
17. 坐骨神经 sciatic n.
18. 坐骨结节 ischial tuberosity
19. 闭孔内肌 obturator internus
20. 肛提肌 levator ani
21. 直肠 rectum

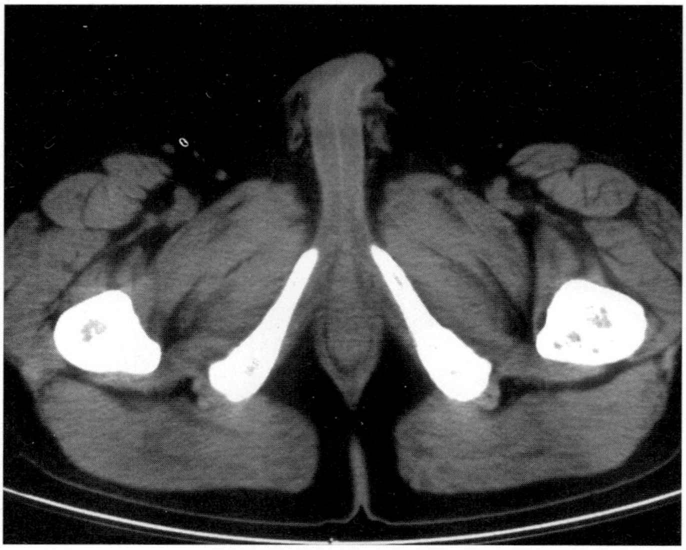

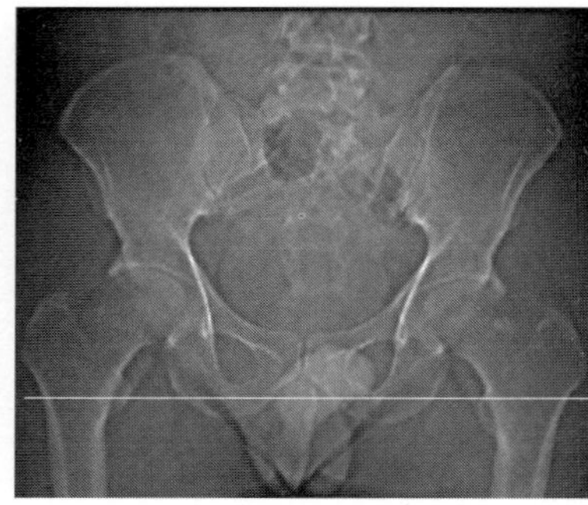

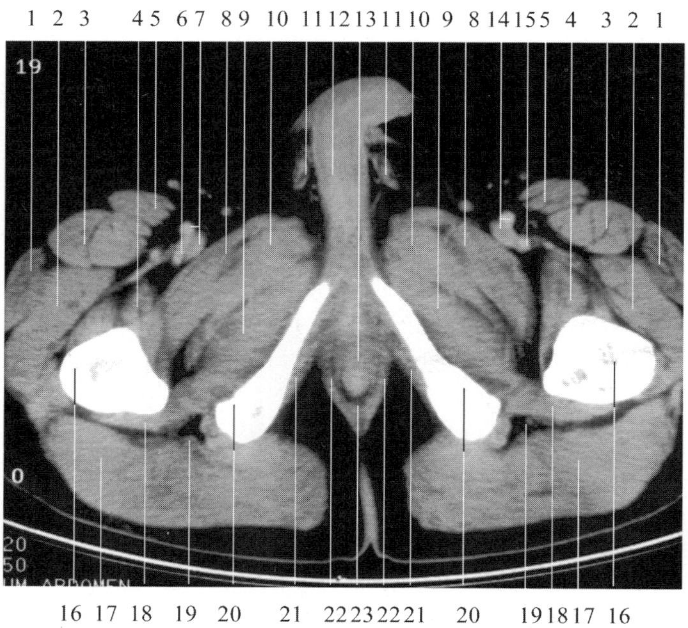

1. 阔筋膜张肌 tensor fasciae latae
2. 股外侧肌 vastus lateralis
3. 股直肌 rectus femoris
4. 髂腰肌 iliopsoas
5. 缝匠肌 sartorius
6. 右股深动脉 right deep femoral a.
7. 右股动、静脉 right femoral a.and v.
8. 耻骨肌 pectineus
9. 大收肌 adductor magnus
10. 短收肌 adductor brevis
11. 精索 spermatic cord
12. 尿道海绵体 cavernous body of urethra
13. 尿道球 bulb of urethra
14. 左股动、静脉 left femoral a.and v.
15. 左股深动脉 left deep femoral a.
16. 股骨 femur
17. 臀大肌 gluteus maximus
18. 股方肌 quadratus femoris
19. 坐骨神经 sciatic n.
20. 坐骨结节 ischial tuberosity
21. 闭孔内肌 obturator internus
22. 肛提肌 levator ani
23. 直肠 rectum

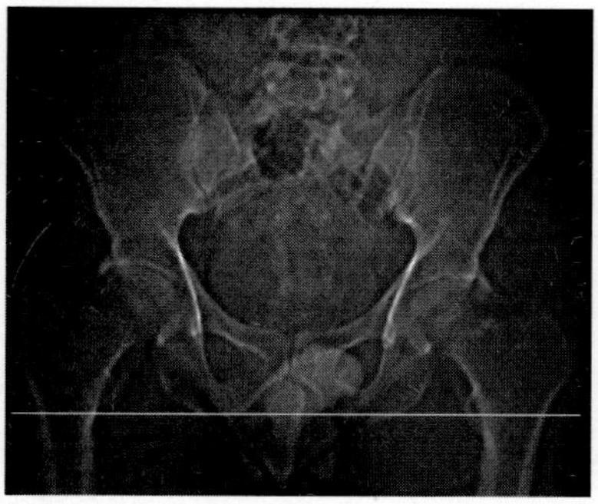

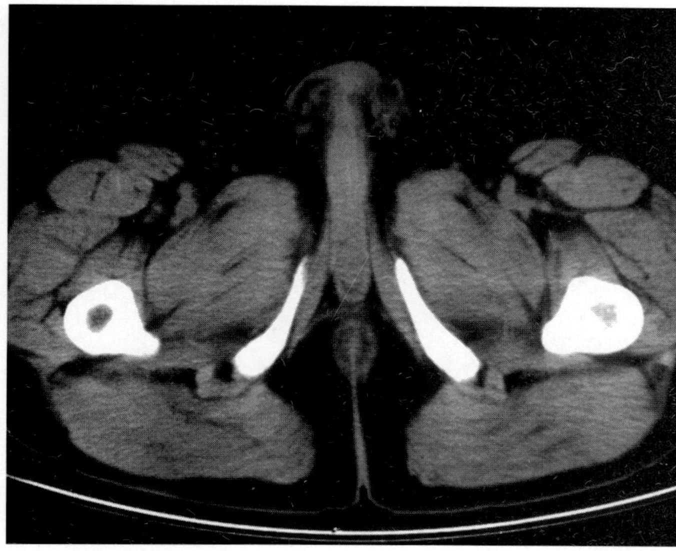

1. 阔筋膜张肌 tensor fasciae latae
2. 股外侧肌 vastus lateralis
3. 股直肌 rectus femoris
4. 股中间肌 vastus intermedius
5. 髂腰肌 iliopsoas
6. 缝匠肌 sartorius
7. 右股深动脉 right deep femoral a.
8. 右股动、静脉 right femoral a.and v.
9. 长收肌 adductor longus
10. 大收肌 adductor magnus
11. 短收肌 adductor brevis
12. 精索 spermatic cord
13. 尿道海绵体 cavernous body of urethra
14. 尿道球 bulb of urethra
15. 左股动、静脉 left femoral a.and v.
16. 左股深动脉 left deep femoral a.
17. 股骨 femur
18. 臀大肌 gluteus maximus
19. 股方肌 quadratus femoris
20. 坐骨神经 sciatic n.
21. 半膜肌腱 tendon of semimembranosus
22. 坐骨支 ramus of ischium
23. 坐骨海绵体肌 ischiocavernosus
24. 肛管 anal canal

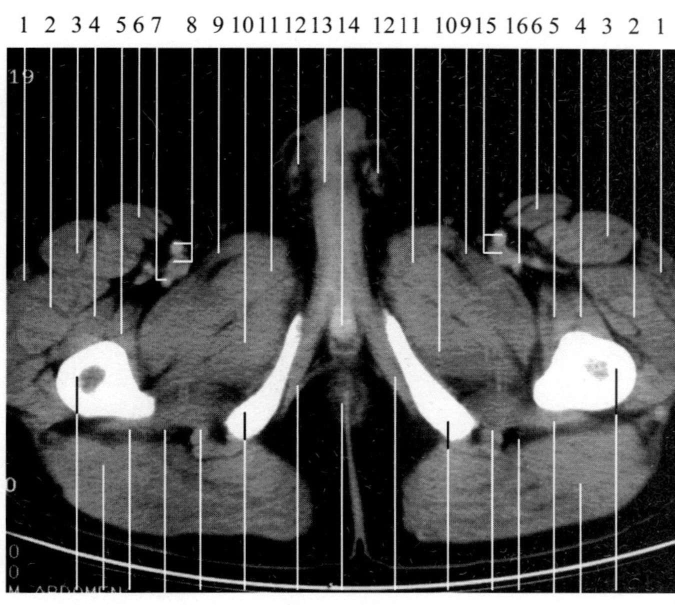

女　　性

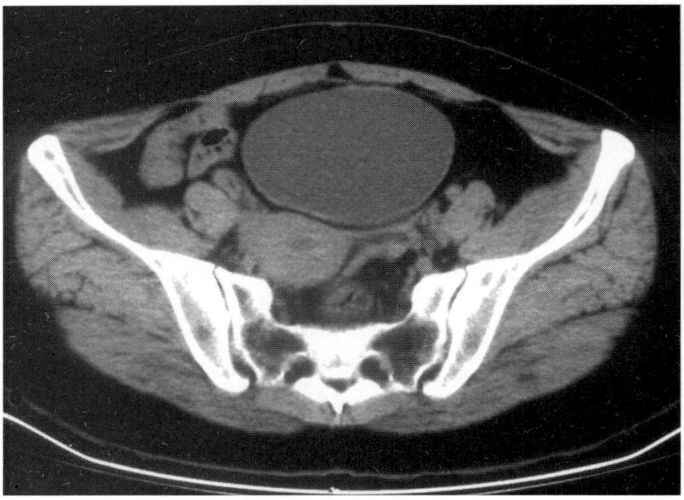

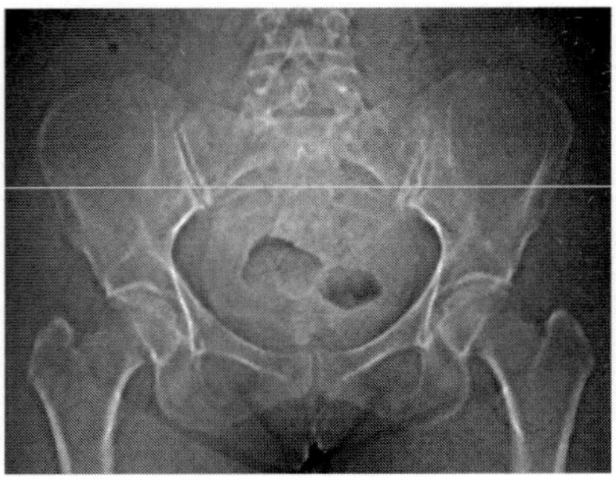

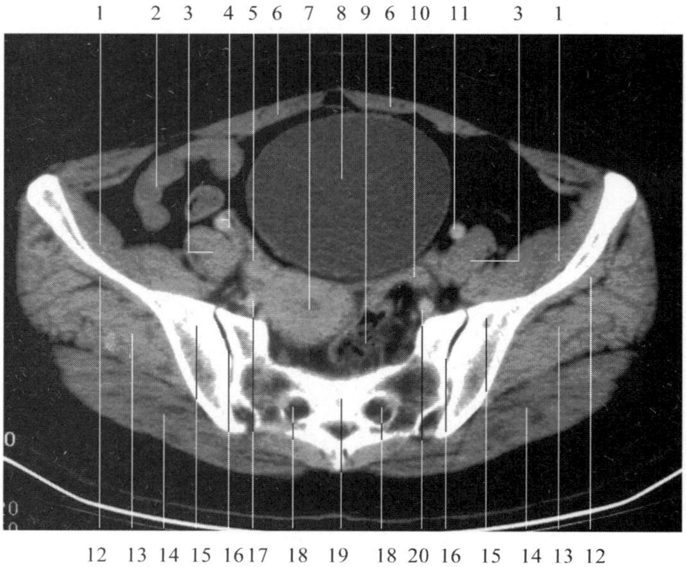

1. 髂肌 iliacus
2. 回肠 ileum
3. 腰大肌 psoas major
4. 右髂外动、静脉 right external iliac a. and v.
5. 右输卵管 right uterine tube
6. 腹直肌 rectus abdominis
7. 子宫 uterus
8. 膀胱 urinary bladder
9. 乙状结肠 sigmoid colon
10. 左输卵管 left uterine tube
11. 左髂外动、静脉 left external iliac a. and v.
12. 臀小肌 gluteus minimus
13. 臀中肌 gluteus medius
14. 臀大肌 gluteus maximus
15. 髂骨翼 ala of ilium
16. 骶髂关节 sacroiliac joint
17. 右髂内动、静脉 right internal iliac a. and v.
18. 骶孔 sacral foramina
19. 骶骨 sacrum
20. 左髂内动、静脉 left internal iliac a. and v.

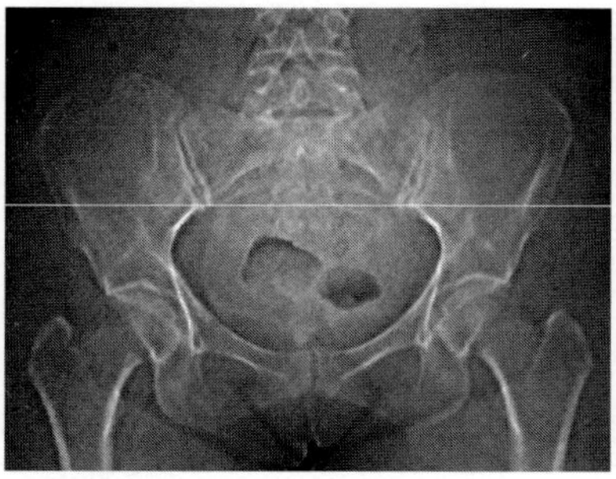

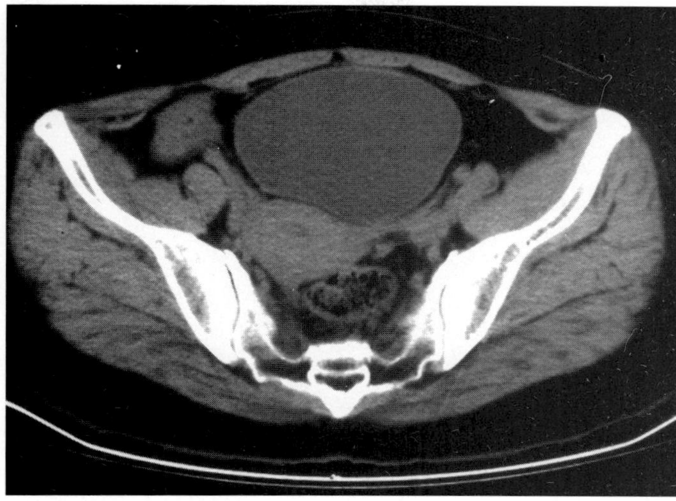

1. 髂肌 iliacus
2. 腰大肌 psoas major
3. 回肠 ileum
4. 右髂外动、静脉 right external iliac a. and v.
5. 腹直肌 rectus abdominis
6. 子宫 uterus
7. 膀胱 urinary bladder
8. 乙状结肠 sigmoid colon
9. 左输卵管 left uterine tube
10. 左髂外动、静脉 left external iliac a. and v.
11. 臀小肌 gluteus minimus
12. 臀中肌 gluteus medius
13. 臀大肌 gluteus maximus
14. 髂骨翼 ala of ilium
15. 右髂内动、静脉 right internal iliac a. and v.
16. 骶髂关节 sacroiliac joint
17. 骶孔 sacral foramina
18. 骶骨 sacrum
19. 左髂内动、静脉 left internal iliac a. and v.

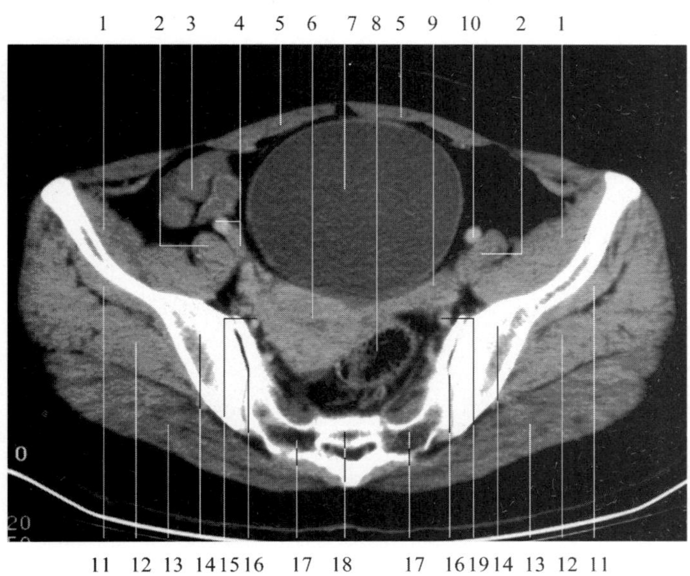

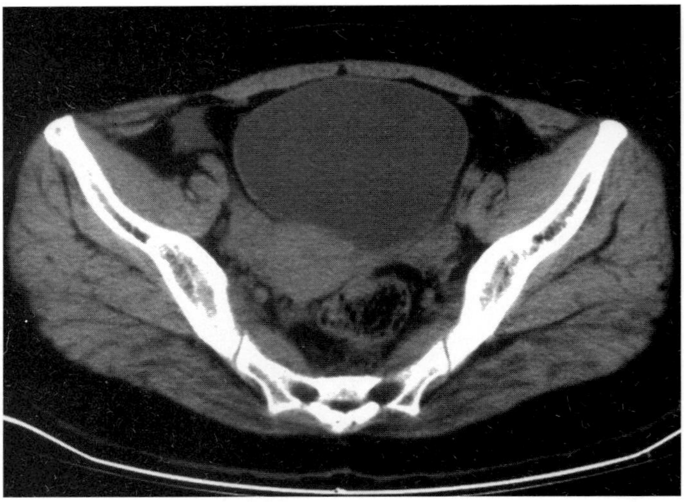

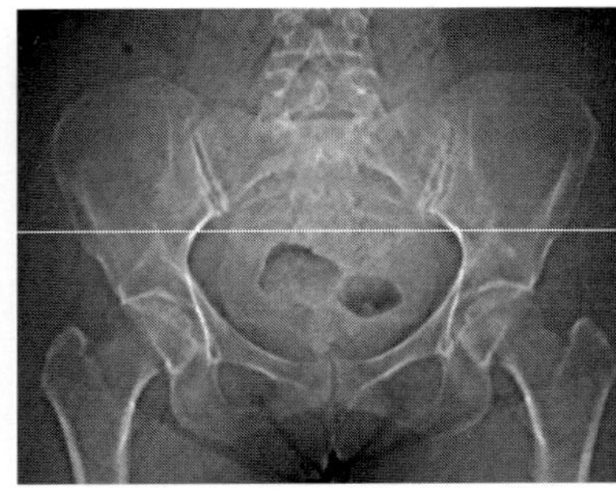

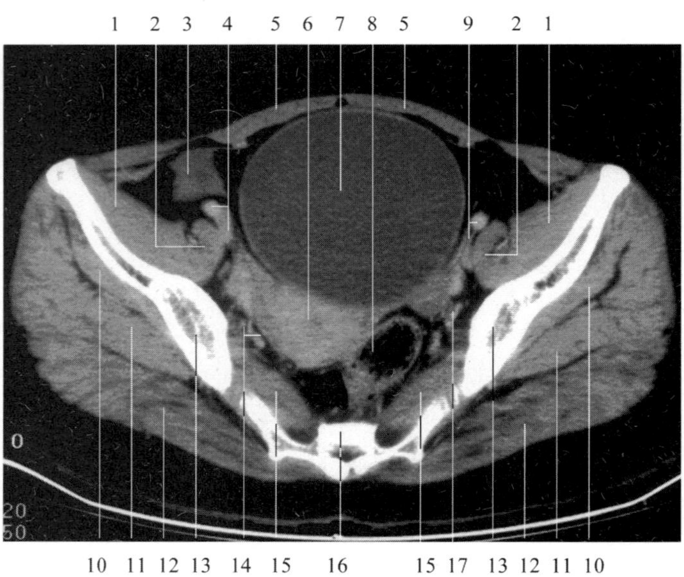

1. 髂肌 iliacus
2. 腰大肌 psoas major
3. 回肠 ileum
4. 右髂外动、静脉 right external iliac a. and v.
5. 腹直肌 rectus abdominis
6. 子宫 uterus
7. 膀胱 urinary bladder
8. 乙状结肠 sigmoid colon
9. 左髂外动、静脉 left external iliac a. and v.
10. 臀小肌 gluteus minimus
11. 臀中肌 gluteus medius
12. 臀大肌 gluteus maximus
13. 髂骨翼 ala of ilium
14. 右髂内动、静脉 right internal iliac a. and v.
15. 梨状肌 piriformis
16. 骶骨 sacrum
17. 左髂内动、静脉 left internal iliac a. and v.

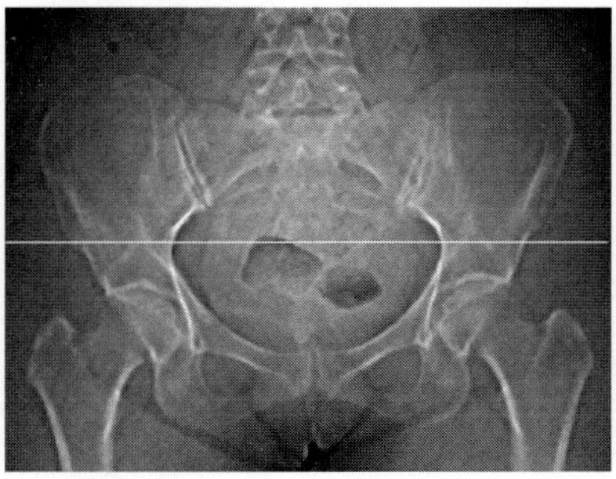

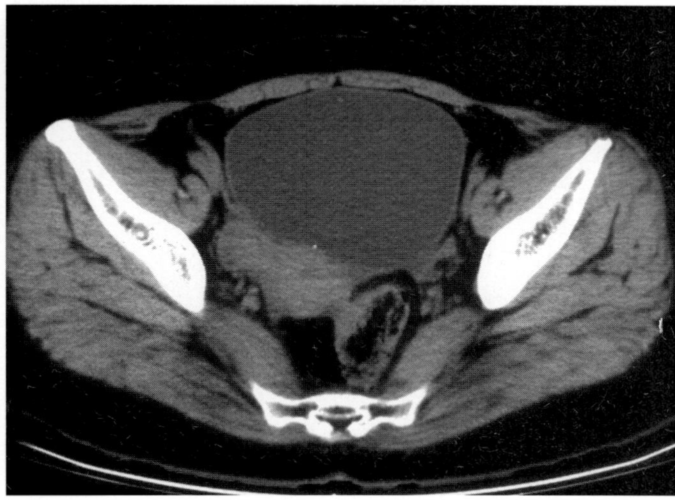

1. 髂肌 iliacus
2. 腰大肌 psoas major
3. 右髂外动、静脉 right external iliac a.and v.
4. 腹直肌 rectus abdominis
5. 子宫 uterus
6. 膀胱 urinary bladder
7. 乙状结肠 sigmoid colon
8. 左髂外动、静脉 left external iliac a.and v.
9. 臀小肌 gluteus minimus
10. 臀中肌 gluteus medius
11. 臀大肌 gluteus maximus
12. 髂骨翼 ala of ilium
13. 梨状肌 piriformis
14. 右髂内动、静脉 right internal iliac a.and v.
15. 骶骨 sacrum
16. 左髂内动、静脉 left internal iliac a.and v.

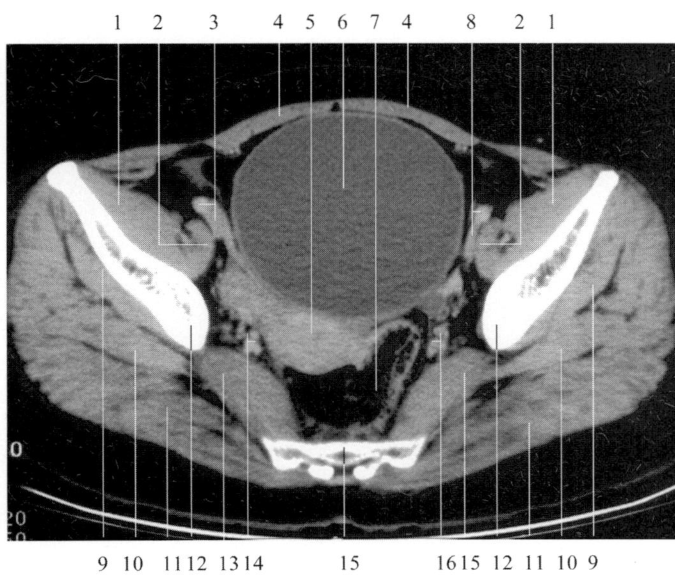

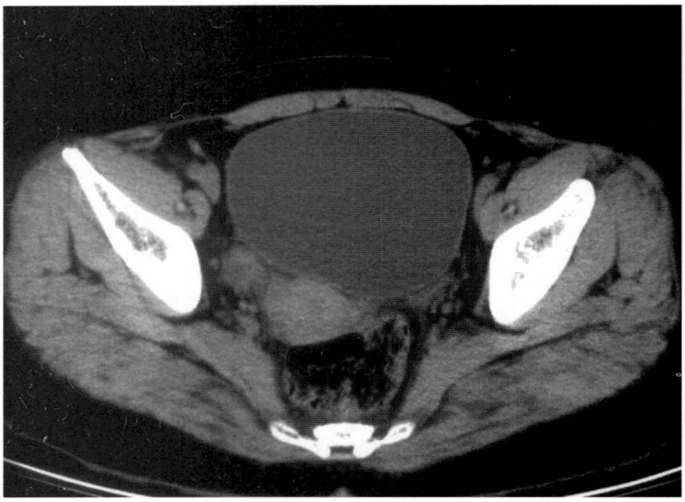

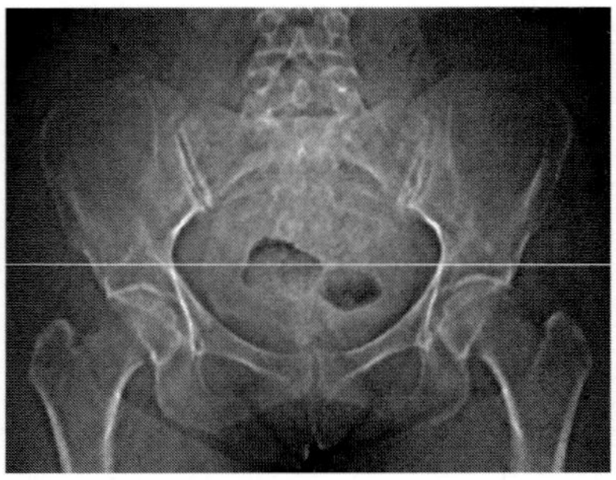

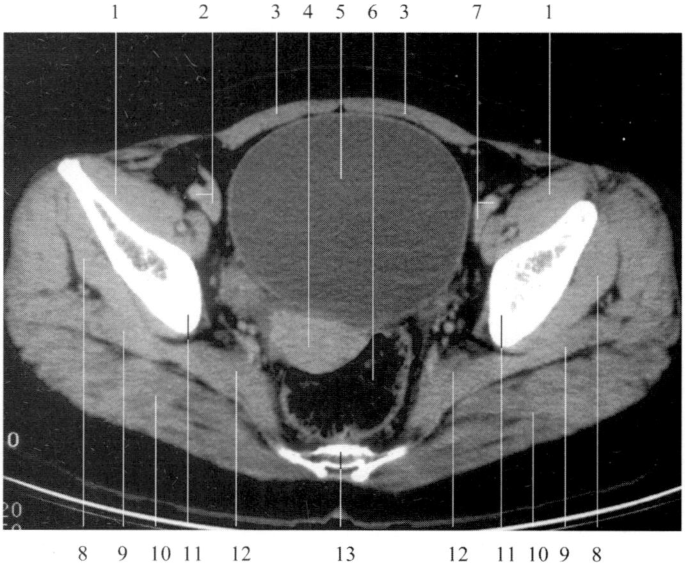

1. 髂肌 iliacus
2. 右髂外动、静脉 right external iliac a. and v.
3. 腹直肌 rectus abdominis
4. 子宫 uterus
5. 膀胱 urinary bladder
6. 乙状结肠 sigmoid colon
7. 左髂外动、静脉 left external iliac a. and v.
8. 臀小肌 gluteus minimus
9. 臀中肌 gluteus medius
10. 臀大肌 gluteus maximus
11. 髂骨翼 ala of ilium
12. 梨状肌 piriformis
13. 骶骨 sacrum

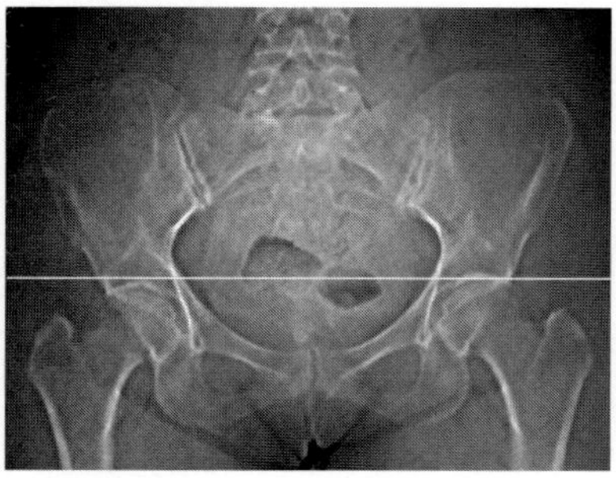

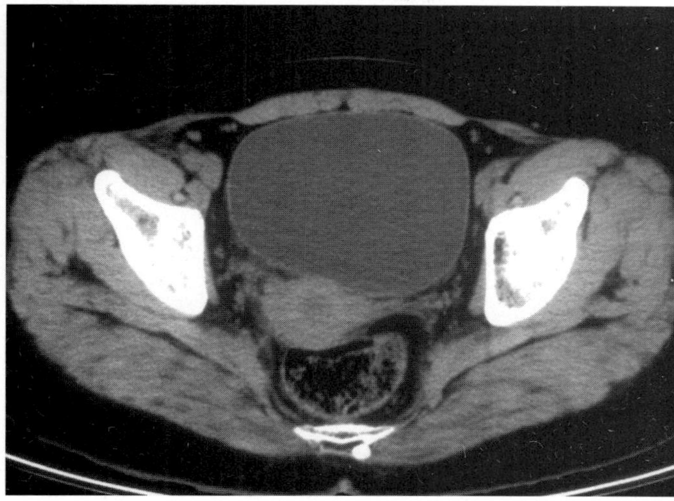

1. 髂肌 iliacus
2. 右髂外动、静脉 right external iliac a. and v.
3. 腹直肌 rectus abdominis
4. 子宫 uterus
5. 直肠 rectum
6. 膀胱 urinary bladder
7. 左髂外动、静脉 left external iliac a. and v.
8. 臀小肌 gluteus minimus
9. 臀中肌 gluteus medius
10. 臀大肌 gluteus maximus
11. 髂骨体 body of ilium
12. 梨状肌 piriformis
13. 骶骨 sacrum

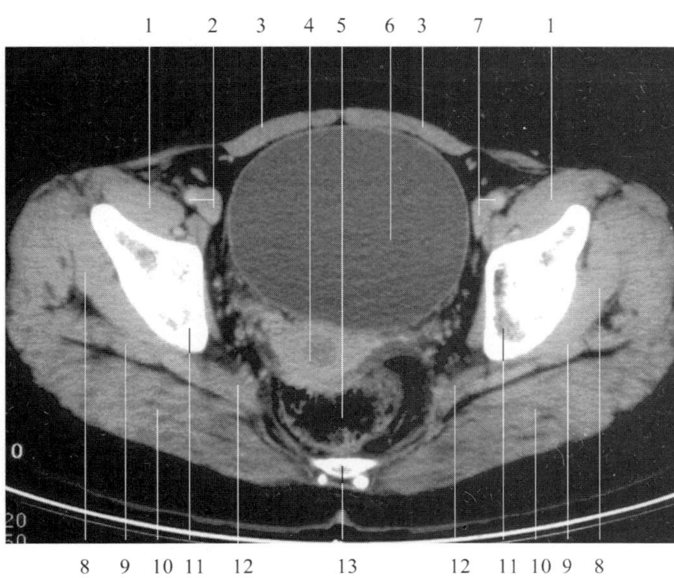

第三章

疾病诊断

第一节 胸部疾病

例 1 副交感神经副神经节瘤(parasympathetic paragangliomas)

【病史摘要】

男性,26 岁,无明显诱因憋气 1 年余,逐渐加重,夜间为著。

【CT 征象】

双侧中下肺野多发大小不等结节影,边缘光滑,数个结节与小血管相连,部分结节位于胸膜下,肺纹理无明显增重(图 3-1-1)。

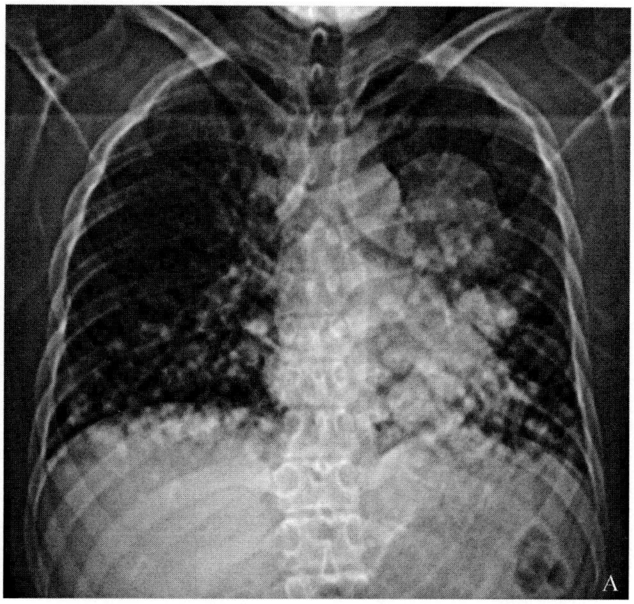

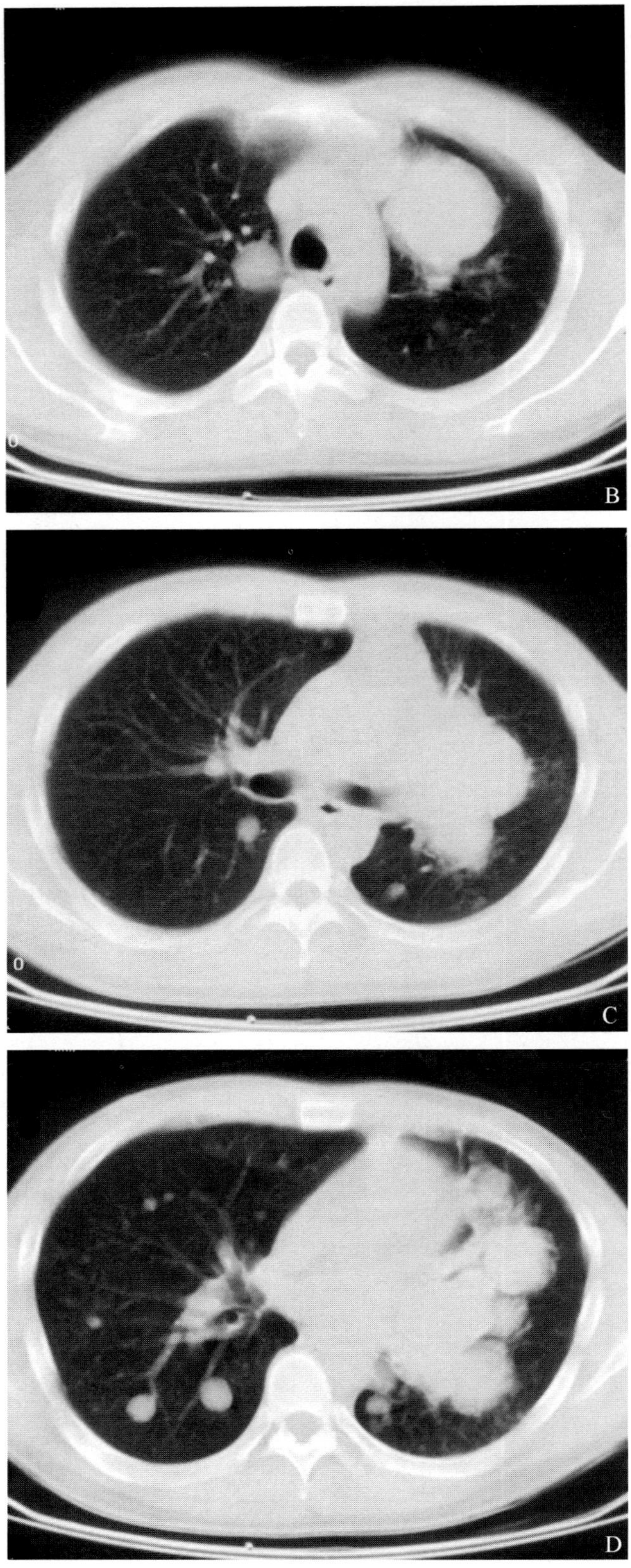
B
C
D

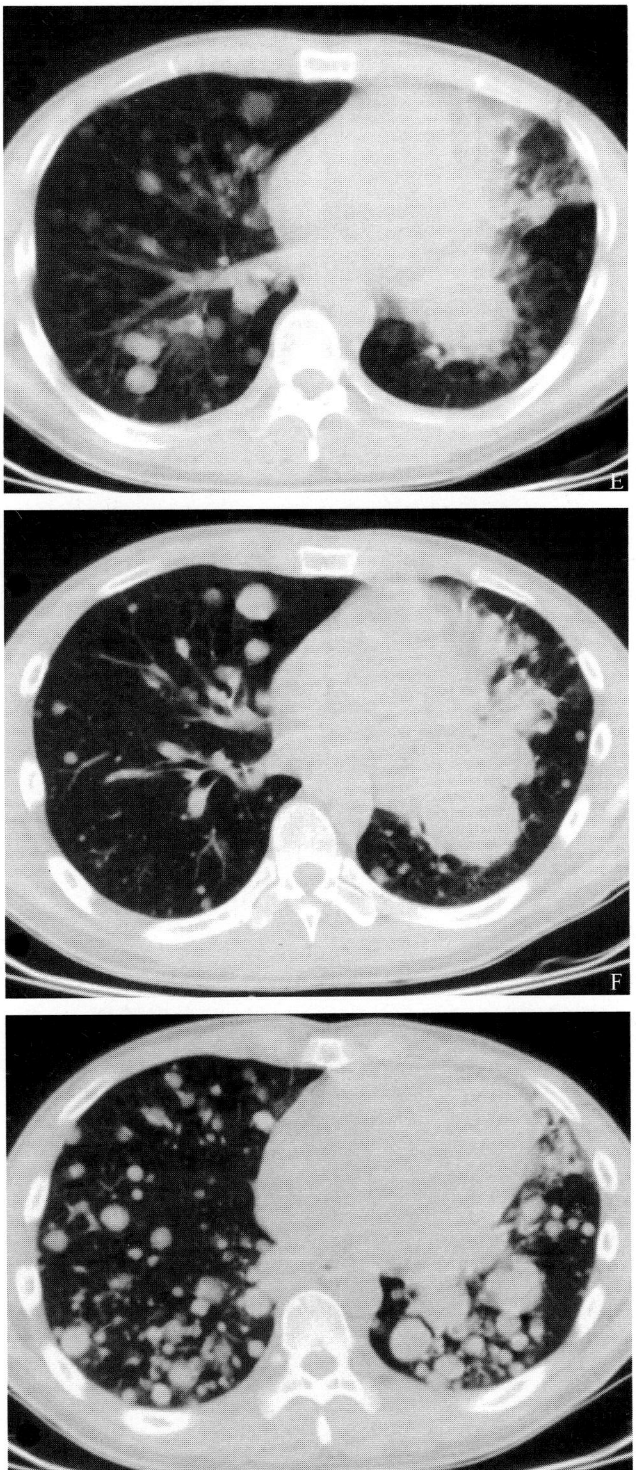

图 3-1-1　A. 胸片后前位，双侧中下肺野多发大小不等结节影；**B.** 左上肿物影直径 5～6cm，边缘光滑；**C～F.** 两肺多发结节影，周边结节可达胸膜下，部分结节和小血管相连；**G.** 多发结节影以下肺野为著，肺纹理增重不明显

【CT 诊断】

1. 副交感神经副神经节瘤;2. 结节病;3. 转移瘤。

【最后诊断】

副交感神经副神经节瘤/化学感受器瘤(活检病理证实)。

【评述】

发生在副神经节的肿瘤,目前均统称为副神经节瘤,然后再分为嗜铬性神经副神经节瘤和非嗜铬性神经副神经节瘤两大类。或者按 WTO 的分类,分为嗜铬细胞瘤、交感神经副神经节瘤、副交感神经副神经节瘤、未证实细胞起源的副神经节瘤四组。第一组为嗜铬性,第二组为嗜铬或非嗜铬性,第三、四组为非嗜铬性。本病例经病理证实为副交感神经副神经节瘤,也称非嗜铬性副神经节瘤,肿瘤起源腮节,迷走神经所属的有关神经节等结构,包括颈动脉、颈静脉球、鼓豆球、迷走神经、主动脉肺动脉体等,也属于化学感受器瘤,通常没有功能,表现为非嗜铬性。目前病因还不清楚,部分观点认为与环境因素有关,可能与高度大气低氧分压长期作用于靶组织有关。Lack 在 69 例中,发现有 13 例伴发此类型肿瘤,这大概也不是完全巧合。家族性副节瘤也有报道。Korn(1960)报道在 19 例均为单个或数个、数十个不等。均为粟粒大小,主要分布胸膜下。黄席珍等人报道 4 例,均为一叶内孤立性结节,4cm × 3cm × 3cm 大小。

1. CT 表现 ①多发大小不等结节影,大结节直径为 3 ~ 5cm,小结节直径只有几毫米;②结节边缘光滑密度均匀,周边结节可达胸膜下;③结节和小血管相连,肺纹理无明显增重,为其特点可供鉴别诊断。

2. 鉴别诊断

(1)结节病:两肺多发结节影,多有肺门淋巴腺肿大,肺内型结节病的多发结节常沿支气管血管束分布,表现串珠状支气管血管束增粗,肺门区多见,伴有肺间质早期纤维化。

(2)转移瘤:肺是好发部位,以血行转移多见,转移灶可单发和多发,以肺基底部多见,分布于周围。肺癌转移的结节可不规则,骨肉瘤、软骨肉瘤的转移多有钙化。空洞多见于鳞癌转移,消化道的转移瘤亦可有空洞。少数淋巴管转移,支气管血管束结节状增粗,小叶间隔和胸膜下有串珠状结节影或均匀增厚,50%合并有纵隔及肺门淋巴腺增大。

例 2 右肺上叶腺癌合并肺内转移

【病史摘要】

女性,31 岁,咳嗽、胸痛、憋气半年余,近期痰中带血。

【CT 征象】

右肺上叶结节影,2cm × 3cm 大小,分叶状,周边细毛刺,可见胸膜牵拉征,两肺多发粟粒状结节影,中下肺野为著,肺门及纵隔淋巴结无肿大(图 3-1-2)。

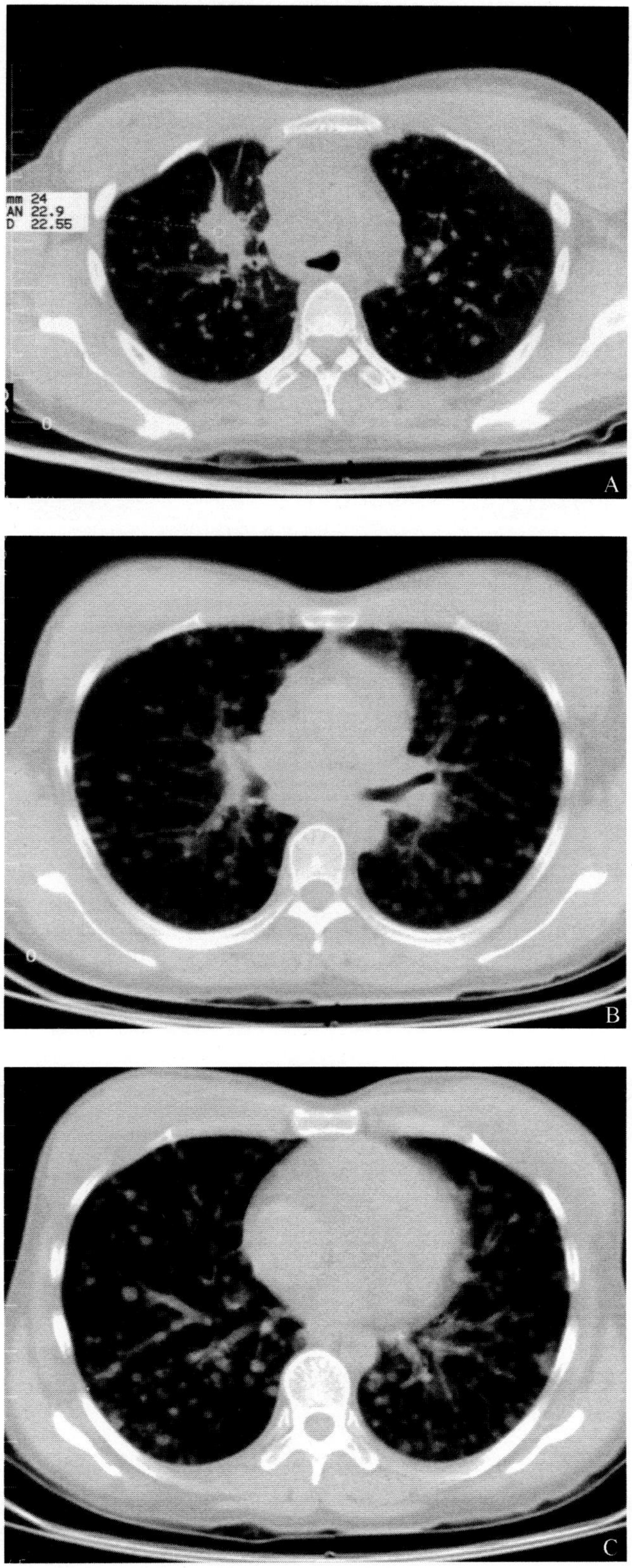
mm 24
AN 22.9
D 22.55
A
B
C

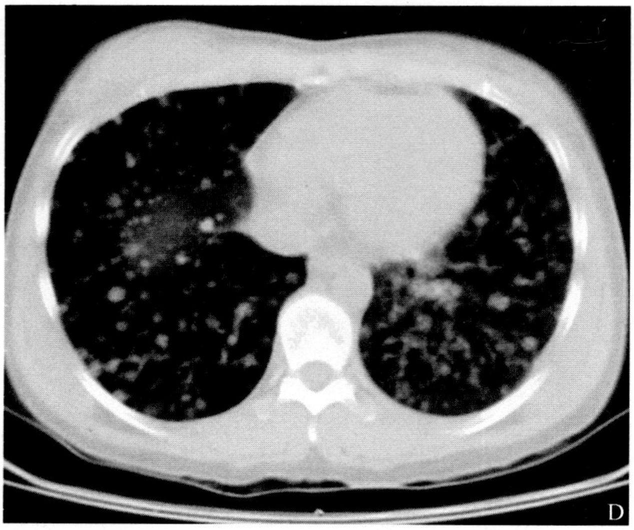

图 3-1-2　A. 右上肺内结节影 2cm×3cm,边缘分叶状,有胸膜牵拉征;B. 胸内多发粟粒状结节影;C. 支气管血管束增粗,有结节并存;D. 胸膜下串珠状结节影

【CT 诊断】

1. 肺癌肺内转移;2. 右上陈旧性结核;3. 肺转移瘤

【最后诊断】

右肺上叶腺癌伴肺内淋巴管、血行转移(穿刺活检病理证实)。

【评述】

肺癌最常见的类型是鳞癌,约占 45%~50%,其次是腺癌,其他还有小细胞癌,大细胞癌,腺鳞癌及类癌等。本病例经胸穿活检,病理结果为腺癌并肺内转移。

1. CT 表现　①具有周围型肺癌结节灶的共同特点,有分叶征、细毛刺征、胸膜凹陷征;②肺内血行转移形成的多发结节,边缘光滑呈粟粒状;③肺内淋巴管转移形成的癌性淋巴管炎,可表现为胸膜下的串珠状结节影,支气管血管束增粗并有结节影与其相连。

2. 鉴别诊断

(1)结核病:结核瘤病灶密度不均匀,可有毛刺和胸膜凹陷征,但毛刺较粗大,周围有卫星病灶,结核急性粟粒性血行转移,结节粟粒大小,密度均匀,随机分布,无串珠状结节影。

(2)肺泡癌:可表现多发结节影,密度偏低,周围较模糊。早期多局限于肺段肺叶,中下肺野周边为主,痰中能找到癌细胞。

例 3　右肺上叶小细胞癌

【病史摘要】

男性,76 岁,咳嗽半月余,外院 CT 平扫诊为右上肺结核,15 天后本院 CT 强化扫描。

【CT 征象】

平扫:右肺上叶前段 2cm×1.5cm 结节影,边缘欠规则有细毛刺,胸膜牵拉征,一血管影自肺门引向结节,纵隔淋巴结无明显肿大。强化(15 天后)扫描:右上结节病灶明显均匀强化,CT 值增加 35HU,出现血管聚拢征,右侧胸腔积液,气管前淋巴腺肿大(图 3-1-3)。

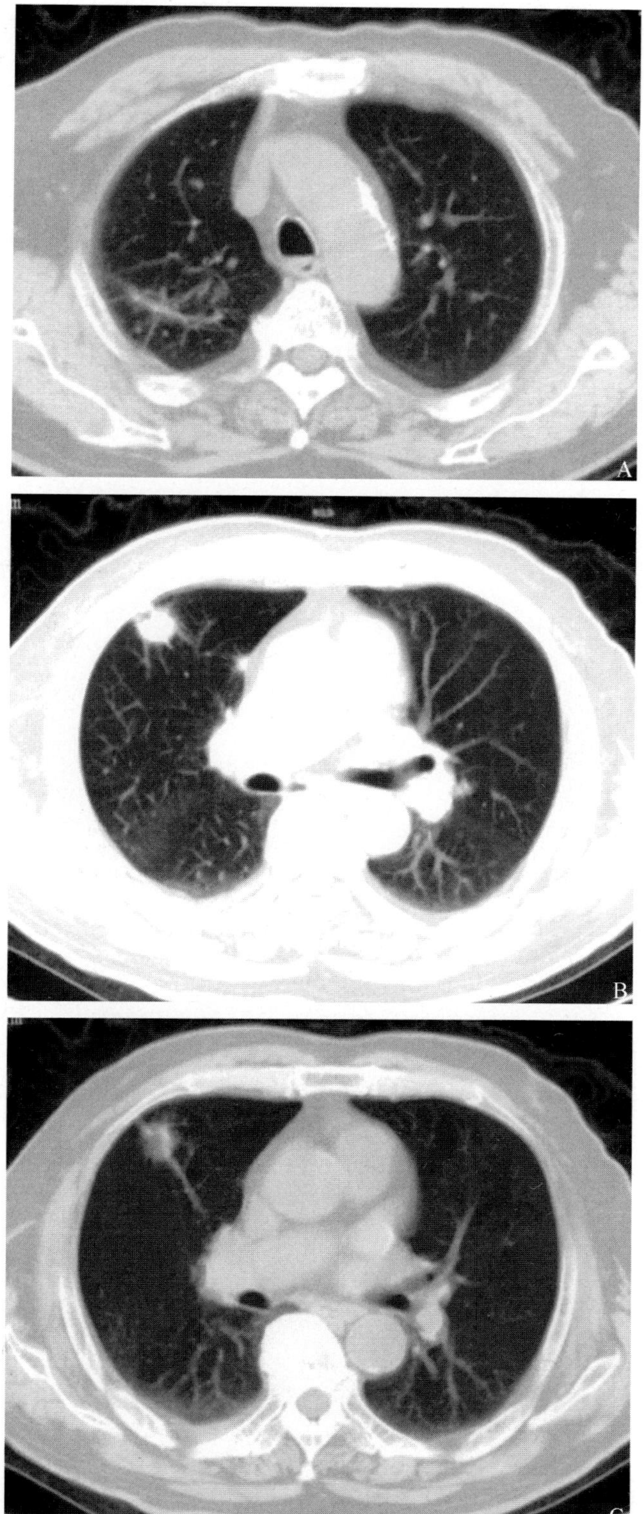
A
B
C

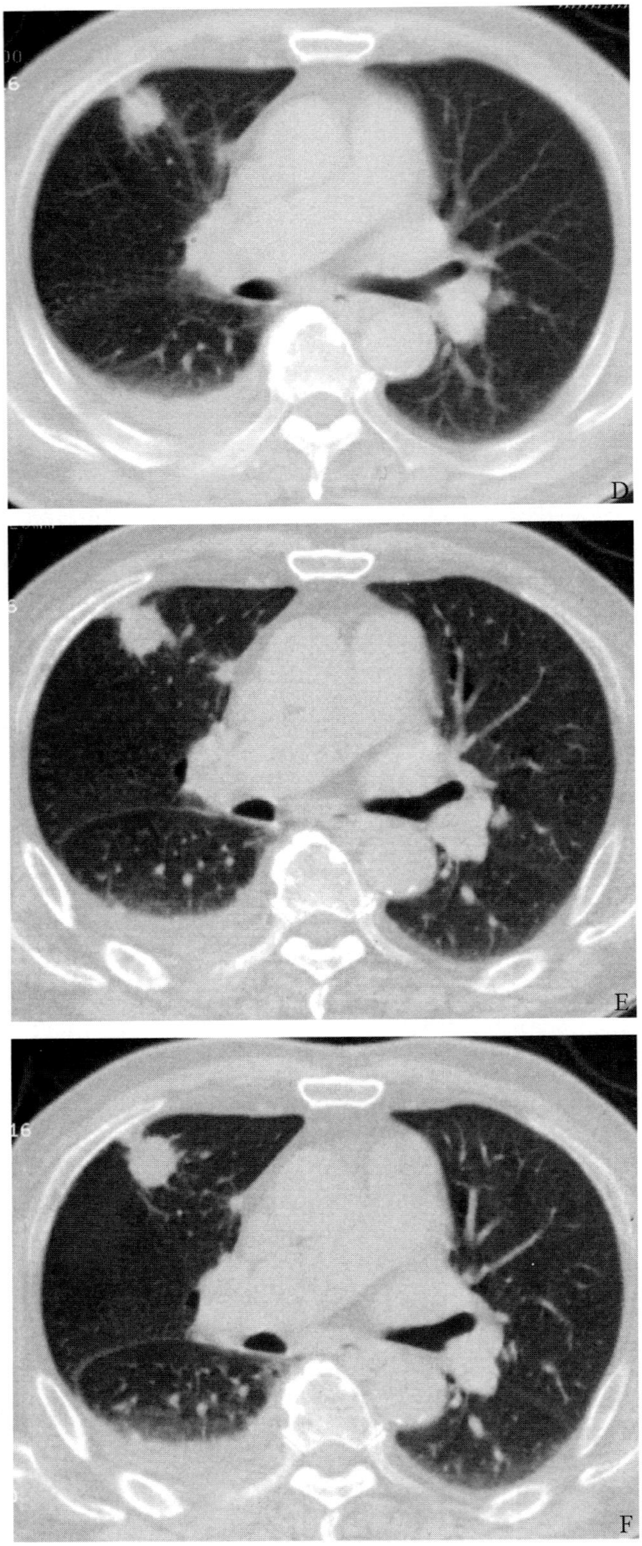
D
E
F

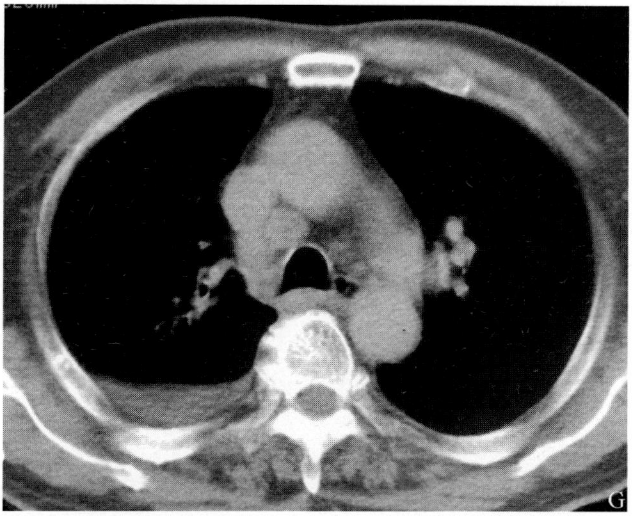

图 3-1-3　A、B、C 右上肺 1.5cm × 2cm 大小结节影，边缘有细毛刺，有一血管影自肺门引自结节，有胸膜牵拉征；D、E、F、G15 天后强化扫描，病灶 CT 值增加 26 ~ 36HU，出现“血管聚拢征”，腔静脉后气管前淋巴腺肿大

【CT 诊断】

1. 右上周围型肺癌；2. 右肺结核。

【最后诊断】

右肺上叶小细胞癌（手术病理证实）。

【评述】

周围型肺癌多见于腺癌，也可见于小细胞癌，除具有典型肺癌结节灶的特点外，小细胞癌早期即可出现胸腔积液及纵隔淋巴腺转移。强化扫描对于周围型肺癌的鉴别诊断有重要的意义，一般认为肺癌增强后 CT 值高于良性结节而低于炎性病变。动态 CT 增强扫描检查中，肺癌的时间—密度曲线呈逐渐上升形态，5min 内达到高峰。肺癌的增强 CT 值比平扫增加 80HU，最大达到 100HU 以上，但一般不小于 20HU。良性肿瘤及肉芽肿增强扫描 CT 值为 4 ~ 58HU，目前认为肺内较小孤立结节增强后 HRCT 扫描显示最大增强值为 20 ~ 60HU 时，有助于肺癌诊断。在 CT 强化的形态上，肺癌表现为完全强化，肺结核球为病灶边缘及包膜强化，错构瘤为边缘或包膜强化，少数为完全强化。

1. CT 表现　结节边缘分叶状可有细毛刺，血管聚拢征，胸膜凹陷征。强化扫描结节最大增强值 20 ~ 60HU。本病例病灶增强值 35HU，平扫半月后出现胸腔积液及肺门淋巴结肿大。

2. 鉴别诊断

（1）肺结核：结核球多有钙化、周围卫星病灶，无明显或部分强化，病灶出现晕征提示有合并肺癌的可能。

（2）炎性假瘤：偶有空洞，病灶边缘清楚，无分叶或浅分叶，粗毛刺，多有急性炎症病史。炎性假瘤的强化增强值多少取决瘤体的组织成分不同而不同。

例 4　细支气管肺泡癌

【病史摘要】

女性，69 岁，胸疼咳嗽咳痰 3 月余，近日加重。

【CT 征象】

两肺散在多发不均匀分布的小斑片磨玻璃状阴影及小结节影，最大结节直径 1.5cm。肺门旁支气管血管束增粗，部分成结节状，气管前淋巴腺肿大(图 3-1-4)。

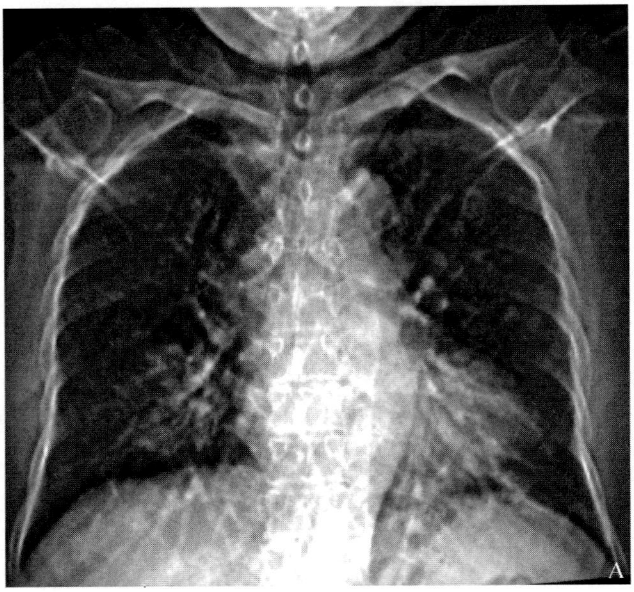

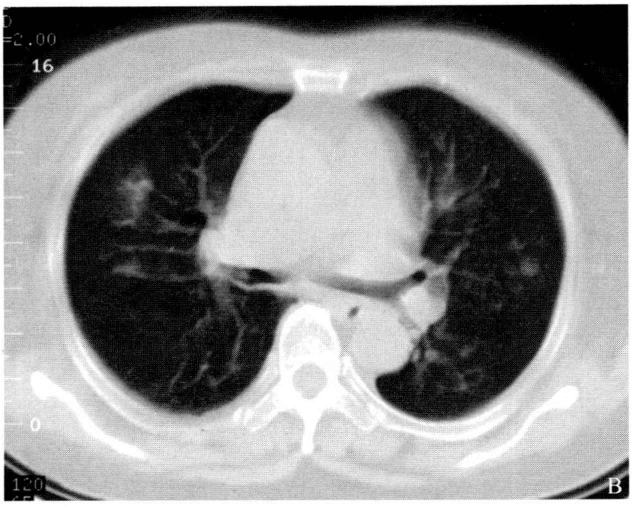

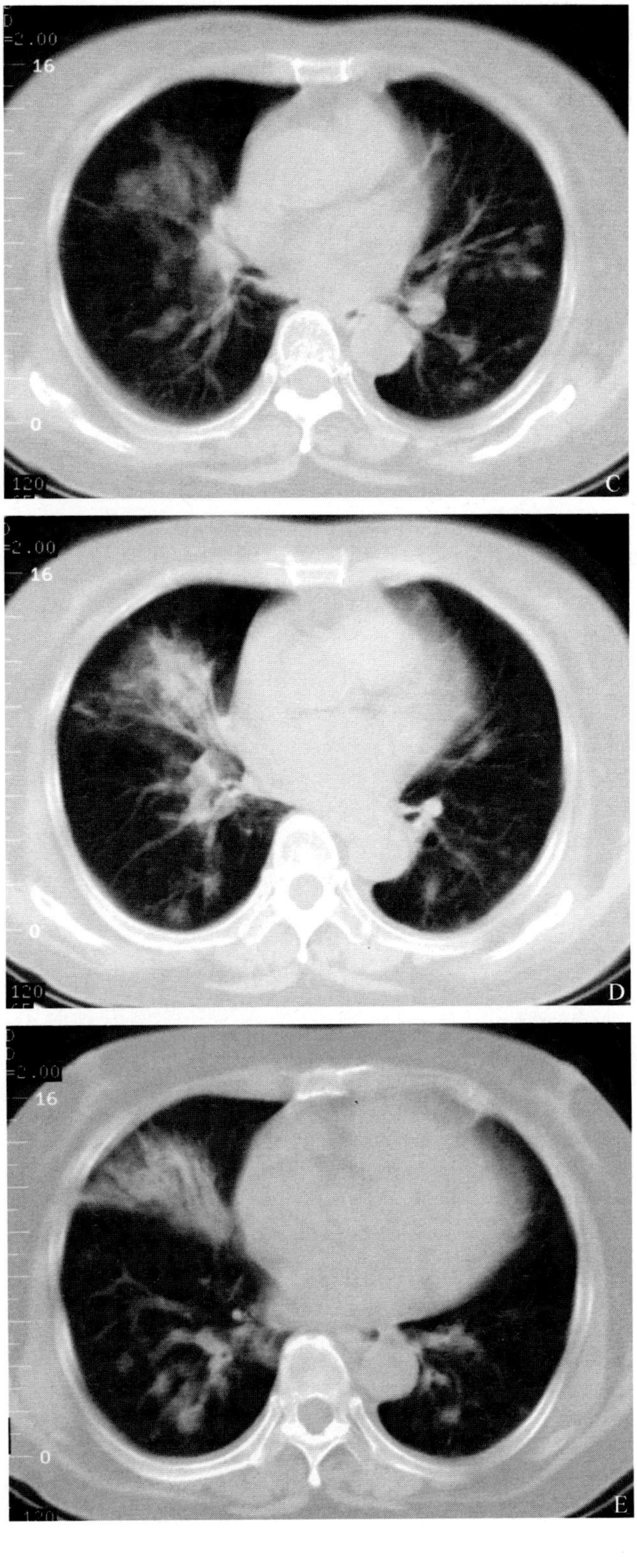
C
D
E

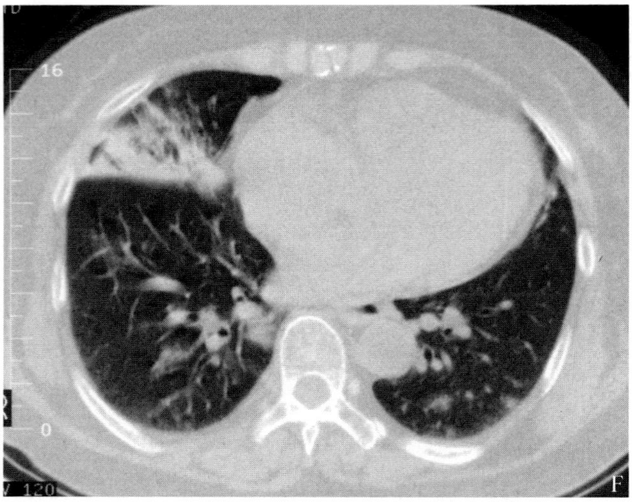

图 3-1-4 A 胸部后前位，两肺散在斑片状阴影；B 磨玻璃样结节影；C ~ F 片状阴影中有"空气支气管征"存在，部分支气管血管束增粗

【CT 诊断】

1. 肺泡癌；2. 小叶性肺炎；3. 结节病。

【最后诊断】

细支气管肺泡癌（痰查瘤细胞阳性）。

【评述】

肺泡癌起源于细支气管及肺泡上皮，在肺内弥漫性生长，组织类型为细支气管肺泡癌，少数为腺癌。肿瘤形态为两肺弥漫分布的结节或斑片影像。结节呈粟粒大小至 1cm 不等，其密度相似以两肺中下部分较多。晚期淋巴结肿大合并胸水。然而，肺泡癌所具有的绝大多数征象不是特异的，虽然有些征象在肺癌较常见，但也可见于良性病变。因而，在肺癌 CT 诊断中不能仅凭某一征象作为依据，要仔细发现病灶所有的 CT 征象，结合临床资料对其进行综合分析。肺泡癌大体形态分结节型、节段型及弥漫型，节段型和弥漫型预后不良。患者常有大量白色泡沫样痰，痰查瘤细胞阳性。

1. CT 表现 结节型肺泡癌直径小于 3cm 生长缓慢，病灶内可有小空泡和支气管充气征，其周围可有蜂窝状或磨玻璃状阴影，较少出现肺门及纵隔淋巴腺转移，手术切除预后较好。节段型肺泡癌为一段或一叶部分实变，可同时或异时侵犯双肺野，低密度蜂窝状阴影内，可见走行正常的强化血管影为其特点。弥漫型肺泡癌也可由前两型发展而来，表现为两肺弥漫分布的斑片状、结节状阴影，密度较高，有时可融和成片状。

2. 鉴别诊断

（1）小叶性肺炎：病原菌从上呼吸道进入，先引起支气管炎，以终末细支气管病理变化较重，渗出液进而向气腔蔓延累及呼吸性支气管及肺泡。炎症从上而下沿支气管纵向蔓延也可沿终末细支气管横向蔓延，并引起支气管周围炎及肺泡周围炎。CT 表现为肺纹理增重，散在斑片状致密影，边缘模糊，病灶多位于两肺下野内带，肺叶后部病变较前部多，沿支气管分支分布，但肺段及肺叶支气管通畅，肺门及纵隔无肿大淋巴结。

（2）结节病：CT 表现为肺门及纵隔淋巴腺肿大，常合并广泛肺间质纤维化。结节多为融合的肉芽肿结节，绝大多数直径为 1 ~ 5mm，少数为 5 ~ 10mm，边缘光滑，结节主要沿支气管血管束分布，表现为串珠状支气管血管束增粗，以肺门区多见。

3. 小叶中央支气管血管束周围肉芽肿　表现为小叶核结节，在两肺弥漫分布。肺内片状阴影、磨玻璃密度影，提示可能为肺泡炎向肉芽肿过度和病变活动期表现。

例 5　右肺中央型肺癌

【病史摘要】

男性，58 岁，胸疼咳血 1 年余，近日加重。

【CT 征象】

右肺门巨大肿块影，边缘分叶，少许钙化。右主支气管、右中叶及下叶支气管明显变细，并中叶不张及胸腔积液（图 3-1-5-1）。

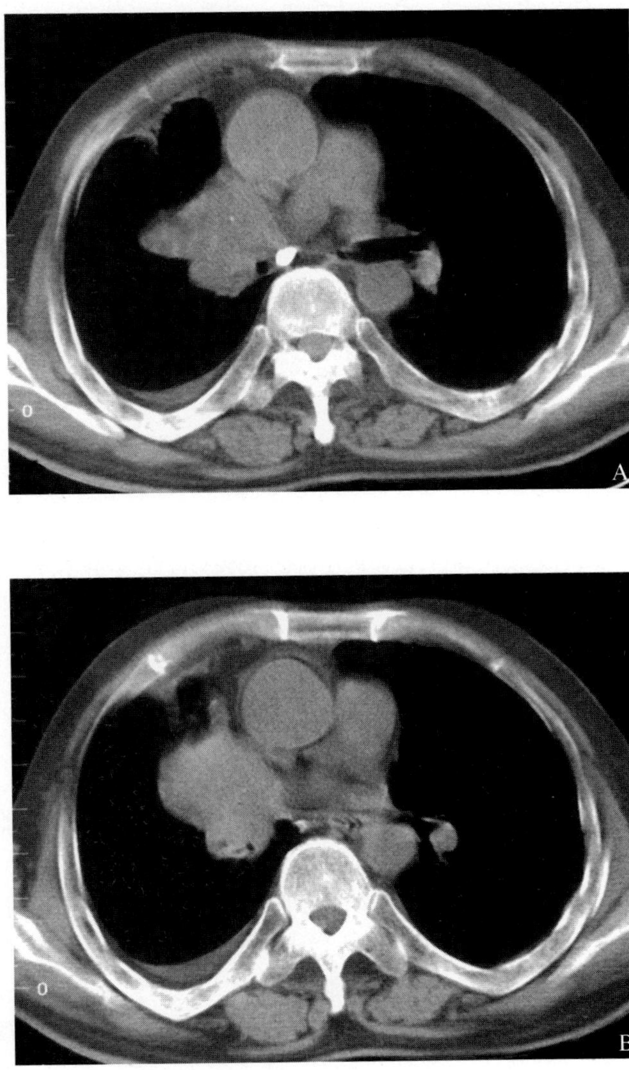

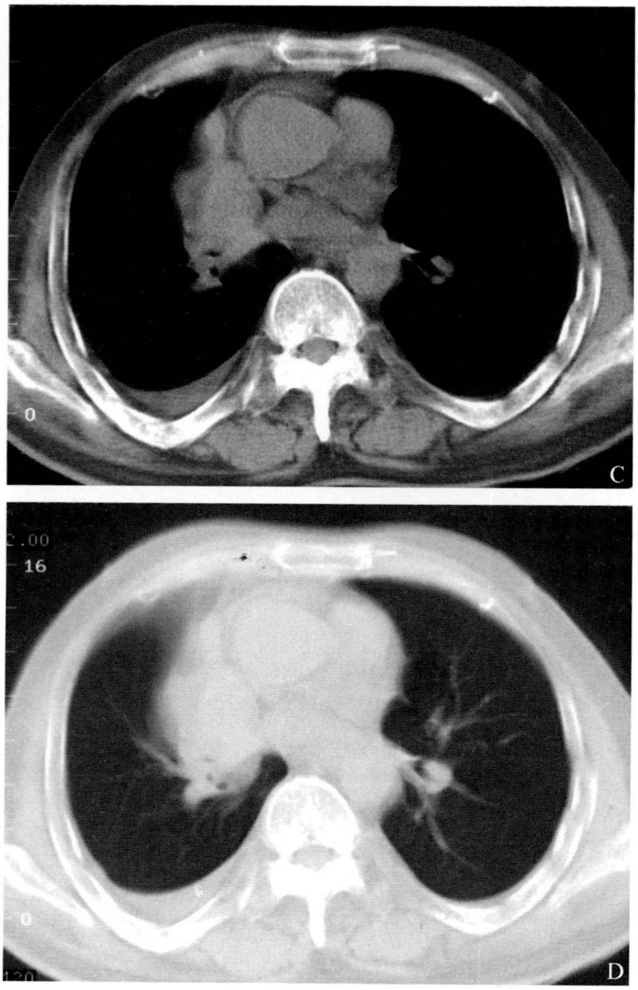

图 3-1-5-1　A～D 右肺门肿块，其内散在钙化，边缘分叶状，合并中叶部分肺不张

【CT 诊断】

中央型肺癌。

【最后诊断】

鳞癌(穿刺病理证实)。

【评述】

肿瘤发生肺段或肺段以上支气管，组织学上主要为鳞状上皮癌、小细胞未分化癌及大细胞癌。肿瘤可呈息肉状或结节状向支气管腔内生长，此种形态称为管内型。肿瘤沿支气管管壁浸润生长，使支气管管壁有不同程度的增厚，称为管壁型。肿瘤穿破支气管外膜形成支气管周围肿块，称为管外型。一般进展期的肺癌可有上述两种或所有改变。中央型肺癌可引起支气管狭窄或梗阻而发生阻塞性肺炎，最终可发生肺不张。支气管肺癌主要临床表现为咯血、刺激性咳嗽和胸痛，其中痰中带有少量血丝，间断性出现是本病的重要临床表现。

中央型肺癌 CT 表现的直接征象是肺门肿块，如支气管狭窄、梗阻、管腔内结节及管壁增厚。肺门肿块为单侧性肿块的边缘比较清楚，外缘光滑或有浅分叶。肺门肿块的密度均匀，可有钙化。阻塞性肺炎特点为炎性改变经抗炎治疗不易吸收或暂时吸收后短期内在相同位置又出现病灶。阻塞性肺不张是主要间接征象之一。肺门及纵隔淋巴结肿大是中央型肺癌转移到胸内淋巴结的表现，可发生于任何一组淋巴结，以主动脉弓旁、上腔静脉后、主肺动脉窗、气管分叉下、气管旁、主肺动脉旁及两肺门部多见，可为一组或多组淋巴结肿大。增强扫描淋巴结强化较弱或有边缘强化。强化扫描还可了解肿瘤与血管、淋巴结的关系，有利于临床粒子刀介入治疗。

【附加病例】

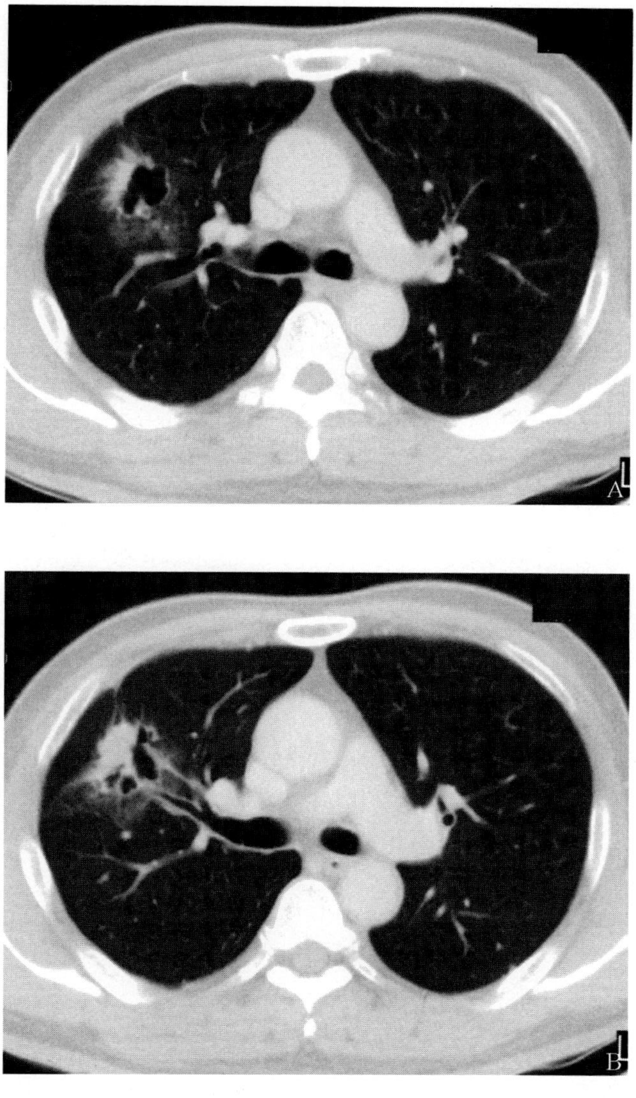

图 3-1-5-2　A、B 癌性空洞，内壁有结节影

例 6 肺转移瘤(血行转移)

【病史摘要】

女性,67 岁,胸痛半年余,近 10 天以来,头痛恶心。

【CT 征象】

双肺多发大小不等高密度结节影,边缘清楚,欠规则,大结节直径 3cm 左右,小结节 8mm 左右(图 3-1-6-1)。

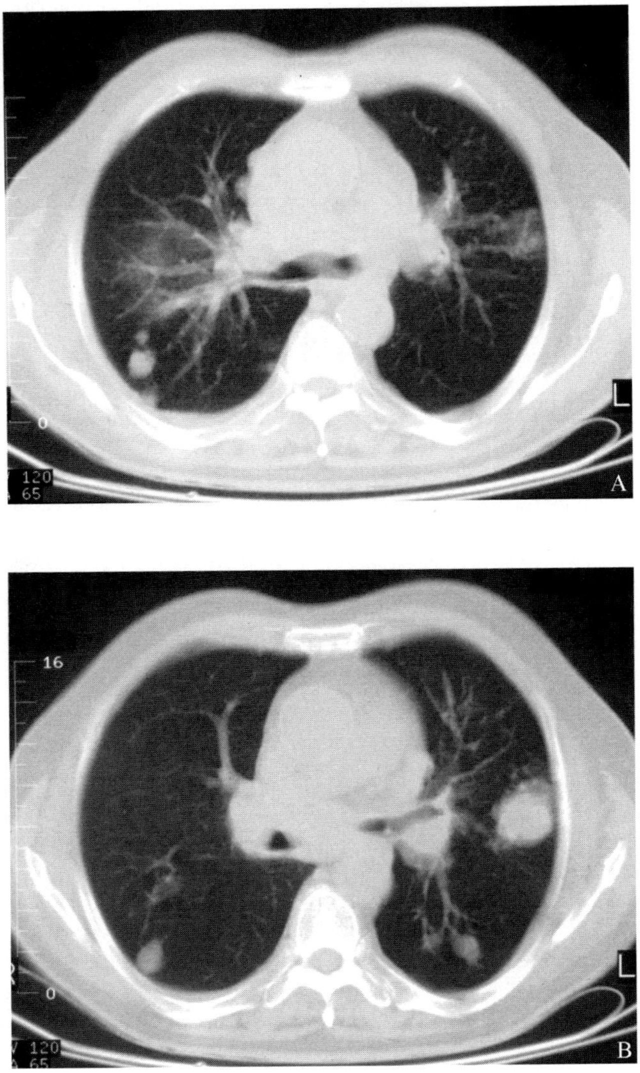

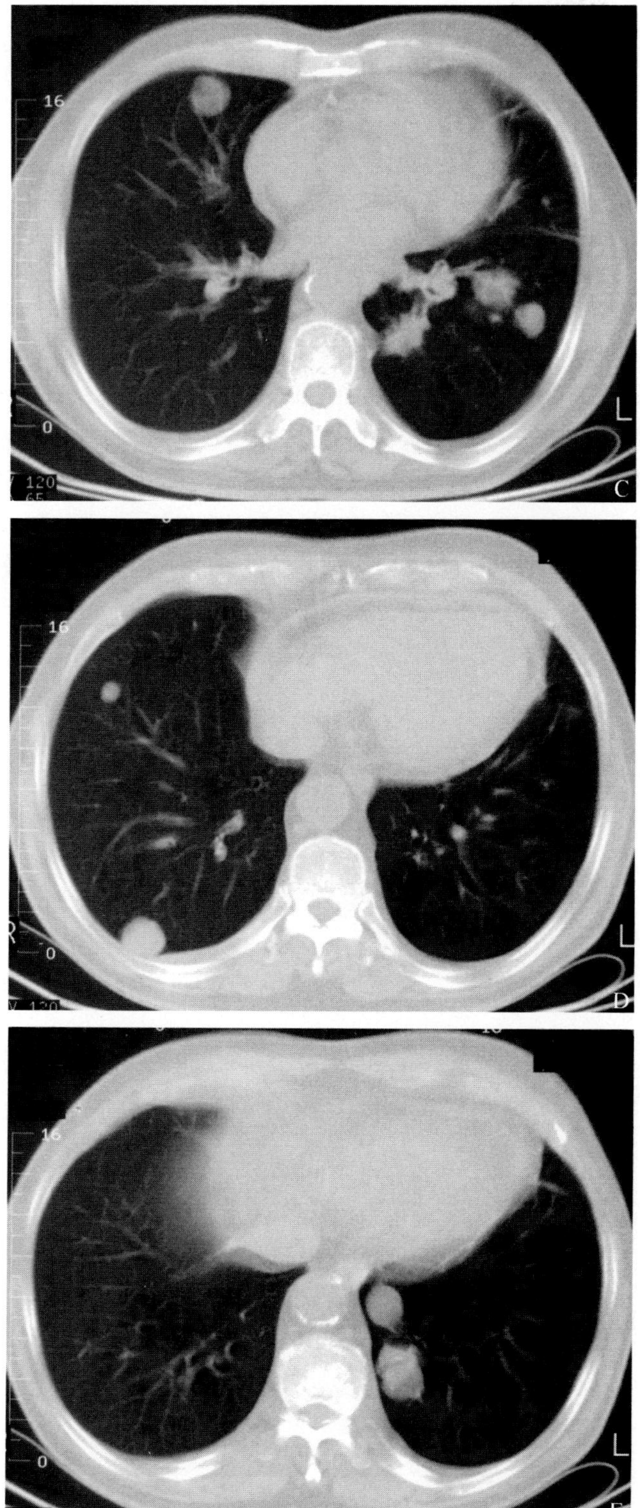

图 3-1-6-1　A ~ E 双肺散在多发大小不等高密度结节影，边缘光滑

【CT 诊断】

1. 肺转移瘤;2. 淋巴瘤;3. 结节病。

【最后诊断】

肺转移瘤。

【评述】

肺是转移瘤的好发部位,多源于乳腺、肝、肾、消化道、头颈、骨和肌肉等原发恶性肿瘤。肺内孤立性结节表现的病人,无恶性肿瘤病史者,肺转移的可能性仅为0.4%~9%,而有恶性肿瘤病史者则为25%。肺内多发结节尽管见于多种疾病,但肺转移占大多数,而报道其中73%为肺转移瘤。由于各种肿瘤组织的淋巴管液向静脉回流,通过肺血管系统流入肺,肺转移极为常见。肺转移的途径有经肺动脉、支气管动脉、淋巴管、胸腔等扩散,也可为肿瘤直接侵犯,血行转移最为常见。瘤栓到达肺小动脉及毛细血管丛后,可浸润并穿过血管壁,在周围间质及肺泡内生长,形成肺转移病灶。

1. CT 表现 结节为单发或多发结节,多为球形,大小不一,边缘清楚光滑,多散在分布于肺周围。腺癌转移时结节的边缘也可不规则。结节可伴发出血,表现为晕轮征,或密度不均匀边缘模糊。空洞为鳞状细胞癌转移的特征表现。肉瘤转移可伴有空洞,但常合并气胸。骨肉瘤及软骨肉瘤转移常见钙化。结节生长速度差异较大,绒毛膜细胞癌及骨肉瘤转移,病灶倍增时间可少于30天,而甲状腺癌等转移灶,病灶在相当长时间内,大小可无变化。有些转移灶如绒毛膜细胞癌,在化疗后可消散。

2. 鉴别诊断

(1)淋巴瘤:原发于肺部的淋巴瘤极少见。标准为:①无胸外淋巴瘤或白血病;②仅有肺和支气管受侵;③CT 表现为肺内单发、多发结节影及小片状浸润影,肺段肺叶可实变,可有空洞及空气支气管征。淋巴瘤继发肺改变表现为:①肺外源于头颈、腹、盆腔和其他系统淋巴瘤;②除具有肺部结节肿物外,常有肺门纵隔淋巴结肿大;③非霍奇金淋巴瘤(NHL)继发肺改变可无肺门纵隔淋巴结肿大。肺内单发、多发结节影,可有空洞。也可表现为支气管内大小不一单发或多发息肉样变,引起阻塞性肺炎或肺不张。

(2)结节病:可有肺内多发结节,常沿支气管血管束分布,常伴早期局限或广泛纤维化,小叶结构扭曲变形。

【附加病例】

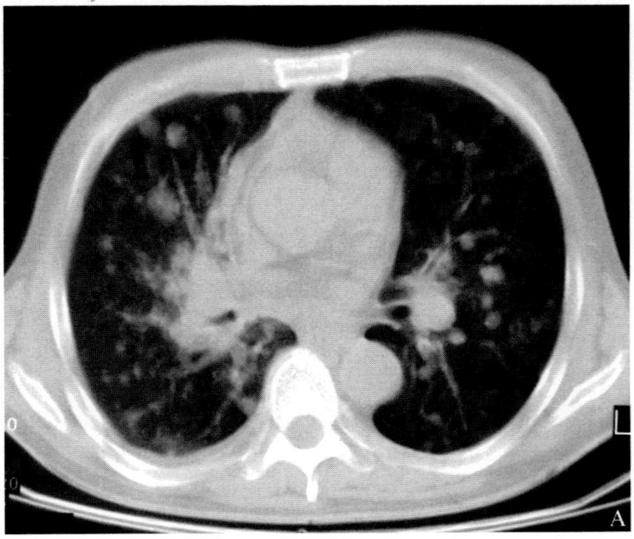

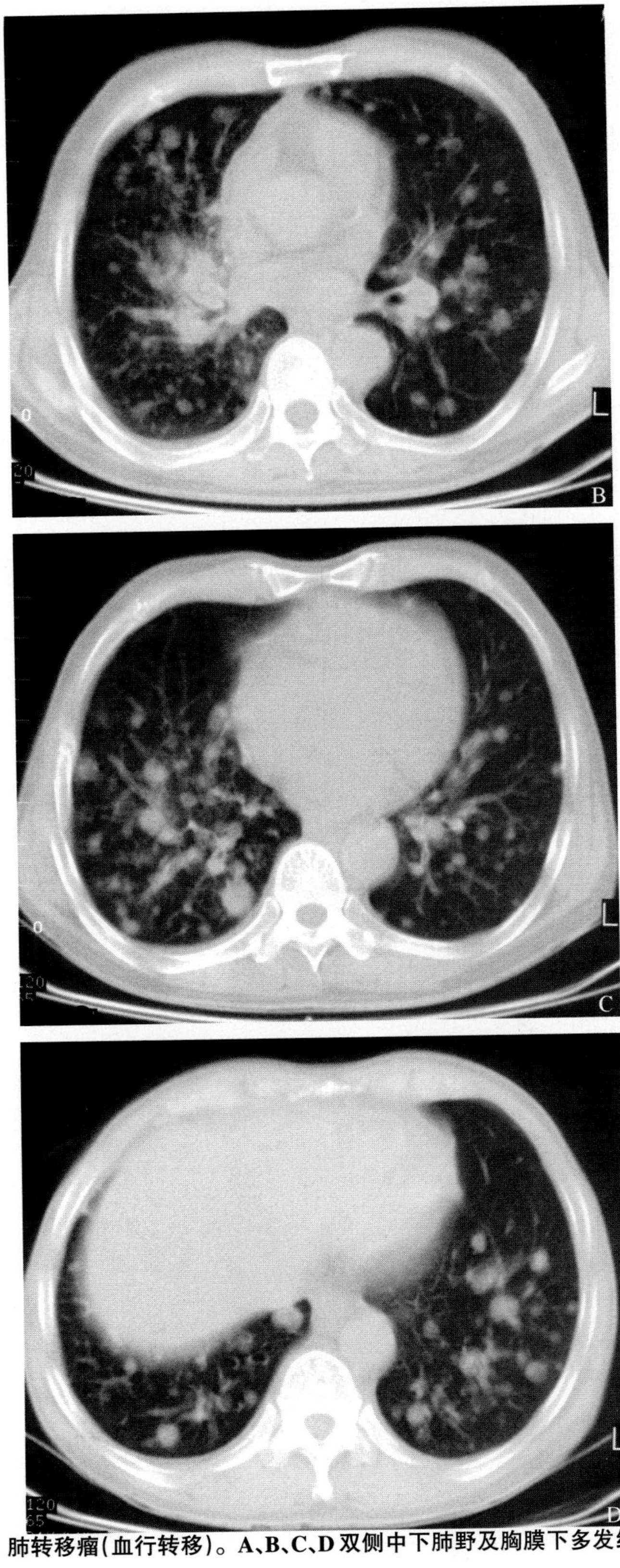

图 3-1-6-2　肺转移瘤(血行转移)。A、B、C、D 双侧中下肺野及胸膜下多发结节，边缘光滑

例 7　肺转移瘤(淋巴转移)

【病史摘要】

女性,32 岁,咳嗽,胸痛,憋气 3 年余,近期加重。

【CT 征象】

两肺多发粟粒状结节影,位于支气管血管束周围间质,小叶间隔,胸膜下间质,肺门旁支气管血管束结节状增粗(图 3-1-7-1)。

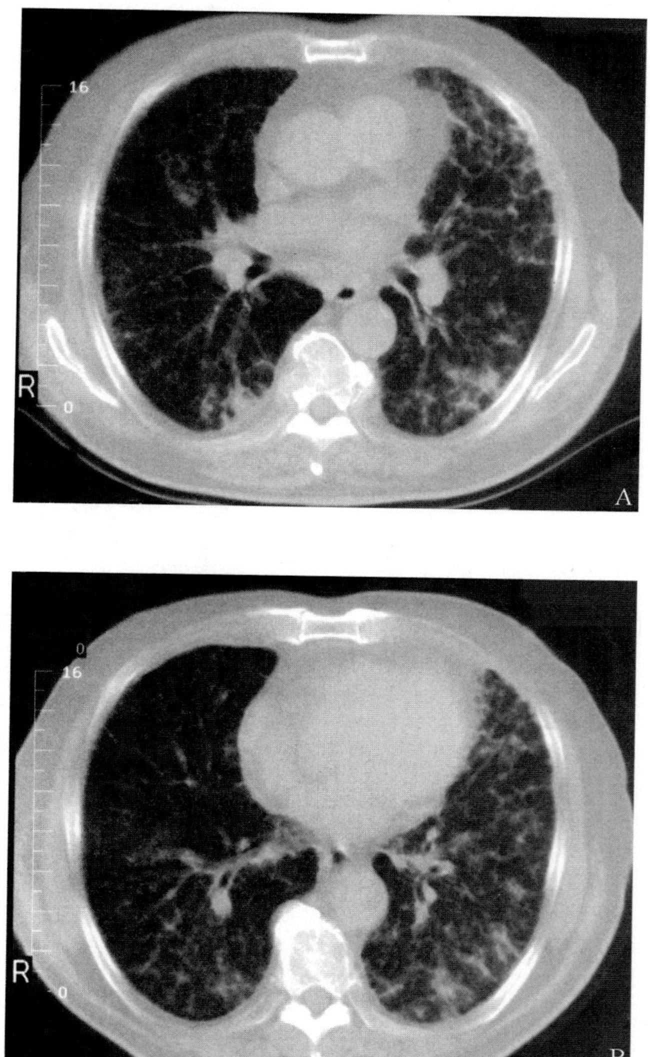

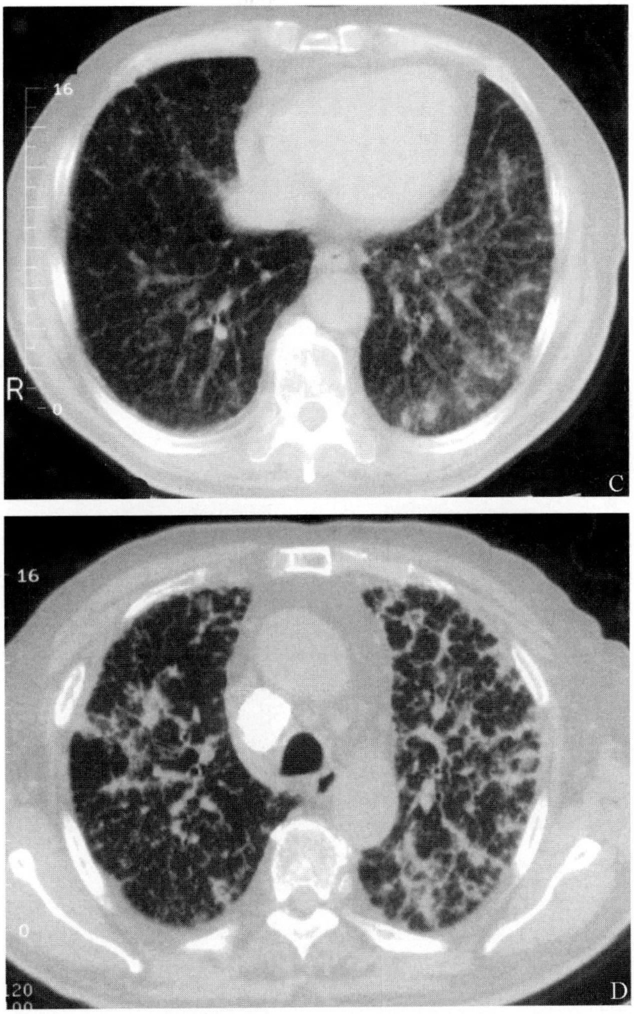

图 3-1-7-1　A 小叶间隔增厚，B、C、D 支气管血管束呈结节状增生，胸膜下间质呈串珠状小结节表现

【CT 诊断】

1. 肺转移瘤；2. 急性粟粒性肺结核；3. 肺泡癌。

【最后诊断】

肺淋巴管转移癌(穿刺病理证实)。

【评述】

肺是转移瘤的好发部位，以血行转移多见，少数为淋巴管转移及其他方式转移。肺淋巴管转移癌指肿瘤在淋巴管内生长，常发生于支气管血管周围间质、小叶间隔及胸膜下间质，多由于血行转移至肺小动脉及毛细血管床，继而穿过血管壁侵袭支气管血管周围淋巴管，并通过淋巴管扩散。在病理上，56%肺转移瘤有淋巴管转移。虽然各种肿瘤均可引起淋巴管转移，但80%为腺癌转移，最常见于乳腺、胃及胰腺癌。淋巴管转移影像检出率远比病理低，明显高于普通 X 胸片，HRCT 可有典型表现，对诊断有重要价值。

1. CT 表现　肺门区支气管血管束结节状增粗，小叶间隔或胸膜下间质串珠状或均匀增粗，小叶中央支气管血管束增粗呈结节状，肺小叶结构正常，这些表现可双肺弥漫分布或局灶性分布。常合并胸腔积液,50%合并有纵隔、肺门淋巴结增大。

2. 鉴别诊断

(1)急性粟粒性肺结核:表现为肺野内多发性均匀性分布的小颗粒状阴影,大小均匀,密度均匀,结节沿血管走行,边缘清晰,锐利,并非沿小叶间隔胸膜下间质走行。

(2)弥漫性肺泡癌:可由结节型和节段型肺泡癌发展而来。多表现为两肺弥漫分布的结节,大小相仿,密度较高,边缘清楚但不锐利。周围往往有渗出,融合成片状。患者常有大量白色泡沫痰,痰检瘤细胞阳性。

【附加病例】

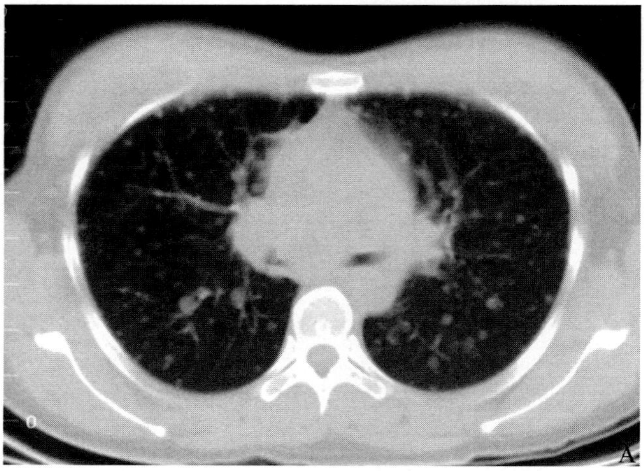

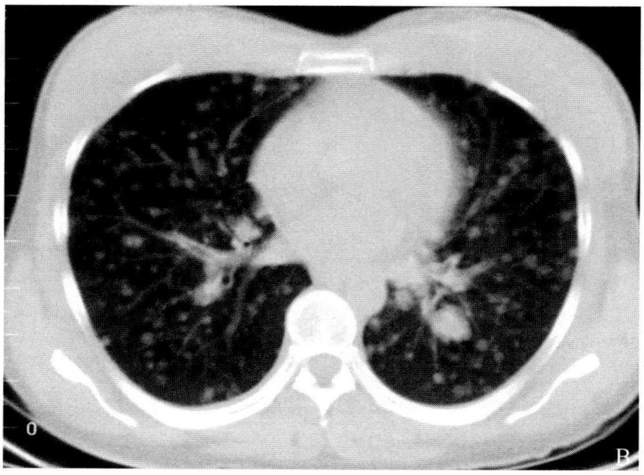

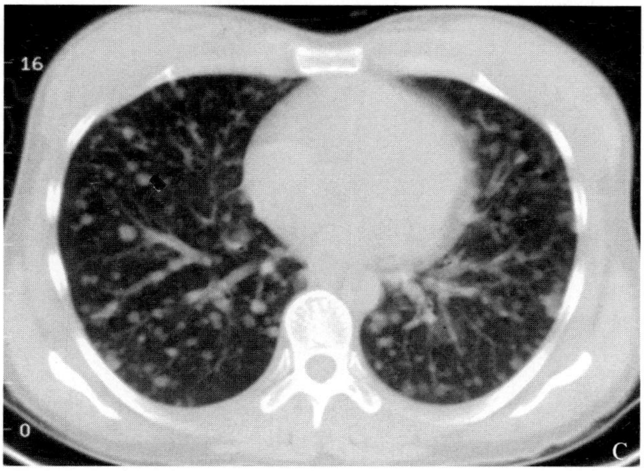

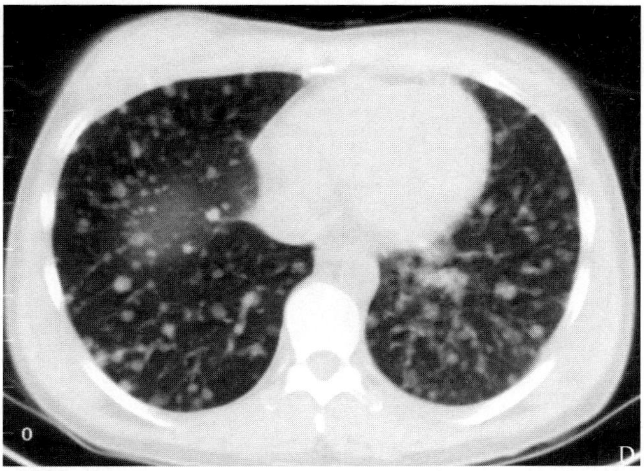

图 3-1-7-2　肺转移瘤(淋巴转移)。A～D 两肺多发散在粟粒状结节影,位于小叶间质,胸膜下"串珠状"改变

例 8　肺转移瘤(特殊表现)

【病史摘要】

女性,71 岁,右胸痛 2 年余,近日轻咳无痰,稍感憋气。

【CT 征象】

右肺野巨大索条状致密影,自肺周向肺门聚拢,边缘成波浪状。左肺野纹理清晰(图 3-1-8)。

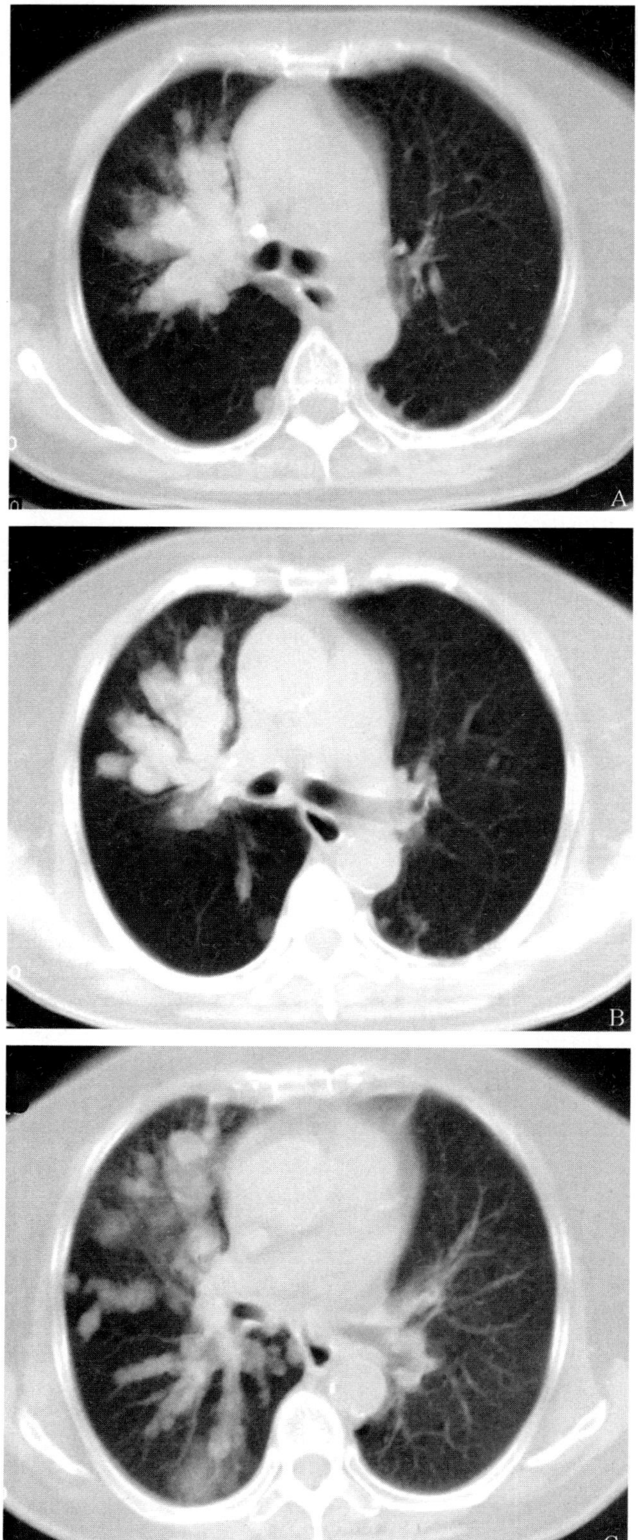
A
B
C

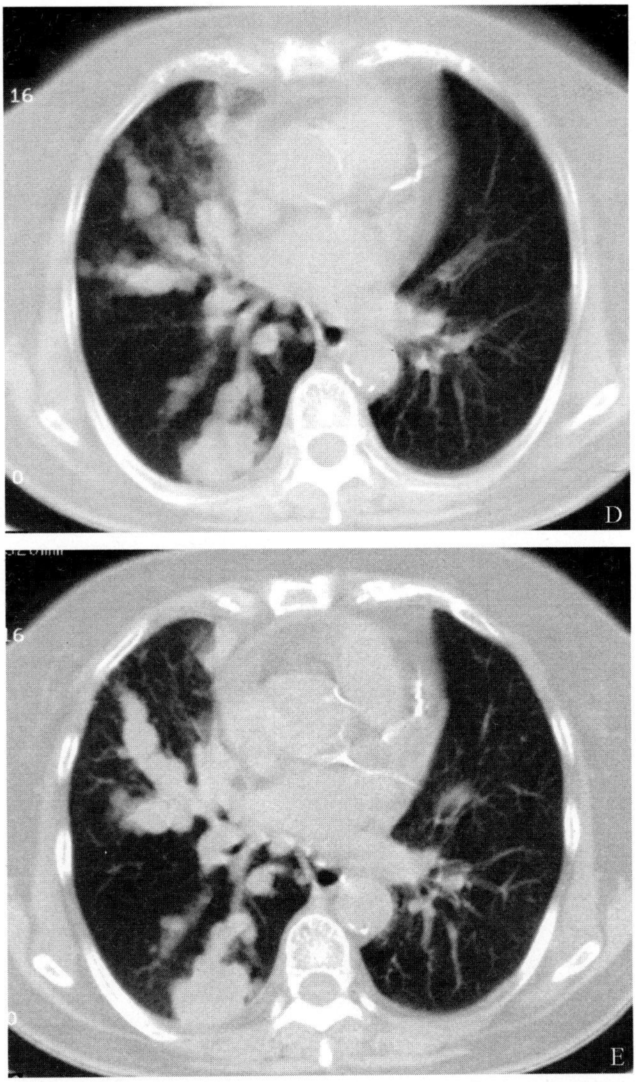

图 3-1-8　A、B、C 右肺支气管血管束明显增粗呈“糖葫芦”状;D、E 右肺后基底段肿块影,边缘分叶状

【CT 诊断】

1. 类淋巴组织增生症;2. 淋巴瘤;3. 转移瘤。

【最后诊断】

转移瘤(穿刺病理证实)。

【评述】

最初,根据本病例巨大索条状致密影的特点,分析考虑病变在肺间质,支气管血管束中的淋巴管内,侵及淋巴管血管支气管周围的间质,后经穿刺活检,病理结果为转移瘤。我们分析,在肺转移瘤中无论血行、淋巴管及其他转移,均未见此种表现,文献也少有报道。根据 CT 征象特点,考虑本病进展缓慢,主要在淋巴管及周围间质内,错误的诊断类淋巴组织增生症中的淋巴瘤样肉芽肿。

1.CT 表现　支气管血管束中的支气管及血管均无受压受阻表现,才造成本病例特殊的 CT 表现,临床未发现原发灶,晚期出现胸水及心包积液。

2. 鉴别诊断

(1)淋巴瘤样肉芽肿:淋巴瘤样肉芽肿归属于类淋巴组织增生症。类淋巴组织增生症按Glickstein等(1986)分类如下:①巨淋巴结增生症;②浆细胞性肉芽肿;③假性淋巴瘤;④淋巴细胞间质性肺炎;⑤血管免疫母细胞淋巴腺病;⑥淋巴瘤样肉芽肿病。有学者认为上述6种病和淋巴瘤有一定的谱系关系。肺淋巴瘤样肉芽肿是一种特殊型的血管炎及肉芽肿构成的瘤样病变,病变原发于肺部,较为少见,也有人认为是一种恶性淋巴瘤,一种以肺受累的多器官受累疾病。影像学及临床诊断很难,前后诊断靠病理组织学检查。但淋巴瘤样肉芽肿病程多较缓慢,发展速度常以年计。如在肺内发现结节状或大片状阴影,有支气管充气征,病变进行比较缓慢,但有发热等呼吸道症状,且有皮肤、肾脏及中枢神经系统受侵表现时,应首先怀疑本病的可能。

(2)淋巴瘤:无论原发与继发的肺内淋巴瘤,均可表现为单发、多发结节影或小片状浸润影,有空气支气管征存在,常伴有肺门及纵隔淋巴腺肿大。继发者是淋巴瘤肺内病变的最常见类型,出现肺门及纵隔淋巴腺肿大后,沿肺淋巴系统侵及肺间质,沿支气管周围及肺血管周围的淋巴组织蔓延,多有发烧、乏力纳差和消瘦等全身症状。

例9 胸膜间皮瘤

【病史摘要】

男性,71岁,左胸痛3月余,近期加重,近半月来憋气。

【CT征象】

左侧胸膜多发软组织密度影,呈不均匀强化表现,胸膜间断局部增厚并大量胸腔积液(图3-1-9)。

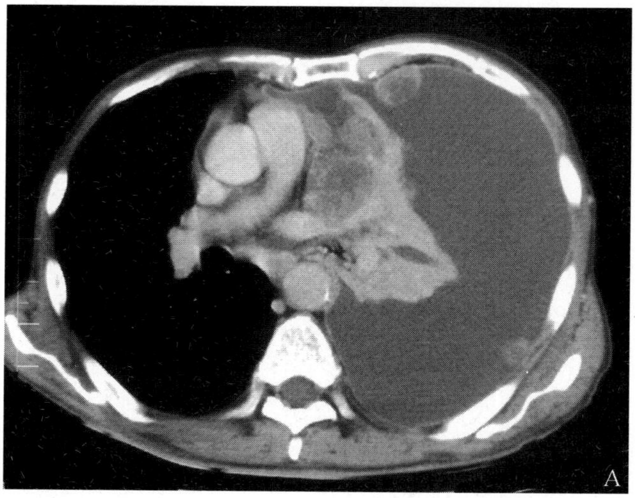

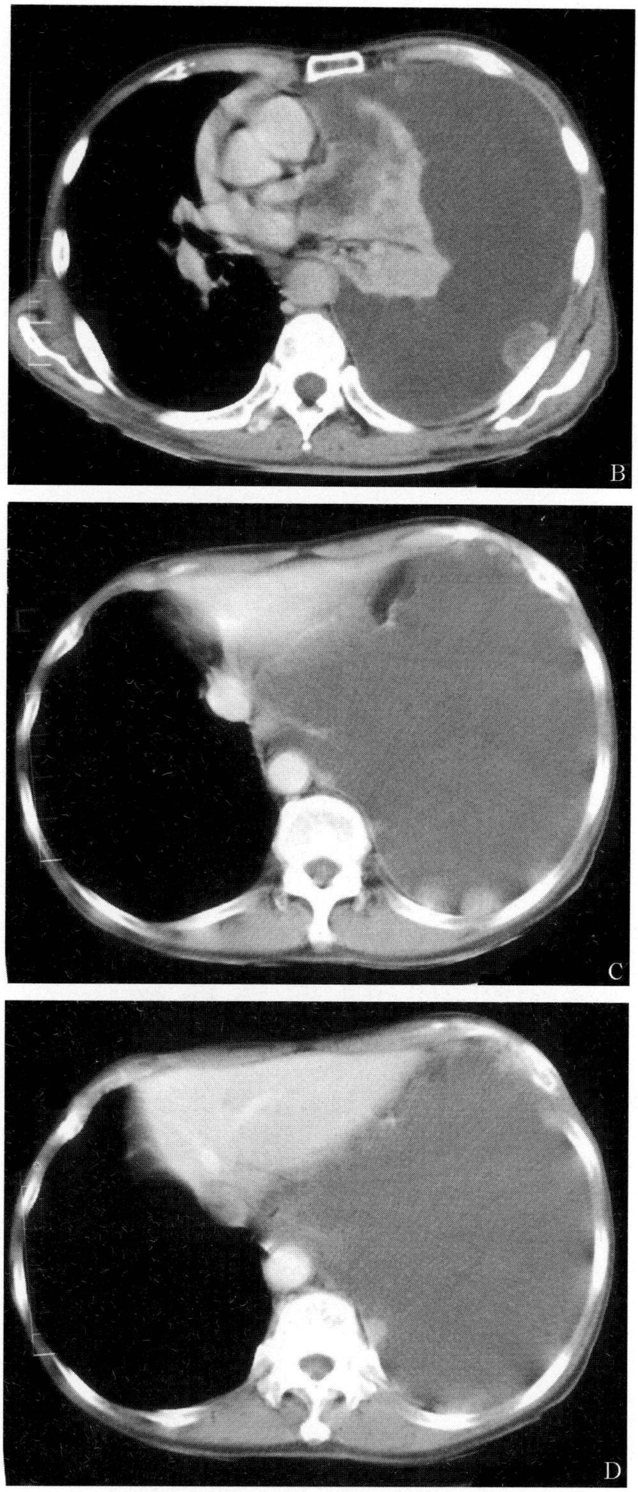

图 3-1-9　A、B、C、D 左胸膜多发软组织肿块影，合并左侧大量胸腔积液，左肺不张

【CT 诊断】

1. 胸膜间皮瘤;2. 胸膜转移瘤。

【最后诊断】

胸膜间皮瘤(胸膜活检病理证实)。

【评述】

胸膜间皮瘤发生在胸膜间皮组织,脂肪瘤、神经鞘瘤、纤维瘤、血管瘤、表皮样囊肿、脂肪肉瘤、恶性淋巴瘤、纤维肉瘤及横纹肌肉瘤均发生在胸膜间皮外组织,其中以脂肪瘤和脂肪肉瘤多见。此外还可见于胸膜转移瘤。胸膜间皮瘤可分为局限型胸膜间皮瘤和弥漫型胸膜间皮瘤。前者多为良性,后者多为恶性。在病理上胸膜间皮细胞呈瘤样增生,可发生任何年龄,从儿童到老年,男性较女性多见。局限型间皮瘤无明显临床症状,弥漫型间皮瘤多以进行性胸闷,气短及疼痛为主诉。

1.CT 表现 局限型间皮瘤表现为胸膜向肺部突出的扁丘状或半球状软组织肿物,边缘光滑,密度均匀,强化不明显。肿物与胸膜夹角为钝角,多无肋骨破坏,术后可复发。弥漫型间皮瘤表现为胸膜面多发结节影,伴广泛胸膜增厚,或间断胸膜局部增厚,患侧胸廓塌陷。以胸腔积液为主的,胸膜面结节或肿块于积液中显示清晰,强化密度不均匀,局部肋骨可破坏,胸廓无塌陷,有积液抽吸后增加很快的特点。

2. 鉴别诊断 在胸膜转移瘤的原发灶中以肺癌多见，此外还见于乳癌、恶性淋巴瘤、恶性胸腺瘤、消化管癌、胰腺癌、肾癌及卵巢癌。组织学大部分为腺癌。CT 表现为胸膜面多发粟粒或小结节阴影，胸膜不规则增厚，可有肺门和纵隔淋巴腺肿大。胸膜转移瘤无特征性表现的居多，常表现为胸腔积液，一侧胸腔积液合并心包积液表现的转移瘤可能性大。由于原发灶不明确，诊断较困难。观察影像动态变化，胸水中找癌细胞或胸膜活检是确诊常用的方法。

(朱达克)

例 10 胸膜转移瘤

【病史摘要】

女性,72 岁,右胸不适 3 月余,近 1 月来胸痛明显,进行性呼吸困难。

【CT 征象】

右胸腔大量积液,右前胸壁多发结节影,局部胸膜相应增厚,右下叶支气管分支变细、变窄,周围有软组织密度影,边缘模糊(图 3-1-10)。

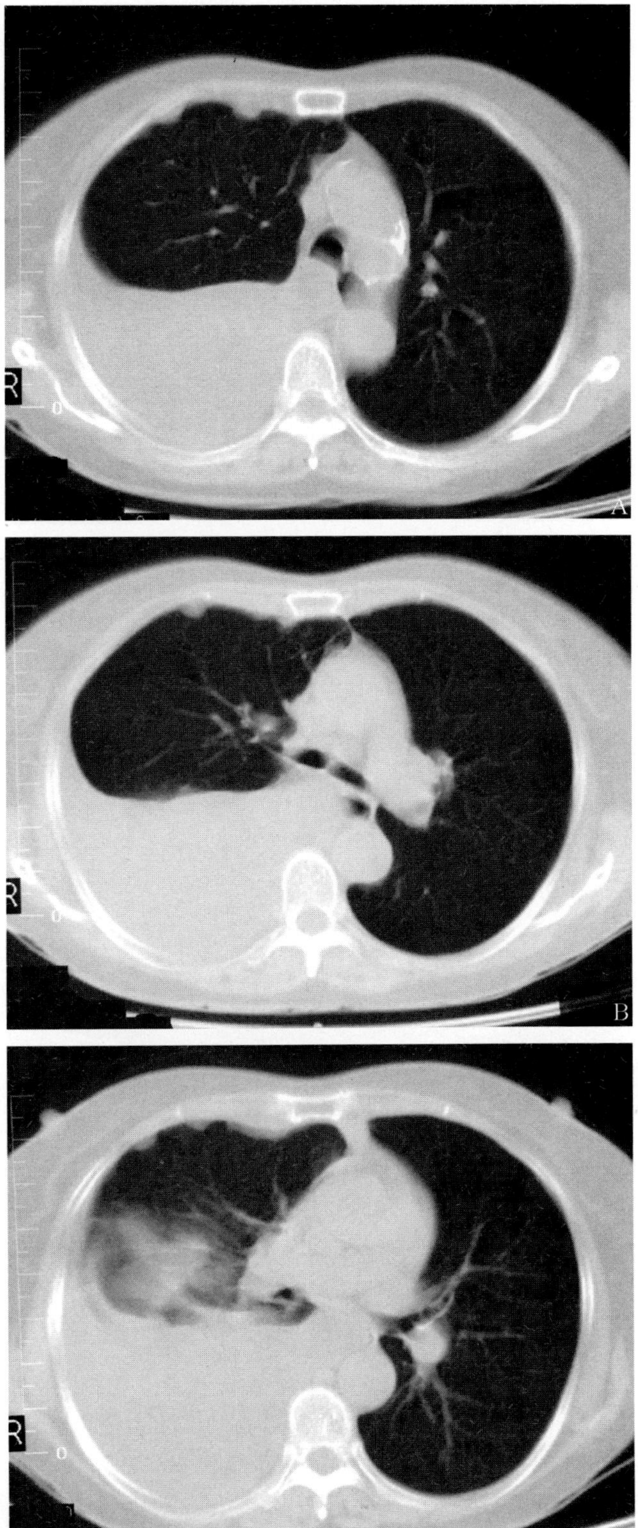
R
A
R
B
R
C

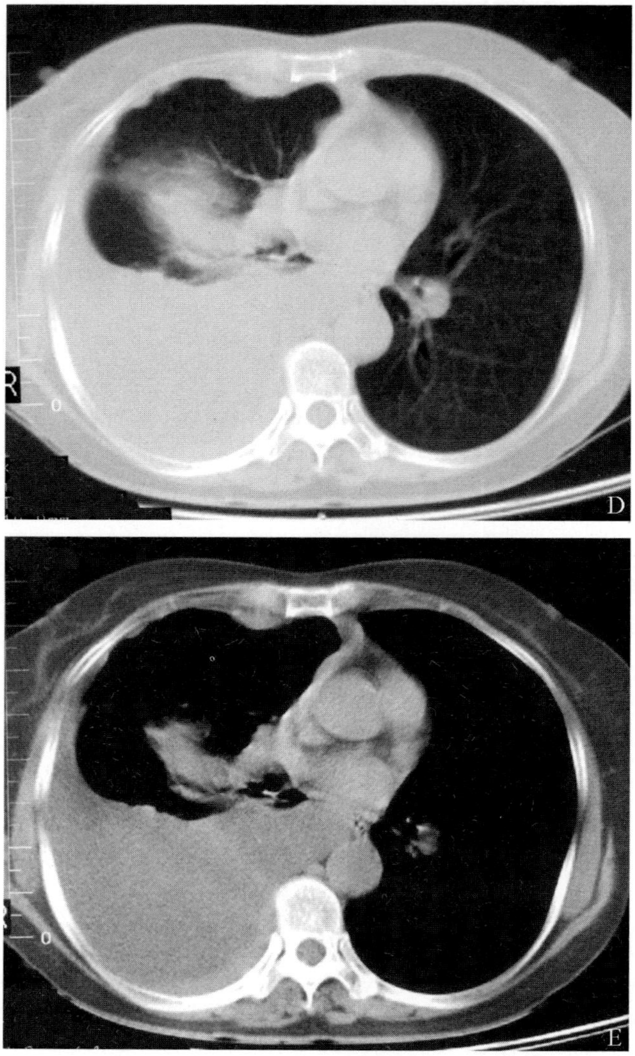

图 3-1-10　A、B、C 右侧前部胸膜多发结节影，局部胸膜相应增厚，合并大量胸腔积液；D、E 右下叶支气管分支变细，周围有软组织肿块影

【CT 诊断】

1. 胸膜转移瘤；2. 胸膜间皮瘤；3. 结核性胸膜炎。

【最后诊断】

胸膜转移瘤（穿刺病理证实）。

【评述】

胸膜转移瘤，在胸膜转移瘤的原发灶中以肺癌多见，此外还见于乳癌、恶性淋巴瘤、恶性胸腺瘤、消化管癌、胰腺癌、肾癌及卵巢癌。组织学大部分为腺癌。

1. CT 表现　胸膜面多发粟粒或小结节阴影，胸膜不规则增厚，可有肺门和纵隔淋巴腺肿大。胸膜转移瘤无特征性表现的居多，常表现为胸腔积液，一侧胸腔积液合并心包积液表现的转移瘤可能性大。由于原发灶不明确，诊断较困难。观察影像动态变化，胸水中找癌细胞或胸膜活检是确诊常用的方法。

2. 鉴别诊断　胸膜转移瘤须与胸膜间皮瘤和结核性胸膜炎相鉴别。

（1）胸膜间皮瘤：以胸腔积液为主的胸膜间皮瘤，胸膜面结节或肿块于积液中显示清晰，强化密度不均匀，局部肋骨可破坏，胸廓无塌陷，有积液抽吸后增加很快的特点。

（2）结核性胸膜炎：结核性胸膜炎与胸膜转移瘤的鉴别诊断是临床较常见的问题。胸膜炎时有胸痛，呼吸时疼痛加重。同时有低烧、全身乏力及食欲不振等结核中毒症状。早期积液少量，CT表现为胸腔游离积液，包裹性积液，叶间积液，肺底积液影。当胸腔积液增多时，胸膜亦无明显增厚，胸膜面无结节和肿块影，肺门及纵隔亦无淋巴腺肿大。当积液经过治疗可完全吸收，表现为胸膜肥厚、粘连、钙化。

例11　肺纤维瘤

【病史摘要】

男性，72岁，查体发现右上肺肿物影，无任何临床症状。

【CT征象】

右肺上叶显示4cm×5cm大小肿物影，密度均匀，边缘光滑，肺门及纵隔淋巴腺无肿大（图3-1-11）。

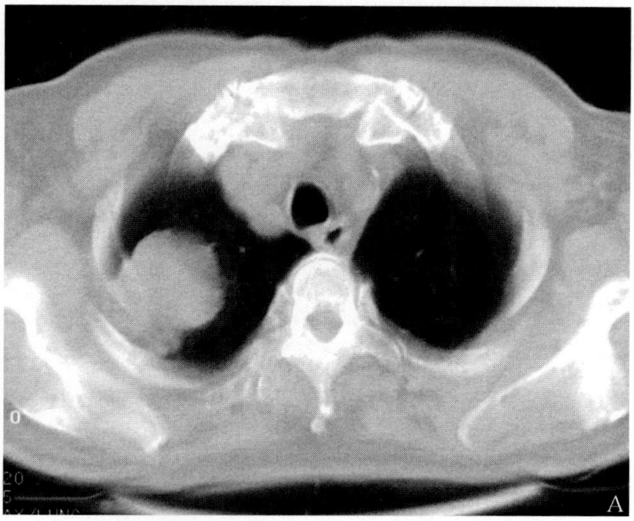

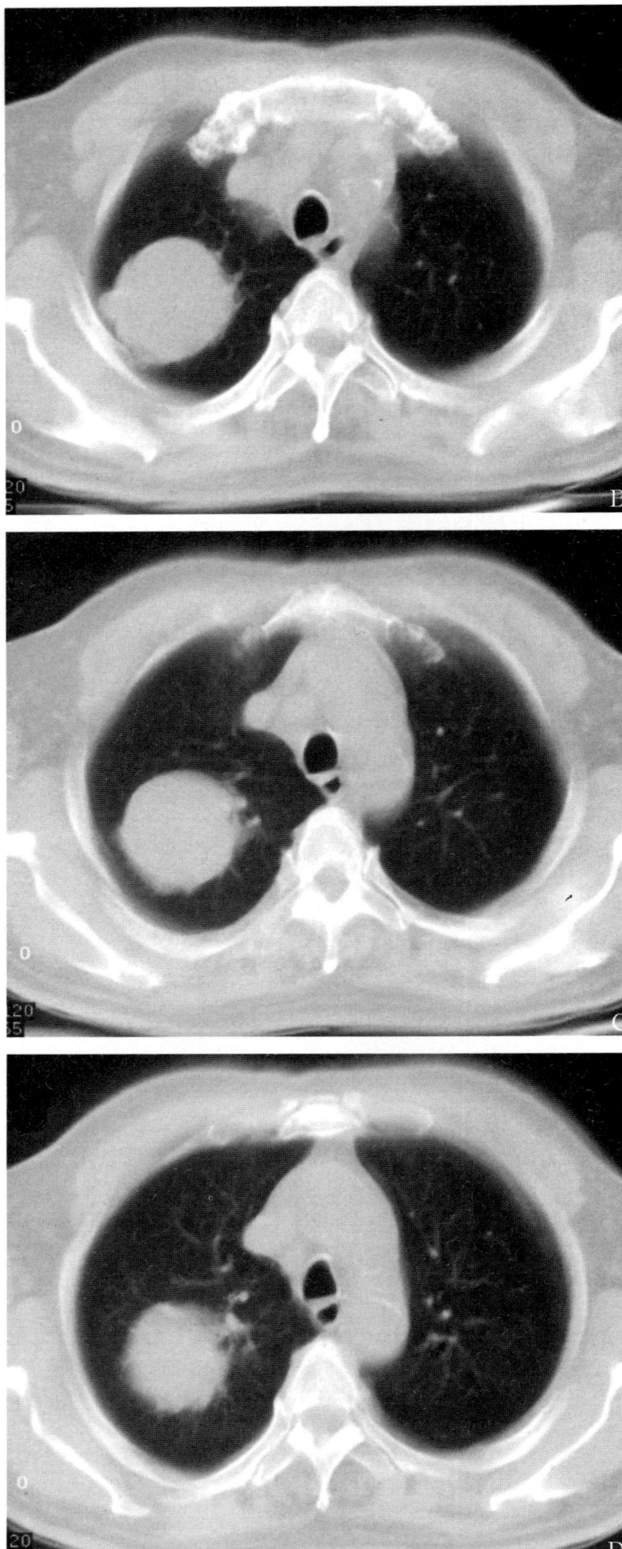

图 3-1-11 A、B、C、D 右肺上叶 4cm×5cm×5cm 大小肿物影，密度均匀，边缘光滑

【CT 诊断】

1. 右上肺良性肿瘤；2. 纤维瘤；3. 平滑肌瘤。

【最后诊断】

肺纤维瘤(术后病理证实)。

【评述】

肺纤维瘤是间叶来源的良性肿瘤，多发生在大气管内，少数发生在肺实质内，均属少见。发生在大支气管内常有阻塞性改变，发生在肺内的可无任何症状，查体偶然发现。

1.CT 表现　发生在大支气管内的纤维瘤，在支气管内呈软组织密度肿块影，密度均匀，边缘光滑，常引起阻塞性肺炎和肺不张，在阻塞性渗出病变中可有空气支气管征，体积不大就可引起临床症状而被查体发现。发生在肺内的纤维瘤，密度均匀，边缘光滑无毛刺，中心无坏死，均匀强化表现，周围可有正常肺血管受压表现，因无阻塞性继发改变，发现时体积均较大。

2. 鉴别诊断　肺内需要鉴别的有错构瘤、平滑肌瘤、软骨瘤、神经纤维瘤、脂肪瘤。

(1)错构瘤：错构瘤有爆玉米花样钙化及低密度脂肪影。

(2)脂肪瘤：以成熟的脂肪成分为主，有特征性改变，容易诊断确诊。

(3)软骨瘤：可有散在钙化。

(4)其他良性肿瘤：因为无诊断特征性表现，鉴别困难。发生在支气管内的可有阻塞性肺炎和肺不张表现，支气管内血管瘤常有咳血症状，神经纤维瘤可有皮下结节。胸部定位取材活检是简而易行的诊断手段。

例 12　肺内软骨瘤

【病史摘要】

男性，23 岁，体检发现双肺散在结节影。

【CT 征象】

双肺上叶实质区近胸壁处可见多个类圆形高密度灶，边缘清楚、锐利，部分呈分叶状，未见毛刺征象。周围肺野无卫星病灶。病灶其内密度混杂，有多发散在点状高密度钙化。肺血管分布，走行正常。支气管通畅，肺门区淋巴结未见肿大。纵隔各区域无占位性病变，胸膜无增厚、粘连(图 3-1-12)。

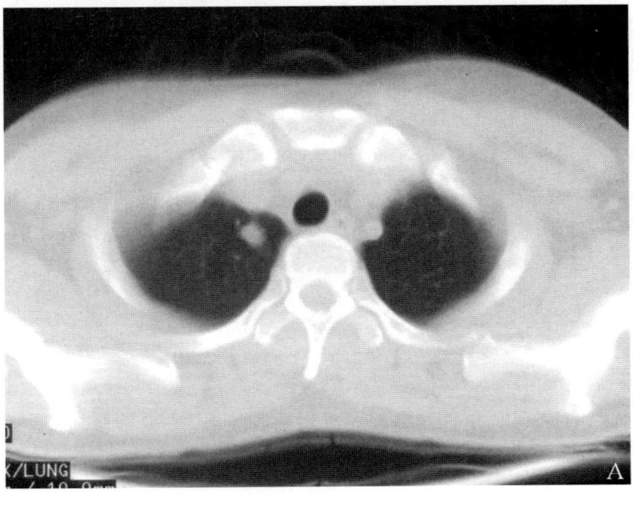

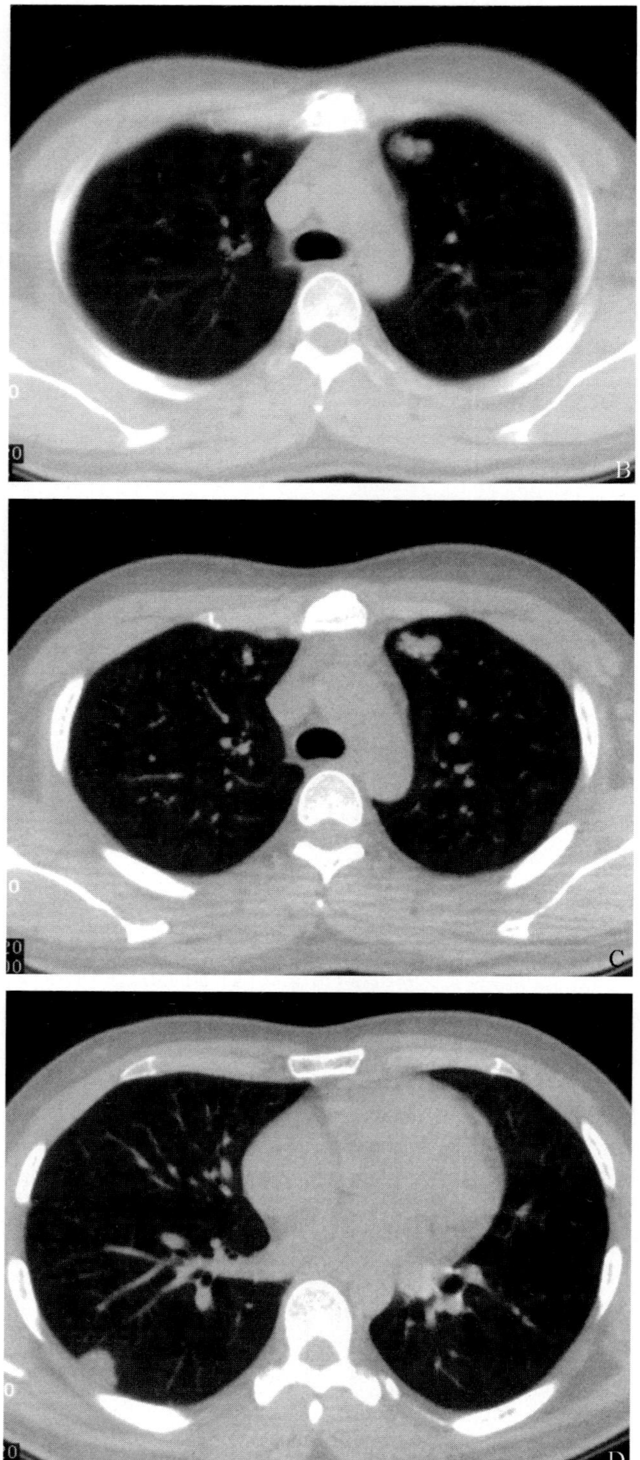

图 3-1-12　A、B、C、D 肺周散在多发类圆形高密度肿块影，边缘不规则，其内有点状钙化影

【CT 诊断】

1. 肺错构瘤；2. 肺内软骨瘤；3. 肺脂性肉芽肿；4. 肺结核球；5. 转移瘤。

【最后诊断】

肺内软骨瘤(胸腔镜病理证实)。

【评述】

骨外软骨瘤较为少见，而发生于肺实质内的软骨瘤鲜见于文献报告。肺软骨瘤可发生于任何年龄，多见于30岁以后，平均年龄45岁，男性多于女性，为(2～3):1。本病例行胸腔镜探查见双肺上叶近胸壁处散在大小不等灰白色肿块，肿块呈分叶状，境界清，有薄层纤维包膜，包膜完整，无粘连。切面灰白、小结节状，质稍硬、脆，半透明，似有包膜。肿块切除镜检可见瘤细胞表面披覆纤维性包膜，小血管丰富，瘤体由较成熟的软骨细胞构成。周围为软骨基质包绕，呈不规则分叶状，每一小叶由少量疏松纤维间质分隔。瘤细胞大小形状不一，偶见一个陷窝内有2～4个瘤细胞，呈固缩状，少见核仁，核周有少量红染胞浆，瘤细胞分化较成熟。无明显异型性，未见核分裂。瘤实质内透明软骨、纤维软骨或弹力软骨或各种软骨混合存在。没有其他间叶组织成分。无支气管和腺体及增生的纤维、脂肪、平滑肌等组织成分。病理诊断为双肺上叶多发软骨瘤。笔者认为其病理学基础可能为：①胚胎发育时间胚叶残留在肺脏中的迷离软骨组织；②肺脏外软骨细胞随血液或淋巴液等流入胸腔；③结缔组织、纤维网状细胞在一定条件刺激下逆向转归，即向胚胎原始方向发展或向胚胎性的间叶组织发展，以后发育成为软骨细胞，生成软骨组织。本瘤生长缓慢、病程较长。临床上常无症状，绝大多数为体检时发现，患者一般情况好，肿瘤较大时可因压迫、阻塞等原因而出现胸痛、咳嗽、咯痰、痰中带血及呼吸困难等症状。该病术前明确诊断较为困难。确诊依靠病理检查，本瘤手术治疗效果好，行单纯手术切除即可，几无复发、恶变或转移，预后良好。

1. CT 表现　①肺内结节灶，多位于肺的周边部近胸膜或肺叶间隙处，位于肺门部极少。②结节可分叶，直径多<3cm，但也有达18cm者。③结节呈软组织密度，边界清楚，密度多较均匀，可有多发点状钙化。周围无卫星灶。④增强扫描病变有轻度强化效应，一般强化后CT值增加小于20HU。⑤病灶周围胸膜无增厚、粘连，肺门及纵隔淋巴结无肿大。

2. 鉴别诊断

(1)错构瘤：患者多无特殊症状或体征而通过放射学检查发现，表现为肺周围型、孤立性肿块，可伴钙化，典型者呈爆米花状，故与肺内软骨瘤难以鉴别，术前诊断困难，但两者主要区别在于前者除软骨成分外还可见不同比例的脂肪组织、结缔组织，且肿瘤组织内可混有腺样上皮成分。

(2)肺结核球：病变呈球形，常在3cm以下，可有与肺内软骨瘤相似的钙化，但密度通常较高，病变周围常有卫星灶，并伴有胸膜肥厚。

(3)早期周围型肺癌：位于肺野外带，多为圆形和类圆形小结节，深分叶，密度不均匀，边缘有细小毛刺，增强扫描病灶可见明显强化效应。

(4)单发转移瘤：较少见，多位于双肺中下野，圆形或类圆形结节灶，增强扫描呈明显强化效应，CT值多增加20HU，引起单发转移瘤最常见的原发肿瘤有直肠癌、结肠癌、骨肉瘤。结合病史，诊断并不困难。

(5)肺脂性肉芽肿：因吸如脂类物质引起，多位于段支气管以上，少数位于肺外带，圆形或椭圆形结节灶，边缘清楚，密度均匀，为均一脂肪密度。CT值较低，强化扫描无明显强化效应改变。

（李亮）

例 13 神经纤维瘤

【病史摘要】

女性，62 岁，右下肢皮下数个结节，边缘清楚活动度差，按压酸麻感十余年，近半年来颈部异物感，吞咽时感觉明显。

【CT 征象】

右上纵隔气管旁 3.5cm × 4cm 大小肿块影突向肺内，边缘光滑。左上肺野外带胸膜下 6mm × 6mm 大小结节影，密度均匀，边缘光滑，无毛刺及胸膜凹陷征（图 3-1-13）。

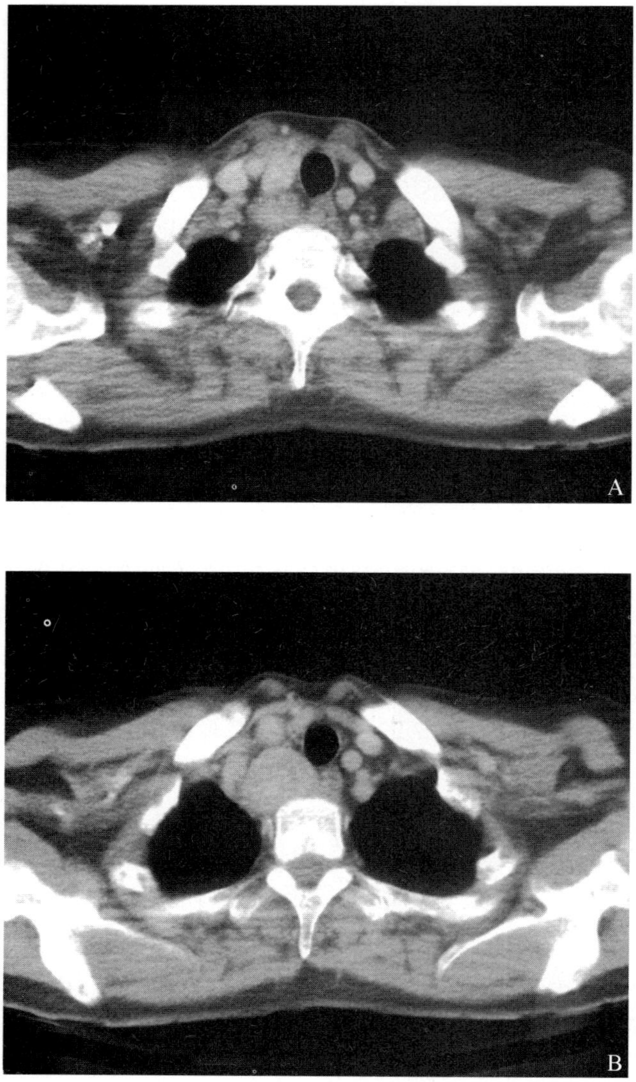

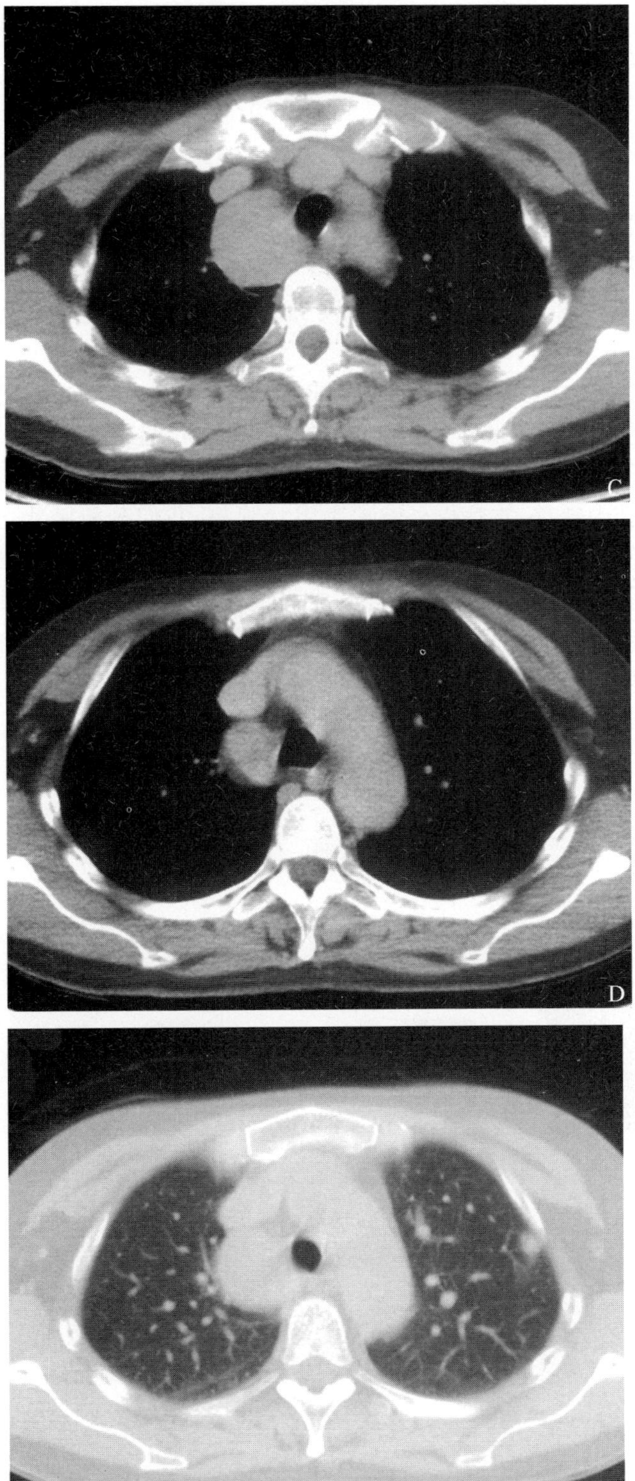

图 3-1-13　**A、B、C、D** 右上纵隔气管旁 3.5cm×4cm 大小实性肿块影，密度均匀，边缘光滑，肿物上缘与甲状腺相邻；**E** 左上肺野外带胸膜下结节影，无毛刺，无胸膜牵拉及增厚

【CT 诊断】

1. 神经纤维瘤;2. 甲状腺癌并肺内转移。

【最后诊断】

神经纤维瘤(术后病理证实)。

【评述】

神经纤维瘤主要由神经内衣、神经束衣和神经鞘细胞组成的良性肿瘤,含有丰富的胶原组织。神经纤维瘤如果多发,则为神经纤维瘤病。本病累及纵隔及肺内的少有报道,经手术切除,两病灶病理结果均为神经纤维瘤。国内黄文清报道一组病例 215 例,累及纵隔 11 例占 5.5%,无累及肺部的报道。

1. CT 表现 无特征性表现。本病例突向肺内纵隔肿块影长达 12cm 呈长柱状。左上肺内结节影,边缘光滑,无分叶,无毛刺,无胸膜凹陷征,周围小叶间质无增厚。

2. 鉴别诊断

(1)甲状腺癌并肺内转移:本病例外院诊为甲状腺癌,我们分析肿物上缘与甲状腺相邻并不相连。强化均匀一致,无坏死囊变,强化增强值较低,甲状腺癌合并肺转移诊断不能确定。

(2)转移瘤:纵隔内淋巴腺肿大,既融合应成团块状。本病例右上肿块呈长柱状,气管前、主动脉窗、肺门淋巴腺均无肿大。肺内转移灶也无特征性,强化增强值较低。结合病人皮下结节病史诊断神经纤维瘤病,与术后病理结果一致。

例 14 错 构 瘤

【病史摘要】

男性,40 岁,3 年来间断咳嗽,无发烧及咳血。

【CT 征象】

右下肺 3cm×4cm 软组织肿块影,其内散在钙化并裂隙样低密度影(图 3-1-14)。

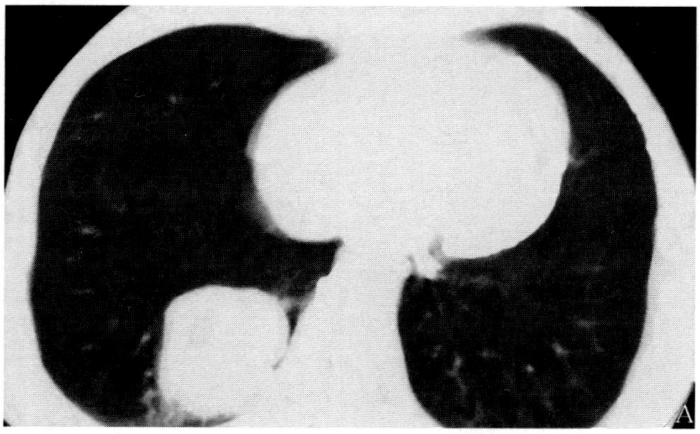

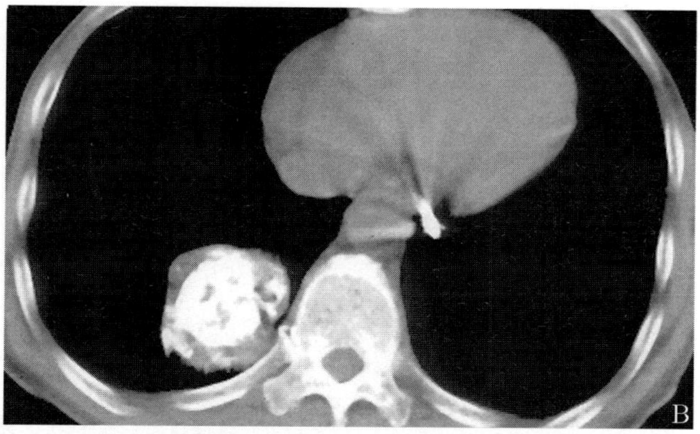

图 3-1-14　A、B 右下肺 3cm×4cm 软组织肿块影，纵隔窗示肿块内钙化呈爆米花状，裂隙样低密度影，CT 值呈负值

【CT 诊断】

1. 右下肺错构瘤；2. 肺结核；3. 支气管肺癌。

【最后诊断】

肺错构瘤（术后病理证实）。

【评述】

肺良性肿瘤主要为间叶性肿瘤，包括错构瘤、纤维瘤、平滑肌瘤、血管性肿瘤、软骨瘤及淋巴管平滑肌瘤病等，错构瘤最为常见，组织学上表现为成熟的肺内组织，有软骨、脂肪、纤维结缔组织及上皮样裂隙等成分，这些组织的异常排列被称为错构瘤，大部分作者认为它是一种真性的间叶性良性肿瘤，称之为肺纤维软骨脂肪瘤更为贴切。错构瘤的瘤体组织在间质中生长，有呈岛状生长的软骨其间由脂肪或纤维组织分隔，瘤内尚可见有被网织在内的纤毛上皮或无纤毛上皮复衬的不规则间隙，脂肪、软骨、纤维的数量、分布不一，软骨成分可以钙化或骨化。多少位于肺外周，少数位于支气管腔内。

1. CT 表现　好发于肺外周实质内圆形肿块影，可呈分叶状，直径多在 3cm 左右，也可达 10cm 左右。肿块成呈软组织密度，其内可有散在点片状、环状钙化，典型者呈爆米花状，肿块内有裂隙样低密度影，CT 值呈负值。发生于支气管腔内的错构瘤，呈息肉状突入管腔内，继发远端呈阻塞性改变，阻塞远端的病灶内可见含气支气管影。

2. 鉴别诊断

（1）结核球：病变呈球形，多在 2～3cm 左右，其内可有点片状钙化，软组织密度相对较高，病变周围常有卫星病灶，局部胸膜相应肥厚等。

（2）炎性假瘤：病变多为球形，边缘可不规则，周围有粗条状影，临床多有炎症病史提供参考。错构瘤可无钙化表现呈软组织肿块影，酷似肺癌，但肺癌多有细毛刺、边缘分叶状、空泡征、胸膜牵拉征。鉴别诊断困难时，穿刺活检以明确诊断。

例 15　肺错构瘤

【病史摘要】

男性，37 岁，咽痛 2 周，间断发热，咳嗽，深吸气时左前胸痛。

【CT 征象】

平扫示左肺下叶外侧基底段近胸壁处类圆形肿块影，边界欠清，肿块周围胸膜增厚并与肿块形成牵拉。增强扫描示肿块强化不明显，其内密度不均，可见高密度钙化影及低密度脂肪影,CT 值约为-190 ~ 60HU(图 3-1-15)。

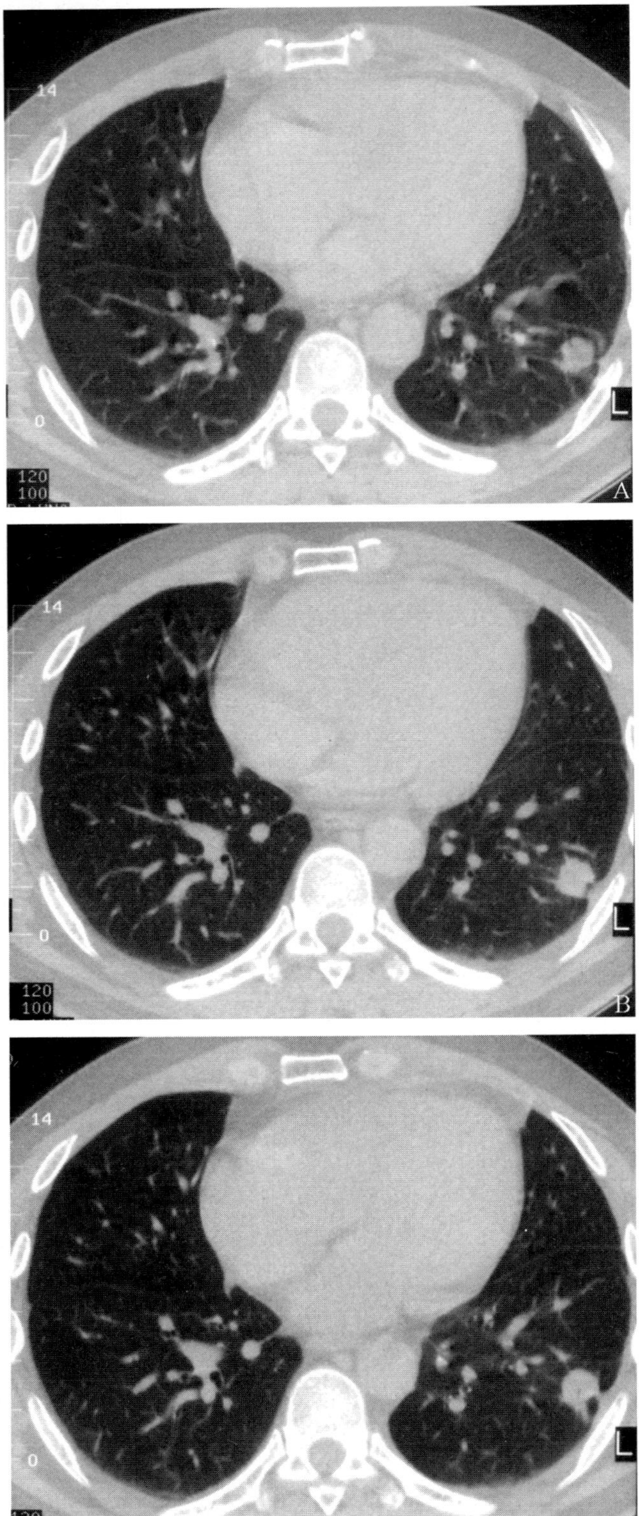

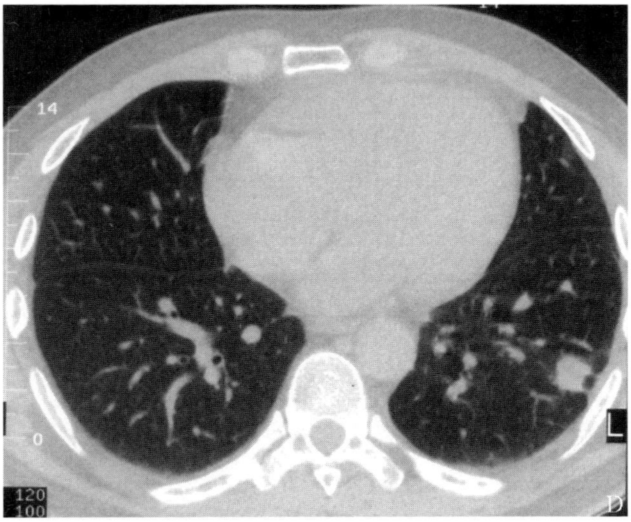

图 3-1-15　A 左肺下叶近外后胸膜下 2cm×1.5cm 大小肿块影，肿块周边钙化，中心低密度影 CT 值为－100HU；B、C、D 肿块与胸膜粘连，局部胸膜相应增厚

【CT 诊断】

1. 错构瘤；2. 炎性假瘤；3. 结核瘤；4. 周围型肺癌；5. 转移瘤。

【最后诊断】

左肺下叶错构瘤（术后病理证实）。

【评述】

肺错构瘤是常见的良性肿瘤，在所有肺内孤立结节中发生率占第 3 位（约 6%），属于胚胎发育异常性肿瘤。可分为以下 3 类。

（1）软骨瘤型错构瘤：由于肺的组织成分软骨在量上的发育异常而产生的，主要成分为软骨，另含脂肪、其他结缔组织及钙化，切面呈分叶状半透明软骨样，往往可见钙盐沉着及微小囊泡形成。镜检下，瘤组织主要由透明软骨及间质结缔组织构成。本瘤通常发现于周围肺实质，多位于胸膜下。本瘤生长缓慢，具有完整包膜，病程多年，男性多于女性。临床上可出现胸痛、呼吸困难或痰中带血等症状，但往往可无症状。

（2）先天性腺瘤样形成异常：是发生于婴儿（尤其是早产儿）的弥漫性错构瘤，通常局限于一个肺叶。

（3）肺的淋巴组织样错构瘤（或称良性淋巴细胞瘤）：此型错构瘤亦可发生于颈、颊、纵隔、腹膜后、肩胛、眼眶后、肌肉等部位。本病例属于软骨瘤型错构瘤，位于肺外周。

1. CT 表现

（1）肺内球形肿块，发病部位没有特异性，可发生在肺的各个叶段。多数病变边缘清楚、光滑，也可有轻度凹凸不平状或呈浅分叶状，大小多在直径 3cm 以下，少数肿瘤较大，可达 10cm。

（2）肿块多呈软组织密度，少数可有钙化，典型者呈爆米花样钙化，也可为点状、线状或环状，且病变越大，钙化的机会越多，典型钙化发生率也相应增高。但单纯的钙化不具有诊断意义，因为肺癌、结核等肺内结节均可出现这一征象。

（3）肿块内可有低密度脂肪影，脂肪密度在 CT 上表现为点圆形、条形或线状等，CT 值多在－40HU以下。HRCT 检查有助于显示小病灶瘤体密度及边缘的形态。

(4)病变多邻近胸膜或叶间胸膜。

(5)CT 增强检查时绝大多数病灶无明显强化。

2. 鉴别诊断

(1)炎性假瘤:病变多位于肺周边,呈圆形、椭圆形结节或肿块,其密度多较均匀,呈软组织密度,直径多为 2~4cm,边缘多有粗毛刺表现,少数有空洞及斑点状钙化。增强检查时多较显著的均匀强化。

(2)结核瘤:病变呈圆形或类圆形结节影,直径多小于 3cm,可有与错构瘤相似的浅分叶和钙化,但其密度通常较高,病变周围肺野卫星病灶多见,并可见胸膜凹陷征或局部胸膜增厚。

(3)周围型肺癌:病变边缘有细小的毛刺,分叶征多见,钙化相对少见,肿块与胸膜之间可形成线形或三角形的胸膜凹陷征。增强检查时,病变多有明显强化。直径在 2cm 左右的肺癌很少有钙化,若有钙化则多呈斑点状,位于病灶中心或偏心性,这种肺癌一般认为是在肉芽肿基础上发生的瘢痕癌。

(4)肺转移瘤:肺是转移性肿瘤最好发的部位,以血行转移多见。单个的肺内转移病变通常轮廓较清,比较光滑,以两肺中、下野多见,多位于肺组织边缘区域。引起单发转移瘤最常见的原发肿瘤是直肠癌、结肠癌、肾癌、睾丸肿瘤、骨肉瘤及黑色素瘤等。病变呈软组织密度,4%~5%的肿瘤可发生坏死或形成空洞。转移瘤亦可有钙化,主要见于骨肉瘤、软骨肉瘤、甲状腺癌、结肠癌及乳腺癌等。

回顾本病例,该肿瘤内发现点状钙化及低密度脂肪影,病变位于肺外周均提示错构瘤的可能性。在其他的肺结节内,如周围型肺癌,肺转移瘤、结核瘤和炎性假瘤等都不含有脂肪成分,发现肿瘤内的脂肪影是 CT 上诊断错构瘤的重要标准。对于不含脂肪和钙化的错构瘤的诊断及其与有些边缘光滑的周围型肺癌的鉴别诊断困难时,增强扫描有助于两者的鉴别。肺内结节的强化值在 20~60HU 之间,强化持续时间长者多为恶性;而强化值小于 20HU 者多为良性,错构瘤是由软骨组成的,血管含量少,血供不丰富是其强化不明显的组织学基础。

(张亚楠)

例 16 硬化性血管瘤

【病史摘要】

男性,75 岁,时感胸闷、心慌,余无不适。

【CT 征象】

右下软组织肿物影,5cm×6cm 大小,边缘光滑,外侧可见数条血管影与其相连,其内侧粗大血管影进入左心房。肿块呈不均匀强化,其内有高密度条状间隔影,部分组织强化明显(图 3-1-16)。

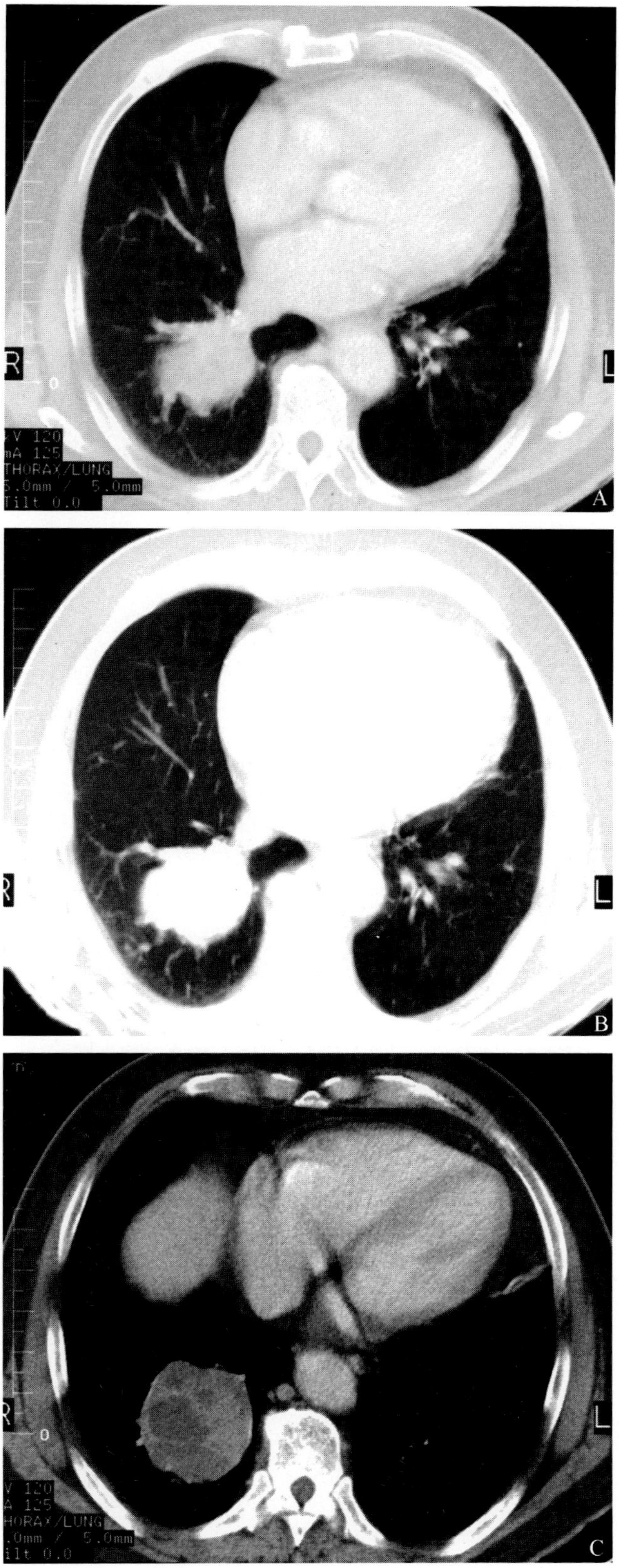
R
L
mA 125
THORAX/LUNG
A
R
L
B
R
L
C

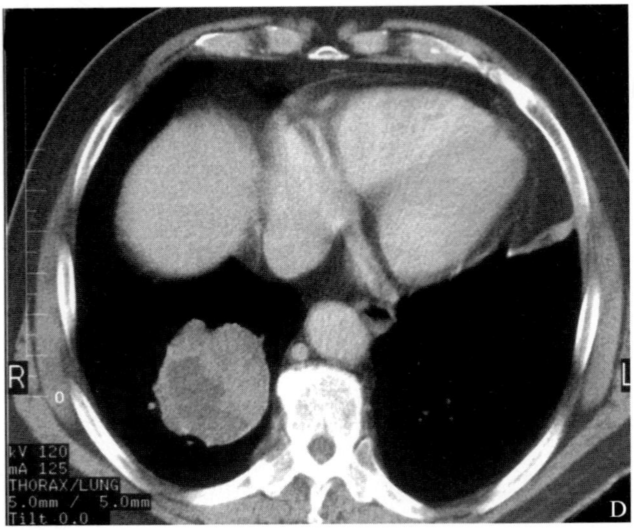

图 3-1-16 A、B 右下肺肿块影 5cm×6cm 大小,周围有数条血管影与之相连;C、D 强化扫描,肿块呈不均匀强化,大部分组织强化效应明显

【CT 诊断】

1. 右下肺良性肿瘤;2. 纤维瘤;3. 肺段隔离症。

【最后诊断】

肺硬化性血管瘤(术后病理证实)。

【评述】

肺良性肿瘤主要为间叶性肿瘤,包括错构瘤、纤维瘤、平滑肌瘤、血管性肿瘤、软骨瘤及淋巴管平滑肌瘤病等。硬化性血管瘤是一种罕见的间叶性肿瘤,病理特征是组织结构多种多样,有小血管明显增生,血管壁硬化、纤维化及不同时期出血灶。临床多见成年人,肿瘤生长缓慢,症状较轻。

1.CT 表现 多表现为圆形或卵圆形软组织肿块影,密度欠均匀,边缘光滑清晰,可有浅分叶。不均匀强化、瘤体部分明显强化为其特点,可见高密度条状间隔影,肿瘤周围多有异常血管影显示。

2. 鉴别诊断

(1)纤维瘤:发生在大支气管内的纤维瘤,在支气管内呈软组织密度肿块影,密度均匀,边缘光滑,常引起阻塞性肺炎和肺不张,在阻塞性渗出病变中可有空气支气管征,体积不大就可引起临床症状而被查体发现。发生在肺内的纤维瘤,密度均匀,边缘光滑无毛刺,中心无坏死,均匀强化表现,周围可有正常肺血管受压表现,因无阻塞性继发改变,发现时体积均较大。

(2)肺段隔离症:常位于下肺心缘旁软组织块状阴影,密度均匀,边缘不规则,合并感染与支气管相通时,则是一个或多个囊状透亮区,合并支气管扩张时可见蜂窝状改变。增强扫描可见由主动脉、腹主动脉、肋间动脉等供血的血管影,及引流静脉影。本病例无体循环动脉供血,可排除肺段隔离症。

例 17　神经源性肿瘤

【病史摘要】

男性,43 岁,无不适,查体右肺阴影。

【CT 征象】

胸 7～8 椎体，右侧脊柱旁可见一椭圆形软组织致密影，外侧部位于脊柱旁，内侧部位于椎管内，呈“哑铃状”，边缘光滑，密度均匀，邻近椎间孔显示扩大，椎弓根部分骨质缺损（图 3-1-17）。

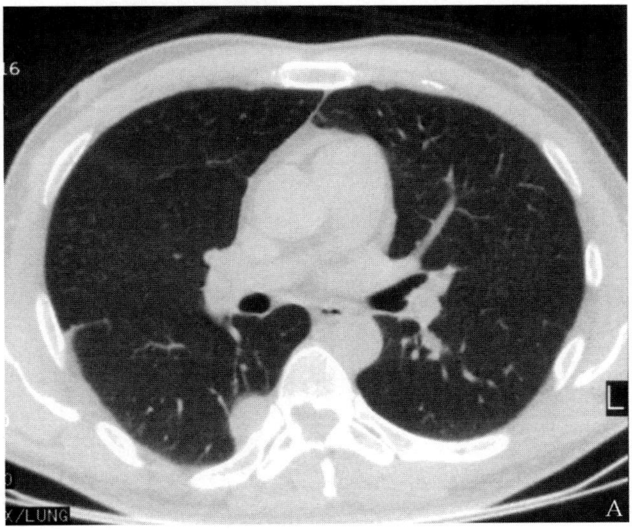

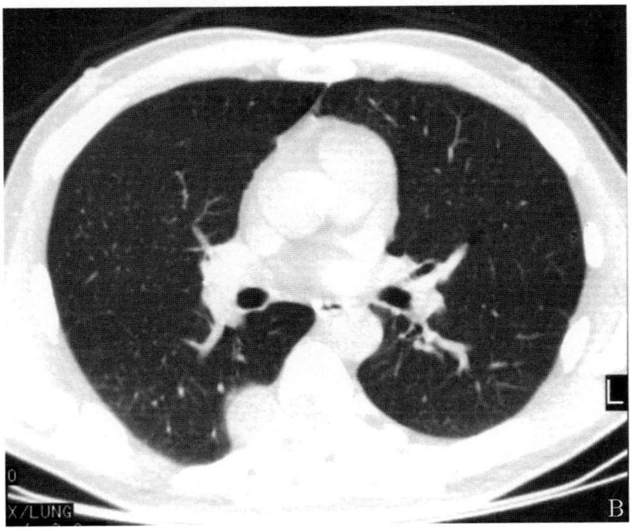

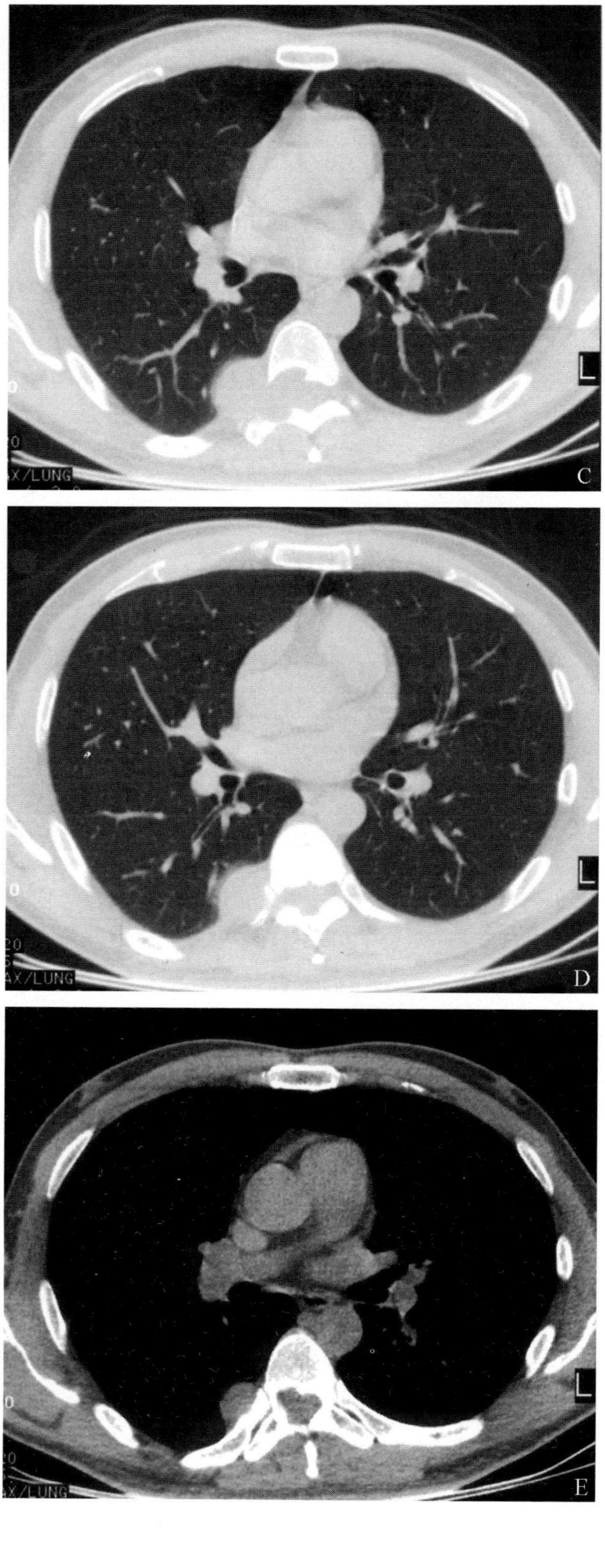
AX/LUNG
C
AX/LUNG
D
AX/LUNG
E

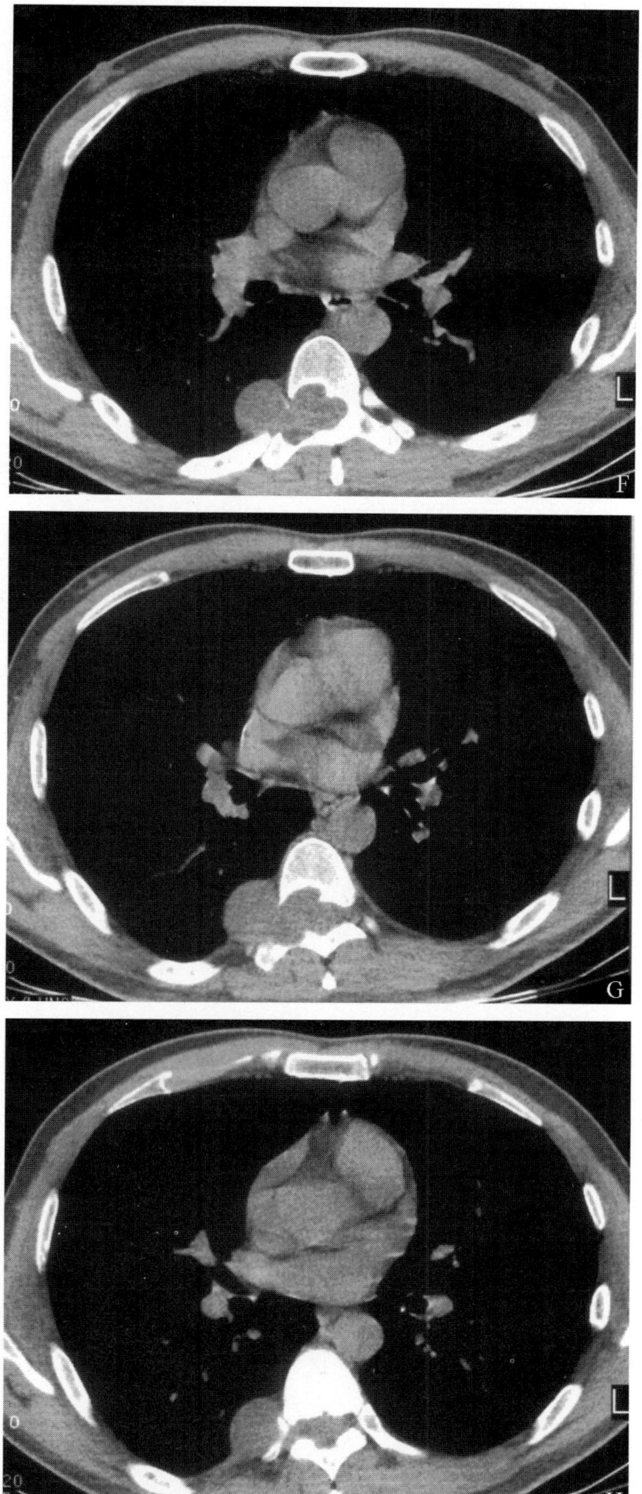

图 3-1-17　A、B、C、D 胸部肺窗；E、F、G、H 胸部纵隔窗，胸椎中段右侧脊柱旁软组织肿块影，其内侧与椎管内肿物相连呈“哑铃状”，相邻骨质缺损，但边缘光滑

【CT 诊断】

1. 后纵隔肿瘤;2. 神经源性肿瘤。

【最后诊断】

神经鞘瘤(术后病理证实)。

【评述】

神经源性肿瘤为后纵隔最常见的肿瘤。80%为良性,其半数患者无症状,一般位于椎旁沟处,紧贴椎体外侧缘椎间孔附近。部分肿瘤组织可存于椎管内。病理上可分为:①起源于周围神经的神经纤维瘤,即神经鞘瘤;②起源于交感神经节的交感神经瘤、神经母细胞瘤、节神经母细胞瘤;③起源于副交感的副交感神经节瘤,其多数为良性,30%为恶性。

1. CT 表现 肿块位于脊柱旁呈圆形、椭圆形,部分可呈扁平形。密度均匀,CT 值 30~50HU,椎体及椎间孔边缘可见边缘光滑的压迹,如肿瘤部分位于椎管内,部分位于椎管外,则邻近椎间孔显示扩大,软组织肿块呈双极哑铃状,有时可见其中的低密度囊变区与坏死区,少数病例可见高密度钙化;增强检查肿块有中等均一强化,使肿块显示更为清楚;用骨窗观察有时可见椎管扩大,一侧或两侧椎间孔扩大和相邻椎体骨破坏。CTM 可显示肿块造成的充盈缺损区,脊髓受压,向对侧移位和变形,肿瘤上、下方珠网膜下腔扩大而肿瘤区变窄或消失。

2. 鉴别诊断

(1)血管畸形:增强 CT 及 MRI 能显示畸形,扩张血管的性质和形态。

(2)胸膜病变:形态、部位不典型时,如肿瘤为扁平的外形,紧贴于脊柱易误为局限性胸膜肥厚等。

(3)支气管囊肿:如发生在后纵隔,CT 平扫可与本例表现相似。当蛋白或黏液含量高时,其密度较高。增强扫描,不强化。

(4)脊膜膨出:为脊膜经椎间孔或伴发的脊柱先天缺损区突出于椎管而形成,肿块为均匀脑脊液成分,无实性成分,无强化。

(杨树喜)

例 18 主动脉假性动脉瘤

【病史摘要】

女性,72 岁,2 月前突然胸痛,大汗淋漓,后休克,收住院。目前胸痛缓解,一般情况尚可,行 CT 检查。

【CT 征象】

升主动脉根部 6cm×6cm 大小肿块影,瘤腔内低密度影为血栓所致,其内卵圆形高密度影与主动脉相通,主动脉呈椭圆形受压向左侧移位(图 3-1-18)。

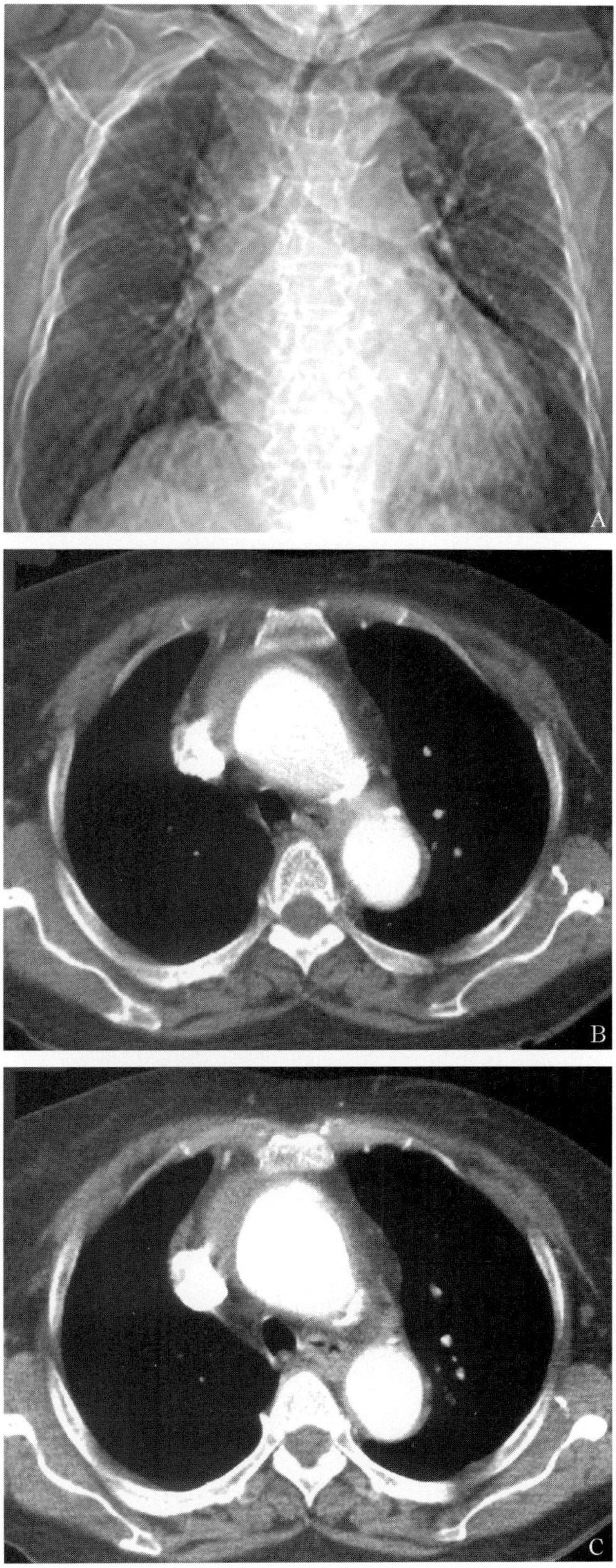

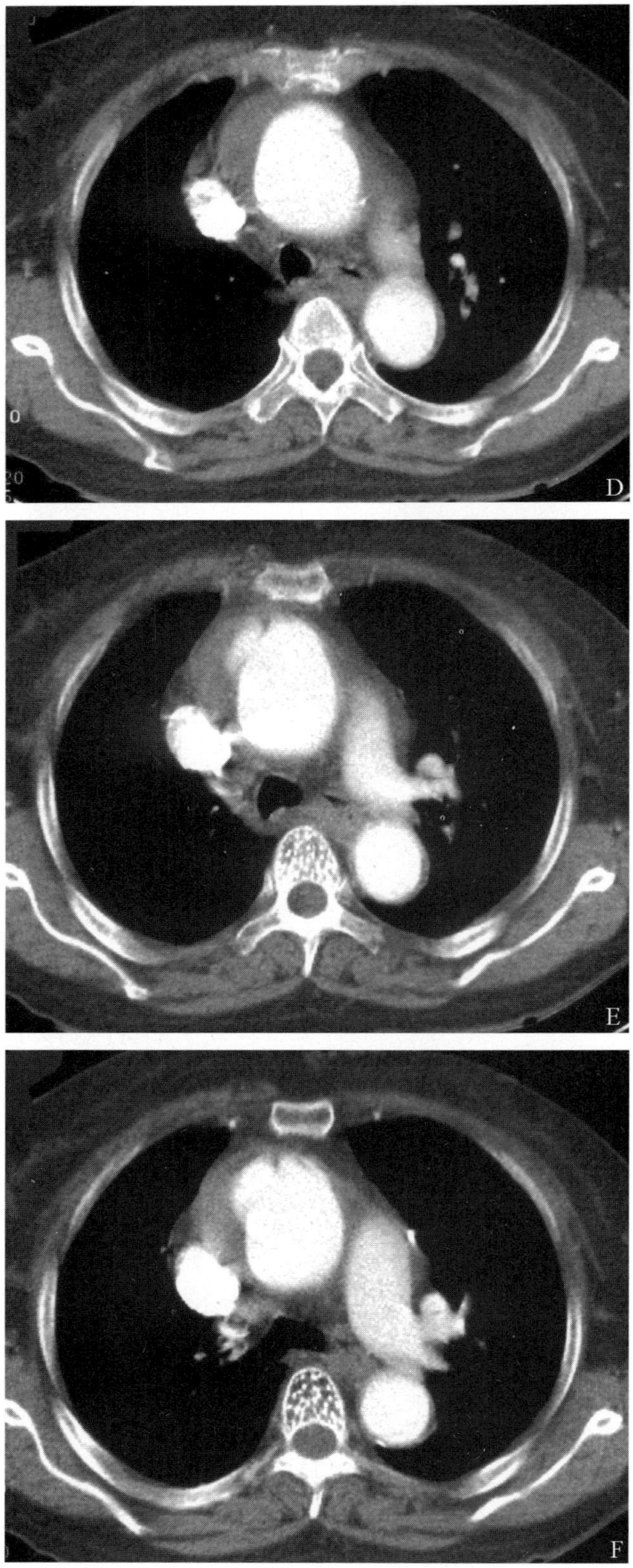
D
E
F

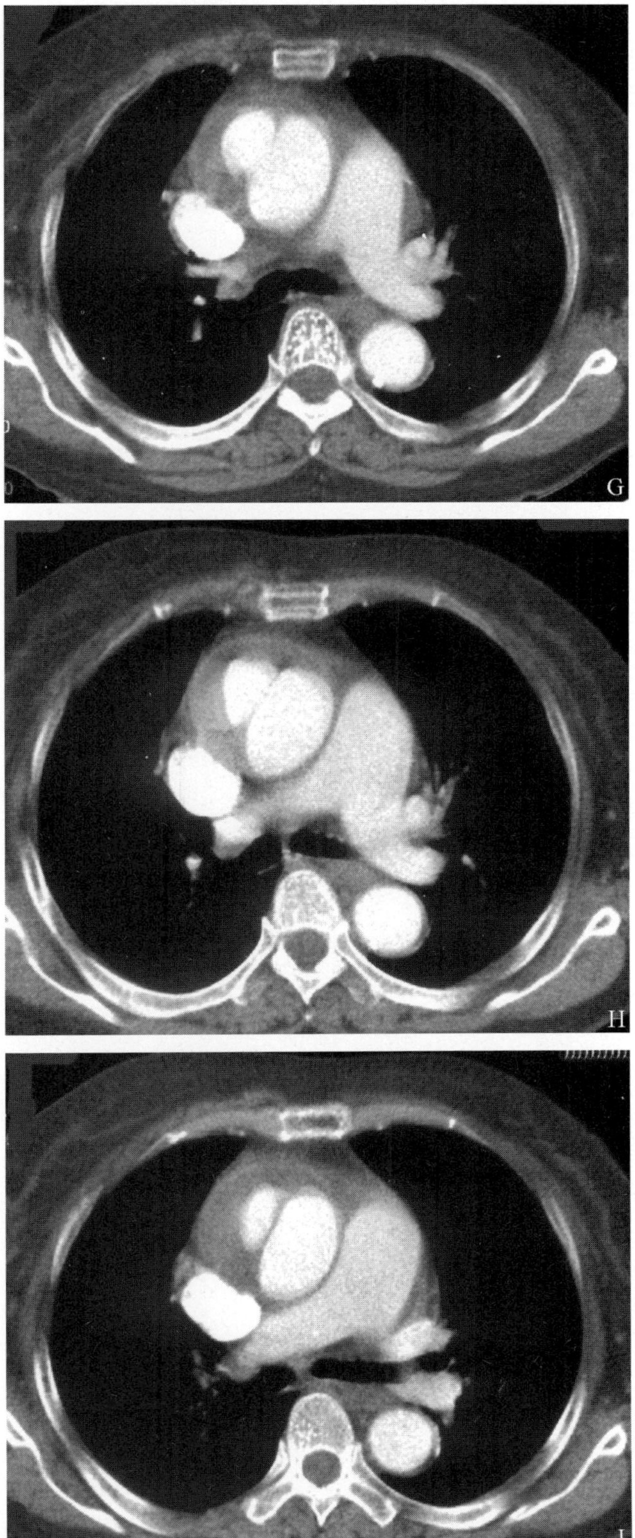
G
H
I

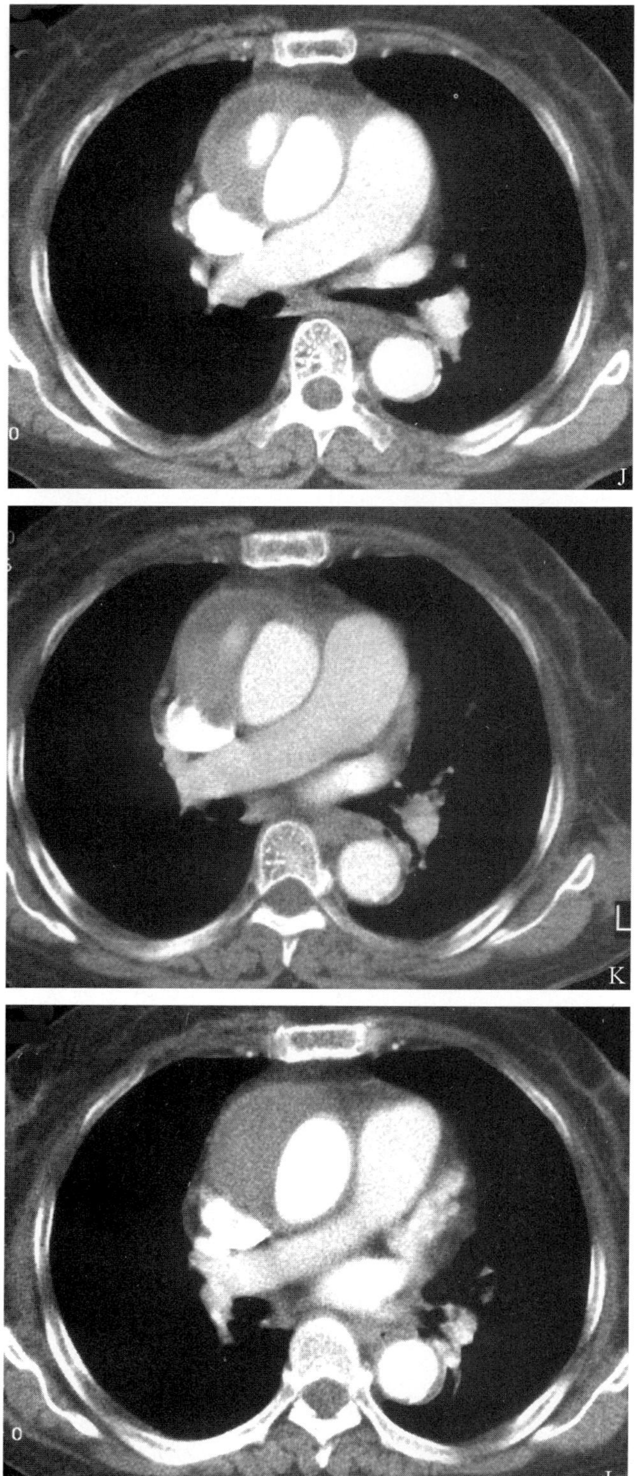

图 3-1-18 A 胸部正位像显示主动脉明显增宽；B、C 强化扫描显示右侧软组织影为瘤体上缘；D、E、F 瘤体部于升主动脉旁清晰显示，边缘光滑，软组织密度为瘤体内血栓，内侧卵圆形高密度影与升主动脉相通；G～L 假性动脉瘤瘤体下部，升主动脉受压变形

【CT 诊断】

主动脉假性动脉瘤。

【最后诊断】

主动脉假性动脉瘤。

【评述】

主动脉病变常见的有先天性畸形、各种动脉瘤、大动脉炎、粥样硬化等。假性动脉瘤是主动脉瘤的一种类型，是动脉血管因某种因素破裂后的并发症，在血管周围形成局限和纤维包裹性血肿，并与受损伤的主体血管相通，病因多为外伤、动脉粥样硬化、炎症感染、胰腺炎、医源性的穿刺和血管扩张成型术的并发症等，少数原因不明。瘤体通常较大，瘤腔内常常形成较厚的附壁血栓，较小的瘤腔通过破口与主体血管相通，因出血量的多少及周围解剖组织不同，瘤体形态多种多样，平扫容易造成误诊，结合病史和症状应想到本病的可能，进行强化 CT 扫描，因有特征性影像学表现，确诊较为容易。

1. CT 表现 平扫大血管邻近软组织肿块影，边缘光滑，密度均匀。强化显示瘤体内周边呈略低密度影为血栓无强化，瘤腔内显影稍延迟于母体血管，薄扫较小破口均能显示，通常为 2cm 左右，延迟扫描瘤腔密度高于母体血管，病变处血管多有钙化。

2. 鉴别诊断 大部分病例病因明确，临床症状和体征典型，根据 CT 强化扫描特征性表现，可作出明确诊断。少数病例因破口较小，瘤体几乎全部被血栓充盈，造影剂很少进入瘤体内，使鉴别诊断较为困难，有时与肿瘤很难区别，根据病史和症状要想到本病的可能性。

例 19 主动脉夹层动脉瘤

【病史摘要】

女性，51 岁，心肌病患者，近两个月来胸闷，隐约疼痛，胸片示主动脉明显扩张，心影扩大，行强化 CT 检查。

【CT 征象】

主动脉明显扩张，主动脉根部巨大软组织肿块影，无强化，主动脉受压呈新月形，主动脉弓部及降部均可见游离内膜，降段游离内膜显示清晰，假腔较小，真假腔同等密度(图 3-1-19)。

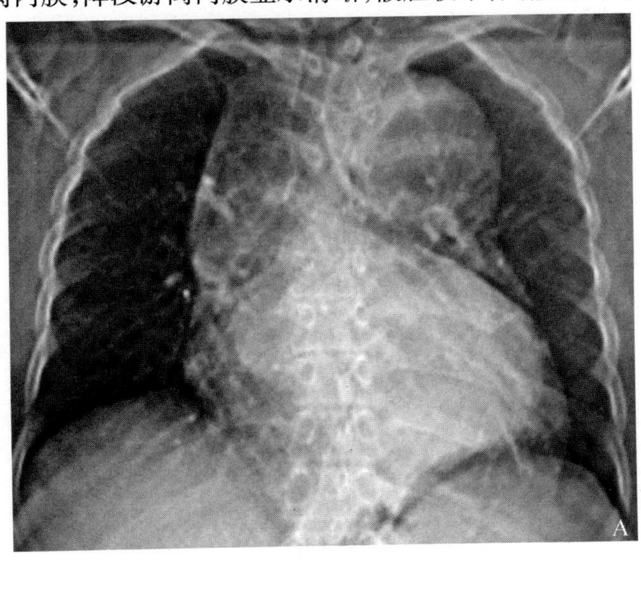

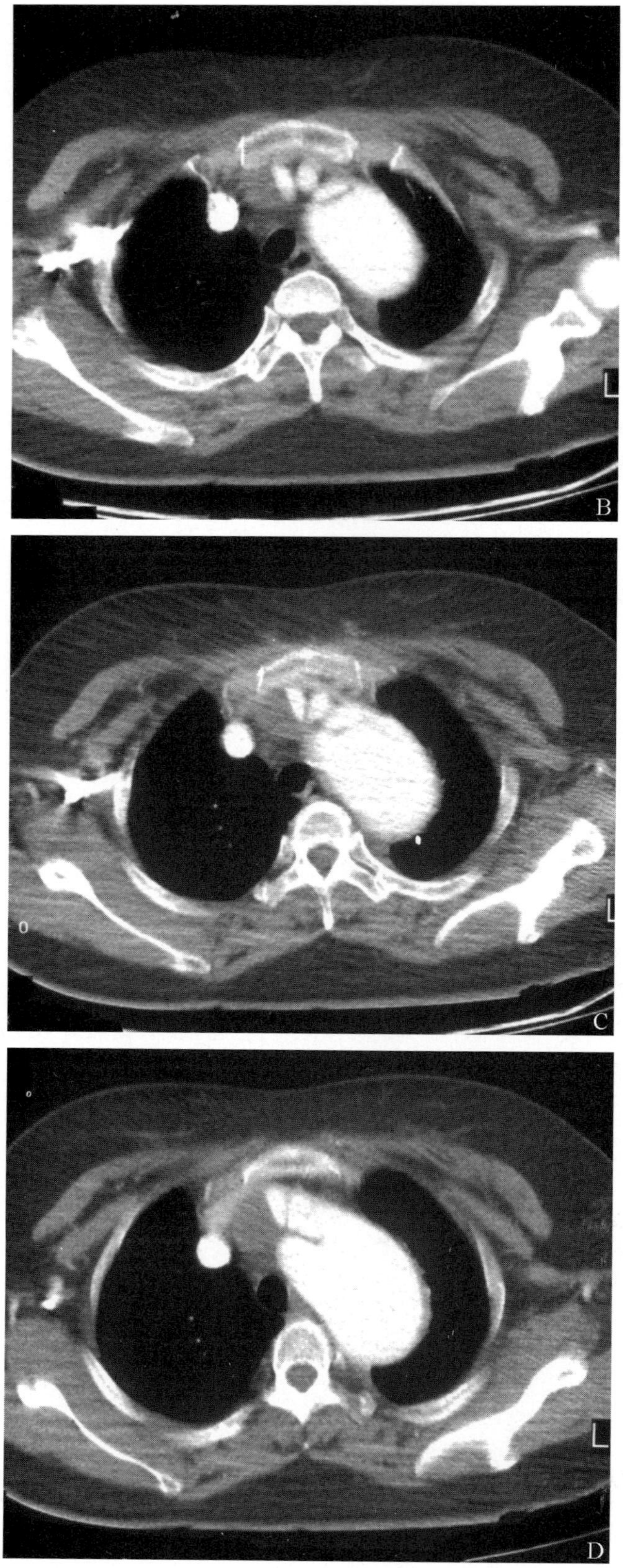

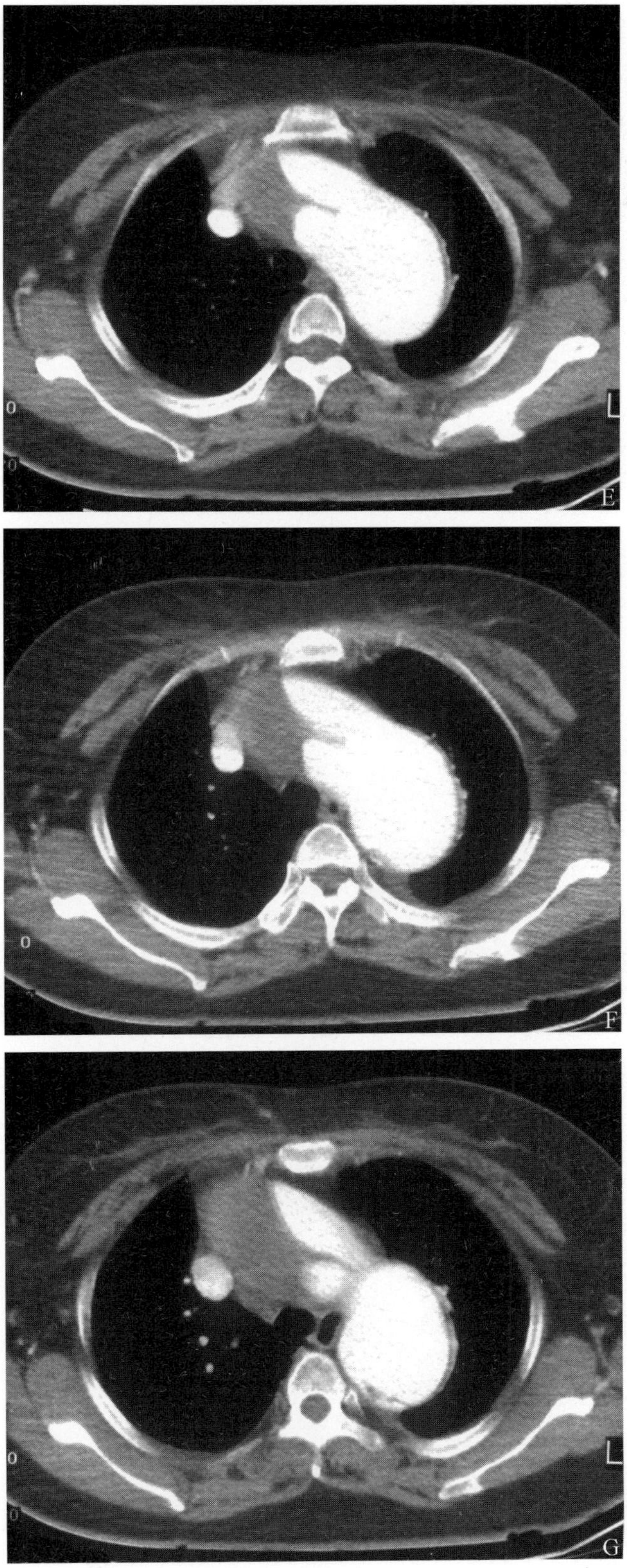
E
F
G

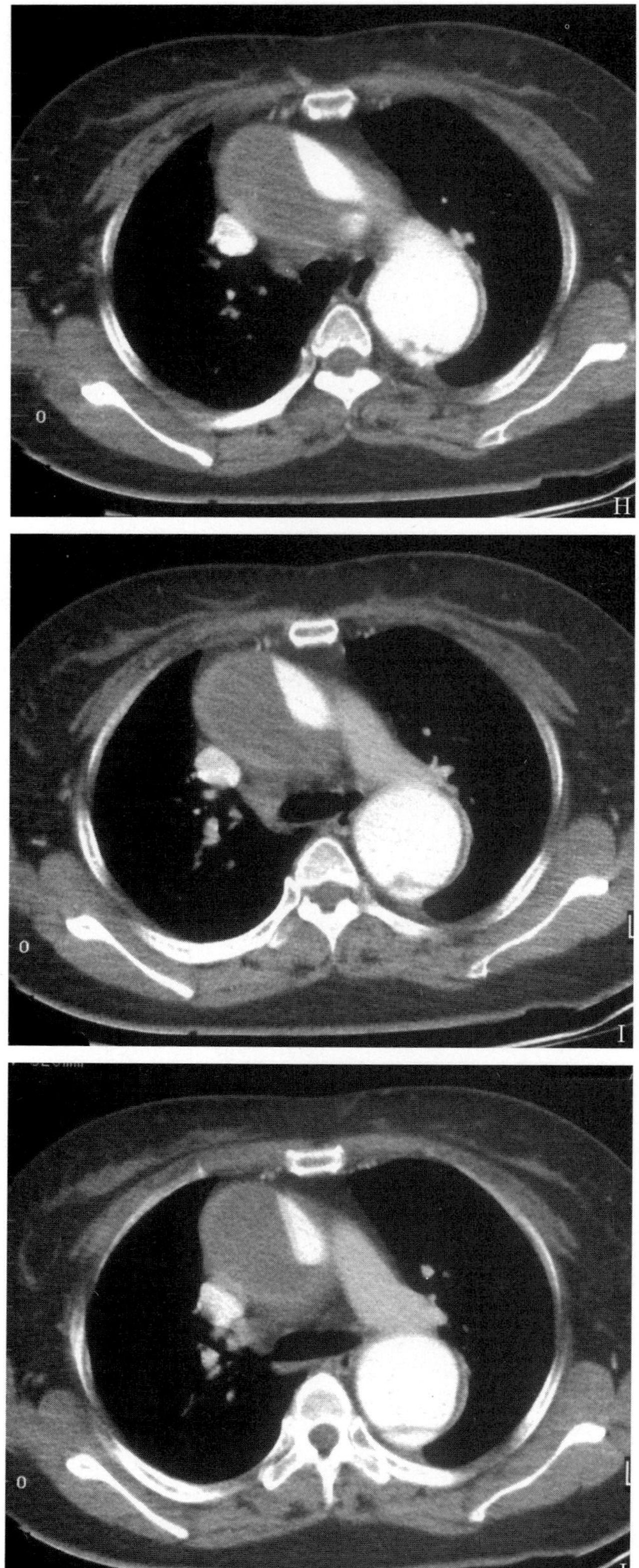
H
I
J

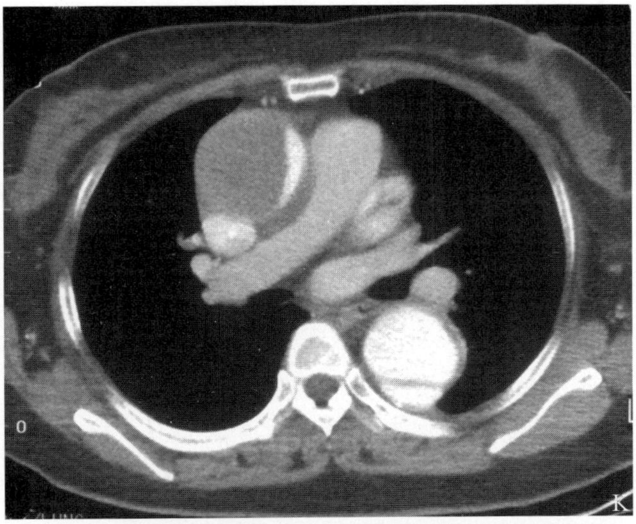

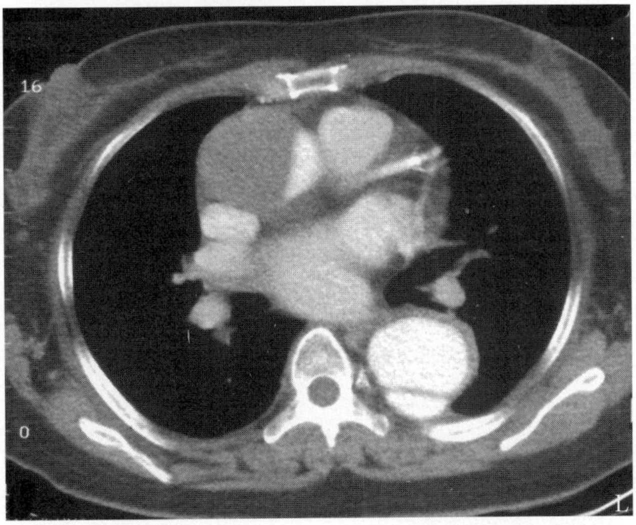

图 3-1-19　A 胸部正位示上纵隔明显增宽；B、C、D、E、F 主动脉弓顶部可见撕裂内膜瓣影；G、H、I、J、K、L 升主动脉旁巨大低密度肿块影为血栓所致，升主动脉明显受压移位变形，主动脉降段可见游离内膜，假腔较小

【CT 诊断】

1. 主动脉夹层动脉瘤；2. 主动脉假性动脉瘤。

【最后诊断】

主动脉夹层动脉瘤（多发）。

【评述】

夹层动脉瘤是主动脉瘤的一种类型，为主动脉内膜撕裂后血液进入中膜，将内膜与中膜分离形成假通道。本病发病率很低，但死亡率很高，75%死于数周内。多有外伤、动脉粥样硬化、大动脉炎、马凡综合征等病史。临床主要症状为剧烈胸腹痛，大汗淋漓，血压下降和休克。升主动脉根部和主动脉峡部为内膜撕裂的常见部位，按内膜撕裂部位和夹层累计的范围，Debakey 将主动脉夹层分离分为 3 型：①内膜撕裂口在升主动脉近端，夹层伸展到主动脉弓及降主动脉；②夹层起源于升主动脉，终止于无名动脉水平；③夹层发生在胸主动脉降部，向下延伸可达腹主动脉甚至髂动脉分叉水平。最近有学者提出了不典型夹层瘤的概念，是指形成机制和病变形态均不典型，当内膜有破口或溃疡时，导致血液渗入主动脉中层，但其远端未与主动脉腔沟通，即无回腔性沟通。另一种情况是主动脉壁滋养血管破裂，在主动脉壁内形成血肿。

1.CT 表现 增强后显示撕裂的内膜瓣呈弧形的线样低密度影,假腔较大时,内膜瓣可呈折曲状线样低密度影,真腔密度高于假腔密度。有的病例真假两腔同时显影呈同等密度,假腔内可有血栓形成,真腔相应受压移位和变形,少数病例假腔不能显示。同时可伴有主动脉增宽,主动脉分支受累,心包及胸腔积液。

2. 鉴别诊断 本病例虽然诊断为主动脉多发夹层动脉瘤,但主动脉升段右外侧软组织密度也可理解为血栓形成,于主动脉水平段卵圆形高密度影与主动脉相通,所以假性动脉瘤的可能性存在。单螺旋主动脉根部扫描可出现弧形低密度影,类似夹层动脉瘤,为主动脉运动伪影所致。升主动脉根部的心包反折内往往有少量液体,容易误认为撕裂的内膜影。

例 20 主动脉夹层 De Bakey Ⅱ型

【病史摘要】

女性,66 岁,患者感心慌,胸闷。

【CT 征象】

增强扫描显示升主动脉明显扩张,其起始部管腔内可见一线状负性影,将升主动脉分隔成双腔结构,右侧腔显示较大,随升主动脉延伸,右腔逐渐减小,左腔逐渐增大,左腔内密度略高于右腔内密度。双腔结构至主动脉弓部消失。心包下显示心包积液。双侧胸腔内可见胸腔积液(图 3-1-20)。

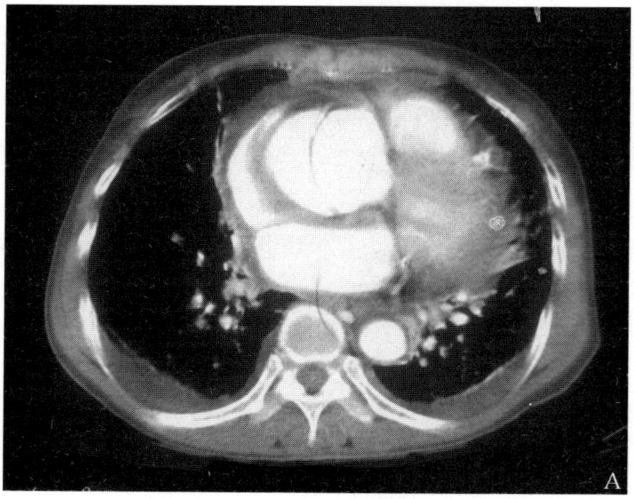

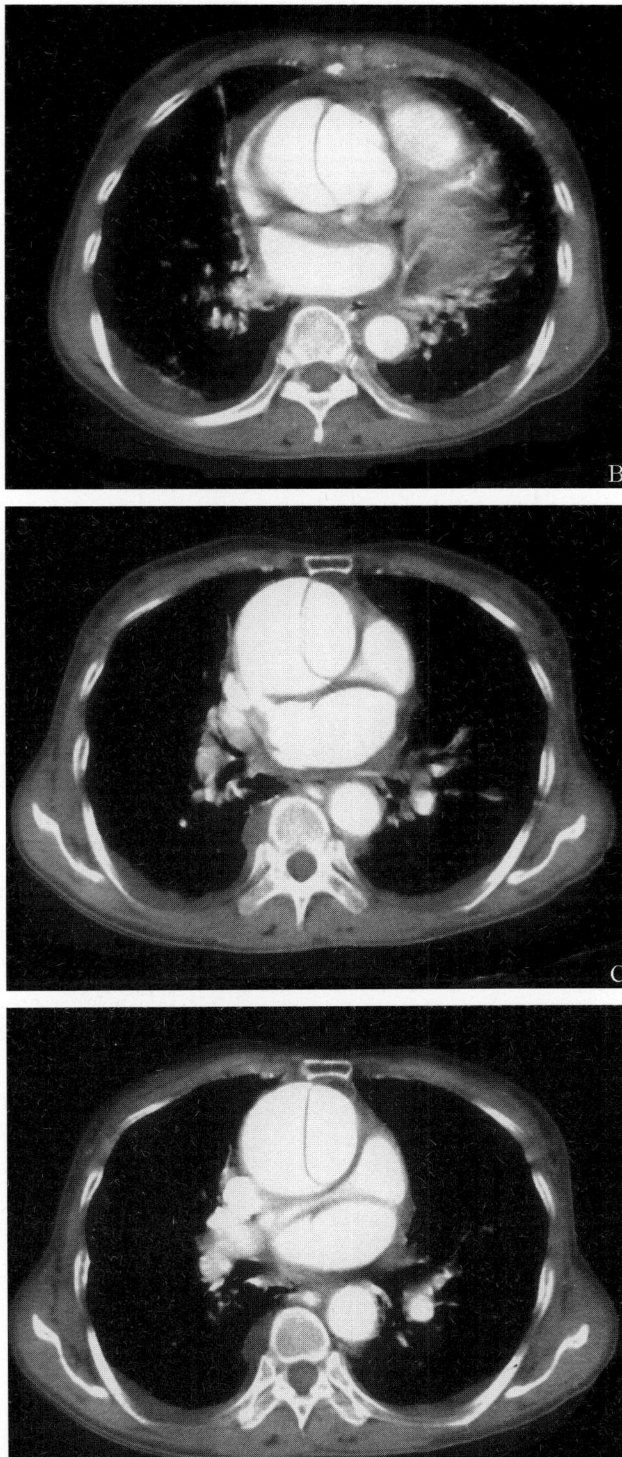
B
C
D

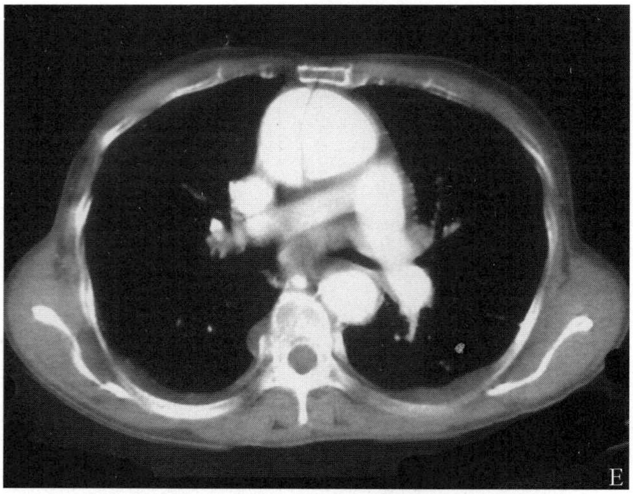
E

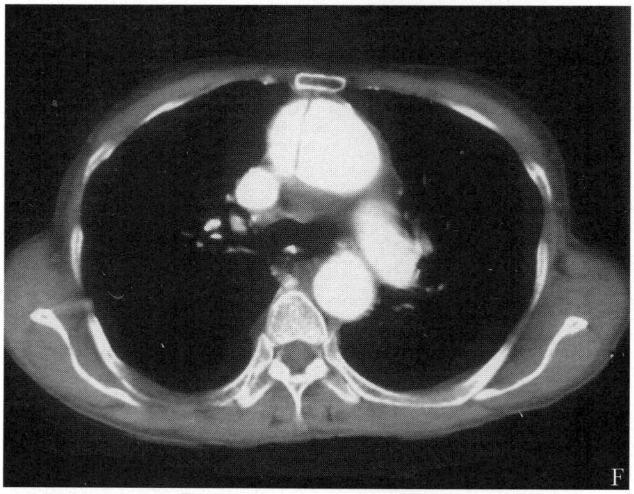
F

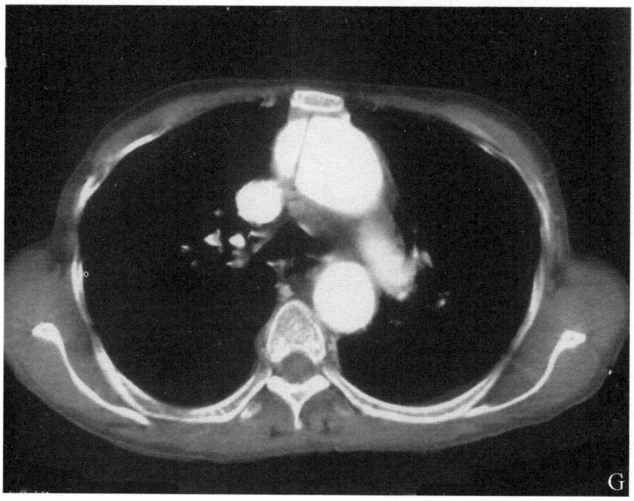
G

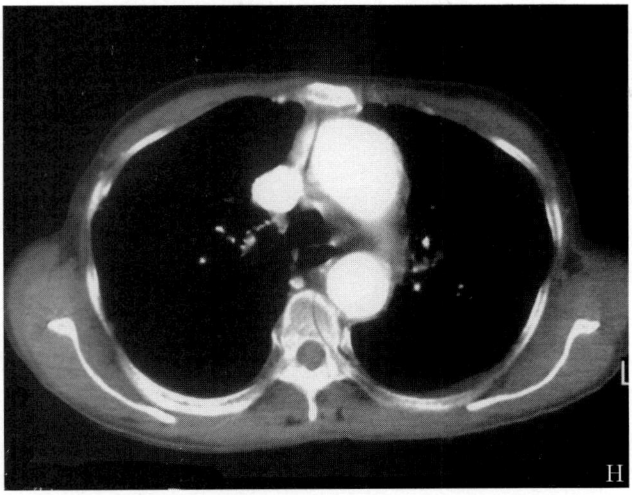

图 3-1-20　A、B、C、D 胸部强化扫描显示升主动脉起始部腔内有一线样低密度影，向右凸呈弧形，右侧腔略大，双腔密度一致；E、F、G、H 随升主动延伸，右腔逐渐变小，其密度也略低于主动脉，右腔经主动脉弓部逐渐消失

【CT 诊断】

主动脉夹层，De Bakey Ⅱ型。

【最后诊断】

主动脉夹层，De Bakey Ⅱ型。

【评述】

主动脉夹层的形成有多种原因，主动脉中层弹力纤维局部断裂或坏死，基质（硫酸软骨素）黏液样变和囊肿形成是重要原因之一。主动脉其内的血液通过内膜破口进入主动脉壁中层并使其剥离而形成血肿。病变范围可从主动脉根部向远处延伸最远可达髂动脉股动脉，亦可累及主动脉各分支，如无名动脉、颈总动脉、锁骨下动脉、肾动脉等。主动脉夹层常见于高血压（血压的波动幅度与主动脉壁分裂呈正相关）、动脉粥样硬化、遗传性结缔组织代谢异常（如马凡综合征）、损伤、妊娠、外伤等。De Bakey 将主动脉夹层分为 3 型。Ⅰ型：夹层起自升主动脉并延续至降主动脉。Ⅱ型：夹层局限于升主动脉终止于无名动脉。Ⅲ型：夹层起自降主动脉并向远端延伸，可达腹主动脉甚至髂动脉分叉水平。此外，Daily 和 Miller 又将主动脉夹层分为两型。A 型：凡升主动脉受累的（包括Ⅰ型和Ⅱ型）。B 型：病变在左锁骨下动脉远端开口的为 B 型（包括Ⅲ型）本病例属于 De Bakey Ⅱ型。临床上主动脉夹层的病人症状较重，可概括为“PHCIP”第一个“P”代表疼痛（胸痛）；“H”代表高血压；“C”代表心血管症状；“I”代表缺血症状；第二个“P”代表压迫症状。

1. CT 表现　①内膜钙化内移：CT 平扫内膜钙化内移是主动脉夹层的重要征象，内膜钙化距主动脉大于 5mm 有诊断意义。真腔压力大于假腔，所以内膜片常呈弧形向假腔突入；②显示撕裂的内膜瓣片：增强后表现为一弧形线性负性影；③显示真假腔：真、假腔同时显影或假腔显影与排空稍延迟，真腔内密度高于假腔，若假腔有血栓形成，真腔则显示受压、移位、变形，少数假腔充满血栓则不显影，时间密度曲线（T-D 曲线）更能反映真假腔时间密度的差异；④其他表现：升主动脉和降主动脉扩大；主动脉分支受累，如累及无名动脉、左颈总动脉、左锁骨下动脉等 CT 表现呈手套征；胸腔或心包积液、积血；⑤三维重建：多利用表面阴影显示法和多层面重建法。而最大密度投影法因不利于显示内膜片，而较少使用。三维重建在显示内膜片起止，走行与主动脉分支血管的关系等方面,对于手术治疗有非常重要的指导意义。依本病典型的CT征象,如真假腔形成,内膜钙化内移,手套征等,加之时间密度曲线佐证,结合临床表现,不难作出诊断。

2. 鉴别诊断

(1)大动脉炎:大动脉炎侵及主动脉全层,病变连续性侵犯一段动脉,而非"跳跃式"发展。出现"双环征"具有诊断意义。"内环"指主动脉内膜面因黏液样或凝胶状水肿,呈现低密度;"外环"指主动脉中膜和外膜因血管增生等炎性改变,增强扫描呈高密度。病变累及管壁并未造成腔内影像学改变与主动脉夹层CT所示真假腔形成不同。大动脉炎可造成主动脉不同程度的狭窄,包括主要分支,严重者可完全闭塞。而主动脉夹层造成主动脉的不同程度扩大。这是和主动脉夹层的重要鉴别点。

(2)主动脉假性动脉瘤:主动脉因某种因素破裂后的一种并发症,在血管周围形成一局限性纤维包裹血肿,且与受伤血管沟通。以外伤和血管重建术最常见,CT增强扫描显示局限性凸出主动脉壁外的不规则软组织密度影,瘤内常可见血栓形成,内壁可见钙化影,主动脉腔内可见明显强化。

(3)主动脉壁内血肿:①主动脉内膜破溃或溃疡CT造影显示龛影,血液在主动脉中层形成血肿;②主动脉中膜或外膜滋养血管破裂出血,形成主动脉壁内血肿。有的学者将上述情况列入"不典型主动脉夹层瘤"范畴。

(李亮)

例21 肺癌肉瘤

【病史摘要】

男性,34岁,后背痛3个月,进食发噎1月余。

【CT征象】

左下肺纵隔旁巨大肿块影,其内散在钙化,边缘清晰欠规则,强化不均匀有间隔,气管前隆突下淋巴腺肿大融会成团块状并侵及食道中段(图3-1-21)。

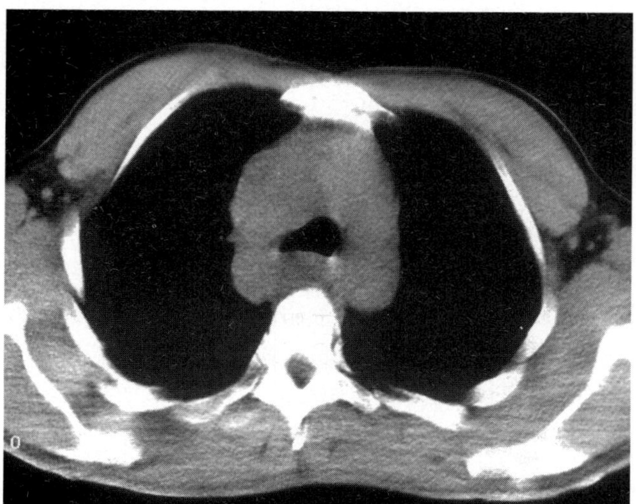

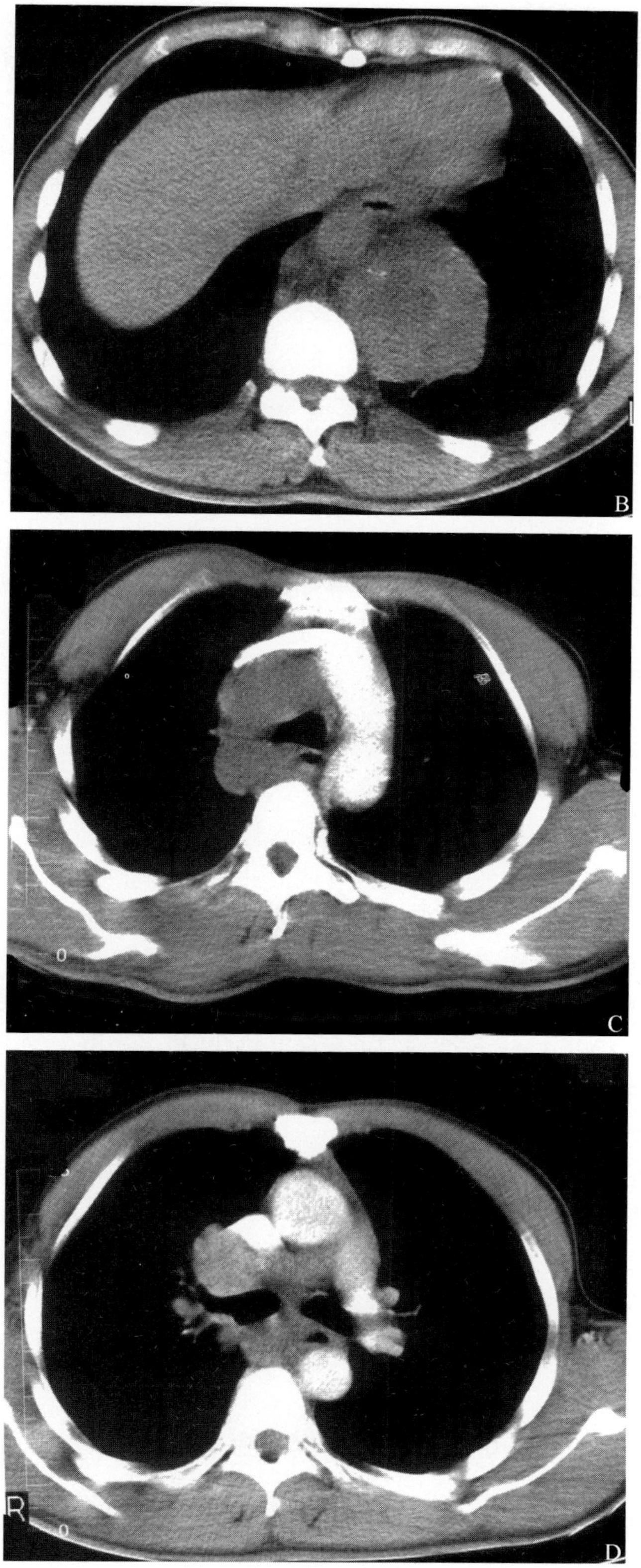
B
C
D

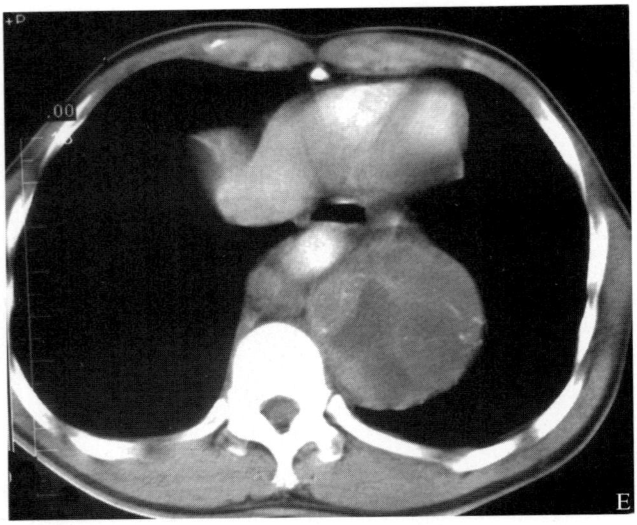

图 3-1-21 A、B 平扫示左下肺纵隔旁巨大肿块影,其内散在点片状钙化,气管前、奇食窝淋巴腺肿大;C、D、E 强化扫描示左下巨大肿块强化不均匀,似有间隔,隆突前、后淋巴腺肿大并侵及食道

【CT 诊断】

肺内恶性肿瘤并纵隔淋巴腺转移。

【最后诊断】

肺癌肉瘤(穿刺活检证实)

【评述】

肺的其他恶性肿瘤包括癌肉瘤、肺母细胞瘤、恶性间叶组织瘤及原发肺恶性淋巴瘤等,均远比肺癌少见。癌肉瘤由恶性上皮成分和间叶成分共同组成癌的成分一般为鳞癌,也可为腺癌及大细胞癌。癌成分为梭形细胞,类似纤维肉瘤或恶性纤维组织细胞瘤,偶尔也有软骨肉瘤、骨肉瘤成分。临床可有胸痛、咳嗽及呼吸困难,肺内型早期可无症状。

1.CT 表现 中央型大支气管内肿物呈软组织密度,可引起阻塞性病变。周围型肺内软组织肿块影,直径可 3~12cm 大小,密度均匀可有散在钙化,边缘光滑欠规则。强化密度不均匀有间隔,患侧可有胸腔积液及纵隔淋巴腺转移。

2. 鉴别诊断

(1)纤维肉瘤:可表现为肺内巨大肿块影,呈圆形和分叶状,有沿胸膜局部延伸的倾向,瘤体内均无钙化可与癌肉瘤鉴别。

(2)原发性肺动脉肉瘤:发生在肺动脉主支显示肺动脉干或左右分支的充盈缺损,相关肺纹理减少,肺动脉干及右心室扩大。

(3)脂肪肉瘤:因有脂肪成分表现有特征性。其他恶性间叶组织肿瘤表现缺乏特征性,须手术后病理证实。

例 22 肺纤维肉瘤

【病史摘要】

女性,72 岁,左胸不适 2 年,近半年憋气逐渐加重。

【CT 征象】

左上肺巨大软组织肿块影，占据整个上叶并与胸膜紧密相连，左侧中量胸腔积液(图 3-1-22)。

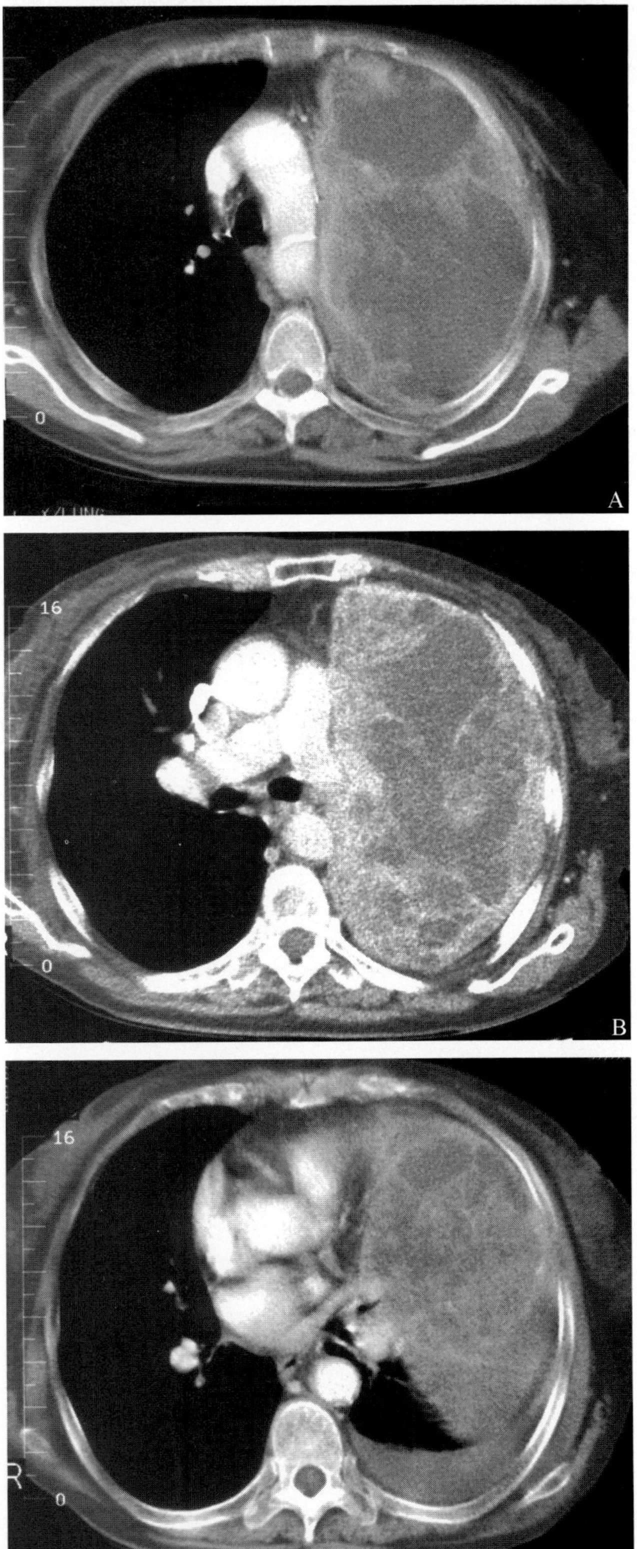

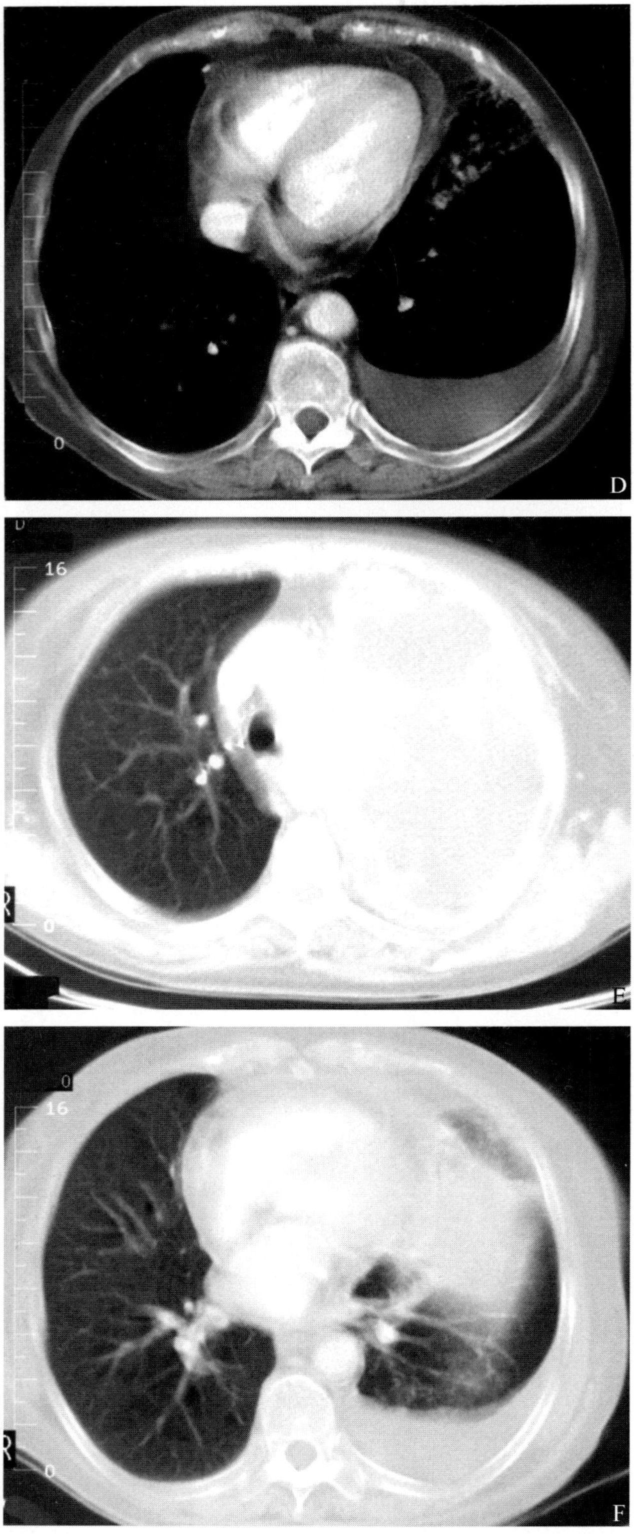

图 3-1-22　A、B、C、D 胸部强化扫描示左上肺巨大软组织肿块影，强化不均匀外周为著，多发间隔存在，左侧胸腔积液；E、F 左上巨大肿块影占据整个上叶，并与胸膜紧密相连，肋骨无破坏，合并胸腔积液

【CT 诊断】

1. 恶性间叶组织肿瘤;2. 纤维肉瘤;3. 脂肪肉瘤;4. 平滑肌瘤。

【最后诊断】

肺纤维肉瘤(术后病理证实)。

【评述】

原发肺肉瘤极为少见,最常见的为纤维肉瘤和平滑肌肉瘤。纤维平滑肌肉瘤、软骨肉瘤、脂肪肉瘤、横纹肌肉瘤、肺动脉肉瘤、恶性血管外皮细胞瘤及癌肉瘤等少见。在临床上可有胸痛、咳嗽、痰中带血、气短、呼吸困难等症状。

1.CT 表现　肺内较大肿块边缘光滑清晰欠规则,呈圆形和分叶状,有沿胸膜局部延伸的倾向,密度常不均匀,有高密度出血表现,钙化少见,增强后不均匀,有高度强化灶、间隔及坏死区,可合并有胸腔积液和纵隔淋巴腺肿大。

2. 鉴别诊断

(1)肺癌:呈结节状表现的有空泡征、细毛刺、分叶、鼠尾征等一组典型特征。呈巨大肿块表现的密度不均匀,边缘不规则,多有空洞、壁结节,洞壁薄厚不一等特征性表现。

(2)癌肉瘤:可表现肺内巨大肿块影,强化密度不均匀,边缘欠规则,因瘤体内可有软骨及骨成分,散在钙化为其特点。

(3)原发性肺动脉肉瘤:发生在肺动脉主支显示肺动脉干或左右分支的充盈缺损,相关肺纹理减少,肺动脉干及右心室扩大。

(4)脂肪肉瘤:因有脂肪成分表现有特征性。

(5)其他恶性间叶组织肿瘤:表现缺乏特征性,须手术后病理证实。

例 23　胸　腺　癌

【病史摘要】

男性,55 岁,咳嗽、胸闷、气短 3 个月。

【CT 征象】

CT 增强扫描显示前纵隔轮廓尚清晰的不规则的软组织肿物影,密度欠均匀,肿物紧贴大血管并使其向后推移,周围结构显示欠清(图 3-1-23-1)。

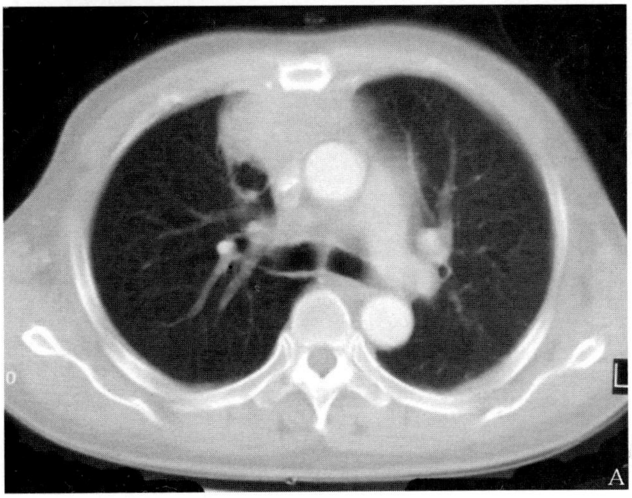

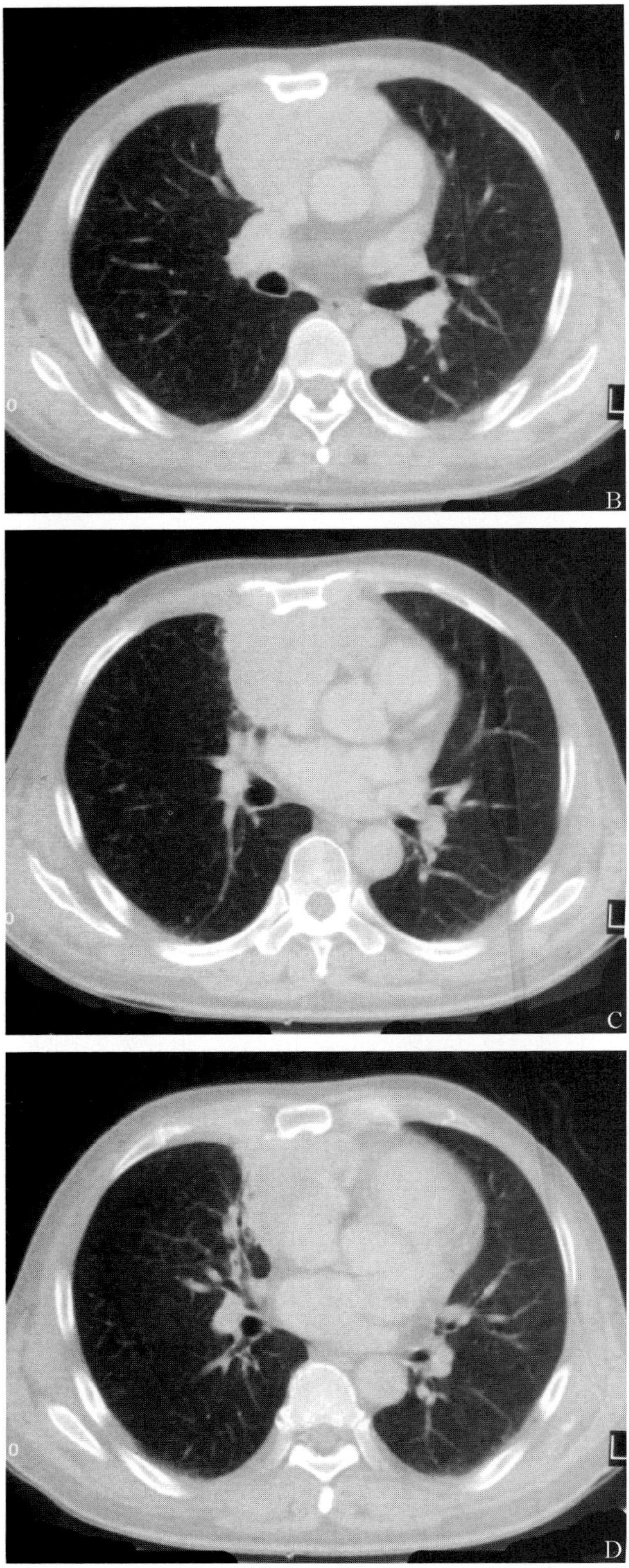
B
C
D

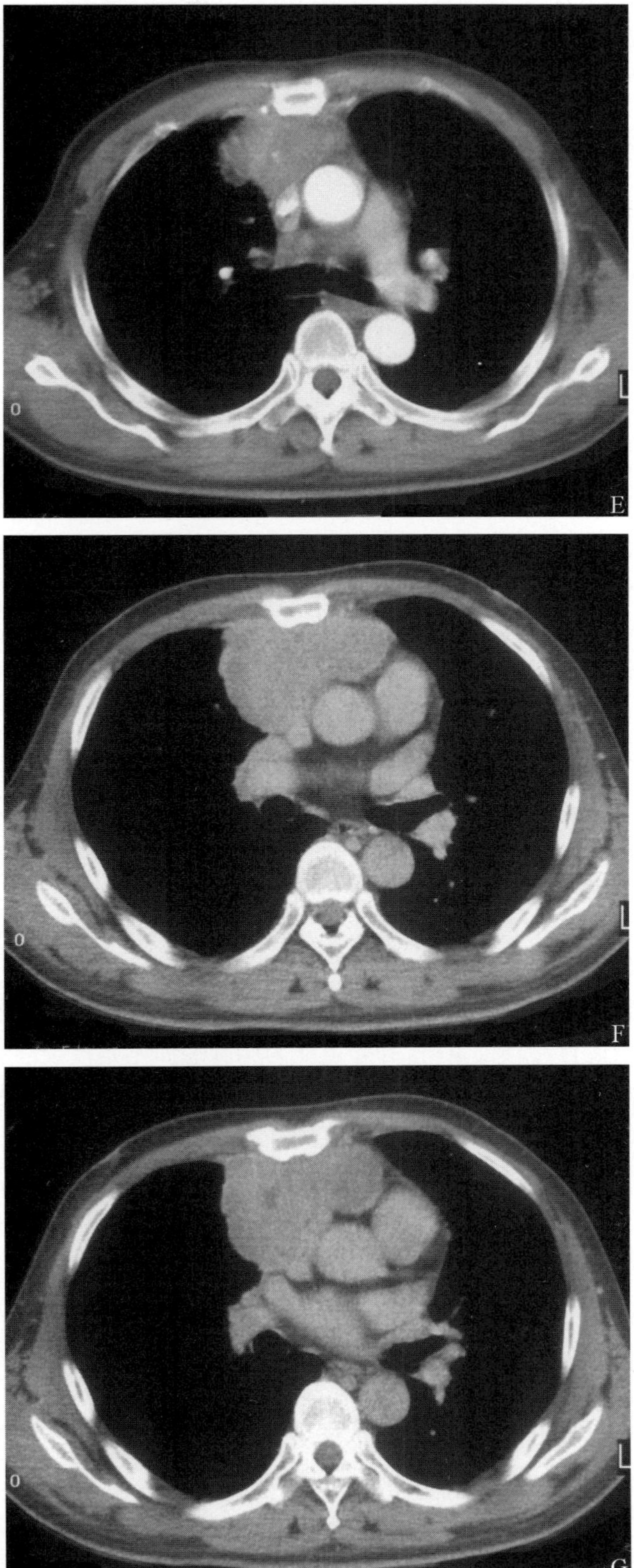
E
F
G

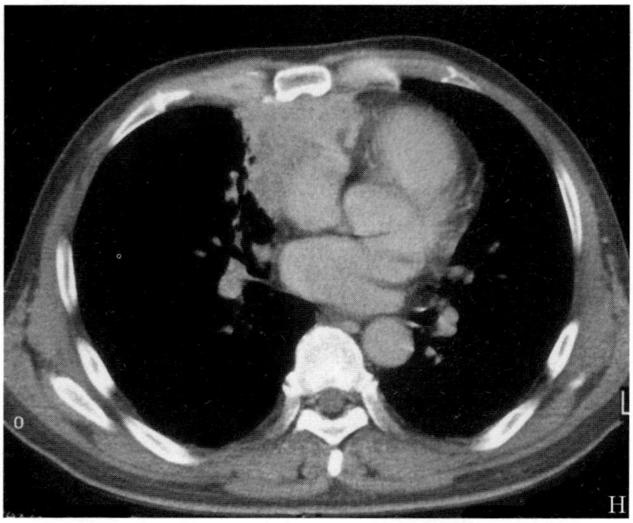

图 3-1-23-1 A、B、C、D 肺窗;E、F、G、H 纵隔窗,强化扫描显示前纵隔软组织肿块影,密度欠均匀,边缘呈侵袭性,大血管受压轻度移位

【CT 诊断】

1. 胸腺瘤;2. 胸腺癌;3. 淋巴瘤;4. 畸胎瘤。

【最后诊断】

胸腺癌(术后病理证实)。

【评述】

胸腺癌来源于胸腺上皮细胞,分为Ⅰ型(侵袭型)、Ⅱ型(恶性胸腺瘤),在组织学上分为许多亚型,其预后与病理类型有关。低度恶性胸腺癌——高分化鳞癌、高分化黏液表皮样癌、基底细胞癌。高度恶性胸腺癌——淋巴上皮样癌、小细胞癌、透明细胞癌、神经内分泌癌。高度恶性胸腺癌患者 85%死于肿瘤,而低度恶性者与肿瘤相关的死亡率为 0。与胸腺瘤一样,常发生在前纵隔,影像学表现也大致相仿。但胸腺癌的侵袭性表现较胸腺瘤更为明显,出现神经受累,如膈肌麻痹或淋巴血行转移征象时,肿瘤可能为胸腺癌而不是侵袭性胸腺瘤。胸腺癌的各亚型的大体形态及生物学行为差异在影像表现上也有所反映,鳞癌多表现为无坏死、无浸润生长的前纵隔大肿块。淋巴上皮癌表现为低密度的坏死区浸润性生长方式,常见血行或淋巴转移征象。基底细胞癌表现完整包膜的肿块,内有肿瘤细胞的多发囊变征, CT 为囊实性肿块,囊外壁光滑。

1. CT 表现 ①发生在胸骨后血管前间隙的卵圆形肿块,边缘较光滑,有分叶;②肿块多为软组织密度,无囊变,无钙化;③增强扫描显示不均匀强化;④肿瘤周围的纵隔脂肪消失,肿瘤包绕大血管、气管或侵入肺实质,与周围的脏器粘连;⑤侵犯至邻近骨骼引起不规则的骨质破坏。

2. 鉴别诊断 尽管胸腺癌具备一些特征性改变,其影像表现与侵袭性胸腺瘤及其他前纵隔恶性肿瘤或纵隔型肺癌仍难以鉴别,还仍需与前纵隔的良性肿瘤加以鉴别。

(1)胸腺瘤:肿瘤位于主动脉弓至肺门的前上纵隔内,圆形、卵圆形软组织肿块,轮廓尚清,可有钙化囊变,纵隔内脂肪间隙存在。

(2)胸内甲状腺:一般为多发结节状甲状腺肿。可为颈部甲状腺坠入胸腔,也可为发育过程中遗留于胸内甲状腺组织逐渐发育而成。CT 多为结节状轮廓清晰平坦,结构均匀,有钙化或囊变的实性肿块。

(3)畸胎瘤:来源于原始生殖细胞,故又称为生殖细胞瘤。肿瘤多位于前中纵隔,多为圆形,卵圆形影,边缘光滑,边界清晰,其内多呈混杂密度。其特征性表现有以脂肪为主的低密度影,CT 值为负值。其内可有钙化,但发现肿块内牙齿、骨影像才有定性价值,也可出现液－液平面或脂－液平面。瘤体多有强化,囊性部分无强化但囊壁可有强化。

(4)恶性淋巴瘤：淋巴瘤往往是全身疾病的一部分。也可来源于胸腺为原发肿瘤，发展迅速，容易产生严重的压迫症状，对 X 线极为敏感。恶性淋巴瘤一般为于血管和气管旁。但当单发肿块位于血管前间隙时与胸腺瘤鉴别困难。增强扫描有助于定性诊断。多数淋巴瘤为双侧性，浸润范围超出前纵隔。病变多累及主动脉弓上方。边缘呈凹凸不平的分叶状，大部分可以看到血管移位征象，侵犯纵隔间隙与周围解剖结构，融合成片状而不能分辨出单个肿大的淋巴结。恶性淋巴瘤可见胸膜种植形成胸膜肿块，出现胸水，也可侵犯心包出现心包积液。

【附加病例】

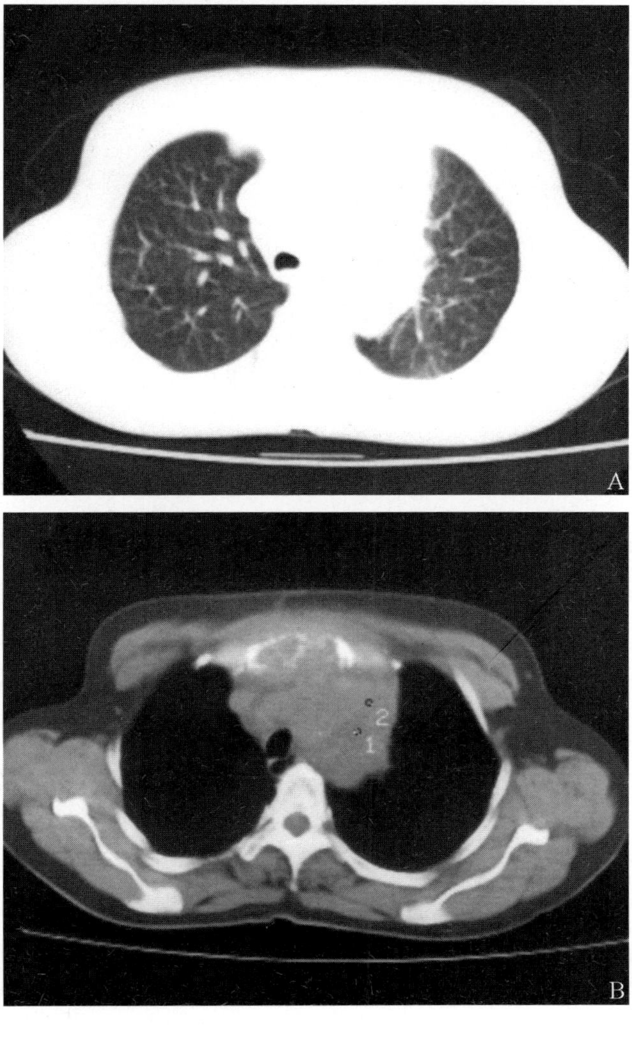

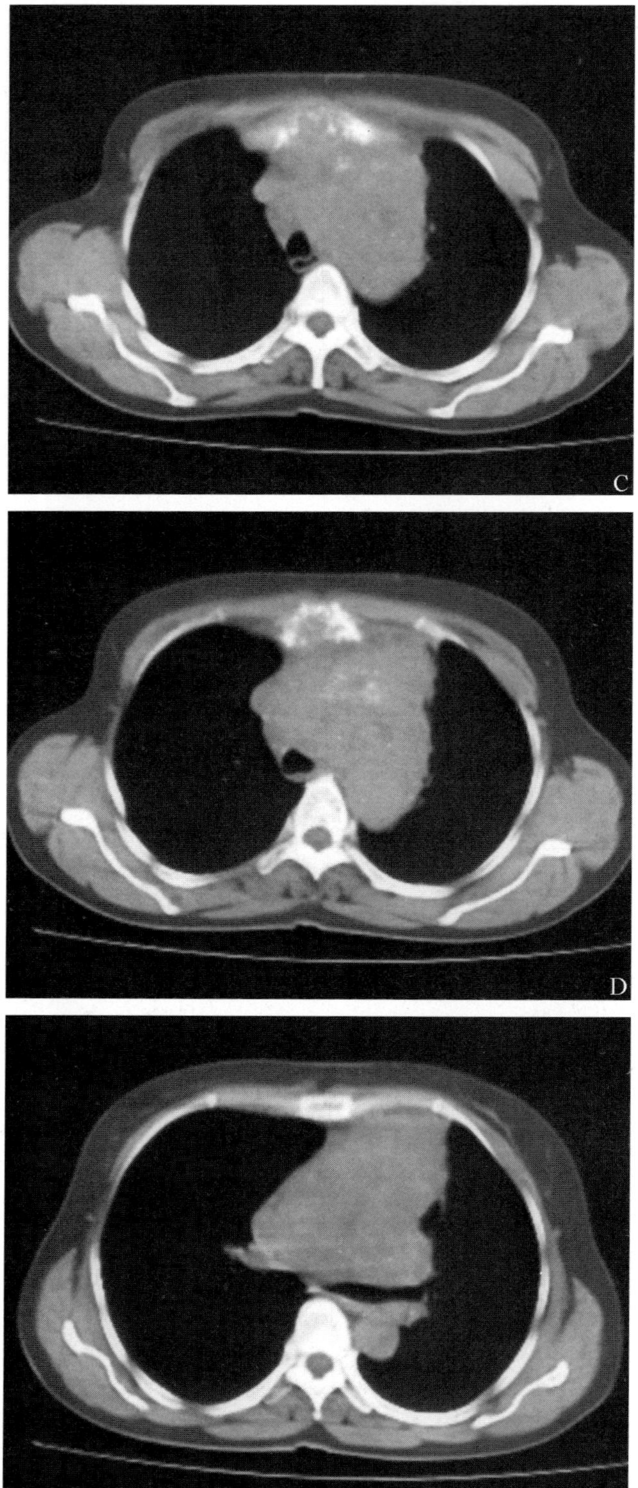

图 3-1-23-2 胸腺癌。A、B、C、D、E 前纵隔偏左可见一软组织密度肿块，因纵隔内脂肪间隙消失，无法区别肿块与邻近血管和脏器的关系，肿块内可见不均匀的高密度影，胸骨与部分肋骨显示有骨质破坏

（杨树喜）

例 24 大叶性肺炎

【病史摘要】

女性，33 岁，突然高烧寒战 1 周余，胸痛，咳铁锈色痰。

【CT 征象】

右肺中叶实变呈均匀一致高密度影，可见含气支气管影(图 3-1-24-1)。

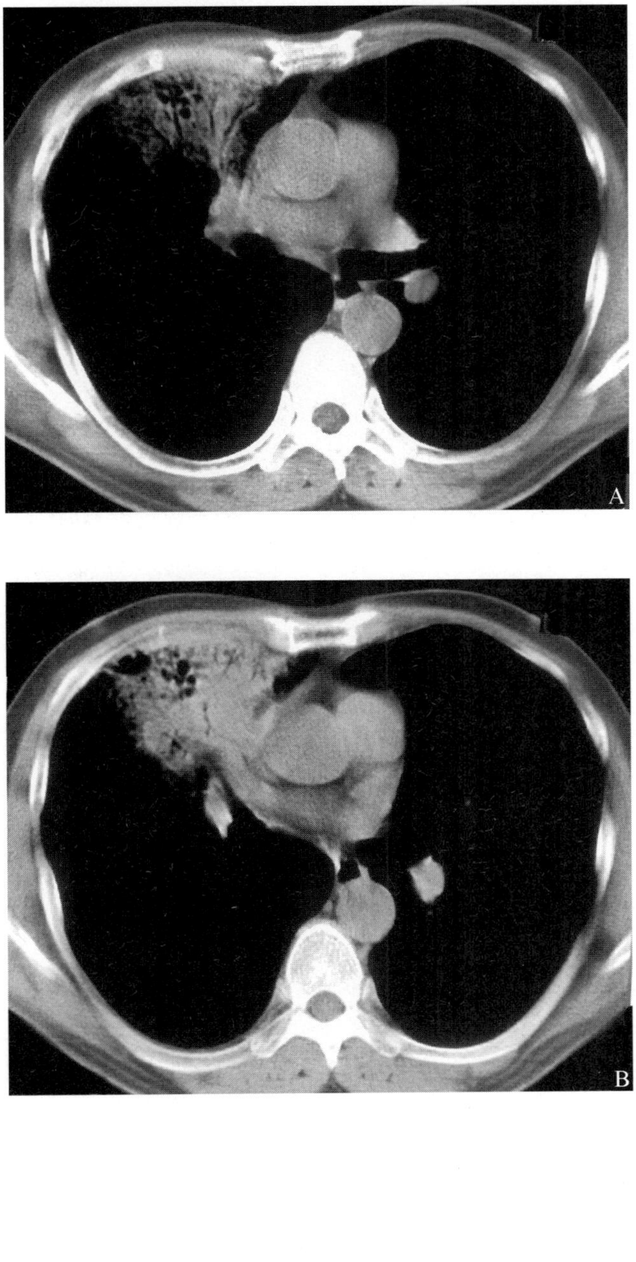

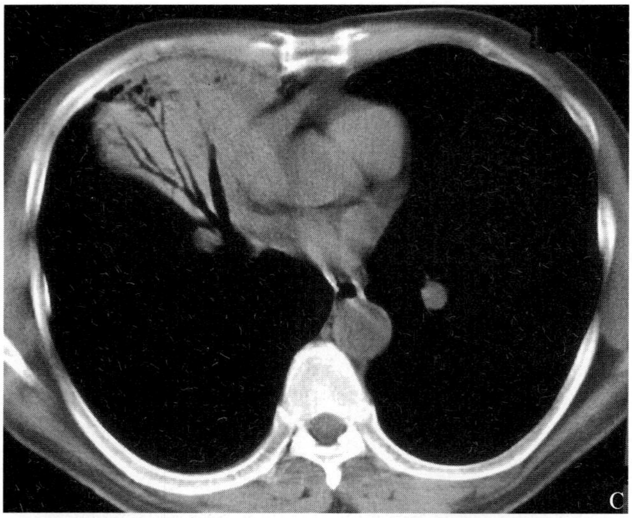

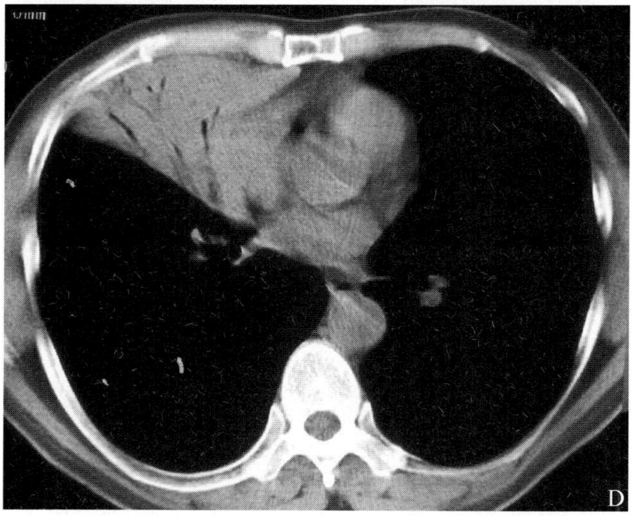

图 3-1-24-1 肝变期。A、B、C、D 肺叶实变,可见典型“空气支气管征”

【CT 诊断】

1. 右中叶大叶性肺炎;2. 干酪性肺炎。

【最后诊断】

右中叶大叶性肺炎。

【评述】

大叶性肺炎的病原菌多为肺炎双球菌,其病理可分为 4 期。①充血期:肺泡壁毛细血管扩张、充血、肺泡腔内浆液渗出。②红色肝变期:肺泡腔内有大量纤维蛋白及红细胞渗出物,使肺组织实变,剖面呈红色肝样。③灰色肝变期:肺泡腔内红细胞减少,代之以大量白细胞,实变肺叶面呈灰色。④消散期:肺泡腔内炎性渗出物被吸收,肺泡腔重新充气。

1.CT 表现 ①充血期表现:病区肺纹理增重,透明度减低或呈边缘模糊的云雾状影;②肝变期:肺实变呈大叶性或占据大叶大部分的密度增高均匀一致影,有时在大叶阴影内可见含气支气管影像;③消散期:表现大叶病灶影密度减低不均匀,呈散在斑片状影。病变多在两周内吸收,临床症状减轻常较病变影吸收早,少数病例可延迟 1~2 月吸收,偶可机化演变为机化性肺炎。

2. 鉴别诊断

(1)其他病原菌引起的肺炎:肺内大叶状阴影应与其他病原菌引起的肺炎依赖于细菌学检查鉴别。

(2)大叶性干酪性肺炎:渗出性病变可占据一个肺叶,酷似大叶性肺炎,但迅速产生组织坏死,使大片阴影中可见溶解或空洞,这是干酪性肺炎的特征。

(3)肺段性结核浸润:大叶性肺炎消散期和肺段性结核浸润,均表现为局限性斑片状阴影,边缘模糊,需要观察影像演变过程及参考临床资料进行鉴别。

【附加病例】

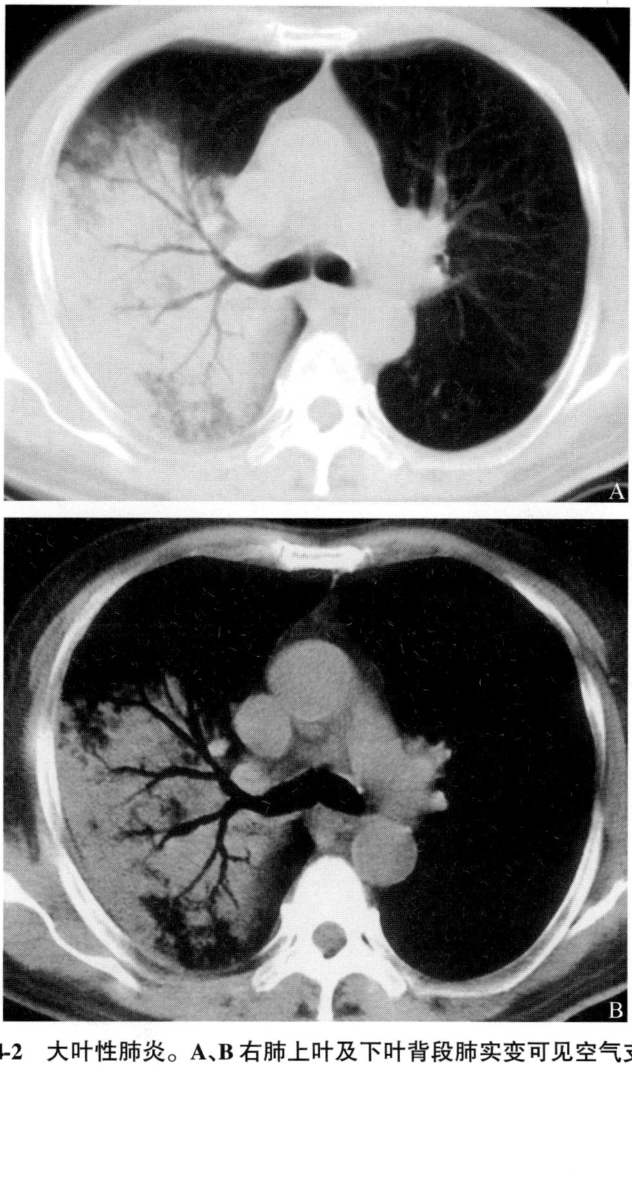

图 3-1-24-2　大叶性肺炎。A、B 右肺上叶及下叶背段肺实变可见空气支气管征

例 25 小叶性肺炎

【病史摘要】

男性,40 岁,突发热,38.5℃,伴咳嗽 1 周。

【CT 征象】

右肺纹理增重,右下肺野斑片状致密影,密度不均匀,边缘模糊(图 3-1-25)。

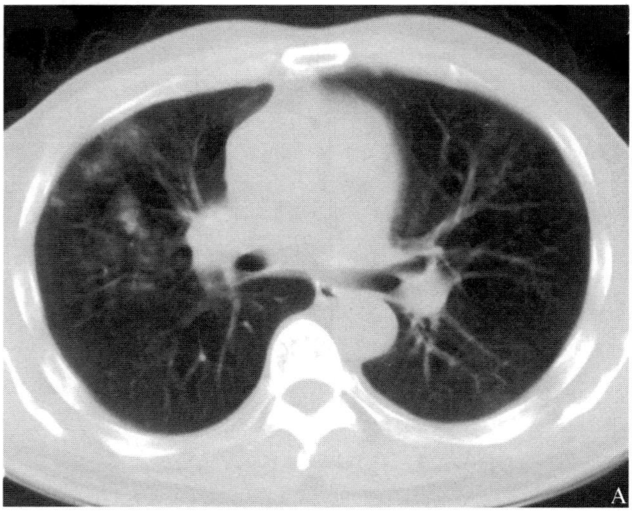

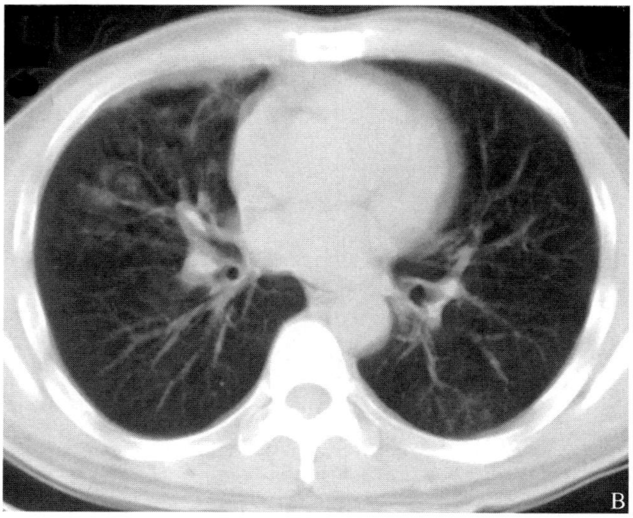

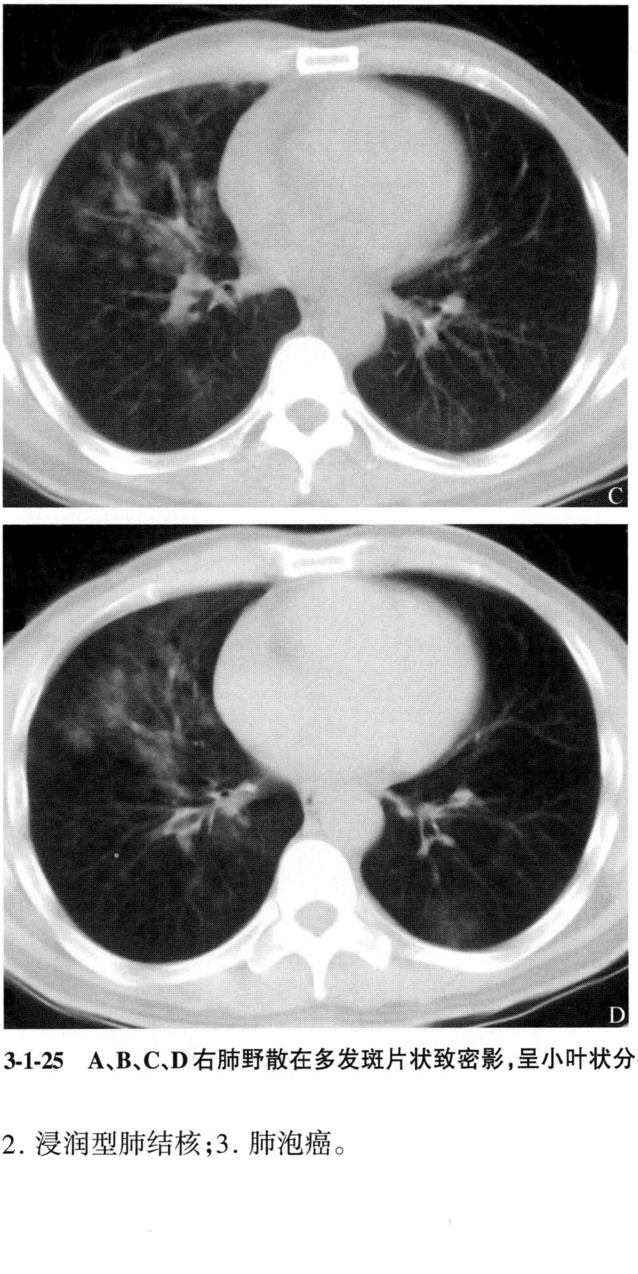

图 3-1-25　A、B、C、D 右肺野散在多发斑片状致密影，呈小叶状分布

【CT 诊断】

1. 小叶性肺炎；2. 浸润型肺结核；3. 肺泡癌。

【最后诊断】

小叶性肺炎。

【评述】

小叶性肺炎常见的致病菌有葡萄球菌、肺炎双球菌及链球菌等。病原菌从上呼吸道进入，先引起支气管炎，以终末细支气管病理变化较重。支气管黏膜发生充血、水肿及浆液性渗出，渗出液进而向气腔蔓延累及呼吸性支气管及肺泡。炎症从上而下沿支气管纵向蔓延也可沿终末细支气管横向蔓延，并引起支气管周围炎及肺泡周围炎，通过孔氏孔和兰勃孔向周围肺泡蔓延，短时间内使病变范围扩大。

1. CT 表现

(1)肺纹理增重边缘模糊。

(2)斑片状阴影，肺泡炎呈边缘模糊的 6～8mm 的结节状影，直径 10～25mm 边缘模糊影为小叶炎症,可融合成不均匀斑片状阴影,肺段及肺叶支气管通畅,肺门及纵隔无淋巴结肿大。

(3)病灶影像变化快,经抗炎治疗短期内吸收。

2. 鉴别诊断

(1)浸润型肺结核渗出病变:浸润型肺结核渗出病变与小叶性肺炎很难鉴别,要点为结核病变变化慢,1~2月应变化不大,痰培养、血象检查、临床症状、短期内影像检查复查均有利于鉴别诊断。

(2)肺泡癌:早期肺泡癌酷似小叶性肺炎,如持续2~3月阴影无变化,应做HRCT检查。早期肺泡癌病灶内可有小空泡和支气管充气征,其周围可有蜂窝状和磨玻璃状改变。节段型肺泡癌为肺段或叶部分实变,呈斑片状阴影,HRCT可显示肺实变部分呈蜂窝状,密度较低,仍保存其内的血管和支气管结构,CT增强扫描可见到走行正常的血管,为其特征。

例26 肺霉菌病

【病史摘要】

男性,50岁,轻咳,咳痰带血和低烧半年余,近1周来憋气明显。

【CT征象】

双肺野散在多发斑片状阴影,伴融合成大片状,阴影内可见多发小空洞及空气支气管征。气管前淋巴腺肿大(图3-1-26-1)。

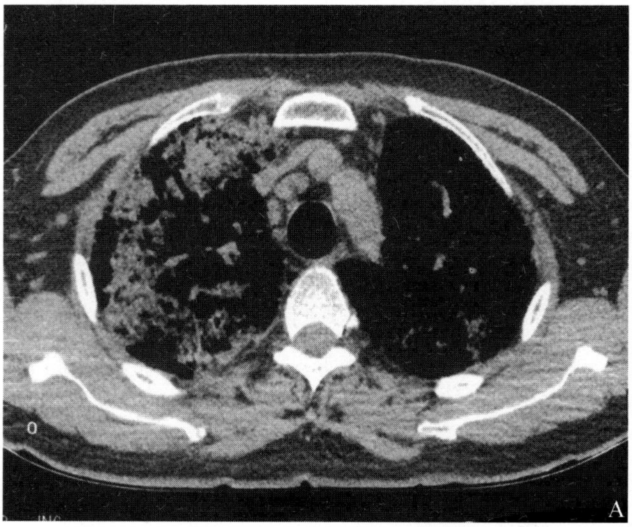

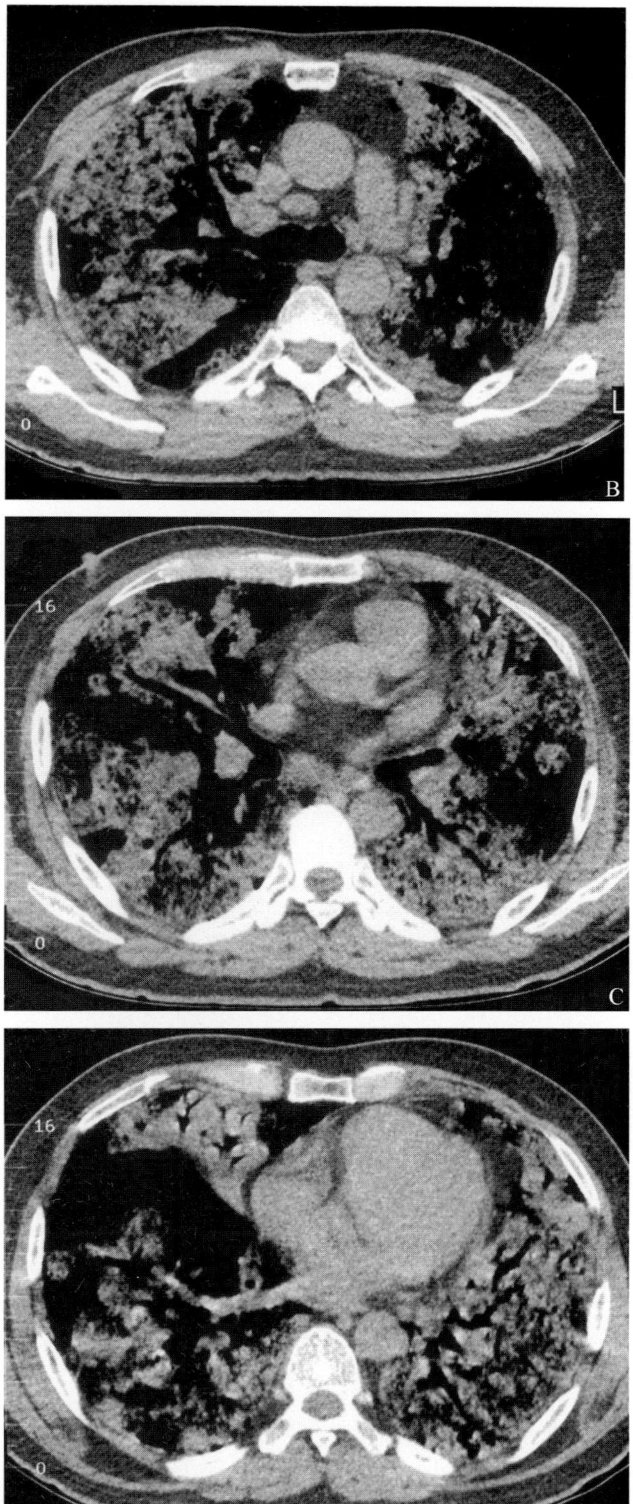

图 3-1-26-1　**A、B** 双肺多发小斑片状阴影，气管前腔静脉后淋巴腺肿大；**C、D** 双肺散在斑片状阴影，内有空泡、小空洞及“空气支气管征”

【CT 诊断】

1. 肺霉菌病;2. 肺泡癌。

【最后诊断】

肺霉菌病(病原菌培养证实)。

【评述】

肺霉菌病包括肺的曲霉菌病、隐球菌病、念珠菌病、放线菌病和奴卡菌病等。肺的霉菌病易发生于免疫功能障碍的患者,也见于免疫功能正常者。患者因直接吸入病原菌发病或病原菌经血行感染到肺内。病理改变有多种形态,如肺小叶、肺段及肺叶实变,肺脓疡,肉芽肿,弥漫结节等,可合并胸内淋巴结肿大和胸腔积液。

1. CT 表现 显示病变的多种形态和范围,小片状阴影、斑片状阴影、可融合成大片状阴影,其内散在空泡。还可表现为肺内结节、空洞及粟粒影,肺门淋巴结肿大及胸腔积液。

2. 鉴别诊断 弥漫型肺泡癌可表现为两肺弥漫分布的结节影,其大小相仿,密度较高,边缘清楚,也可模糊,有时可融会成斑片状与霉菌病很难鉴别。肺霉菌病 CT 表现多缺乏特征性,病变确诊须根据病原菌培养结果。肺泡癌患者常有大量白色泡沫样痰,痰细胞学检查,穿刺活检明确诊断。

【附加病例】

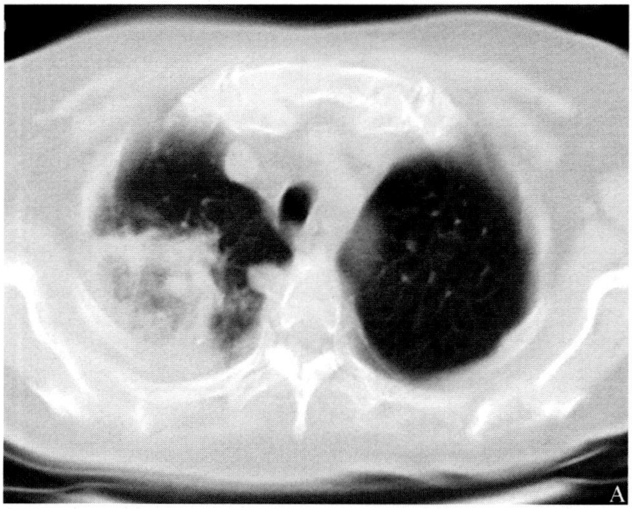

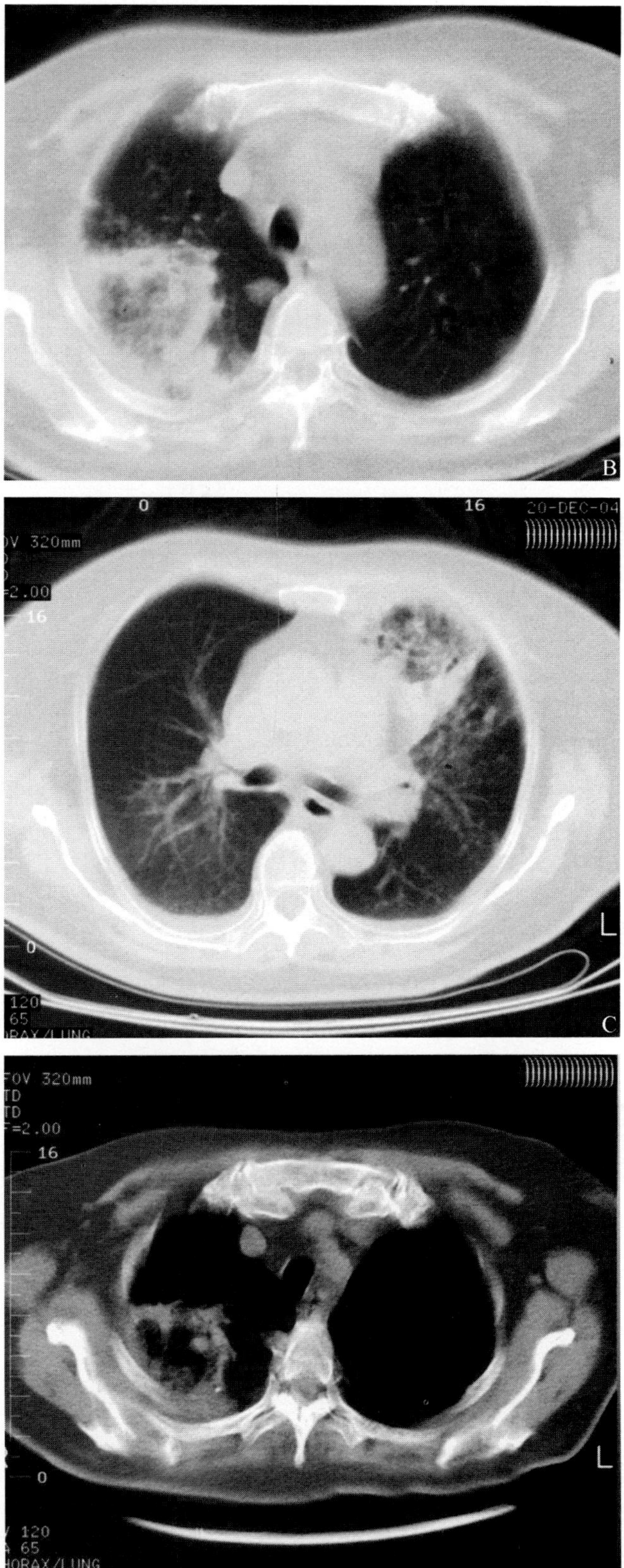
B
0
16
20-DEC-04
OV 320mm
=2.00
16
0
120
65
L
C
FOV 320mm
TD
TD
F=2.00
16
0
L
V 120
A 65
HORAX/LUNG
.0mm / 10.0mm
D

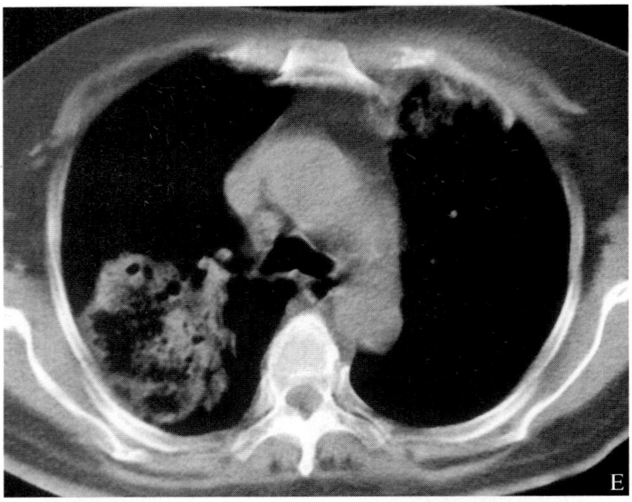

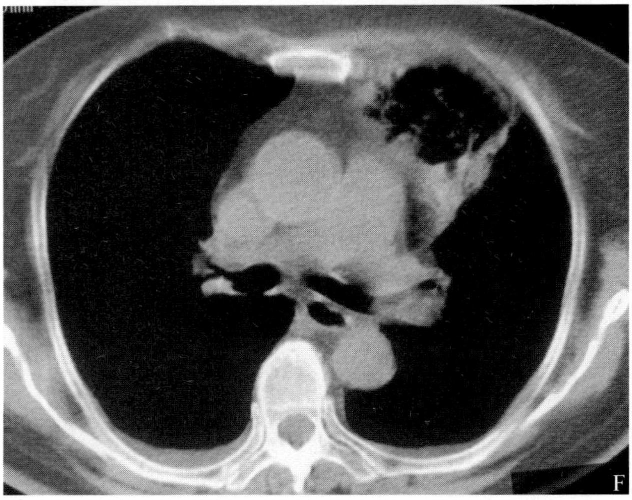

图 3-1-26-2 肺霉菌病。**A**、**B**、**C** 肺窗；**D**、**E**、**F** 纵隔窗，右上肺及左肺舌段大片状阴影并空洞形成，右上空洞内可见球形内容物

【附加病例】

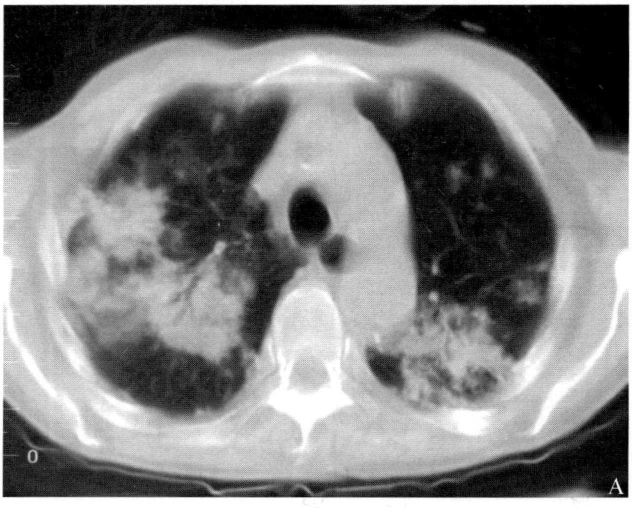

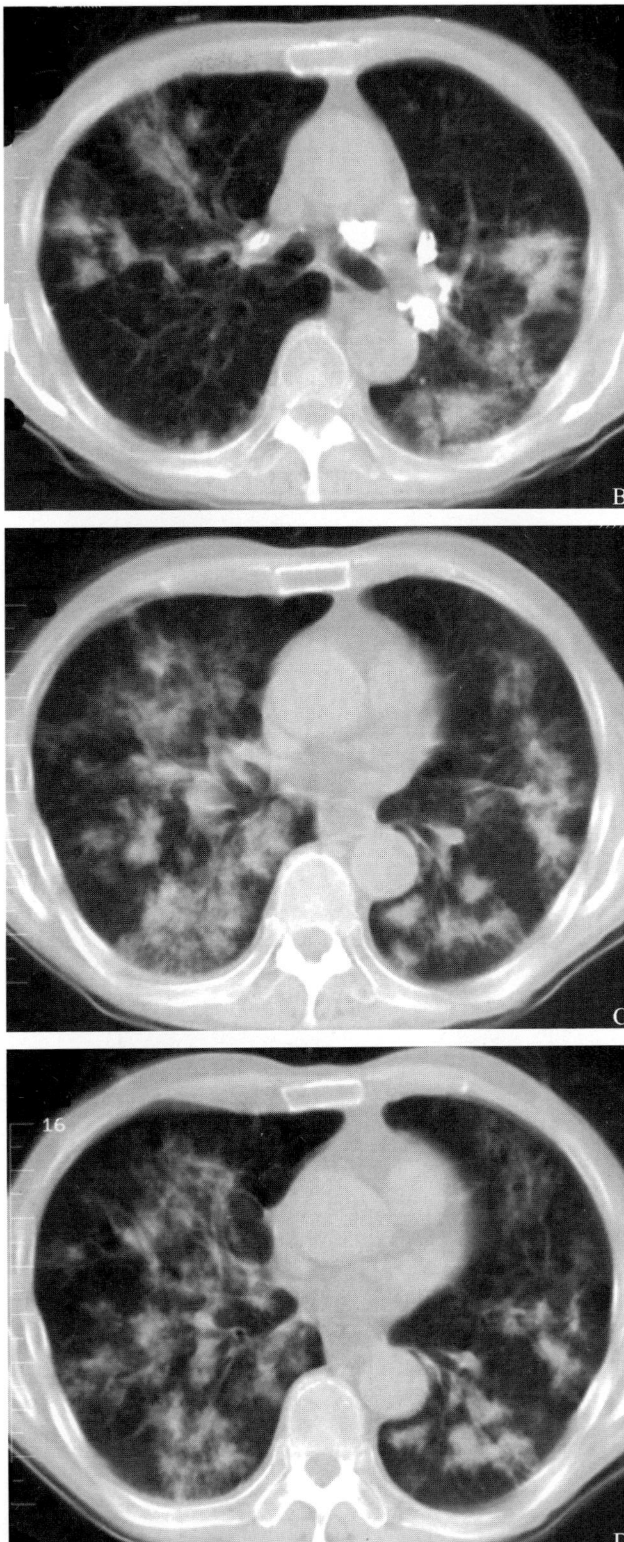

图 3-1-26-3　肺霉菌病。**A** 右肺有“空气支气管征”；**B**、**C**、**D** 散在多发边缘模糊的实性结节影，有的聚集成簇

（杨毅）

例 27 肺曲霉菌病

【病史摘要】

男性，77 岁，2 月前发烧、咳嗽，继而胸痛，咳痰咳血数次，近日来间断低烧。

【CT 征象】

右上肺巨大空洞，洞壁清晰欠规则，洞内可见散在结节影，边缘光滑（图 3-1-27）。

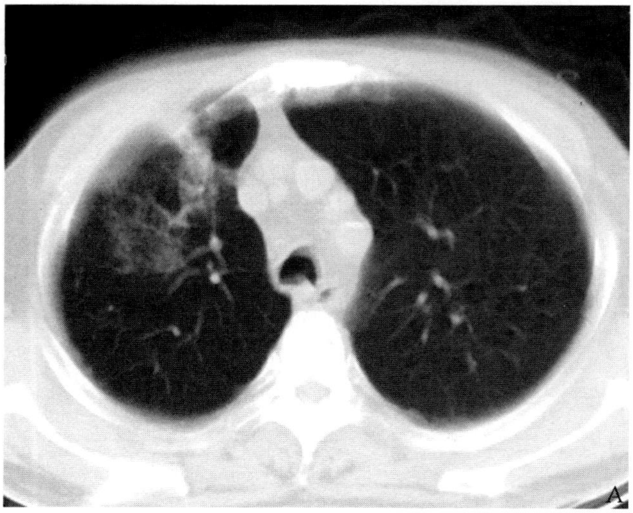

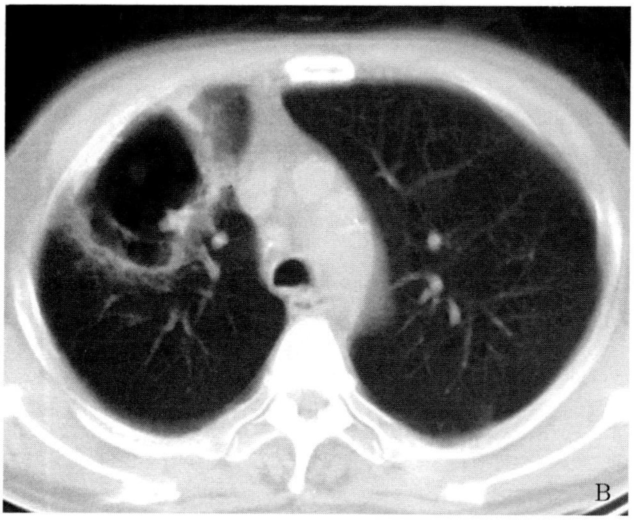

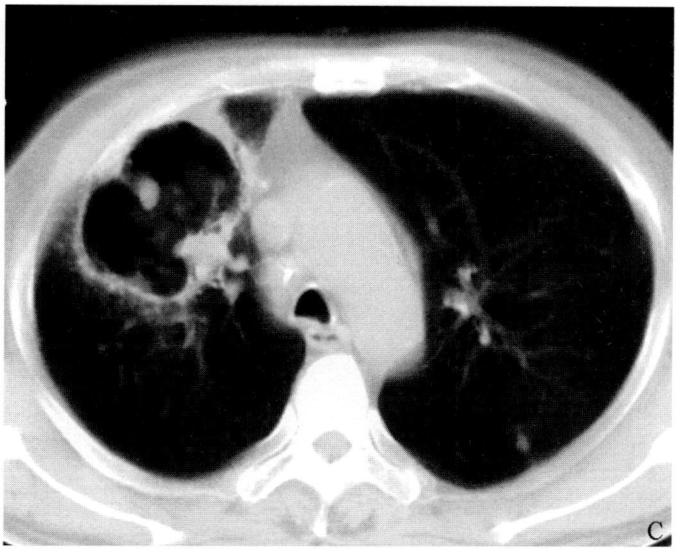

图 3-1-27　A、B、C 右上肺巨大空洞，洞内球形高密度影考虑为曲霉菌球所致

【CT 诊断】

1. 肺霉菌病；2. 结核性空洞；3. 癌性空洞；4. 肺脓肿。

【最后诊断】

肺曲霉菌病（病原菌培养证实）。

【评述】

肺曲霉菌病主要因吸入曲霉菌孢子而发病，少数因消化道或上呼吸道曲霉菌感染经血行播散至肺。肺曲霉菌病分 3 型：①腐生型；②侵入型；③变态反应性支气管炎型。腐生型为曲霉菌寄生于肺内原有空洞和空腔内形成曲霉菌球，曲霉菌球由菌丝、菌体、黏液和纤维素等构成。肺原有空洞空腔为结核性空洞、慢性肺脓肿空洞、癌性空洞、支气管扩张、肺囊肿等。患者一般无临床症状，有时咳血，血冷凝集实验阳性。侵入型多发生于免疫功能受损，老年体弱消耗性疾病的患者，尤其发生在恶性肿瘤、放疗后、肾移植术后。主要病理改变为肺炎、出血性梗死、坏死及脓疡形成，慢性期肉芽肿形成。临床表现有高烧、咳嗽、胸痛、咳血、呼吸困难等症状。变态反应性支气管炎型由曲霉菌抗原引起的变态反应，其病理改变为嗜酸性粒细胞浸润性肺炎和肉芽肿形成支气管壁为炎症、增厚、扩张或伴有黏液嵌塞。临床主要症状为哮喘，咳嗽。

1. CT 表现　腐生型为空腔空洞内结节影边缘光滑，周围有新月型透亮区。由于曲霉菌球与洞壁不粘连，变换体位菌球位置发生变化。侵袭型为肺内单发多发片状影，表现肺段或肺叶实变，病灶坏死可形成空洞，空洞内容物含坏死组织和霉菌成分。出血性栓塞可形成楔形影，血行播散为广泛分布粟粒结节影。变态反应性支气管炎型为近侧支气管扩张的特点，有双轨征、管状、囊状透亮影。条状致密影为管内充满痰酸和黏液。

2. 鉴别诊断

（1）癌性空洞壁：癌性空洞壁多不规则，洞内容物呈分叶状与洞壁相连。

（2）结核性空洞：结核性空洞洞内有结核容物时，边缘不整，密度不均匀。

（3）肺脓肿：肺脓肿有气液平面，少有洞内软组织影。曲霉菌病虽有特征性改变，但并非特异性改变，诊断应结合临床及实验室检查。

例 28 显微多血管炎

【病史摘要】

女性,65 岁,咳嗽、胸痛、痰中带血,经抗炎治疗后无效。

【CT 征象】

双肺野透过度增强,双肺纹理紊乱,散在片状阴影,部分片状阴影内可见网状索条影,病变形态多变,部位游走(图 3-1-28)。

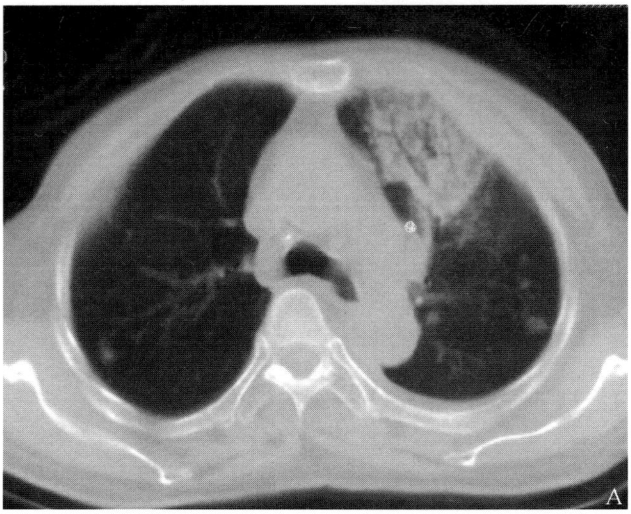

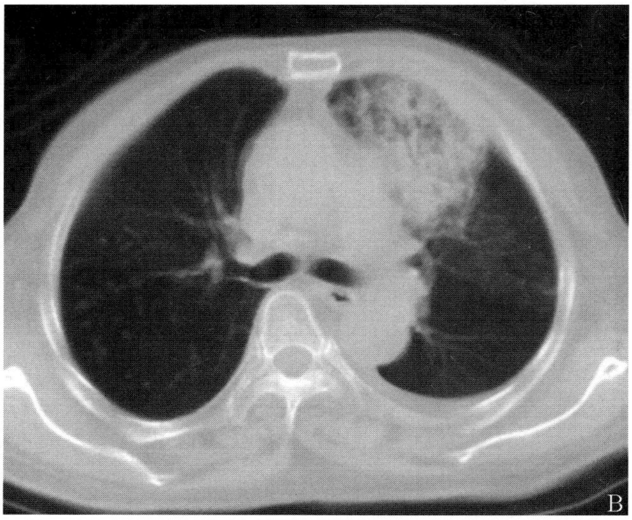

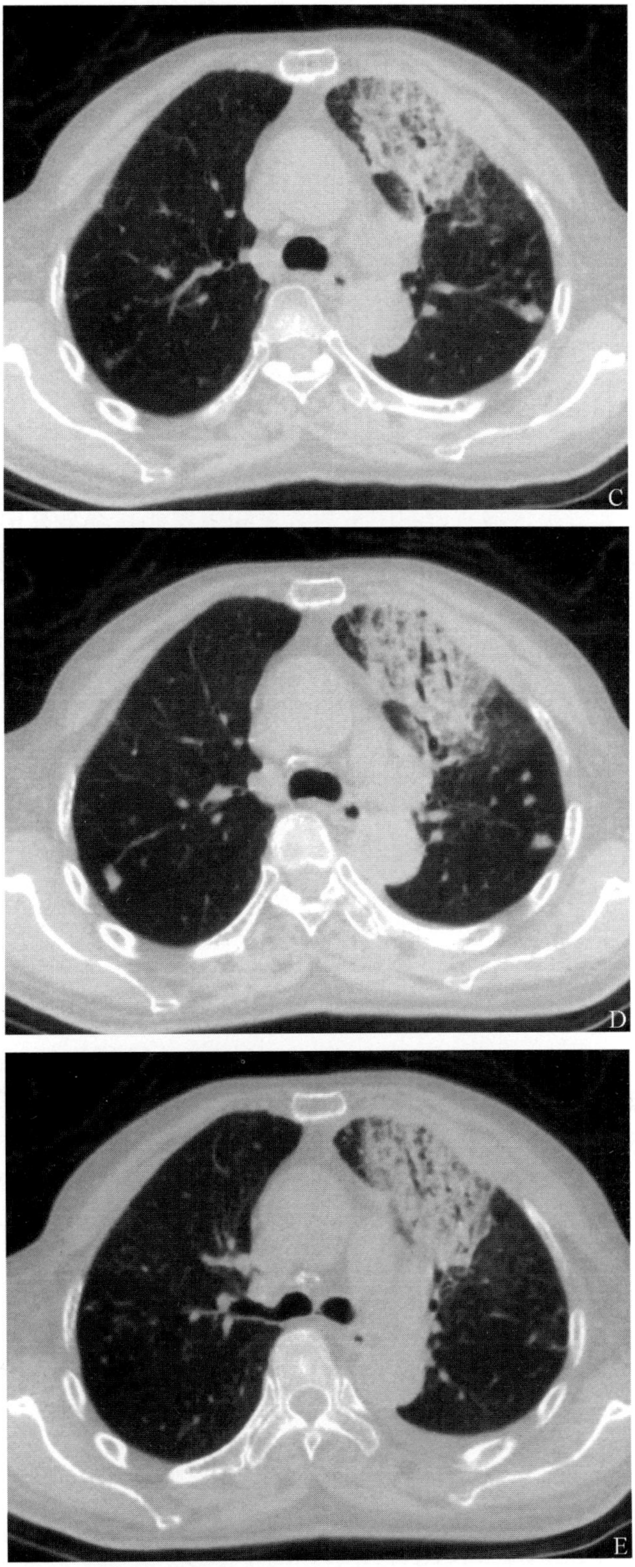

图 3-1-28　A、B、C、D、E 双肺野散在结节影，边缘模糊，有的呈磨玻璃样，左肺舌段大片网状索条影呈典型表现

【CT诊断】

1. 显微多血管炎;2. 过敏性肺炎。

【最后诊断】

显微多血管炎(ANCA阳性)。

【评述】

血管炎分为原发性和继发性两类。30%属于继发性血管炎,如系统性红斑狼疮、过敏性紫癜、类风湿性关节炎等;70%属于原发性小血管炎,病因不明,与抗中性粒细胞胞浆抗体(ANCA)关系密切。血管炎的共同病理特征为血管壁的纤维素样坏死和肉芽肿形成,表现为多种细胞对血管壁的浸润、血管壁坏死增厚、血性炎性渗出、血栓形成、血管狭窄梗阻、动脉瘤及破裂出血等。本病为系统性疾病,通常累及皮肤、肺、肾、神经、心脏、五官和肌肉等多个脏器。临床表现复杂,是一种典型的跨学科疾病,已经引起医学界的广泛重视。治疗上仍以糖皮质激素、环磷酰胺、血浆置换、静注免疫球蛋白为主,人类淋巴细胞单克隆抗体也有应用。

肺脏是原发性小血管炎多器官侵犯中最为常见和引发死亡率最高的靶器官,文献统计有超过1/3的血管炎可以出现肺脏单独侵犯或与其他脏器损伤同时存在。肺血管炎也称“ANCA相关性小血管炎性肺炎”,属风湿免疫类疾病,大多数为坏死性小血管炎,激活嗜中性粒细胞释放ANCA抗体,侵犯肺间质小动脉、小静脉和毛细血管管壁。这类病变包括肉芽肿性血管炎(韦格纳肉芽肿、变态反应性肉芽肿等)、非肉芽肿性小血管炎(显微多血管炎、孤立性肺血管炎等)、结缔组织病(如红斑狼疮、皮肌炎、硬皮病、类风湿性关节炎等)等一组疾病。临床上出现气道病变、肺实质损伤、弥漫性肺泡出血、肺血管狭窄及肺动脉高压等表现。咯血和贫血是肺血管炎临床上较具特征性的症状,一般痰中带血或持续小量咯血,也可以出现致命性大咯血。

显微多血管炎(MPA),又称显微镜下多血管炎,是肺血管炎中比较常见的一种。主要侵犯肾脏和皮肤,有将近90%的病例累及肺脏。MPA病理改变主要为坏死性血管炎伴节段坏死性肾小球肾炎。本病好发于冬季,中老年患者多见,无性别差异,临床表现无特异性,常出现咳嗽、咳痰、呼吸困难、痰中带血、大咯血、贫血、三高(白细胞、ESR及C反应蛋白)、呼衰及肾功能异常,以及乏力、关节肌肉疼痛和消瘦等全身症状,其中弥漫性肺泡出血较具特征性,肺泡出血常在治疗好转2周以后复发,肺泡出血是造成严重呼吸衰竭和患者死亡的主要原因。本病通常在抗炎和抗结核治疗无效,或发现肾脏异常时,才考虑到MPA的诊断。

显微多血管炎临床表现及影像特征无特异性,特别是以肺部为首发症状时,明确诊断更加困难,常被误诊为肺部各类炎症或肿瘤性病变。因此确诊本病的关键主要是提高对本病的认识,当患者出现严重呼吸道症状而长期抗炎或抗结核治疗无效,特别是出现反复肺出血,同时伴有肾脏、皮肤及其他多脏器损害时应引起警惕,结合以下内容可以高度怀疑MPA可能:①血沉显著增快;②C反应蛋白明显增高;③抗中性粒细胞胞浆抗体(ANCA)阳性。皮肤和肾脏部位活检常常是诊断的关键,可见血管壁内炎性细胞浸润、纤维素样变性坏死、弹力纤维肌层破坏、小血管瘤、血管扭曲变形、血栓形成等异常表现;同时采用肺泡灌洗的方法发现肺泡内微量出血对诊断显微多血管炎也有很强的提示作用。

CT表现为肺纹理增多、增粗、边缘模糊,双肺弥漫性或多个肺野散在斑片状渗出影或结节状浸润,一般通常累及双侧中下肺野,部分为单侧受累,肺尖很少累及;部分呈磨玻璃样改变,密度较均匀,可见支气管气相。病灶演变具有反复性和多变性,病灶内网状索条影是MPA的重要特征。病变后期双肺出现慢性阻塞性肺疾病和特发性广泛肺间质纤维化样改变,肺门及纵隔淋巴结无明显增大。

本病需要和各类感染性肺炎、狼疮性肺炎、尿毒症性肺炎、急性肺水肿、过敏性肺炎等肺部疾病鉴别，上述疾病常常对抗感染治疗、强心利尿、改善胶体渗透压等治疗手段有效，而本病对此收效甚微。

（邢刚）

例 29　过敏性肺炎

【病史摘要】

女性，52 岁，午后低热 37.3℃，咳嗽、白痰。

【CT 征象】

患者首次检查 CT 片显示于左肺上叶尖后段、右肺下叶背段及外侧段分别可见环状及云雾状高密度影，边缘不光滑，部分病变内可见空气支气管征。3 个月内患者多次复查 CT 显示，原 CT 片所见病变已基本消失，又于肺内其他叶、段交替出现新的渗出病灶呈片状阴影表现，病变呈“游走性”改变为特征（图 3-1-29）。

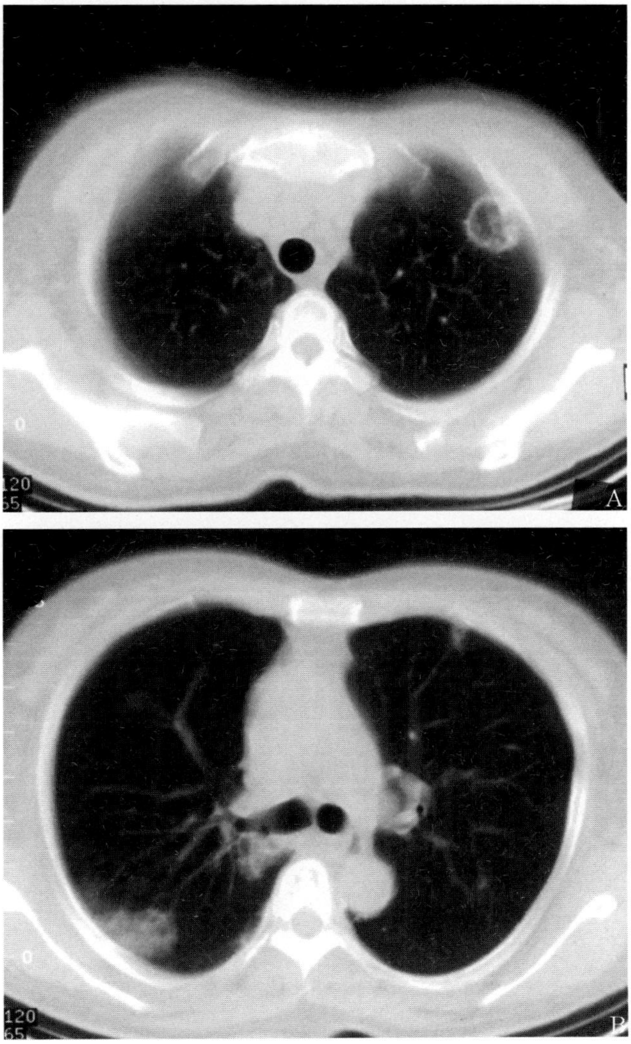

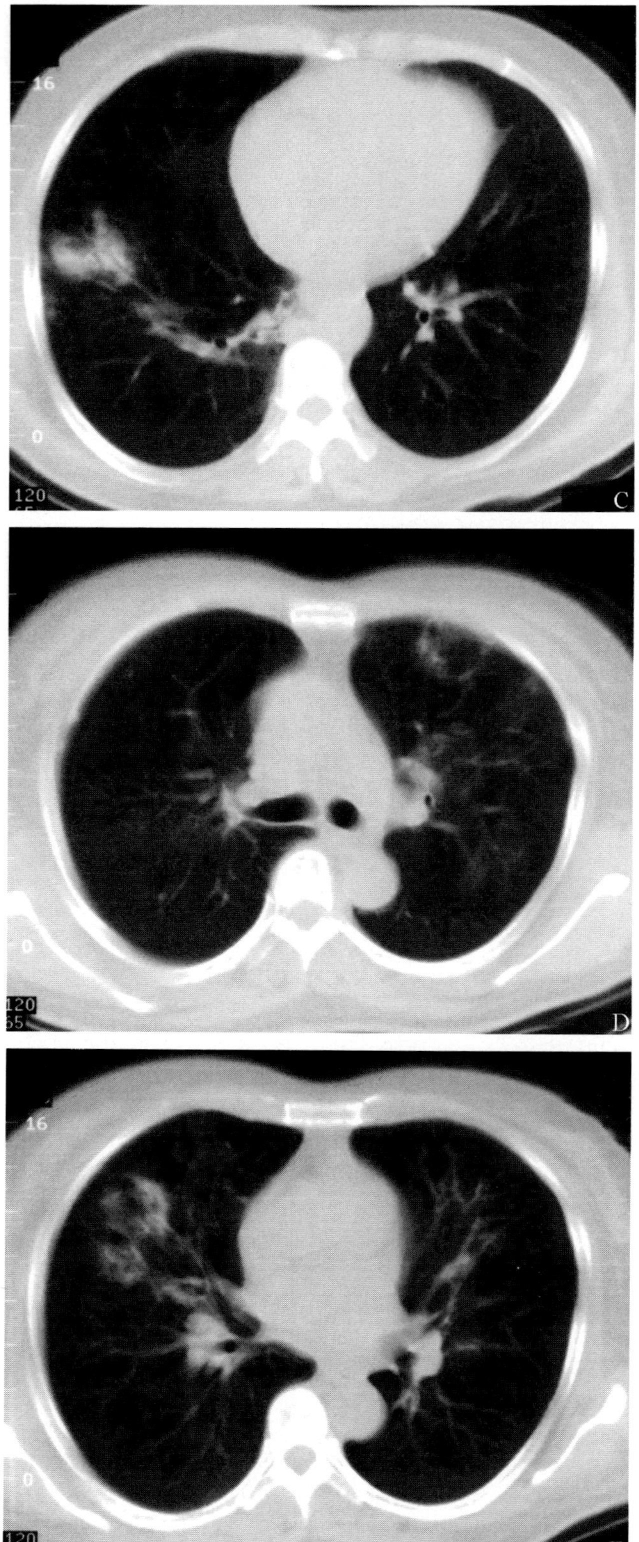
C
D
E

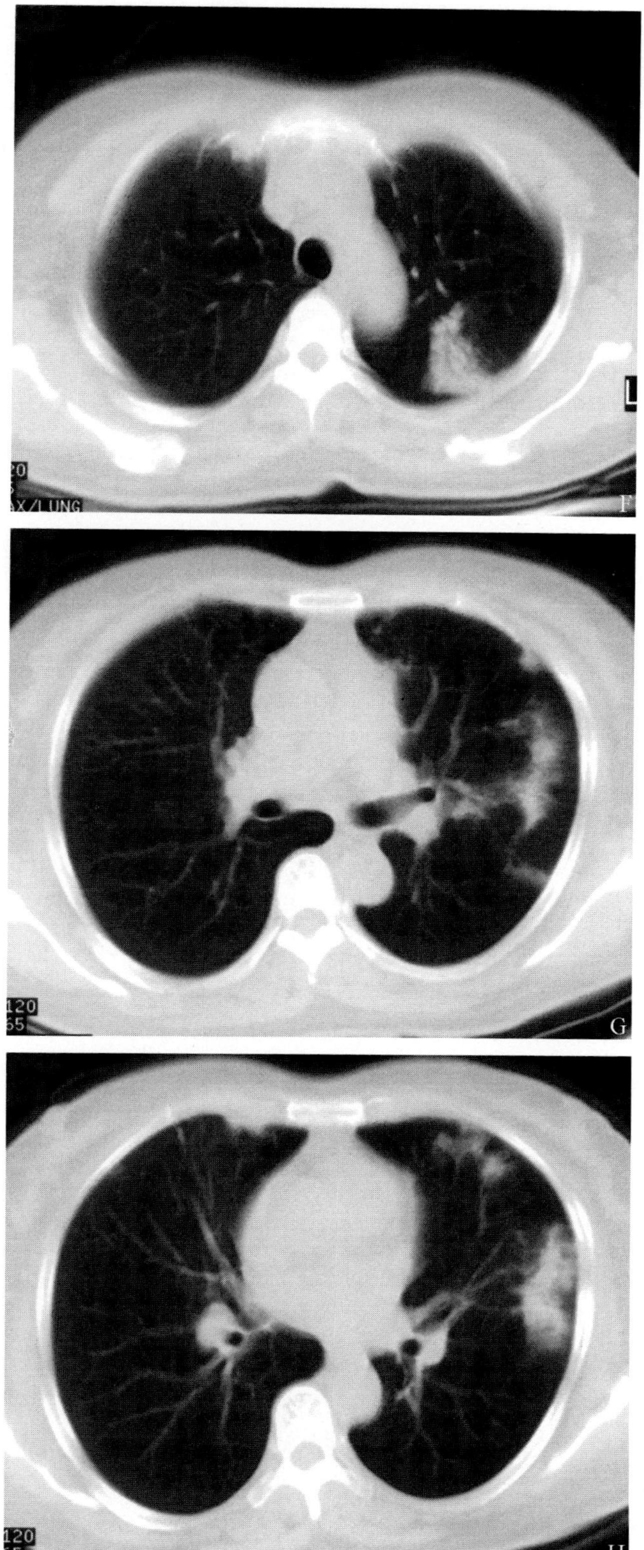

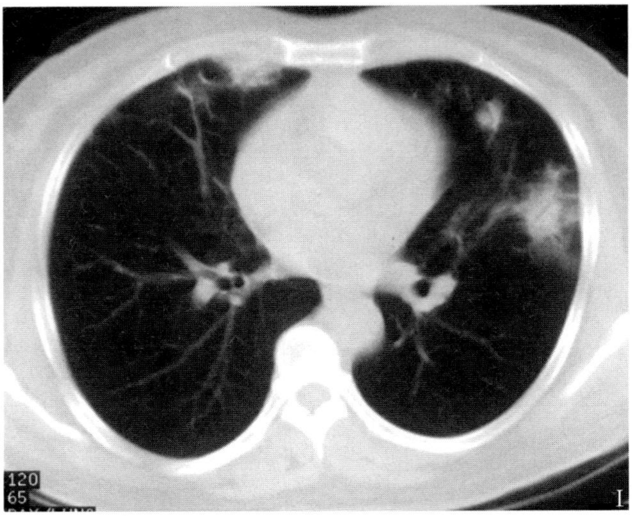

图 3-1-29 A、B、C 首次 CT 扫描显示两肺散在多发环状及云雾状阴影；D、E3 个月内多次复查 CT，原病灶已消失，又于其他叶、段出现新的渗出性病灶，呈片状阴影；F、G、H、I 再次复查 CT 病变呈“游走性”表现

【CT 诊断】

1. 过敏性肺炎；2. 特发性肺纤维化；3. 浸润性肺结核；4. 细支气管肺泡癌。

【最后诊断】

过敏性肺炎。

【评述】

过敏性肺炎是过敏反应所致的肺部炎性病变，过敏原可为花粉、寄生虫、药物、霉菌孢子等。有些病人不能找到过敏原，可能系自身免疫功能异常所致。能引起过敏性肺炎的特异性物质种类繁多，这些物质大多是吸入的微生物或体外的动物或植物蛋白。尽管发病机制尚不完全清楚，但本病为免疫介导性疾病，常能找到致病抗原的沉淀抗体。只有少数接触过敏原的人产生症状且只在接触相当长时间足以引起过敏反应后才产生。持续或反复低度与抗原接触，可产生慢性进行性肺实质病变。在急性者，原来已致敏的病人可有发热、畏寒、咳嗽和呼吸困难，一般出现于再次接触抗原后 4～8 小时，也可出现厌食、恶心和呕吐，肺部听诊有细中吸气相湿啰音，哮鸣音不常见，脱离抗原之后，症状一般在几小时内改善，但完全恢复需几周，反复发作可致肺纤维化。亚急性者可隐袭发病，咳嗽和呼吸困难持续数日至数周，病情不断发展者需要住院治疗。在慢性者，进行性活动后呼吸困难、咳嗽、乏力和体重下降可达数月至数年，疾病可发展为呼吸衰竭。病理上急性过敏性肺炎为渗出性肺泡炎，在肺泡内有浆细胞或泡沫细胞渗出，有时见到成堆的嗜酸性粒细胞，也可见到肺间质肺泡壁及末梢细支气管壁内有嗜酸性粒细胞浸润。病变迁延不愈，肺泡壁及间质内淋巴细胞和单核细胞浸润，纤维组织逐渐增生，形成条索状及不规则的纤维组织病灶，还可形成巨细胞肉芽肿结节。

1. CT 表现 与一般肺炎相仿，常表现为密度均匀斑片状影，病灶常为多发，以中下肺野外带较多，病灶边缘模糊不清，邻近病灶可融合成团状，病灶吸收较快，但又可在其他部位出现新的病灶，故短期随访常见病变变化很大，此为过敏性肺炎特征。过敏性肺炎反复发生或迁延不愈，可出现纤维索条状病灶，肺纹理紊乱，也可收缩纠集状，少数病人表现为结节状，边缘清楚、密度均匀。

2. 鉴别诊断

(1)结缔组织病的肺部改变:结缔组织为侵犯结缔组织的一组病变,如肺类风湿病、系统性红斑狼疮。其肺部表现类似过敏性肺炎,故需仔细鉴别。CT 表现无特征性,常见表现为磨玻璃样改变、小叶间隔增厚、间质纤维化导致蜂窝肺、少量胸腔积液及心包积液。结缔组织病肺部改变没有特征性,病理改变相似,不能单独依靠 CT 表现作出明确诊断,必须依靠临床症状、体征和实验室检查。

(2)浸润型肺结核:有一定好发部位,双肺上叶尖后段及背段,边缘较后者清晰,呈腺泡状分布,结核病灶内可有空洞,有支气管扩张及钙化,周围有卫星灶或播散灶,并可使肺体积缩小,而后者缺乏这些征象,临床上多次痰中找到结核杆菌,也说明结核杆菌经支气管播散。

3. 细支气管肺泡癌　患者以咯血为主要症状,病程比较长,影像学表现分为3个类型。①孤立结节型,直径小于 3cm,与周围型肺癌表现相似,多数生长速度较慢。②多发结节型,两肺可见弥漫性大小不等结节状阴影。③弥漫实变型,可见肺段或肺叶部分实变,可不受叶间裂限制,此型需与本病鉴别。

(刘辉佳)

例 30　肺　脓　肿

【病史摘要】

男性,52 岁,发烧、咳嗽 1 周,伴胸痛,近几日咳大量脓臭痰伴咳血。

【CT 征象】

左肺上叶后段 4cm×5cm 大小厚壁空洞,内壁光滑,有气液平面,其下方可见索条状致密影,双下肺野支气管扩张呈囊状改变(图 3-1-30)。

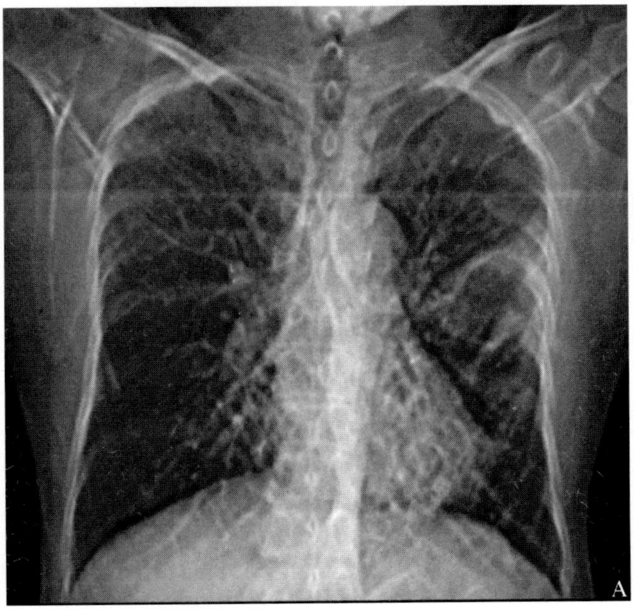

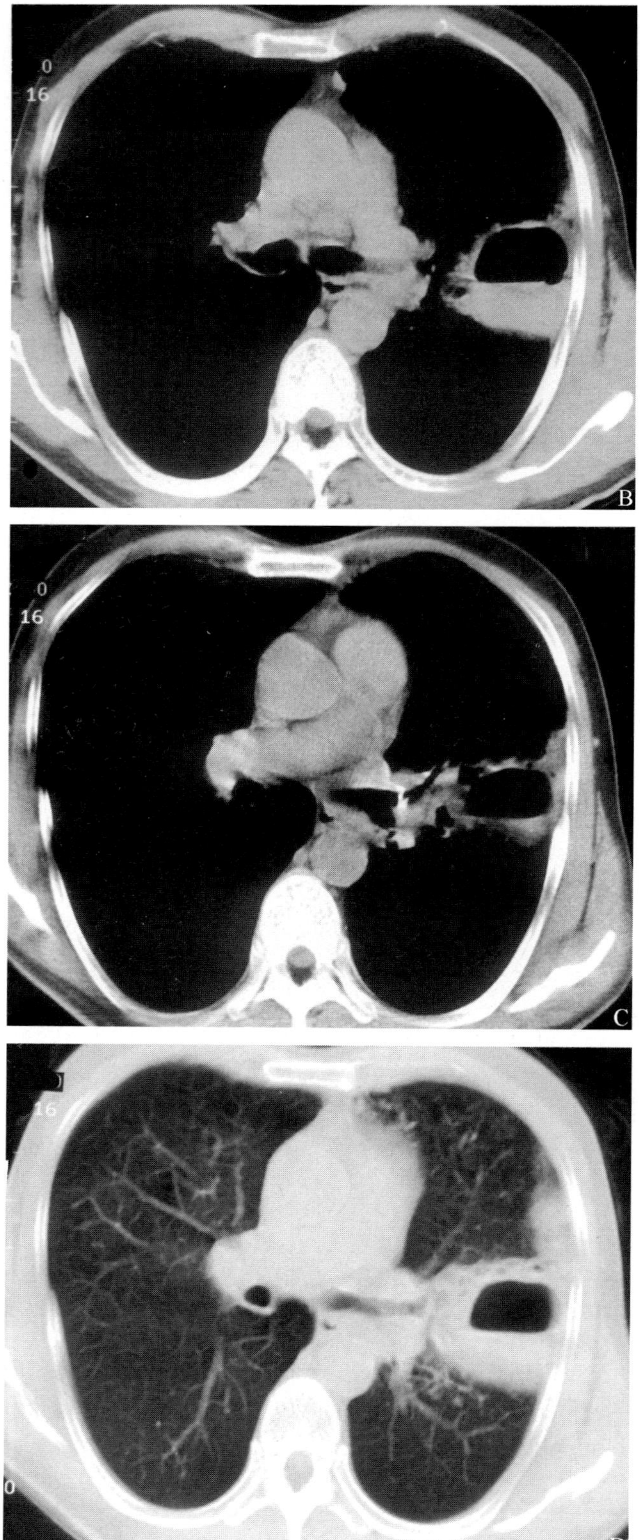

图 3-1-30　**A** 胸部正位，左肺野空洞清晰显示；**B**、**C**、**D** 左肺上叶空洞，内有气液平面，洞壁光滑，其后下方支气管呈束状扩张

【CT 诊断】

1. 左肺脓肿;2. 结核性空洞;3. 癌性空洞。

【最后诊断】

左肺脓肿。

【评述】

肺脓肿是由肺化脓性细菌引起的肺部局限性化脓性改变,炎性、液化、坏死排出坏死物后形成空洞为其特点。感染途径一般多为吸入感染或病原菌经血行进入肺内。后者多为败血症的并发症。经呼吸道感染的肺脓肿多为单发,血源性肺脓肿多发常见。胸部开放性创伤、食管癌、食管憩室穿孔、支气管扩张合并感染、肿瘤压迫阻塞邻近支气管引流不畅,均可引发形成脓肿。脓肿破入胸腔时可以引起脓胸或脓气胸,如破入气管和支气管则形成空洞。急性脓肿在抗菌素治疗下,一般两周可以看到病灶大小和周围浸润变化,经 4 ~ 6 周可完全吸收。在急性肺脓肿时,感染未能及时被控制,使肺部的炎症和坏死空腔迁延发展到慢性阶段,形成慢性肺脓肿。

1. CT 表现　急性肺脓肿可发生在两肺任何部位,以后下部多见,多为单发,早期是肺内片状浸润影,在致密区中央见到低密度坏死区。当坏死化脓的组织经支气管排出后,形成空洞。空洞内壁多欠规则亦模糊,空洞周围可见片状浸润影。洞内容物排出不畅,可见气液平面,有时合并局部胸膜炎病侧胸腔积液。血源性肺脓肿多数显示为两侧或一侧多发性病灶,以两下叶多见,早期表现为两肺多发散在斑片状病灶,边缘模糊,或两肺多发圆形或椭圆形密度增高影,一般经过一周或不到一周可发展成多发薄壁空洞,空洞内可有液平面。脓肿破入胸腔形成脓胸。慢性肺脓肿,炎症和坏死空洞迁延发展到慢性肺脓肿,一般为边界清楚的厚壁空洞,呈圆形或椭圆形,多为单发,也可实性肿块内多发小空洞,可有气液平面,脓肿周围可有支气管扩张及局限性胸膜肥厚粘连。

2. 鉴别诊断

(1)结核性空洞:多为薄壁空洞,壁厚 2mm,少为厚壁空洞,超过 3mm,呈圆形或卵圆形,内壁光滑。干酪空洞,壁厚不规则,空洞内可有气液平面,液量不多,空洞周围可有浸润及卫星病灶,可见索条影自病灶向肺门延伸,受累支气管管壁也不规则增厚。

(2)癌性空洞:癌性空洞病史长,空洞壁较厚不规则,内壁不光滑,有壁内结节形成,洞内少见液平,晚期可见肺门及纵隔淋巴腺肿大。

例 31　支气管扩张

【病史摘要】

女性,65 岁,反复咳嗽、咳痰 10 余年,近 2 年间断咳血数次。

【CT 征象】

双下肺野支气管扩张呈柱状、静脉曲张状、囊状,可见“双轨征”“印戒征”(图 3-1-31-1)。

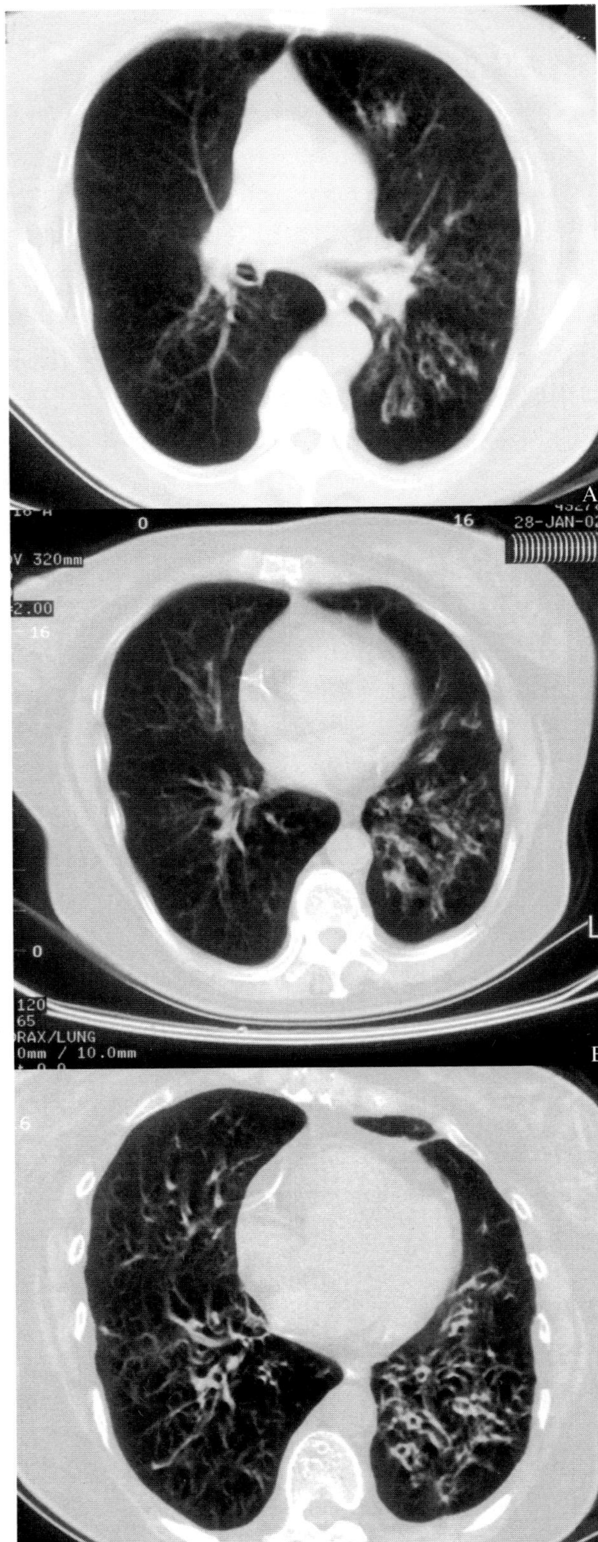

图 3-1-31-1　A、B、C 左肺下叶典型“印戒征”，柱状支气管扩张及“双轨征”

【CT 诊断】

支气管扩张。

【最后诊断】

支气管扩张。

【评述】

支气管扩张的定义是局部支气管树的不可恢复性扩张,并伴有支气管管壁增厚,它代表了多种病理过程共同的终末结果。支气管扩张好侵犯段以下支气管。支气管扩张的部位常与病因有关,在化脓菌和病毒感染所致者中,多见于两下肺;继发于结核或其他肉芽肿病者,多见于上叶和下叶背段。过敏性支气管肺曲菌病可引起肺中央部的支气管扩张,而肺周围部支气管不扩张。大多数支气管扩张的 CT 表现有相当的特异性,应用 HRCT 能明显、有效地检查出更多的轻度支气管扩张症。把支气管扩张分为 3 型:①柱状支气管扩张,支气管径轻度增大,边缘平整,扩张远端呈方形,并突然中断;②静脉曲张状支气管扩张,扩张程度较柱状者为大,由于同时有局部较狭窄处,使边缘呈静脉曲张样不规整,扩张远端呈球形,其远侧支气管闭塞也较柱状为重;③囊状支气管扩张,扩张支气管的外缘呈球状,越向周围其扩张的程度越大,可使囊直接位于胸膜下。这种分型在临床上的重要性不大,重要的判断是有无支气管扩张,范围如何,决定是否要作手术治疗。

1.CT 表现　①柱状支气管扩张表现为扩张的、厚壁的并向周围延伸的支气管,表现为"双轨征"。管腔扩张的支气管周围的纤维化导致支气管管壁增厚,致使在肺周围部可见到较小的支气管显示。当扩张的支气管走行和扫描平面垂直或斜行时,则表现为厚壁的圆形或卵圆形透亮影与其伴行的肺动脉形成特有的"印戒征"。肺动脉直径稍大于伴行的同级支气管的内径,支气管和动脉的比率平均为 $0.62 \pm 0.13SD$,当这种关系倒转时能可靠地指出支气管扩张。②静脉曲张状支气管扩张,表现为扩张的支气管管壁呈波浪状。③囊状支气管扩张表现为含气的支气管呈囊球状扩大,其内可有气液平面,这种囊腔多个集成一簇,为特征性表现。④其他表现:当支气管壁受损清除不良,其内充满分泌液时,扩张的支气管表现为索条状和分支状高密度影。当支气管走行方向与扫描层面垂直或倾斜时则表现为结节状或卵圆形致密影。支气管扩张可伴有叶或段的肺萎陷,这种萎陷是继发于病变周围的纤维化所致的肺不张,萎陷的肺内可见增粗的空气支气管征,病变周围还有较大的肺动脉、支气管、叶间裂隙的移位。支气管扩张与周围及远端的肺实变共存。在支气管扩张表现中同时可见到马赛克征,这是由本病继发的病变引起肺血流量减少所致。在呼气 HRCT 上有异常低密度空气贮留区,提示该区以后可出现支扩的可能,基于支扩早期闭塞性细支气管炎所致。

2.HRCT 检查的适应证　HRCT 在支气管扩张上的临床应用可从下列几方面来考虑:①当临床疑有支气管扩张时,HRCT 是胸片检查后首选的成像方法;②若临床仅怀疑患者有轻至中度支气管扩张,而 CT 扫描质量很好,则 HRCT 为阴性时,足以除外支气管扩张;③若临床有咯血或在同一部位反复发生感染等症状而疑有本病或/和 CT 扫描质量不佳时,则要重复做 HRCT 扫描,在可疑病变区要加层或做支气管造影;④若 HRCT 表现有局部支气管扩张而拟作手术时,要作一侧肺的支气管造影,以详细确定受累的肺段,以便在手术时尽可能保留更多的正常肺段;⑤若 HRCT 已证实为弥漫性支气管扩张时,已无手术指征,此时不必再作支气管造影。但从 CT 上仔细确定支气管扩张的范围及扩张的支气管管腔内的分泌物的数量,还是很必要的。确定有黏液嵌塞的肺段,对指导作支气管镜吸引非常有用。

【附加病例】

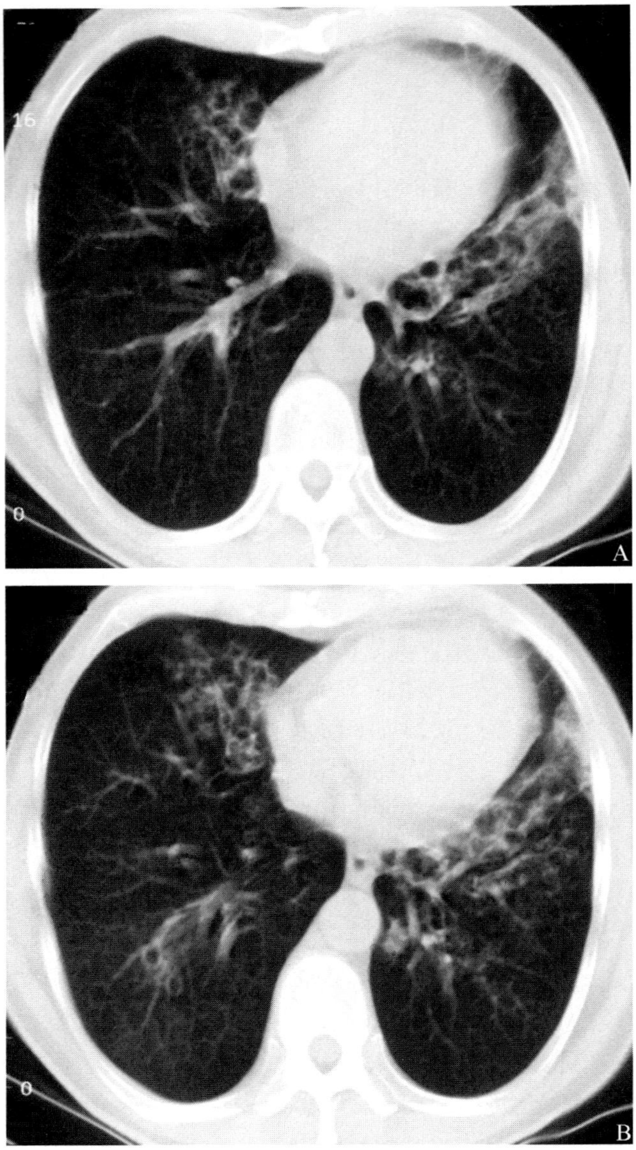

图 3-1-31-2　支气管扩张。A、B 双下肺野束状支气管扩张

例 32　右肺结核球

【病史摘要】

男性，16 岁，午后低烧、夜间盗汗 3 月余伴胸痛咳嗽。

【CT 征象】

右肺上叶后段、下叶背段多发球形病灶，周围有条形和小片状阴影，纵隔淋巴腺无肿大(图 3-1-32)。

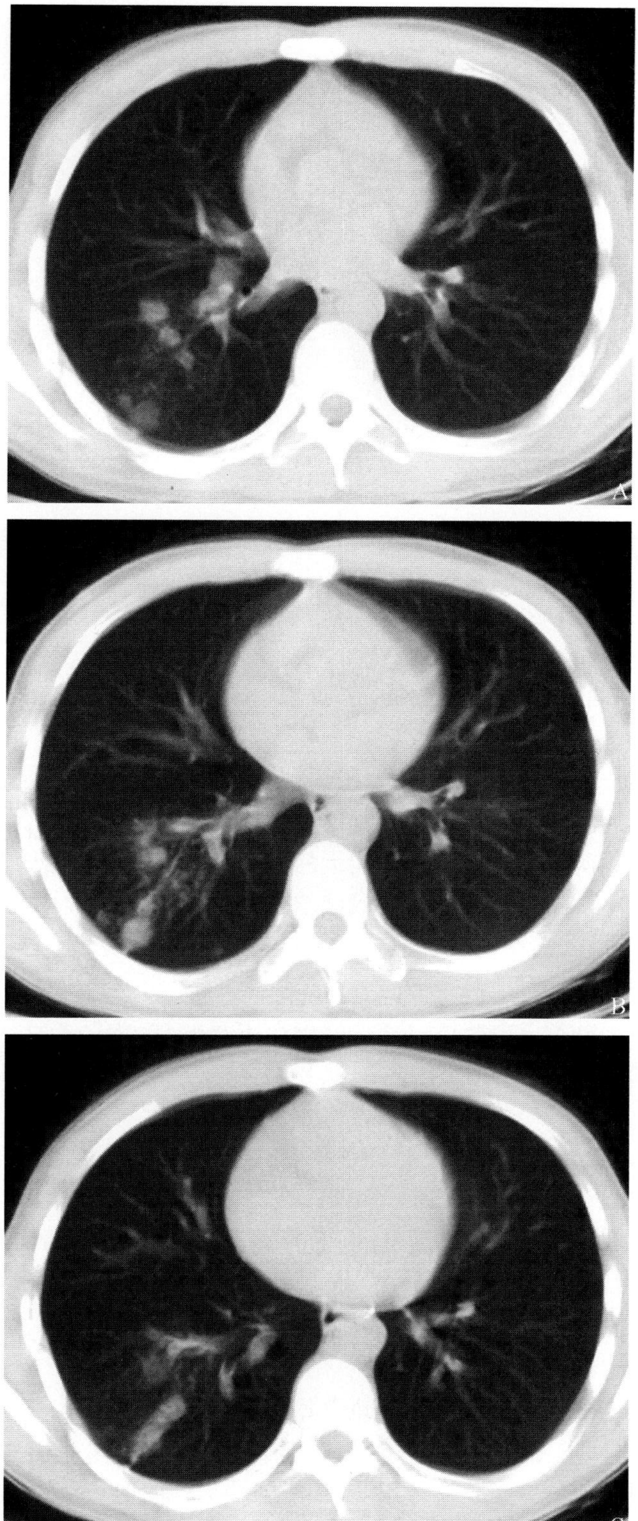
A
B
C

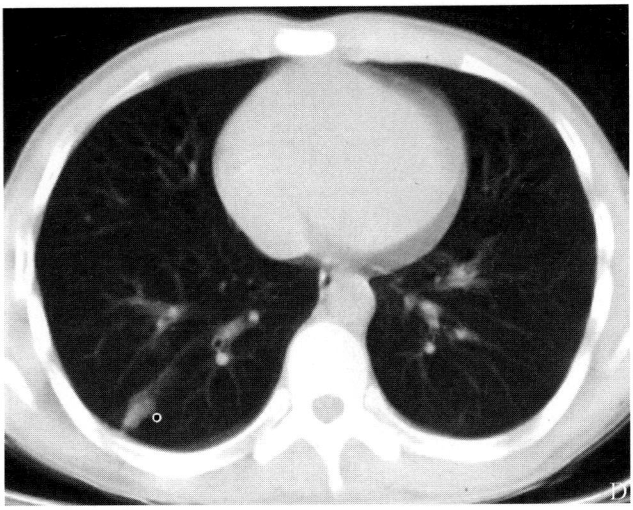

图 3-1-32 A、B、C、D 右肺上叶后段，下叶背段多发球形病灶，周围有条形和片状致密影，有“胸膜牵拉征”

【CT 诊断】

1. 右肺结核球；2. 周围性肺癌；3. 错构瘤；4. 支气管腺瘤；5. 炎性假瘤；6. 动静脉瘘。

【最后诊断】

右肺结核球(结核菌素实验强阳性)。

【评述】

继发性肺结核是一种最为常见的类型，浸润性肺结核是继发性肺结核中更为常见的类型。病变多发生在两肺上叶尖段、后段及下叶背段。早以渗出性病变为主，病灶好转可以逐渐吸收、纤维化、硬结钙化。病变进展恶化时引起干酪性坏死，产生空洞，结核菌自空洞或支气管进行扩散。具有纤维包裹性的干酪性病变形成结核球，又称结核瘤，大小在 1～3cm 左右。浸润性肺结核特点是病程不同，病变的形式不同，各种病变可同时存在。

1. CT 表现 结核球呈圆形、椭圆形高密度影，1～3cm 大小密度较高，边缘清楚，其中可见钙化呈分层状及半月形低密度溶解区。病灶周围有卫星病灶，为结核球的特征。结核球常有与之相连的引流支气管影，管壁扭曲增厚，病变邻近胸膜，常见胸膜肥厚粘连及牵拉征。

2. 鉴别诊断

(1)周围性肺癌：边缘欠规则，分叶状，边缘有毛刺、切迹、血管聚拢征，其内有小泡征，一般无钙化表现，短期内生长较快。

(2)错构瘤：可呈圆形、椭圆形、结节状，多为单发，“爆玉米花”状钙化为其特征性表现。生长极为缓慢，边缘光滑，无毛刺及周围血管、支气管无异常表现。

(3)支气管腺瘤：壁外型最为常见，呈圆形、椭圆形，密度稍高，均匀一致，边缘光滑清晰，其内无溶解区、无钙化为其特点。

(4)炎性假瘤：为非特异性炎症所致的肺内肿瘤样病变，即炎性肉芽肿，表现为圆形、椭圆形致密影，溶解与钙化均少见，增大速度缓慢，无细毛刺、无切迹，可有粗毛刺及角征。

(5)动静脉瘘：肺内动脉与静脉直接相通，形成局部扩张的血管呈瘤样改变，但其引入血管和引出血管显示与结核球鉴别多无困难。

例 33　肺段隔离症

【病史摘要】

男性，35 岁，查体发现左下肺肿物，胸片示左下巨大软组织肿块影，边缘清楚，内侧缘与心影左缘重叠，至今无任何胸部不适。

【CT 征象】

左下巨大软组织肿物影，边缘光滑，内侧可见数条血管影为供血动脉，降主动脉发育较细（图 3-1-33）。

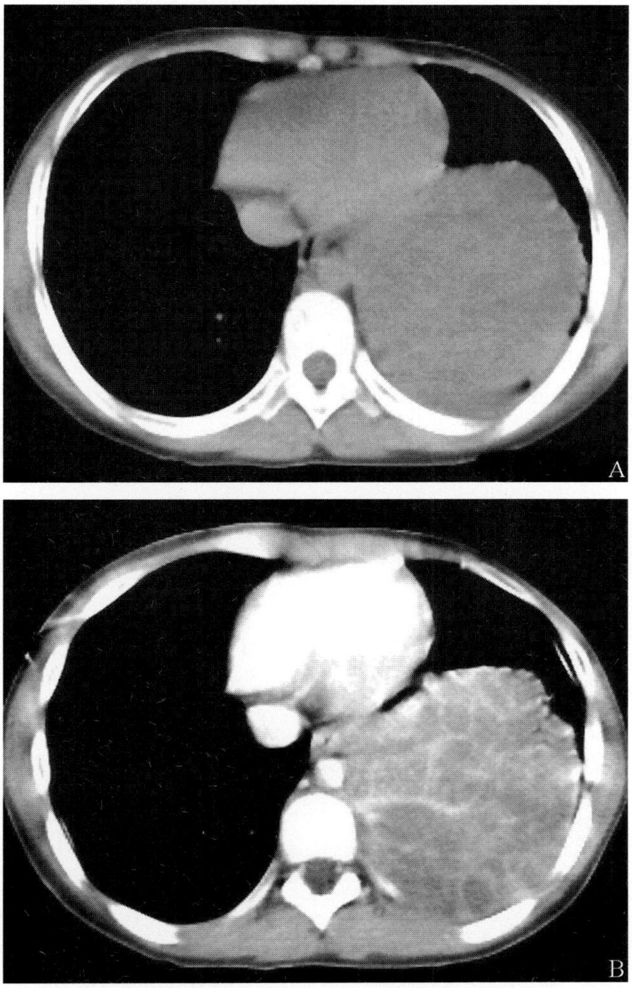

图 3-1-33　A 平扫示左下巨大软组织肿块影；B 强化扫描示肿块不均匀强化，内侧有多条血管影，考虑为来自胸主动脉的供血血管

【CT 诊断】

1. 左下肺段隔离症；2. 左下肺良性肿瘤。

【最后诊断】

右下肺段隔离症（手术病理证实）。

【评述】

由于肺动脉发育异常，一部分肺组织不能由正常的肺动脉供血，称为肺段隔离症。其特征是一段肺组织不与支气管相通，供血来自体循环异常分支，主要为胸主动脉、腹主动脉，其次为肋间动脉，无名动脉及锁骨下动脉少见，本病历供血动脉来自降主动脉，异常血管以一支多见，也可多支。隔离肺和正常肺在同一脏层胸膜内，静脉引流入肺静脉者，称为肺叶内型，其引流静脉95%经肺静脉回流，5%经下腔静脉及奇静脉回流；隔离肺本身另有胸膜包绕者为肺叶外型，静脉引流进入体静脉。肺叶内、外混合型少有报导。临床症状多为咳嗽、咳痰、反复间断发烧，有咳脓痰和咳血史，个别可无症状，与查体时偶然发现。

1.CT表现 位于下肺心缘旁软组织块状阴影，密度均匀，边缘不规则，合并感染与支气管相通时，则是一个或多个囊状透亮区，合并支气管扩张时可见蜂窝状改变。增强扫描可见由主动脉、腹主动脉、肋间动脉等供血的血管影，及引流静脉影。

2. 鉴别诊断

(1)肺癌：肿块位于肺段隔离症典型部位者，首先排除肺癌。肺癌边缘可有分叶，多有毛刺，可见供血血管，少有引流血管显示，不具备肺段隔离症血管特征性表现。

(2)硬化性血管瘤：表现为肺内肿块影，密度均匀，边缘呈圆形或分叶状，可见钙化影。强化表现密度不均匀，血管增生部分，强化显著。

(3)原发性肺动脉肉瘤：发生在肺动脉主支显示肺动脉干或左右分支的充盈缺损，相关肺纹理减少，肺动脉干及右心室扩大。双下肺典型部位的肿块影，多年病灶形态无改变，青少年患者出现典型部位肿物影，应考虑到肺段隔离症的可能。

例34 矽　　肺

【病史摘要】

男性，76岁，有粉尘接触史，20年来咳嗽、咳痰，逐年加重，近几年伴发呼吸困难。

【CT征象】

以两肺上叶为主，散在结节影并弥漫性纤维化、小片状阴影融合呈蜂窝状，病灶周围肺气肿，纵隔淋巴腺肿大并钙化(图3-1-34)。

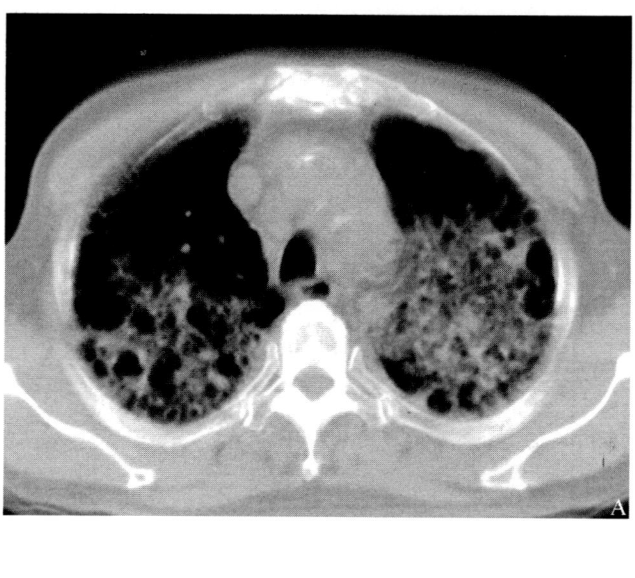

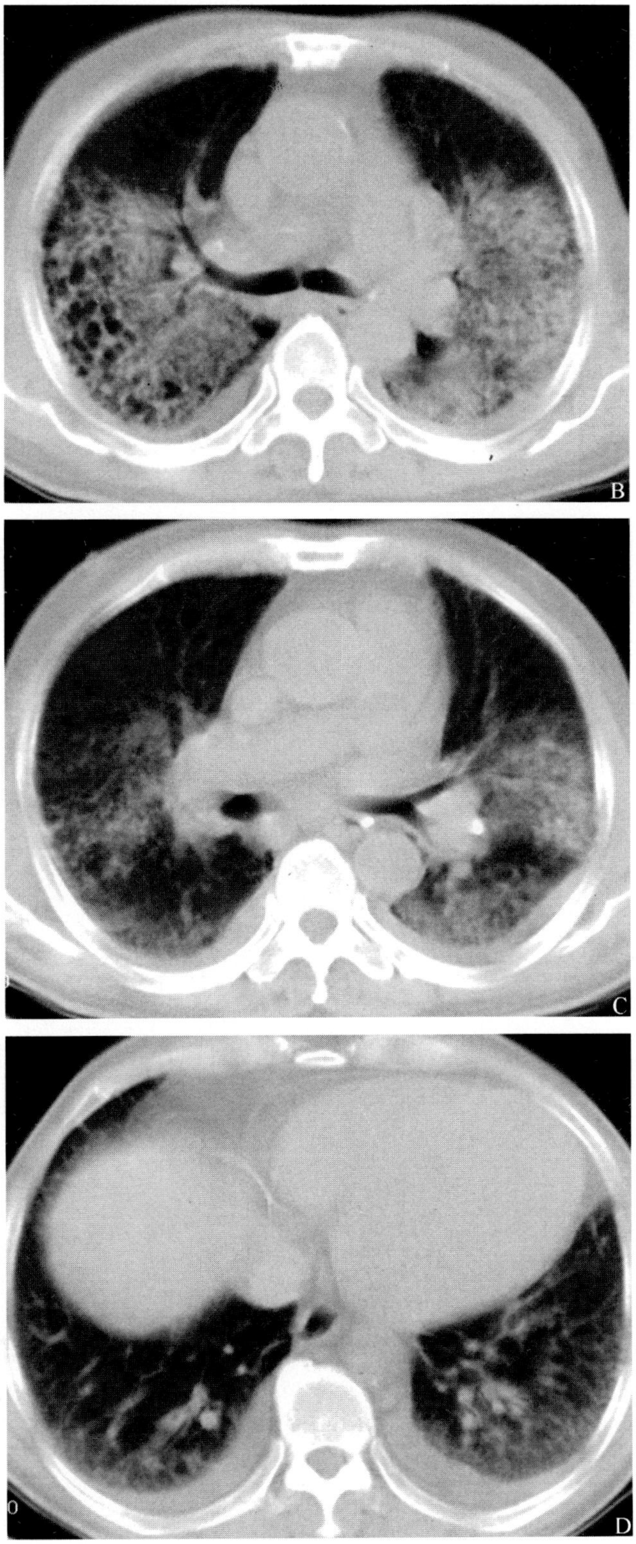
B
C
D

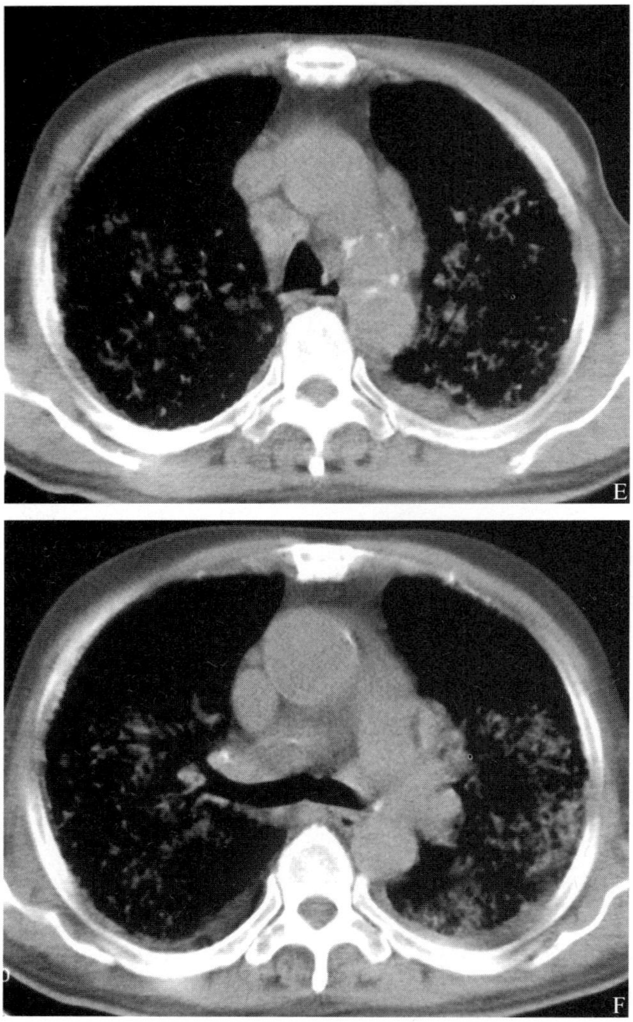

图 3-1-34 A、B、C、D 两肺弥漫性纤维化，多发小结节及小片状阴影融合呈蜂窝状，胸膜肥厚；E、F 纵隔窗示纵隔内淋巴腺肿大并钙化

【CT 诊断】

矽肺。

【最后诊断】

矽肺。

【评述】

尘肺在病理上根据对粉尘的组织反映，可把粉尘分为致纤维性粉尘和非致纤维性粉尘，前者使肺结构产生永久性的破坏，基质有程度不等的胶原反应，可形成肺部永久性瘢痕，因长期吸入生产性粉尘而引发的肺组织纤维化，列为职业病的尘肺有矽肺、煤工尘肺、石墨尘肺、碳黑尘肺、石棉肺、滑石粉尘肺、水泥尘肺、云母尘肺、陶工尘肺、铝尘肺、电焊工尘肺和铸工尘肺，其中以矽肺、煤工尘肺和石棉尘肺为最多见。

矽肺是由于长期吸入含有游离二氧化硅而致之慢性纤维性肺部疾患。硅元素广泛分布于地球表面，有沙岩、花岗岩、在开采硬岩和金矿、石英粉碎和加工、筑路、铸造、耐火砖和陶瓷生产等工业中，不可避免地吸入二氧化硅而发生矽肺。二氧化硅颗粒直径为 0.5 ~ 5μm 的粉尘颗粒沉着于肺泡内，为肺泡巨噬细胞所吞噬。由于二氧化硅的毒性作用破坏了巨噬细胞，而产生大量细胞破坏产物，包括类脂质特别是磷脂堆积在肺内，后者刺激成纤维细胞形成胶原。这些过程不仅发生于肺泡和呼吸细支气管中，也发生于携带巨噬细胞的淋巴管和淋巴组织中。矽肺在病理上最有特征性的表现是矽肺结节。矽肺结节直径 2 ~ 3mm 左右，分布于两肺内，以两上叶和肺门周边为多。有沉积于支气管血管束、肺静脉周围和胸膜面附近肺泡内的倾向。许多结节发生融和在上叶形成大块纤维灶，在病灶内的血管和支气管发生闭塞可形成缺血性空洞。肺门和纵隔淋巴腺肿大可形成钙化。

1. CT 表现　特征性表现为圆形结节小阴影，大小不一，可钙化，位于小叶中心和胸膜下，以两肺上叶为主，结节周围伴有支气管血管结构扭曲的条形致密影，周围有瘢痕性肺气肿，结节团聚融合成不规则肿块状。肺间质纤维化表现为小叶间隔增宽，小叶内间隔增厚，胸膜下弧形影，弥漫性肺部纤维化呈蜂窝状改变，多有散在大片肺气肿位于下肺野，肺门和纵隔淋巴腺肿大，可见斑点状钙化、蛋壳状钙化。

例 35　肺部损伤

【病史摘要】

男性，19 岁，胸外伤 1 天，胸痛伴呼吸困难。

【CT 征象】

双肺片状磨玻璃影及片状略高密度影，数个高密度球形影，左侧液气胸，前纵隔及皮下气肿（图 3-1-35）。

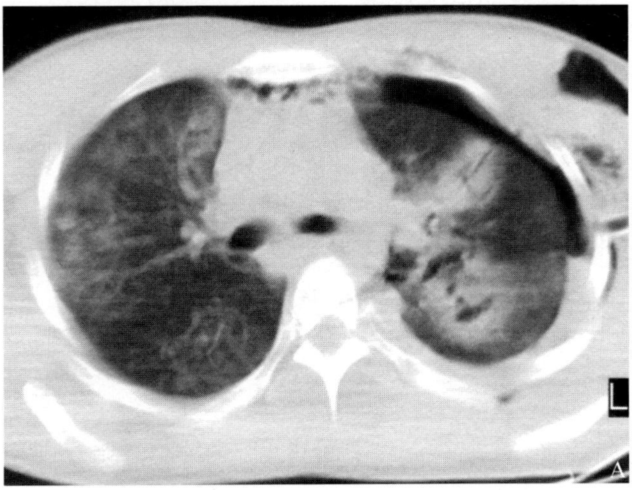

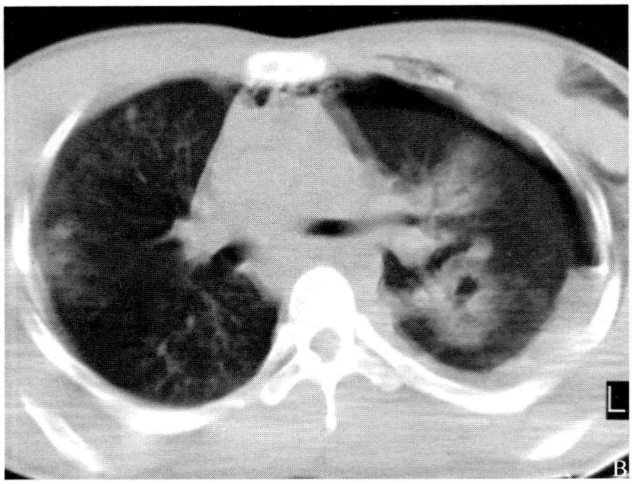
L
B

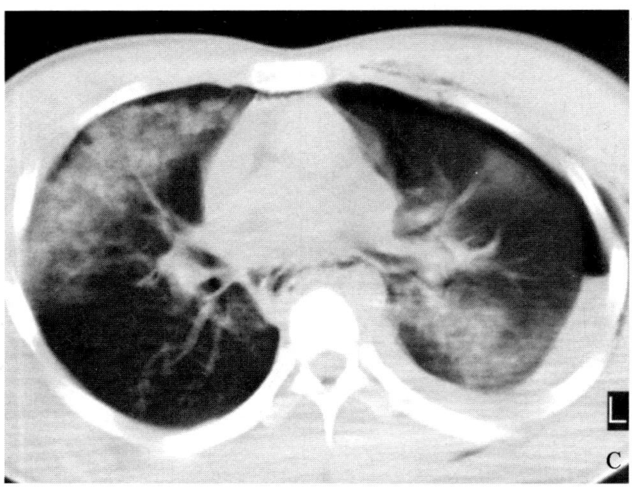
L
C

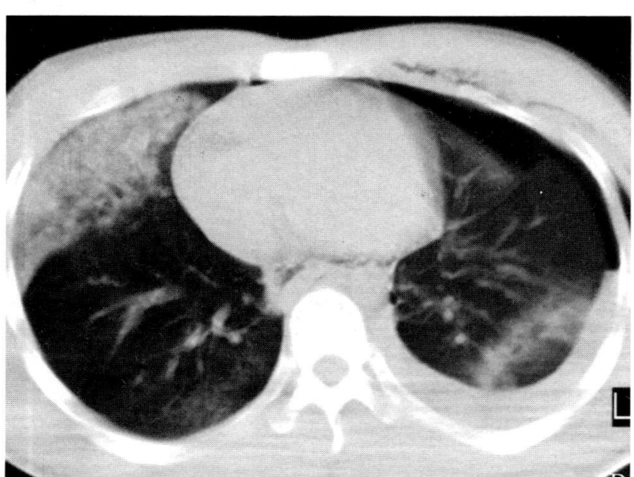
L
D

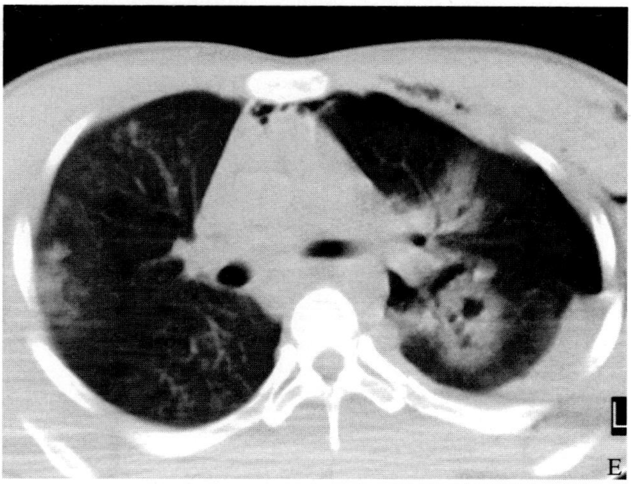

图 3-1-35　A、B、C、D、E 双肺多发磨玻璃样片状阴影，左侧液气胸，纵隔及皮下气肿存在

【CT 诊断】

创伤性湿肺、肺血肿、血气胸 、纵隔皮下气肿。

【最后诊断】

创伤性湿肺、肺血肿、血气胸、纵隔皮下气肿。

【评述】

肺部损伤包括创伤性湿肺、肺内血肿、合并胸膜损伤、可引起血气胸、纵隔、皮下气肿。多有外伤史造成胸痛、咳嗽、咳血、呼吸困难表现，病情轻可无症状。

1. CT 表现　创伤性湿肺为范围大小不同的磨玻璃样阴影，边缘模糊，1 周内可吸收。肺血肿为肺内片状、球状高密度影，常与肺泡内出血、肺气囊并存，出血灶吸收缓慢，可长达 1 个月之久。肺部损伤多合并胸膜损伤，常常与气胸、液气胸、纵隔气肿并存。

2. 鉴别诊断　创伤性湿肺的表现与肺炎相似，创伤性湿肺有胸部外伤史，创伤后出现肺部阴影，阴影可无肺段肺叶限制，可散在多发。肺血肿与肺气囊的表现可类似先天性肺囊肿，仔细询问病史不难诊断。诊断创伤性湿肺和肺血肿的同时，要仔细观察有无气胸、血气胸、纵隔、皮下气肿及肋骨骨折。

例 36　胸 膜 损 伤

【病史摘要】

男性，76 岁，几日来阵发性咳嗽伴呼吸困难。

【CT 征象】

右侧胸腔前方可见无肺纹理区，肺组织受压萎缩，边缘清晰，纵隔及皮下有气肿影（图 3-1-36）。

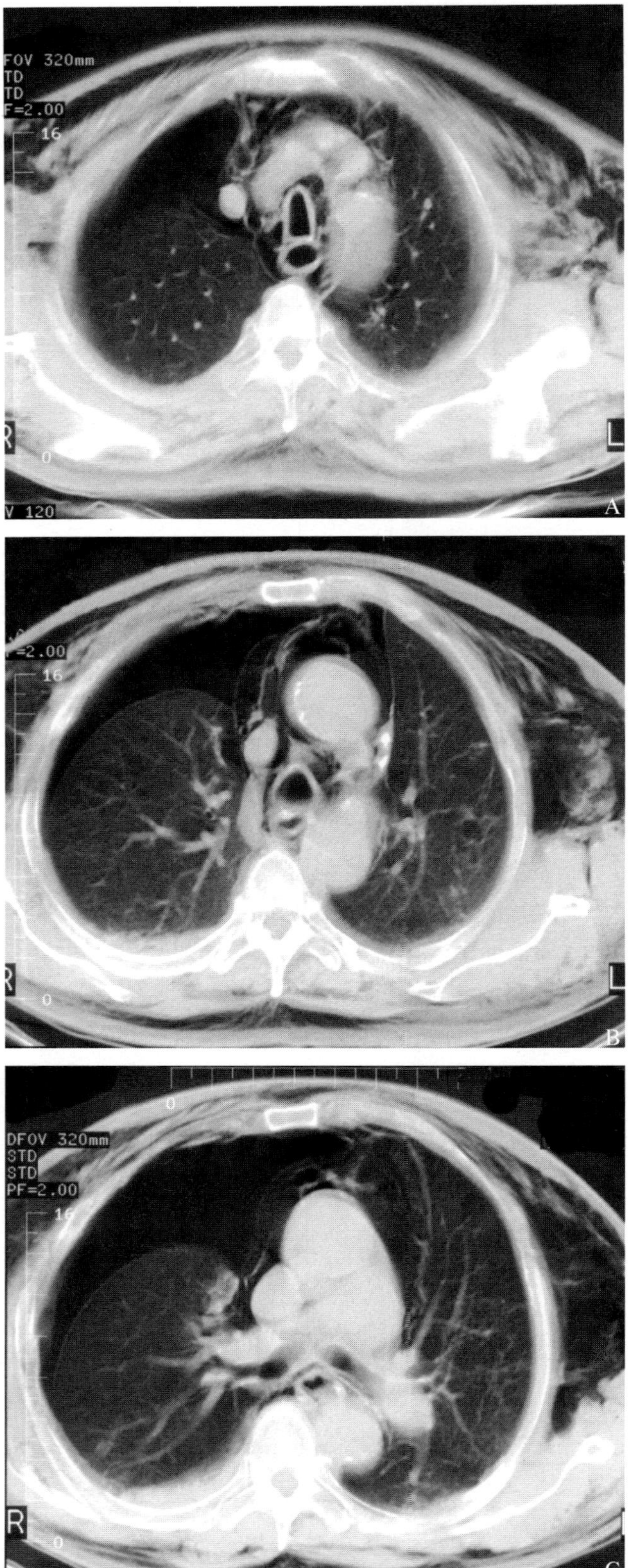
FOV 320mm
TD
TD
F=2.00
16
R
L
0
V 120
A
=2.00
16
R
L
0
B
DFOV 320mm
STD
STD
PF=2.00
16
R
0
C

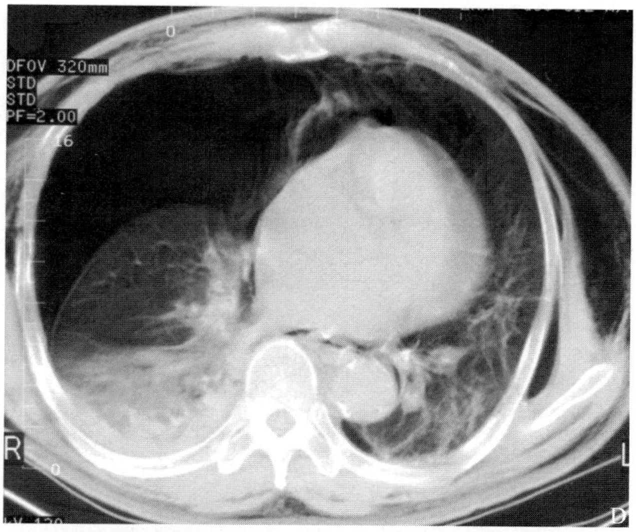

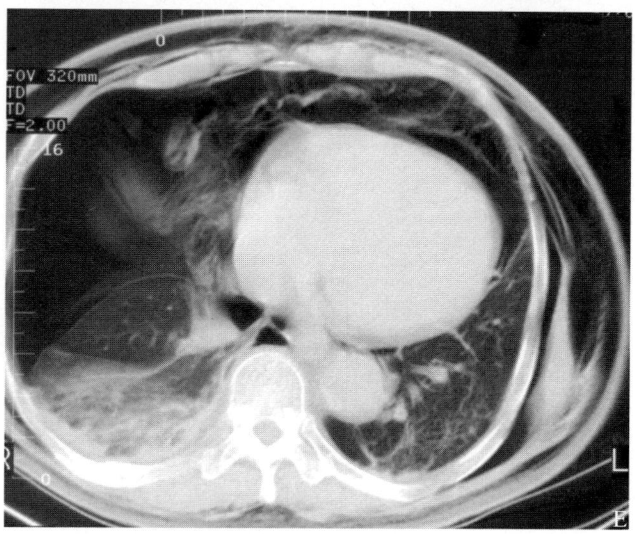

图 3-1-36　A、B、C 肺窗示右侧气胸,肺组织边缘清晰可见;D、E 右肺下叶肺不张,胸部皮下大量气肿

【CT 诊断】

1. 气胸;2. 纵隔、胸部皮下气肿。

【最后诊断】

气胸,纵隔、胸部皮下气肿。

【评述】

胸膜损伤可由外伤性、医源性和自发性引起,气胸、血胸、血气胸、纵隔气肿、皮下气肿都是胸膜损伤的 CT 表现,临床多有剧烈咳嗽或外伤史,临床主要表现为呼吸困难。

1.CT 表现　气胸带和被压缩的肺组织边缘是气胸的主要征象。液气胸可见胸腔内气液平面。纵隔及胸部皮下气肿表现为纵隔皮下低密度积气影,少量气胸及纵隔气肿 CT 检查敏感性最强。

2. 鉴别诊断　胸膜损伤 CT 有特征性表现，鉴别诊断不困难，胸部有外伤史或医源史，很容易想到本病作 CT 检查，诊断比较简单。自发性气胸的早期病人有咳嗽病史，突感胸痛、憋气，要想到气胸的可能，尤其早期极少量气胸表现时，要仔细阅片，胸片不能确诊要作 CT 检查，如发现少量气胸，要几小时后复查，观察气量变化，指导临床治疗。纵隔少量气肿容易漏诊，要仔细询问病史，除外本病诊断。我们遇到一例纵隔少量气肿的外院漏诊患者，CT 检查纵隔呈蜂窝组织炎表现，询问病史，病人进食水饺后发生胸痛，再进食时疼痛加重，分析为水饺内虾头刺刺破食道，造成纵隔少量气肿，因阅片漏诊，病情进而发展成纵隔蜂窝组织炎。

第二节 腹部疾病

例 1 小网膜内孔疝

【病史摘要】

女性，26 岁，持续性腹痛 4 小时伴恶心呕吐。

【CT 征象】

小肠肠管通过网膜孔进入小网膜囊内，肠系膜血管呈放射状向网膜孔聚拢，呈网状表现，周围肠管扩张，肠壁明显增厚，表现为“双晕征”。周围水样密度影为积液所致，局限于网膜囊内。疝入肠管之近端小肠迂曲扩张，并可见气液平面(图 3-2-1)。

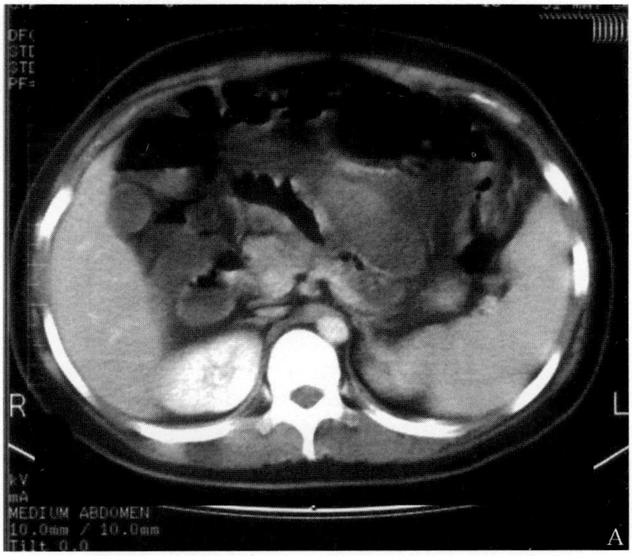

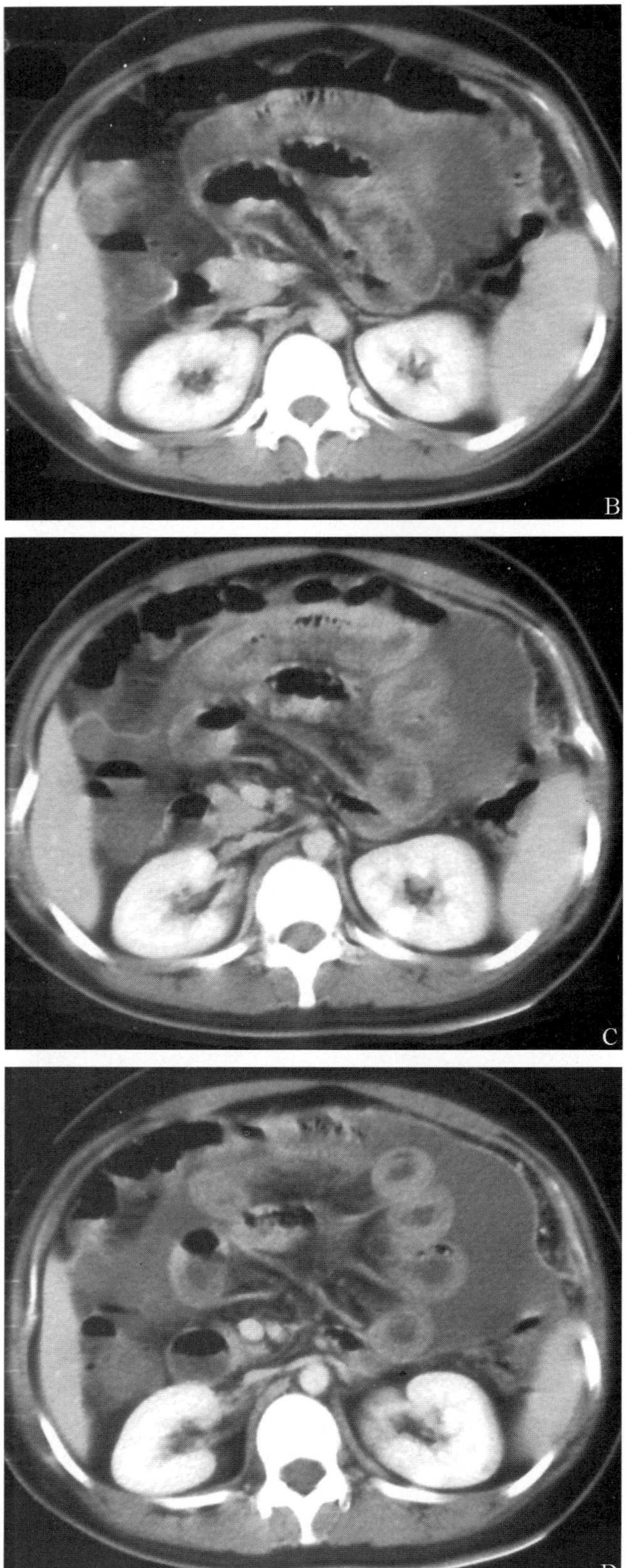
B
C
D

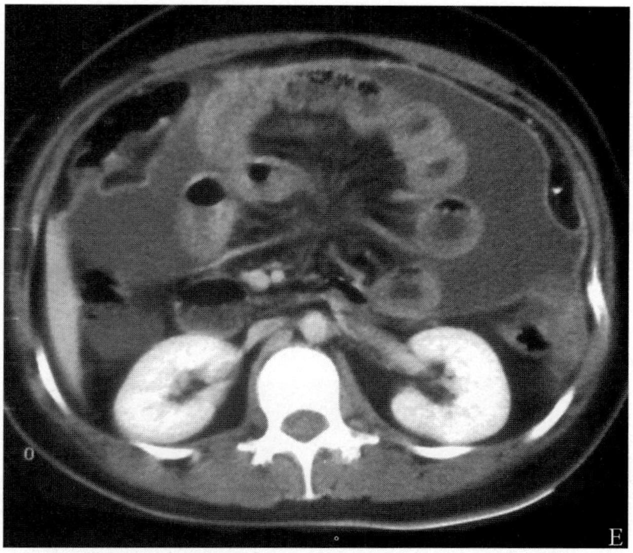

图 3-2-1　A、B 疝入肠管近端小肠迂曲扩张，可见气液平面；C、D、E 肠系膜血管呈放射状向网膜孔聚拢，呈网状表现，疝入肠管管壁水肿增厚呈“双晕征”，周围水样密度影为小网膜内积液

【CT 诊断】

1. 网膜内孔疝；2. 肠梗阻。

【最后诊断】

小网膜内孔疝（手术证实）。

【评述】

体内某脏器或组织离开其正常解剖部位，通过先天或后天形成的薄弱点、缺损或孔隙进入另一部位即称为疝。疝最多发生于腹部，腹部疝又以腹外疝多见，如腹股沟疝、股疝、切口疝、脐疝等。腹内疝是由脏器或组织进入腹腔内的间隙、囊内而形成，如网膜孔疝。本病例实属少见，国内少有报道，经手术证实为小网膜内孔疝。

1. CT 表现　疝入小网膜囊内的小肠肠管及肠系膜血管呈网状表现，周围渗出的积液局限于网膜囊内，为其特征性表现。肠管管壁增厚可表现为“靶征”“双晕征”，为黏膜下层水肿增厚的征象，强化时更为明显。疝入肠管之近端可出现肠梗阻影像表现，腹腔四周无腹水表现。

2. 鉴别诊断　肠梗阻可表现为管径显著增大，管壁变薄，其内可见气液平面，根据梗阻的部位不同而表现为腹腔内不同部位的上述表现。闭襻性肠梗阻表现为扩张肠襻的肠系膜血管呈放射状向闭襻的根部聚拢，在肠扭转时聚拢的肠系膜血管可形成“涡流征”。当肠扭转闭襻的输入或输出段肠管的长袖与 CT 扫描层面平行时，CT 图像上表现为“鸟嘴征”。闭襻型肠梗阻可发展为绞窄性肠梗阻，CT 除肠梗阻的基本征象外，还可伴有以下的 CT 表现：肠壁呈环形对称性增厚，增强扫描时，病变处肠壁不强化或强化明显减弱，肠系膜血管失去正常结构逐渐变粗呈放射状，由梗阻处向外放射。腹水的出现，开始时为少量，聚集在腹膜间隙内，逐渐变为大量，弥漫分布。肠壁出现梗死时，可见肠壁内出现积气，肠系膜静脉与门静脉内也可见气体影，增强扫描时可发现肠系膜动、静脉血栓形成。

例 2 腹膜转移瘤

【病史摘要】

男性，76 岁，腹胀、腹痛半年余近日加重。十年前纵隔肿物手术切除，术后诊断为胸腺瘤。

【CT 征象】

右膈顶、肝脏外侧腹膜明显增厚，边缘呈分叶状并向下延伸，前后腹膜均受累，呈弥漫性增厚，边缘清晰，其内散在钙化点。大网膜及肠系膜受压聚拢呈团状表现，其后方两个肿块影与腹膜相连（图 3-2-2-1）。

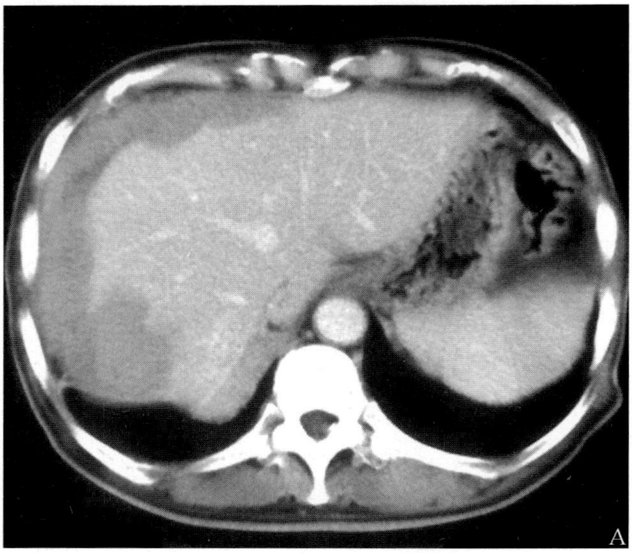

A

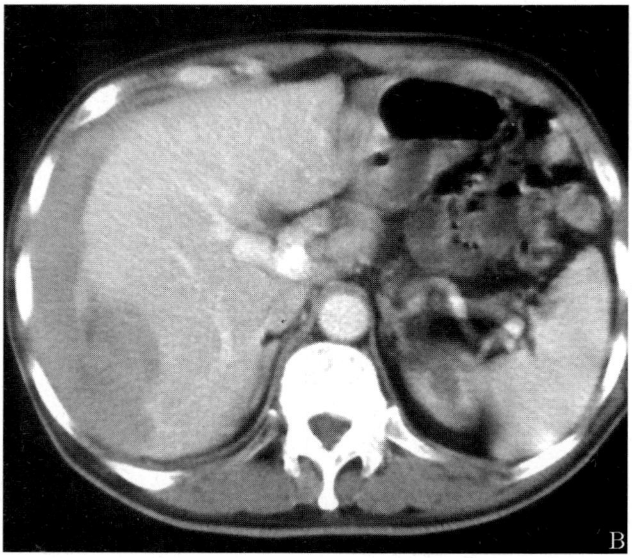

B

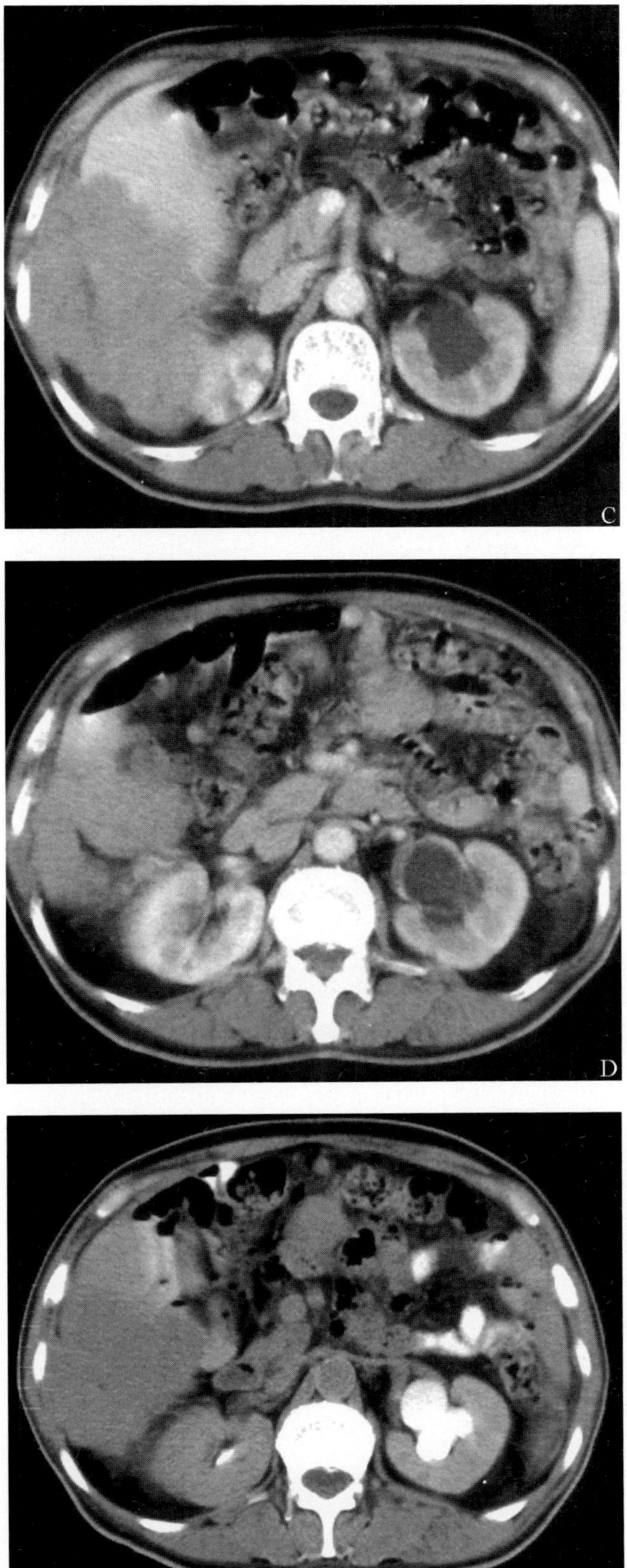
C
D
E

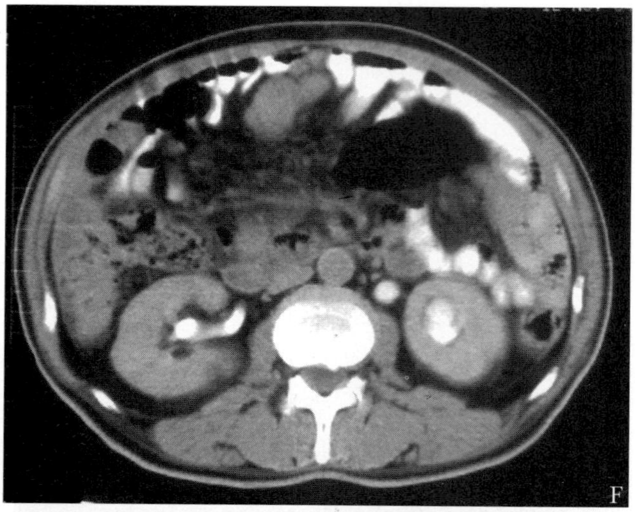
F

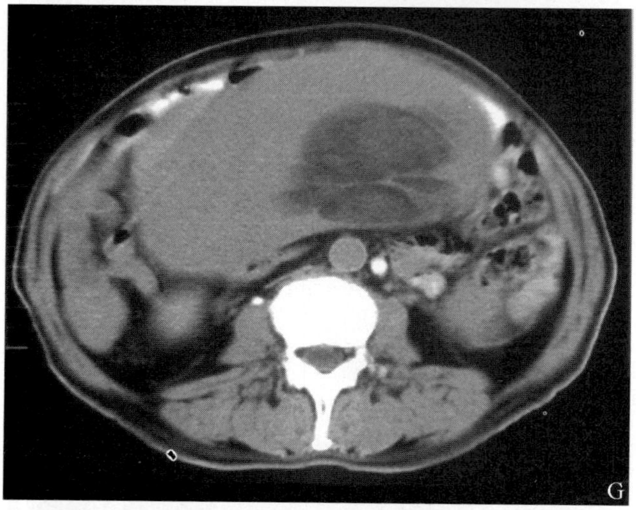
G

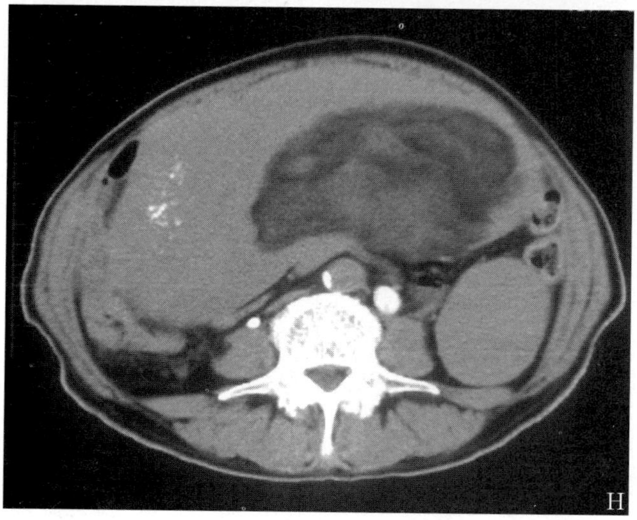
H

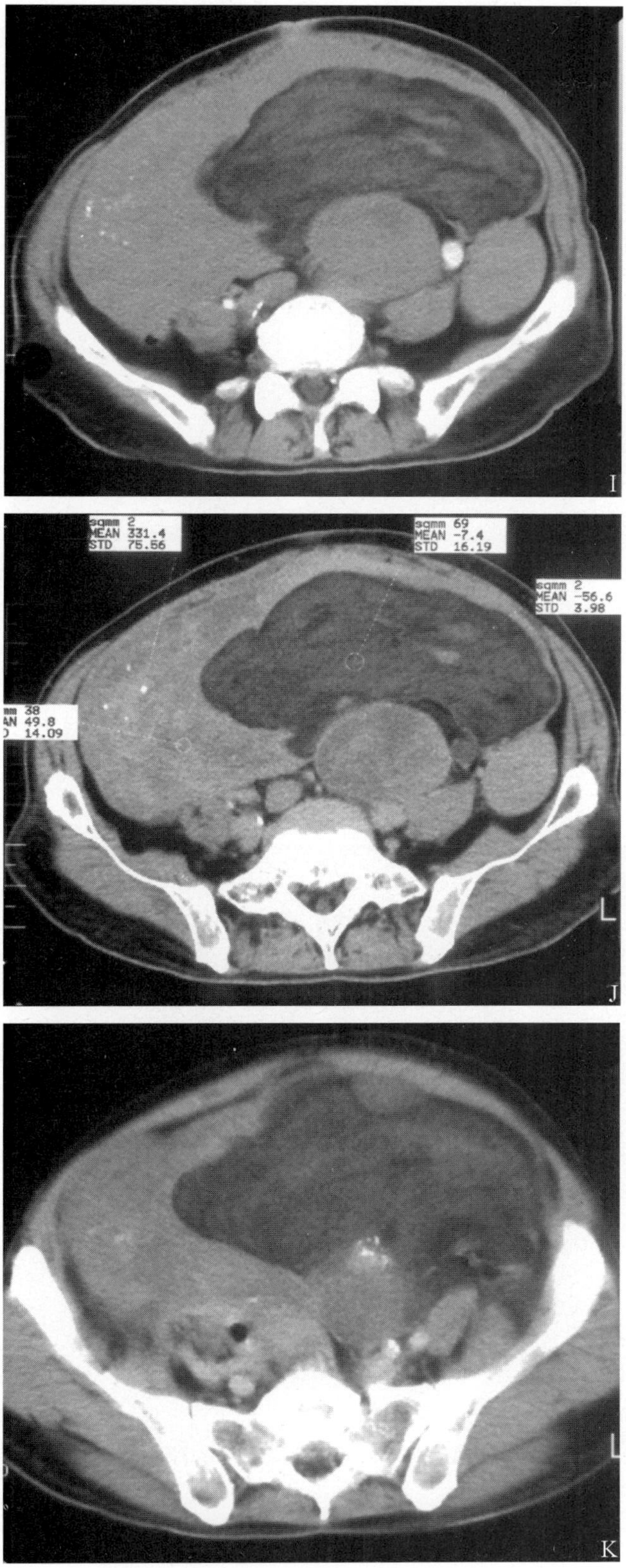
I
sqmm 2
MEAN 331.4
STD 75.56
sqmm 69
MEAN -7.4
STD 16.19
sqmm 2
MEAN -56.6
STD 3.98
mm 38
AN 49.8
D 14.09
J
K

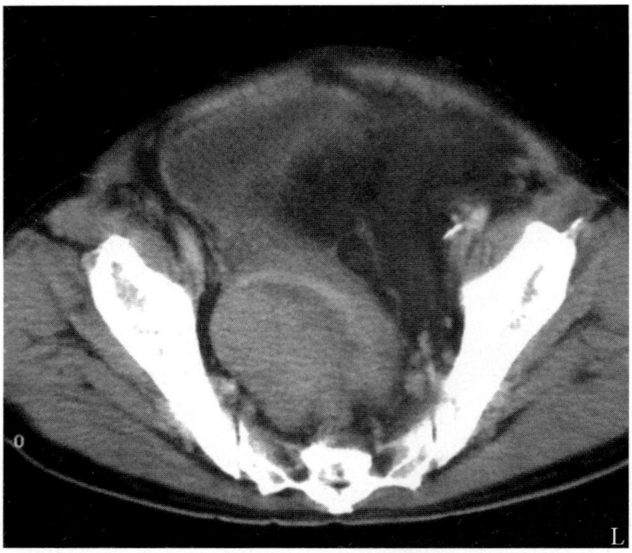

图 3-2-2-1 A～L 上、中、下腹部腹膜呈弥漫性增厚，边缘呈分叶状，其内有散在钙化影，中、下腹部中心脂肪样密度团块，考虑大网膜受压所致，其后方数个软组织肿块与后腹膜相连

【**MR** 征象】

T_1WI、T_2WI 腹膜肿块分别呈低信号和略高信号，受压团缩的大网膜及部分肠系膜于 T_1WI、T_2WI 上均为高信号(图 3-2-2-2)。

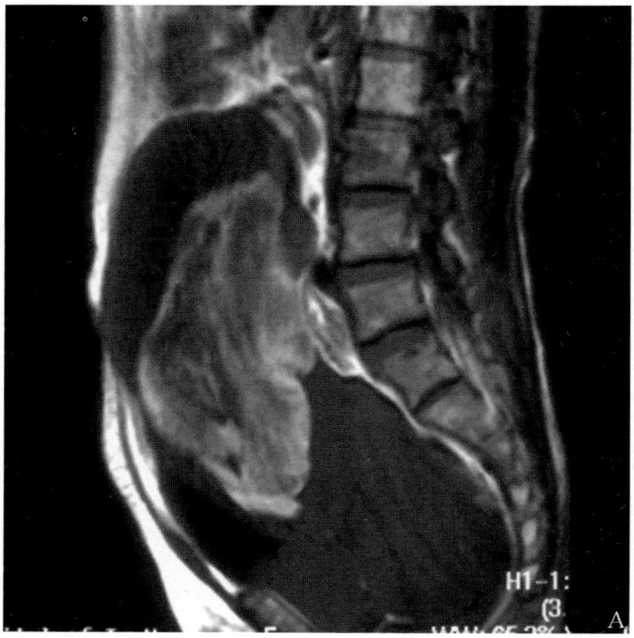

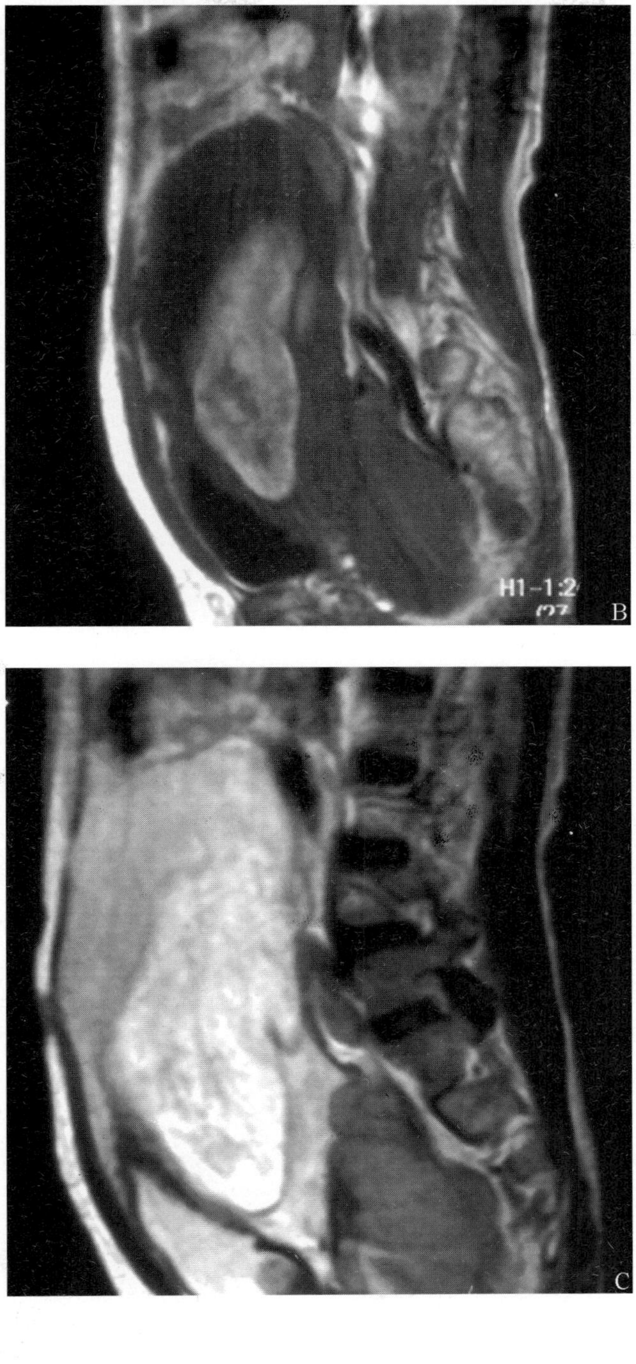
B
C

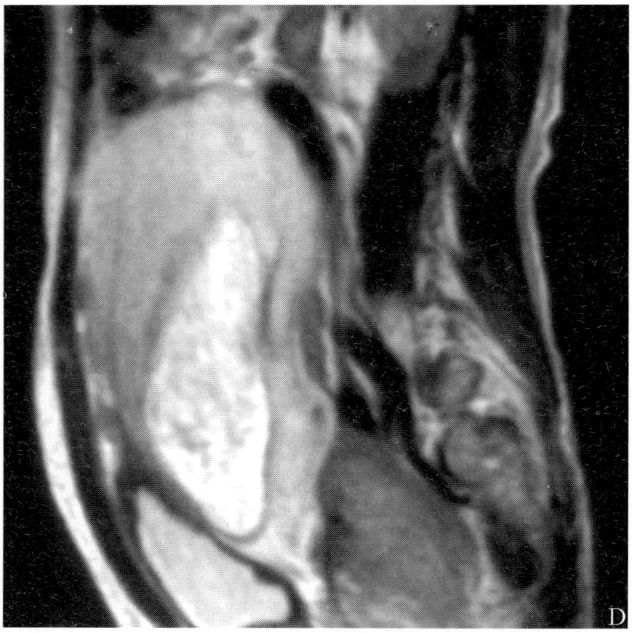

图 3-2-2-2 A、B T_1WI，矢状面；C、D T_2WI，矢状面

【CT 诊断】

1. 腹膜转移瘤；2. 瘤样纤维组织增生；3. 腹膜后脂肪瘤。

【最后诊断】

腹膜转移瘤（活检病理证实）。

【评述】

许多类型的肿瘤转移都可侵及腹膜，但腹膜转移瘤最常见者是来源于胃肠道及女性生殖器官的癌和肉瘤。本病例活检取材无胸腺小体显示，缺乏特异性，但结合临床考虑胸腺瘤转移所致。

1. CT 表现 腹膜转移瘤可为孤立单结节，也可为多结节。结节界限可以较清楚，甚至可以形成腹膜弥漫性增厚。肿瘤周围有纤维组织增生，可使肠系膜有僵硬聚拢表现。大网膜受累时，常使肠管与前腹壁间距离增宽，其间夹以肿块。腹膜转移常伴腹水产生，腹周水样密度影。

2. 鉴别诊断

（1）腹膜恶性间皮瘤：腹膜的原发肿瘤，除有部分腹膜增厚、结节状肿物影常合并有积液存在。

（2）瘤样纤维组织增生：病变可呈结节状及团状，其内可有钙化及骨化。位于腹膜表面、大网膜及肠系膜，本病多见于年轻人，有家族史，组织学为成熟的纤维细胞。

（3）腹膜假黏液瘤：腹腔内有大小不一的结节或液池形成，病变多无强化效应，可为原发性病变，也可为转移性病变，转移者应注意原发部位。

（4）结核性腹膜炎：可以有腹膜增厚、结节状或板块状增厚，并有积液表现，有时很难与腹膜肿瘤区分，结合临床其他发现，或做腹腔穿刺细胞学检查，腹腔镜腹膜活检以作出鉴别诊断。

例3　肝错构瘤

【病史摘要】

男性，69岁，右上腹轻微疼痛2年余，近半年来稍感加重，无外伤及发烧史。

【CT征象】

肝右叶巨大软组织肿块影，5cm × 6cm × 7cm大小，边缘光滑，其内低密度区CT值为－88HU，无强化效应。其他非脂肪部分强化效应明显，并可见不规则血管影表现(图3-2-3)。

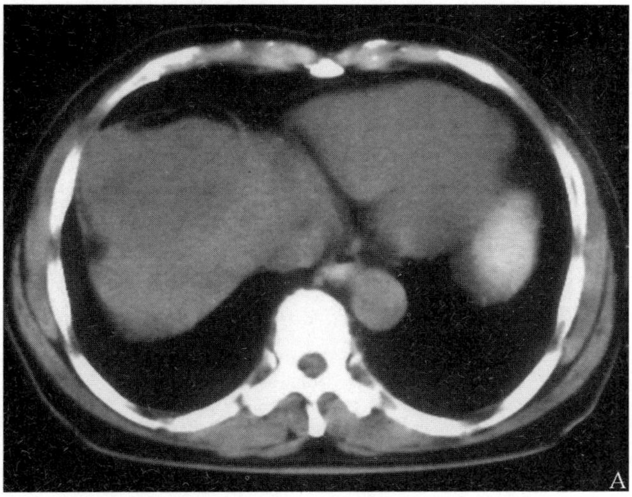

A

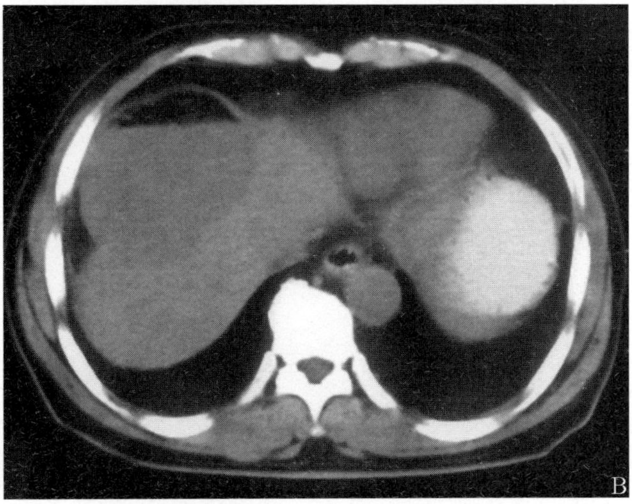

B

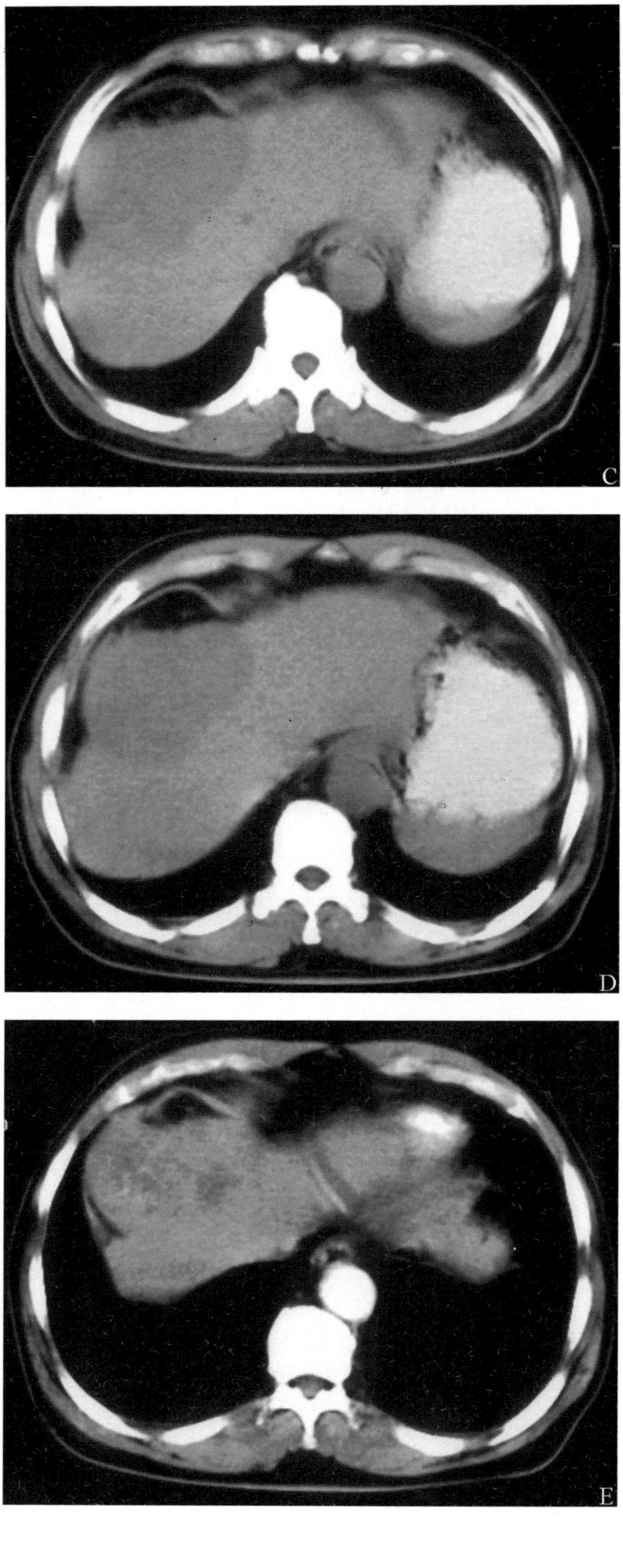
C
D
E

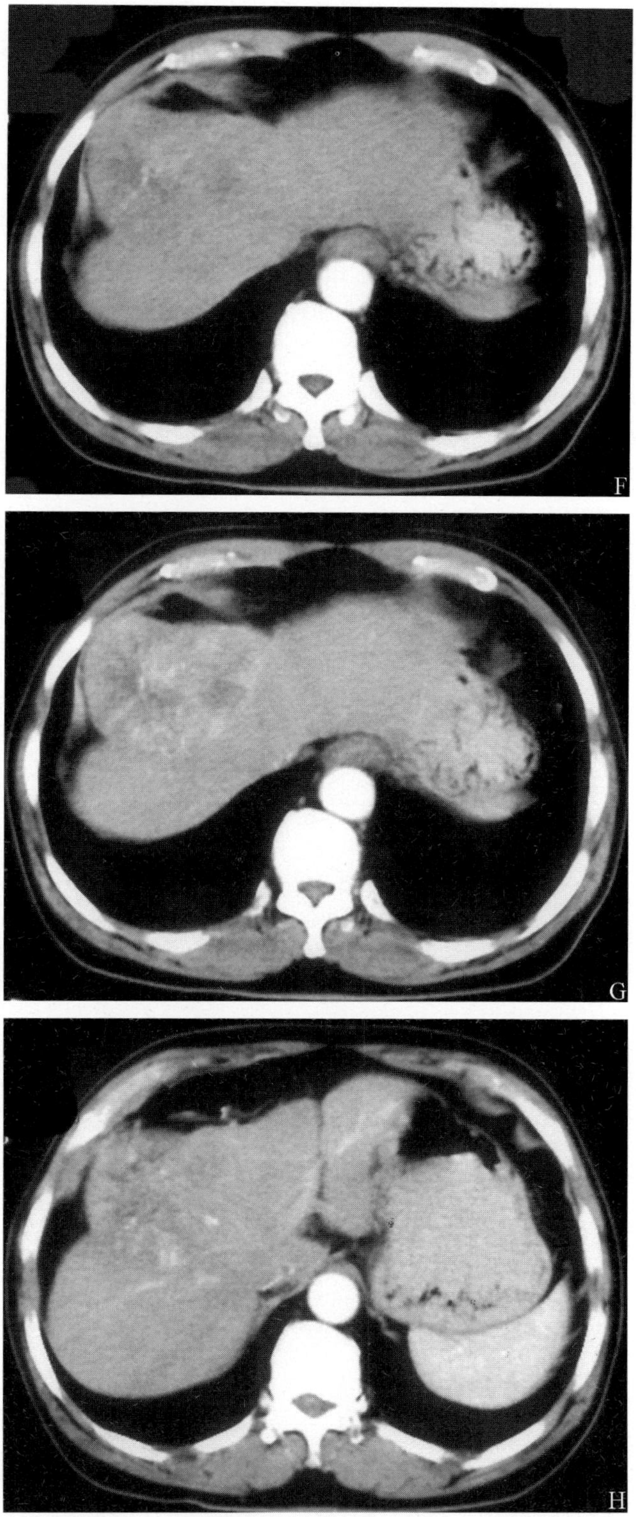

图 3-2-3　**A、B、C、D** 上腹部平扫示肝右叶巨大软组织肿块影，边缘光滑，肿块低密度区 **CT** 值为 **-88HU**；**E、F、G、H** 上腹部强化扫描，肿块明显强化，似有间隔及迂曲状血管影表现，脂肪部分无强化

【CT 诊断】

1.肝错构瘤;2.肝脂肪瘤(混合型);3.肝细胞癌;4.肝脓肿。

【最后诊断】

肝错构瘤(术后病理证实)。

【评述】

肝错构瘤亦称肝血管脂肪瘤,肿瘤由血管、平滑肌、脂肪三种组织成分构成,与肝脂肪瘤不同,肝错构瘤为比较少见的良性肿瘤,近年来由于影像学诊断技术的发展,发现本疾病的机会增多,因肿瘤内含脂肪成分,CT 易于诊断。已知肾错构瘤常合并有结节性硬化,肝错构瘤与结节性硬化的关系尚不清楚。

1.CT 表现 平扫肿瘤呈混杂密度,其内低密度影为脂肪组织,可有少量线样间隔影强化。非脂肪部分强化效应明显,可为均匀强化,其内有不规则强化血管影。肿块边缘光滑,少有分叶表现,有时平扫与强化均为高密度影,为肿瘤内出血所致。

2. 鉴别诊断 肝错构瘤内脂肪成分多时要与血管髓样脂肪瘤、肝脂肪瘤鉴别。肝错构瘤内脂肪成分少时,要与少见的含脂肪成分的肝细胞癌、肝腺瘤以及局限性脂肪肝、硬化性脂肪肝进行鉴别。本病例平扫肿瘤内似有气液平面,类同肝脓肿表现,变换体位扫描,界面无改变,行强化扫描 CT 值测量结果排除肝脓肿。

例 4 肝静脉阻塞综合征(Budd-Chiari 综合征)

【病史摘要】

女性,50 岁,右上腹闷胀感十余年,近 1 年来时感轻微疼痛,余无不适。

【CT 征象】

肝脏弥漫性增大,强化扫描,肝左静脉、肝中静脉、肝右静脉明显扩大增粗,血管之间有低密度间隔或蹼形影表现。肝右静脉与发育不良之下腔静脉连接,肝实质内有少许散在斑片状高密度影,未见奇静脉扩张(图 3-2-4)。

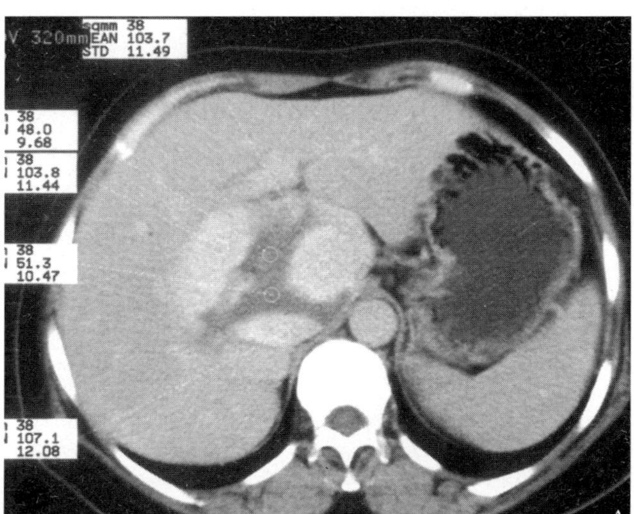

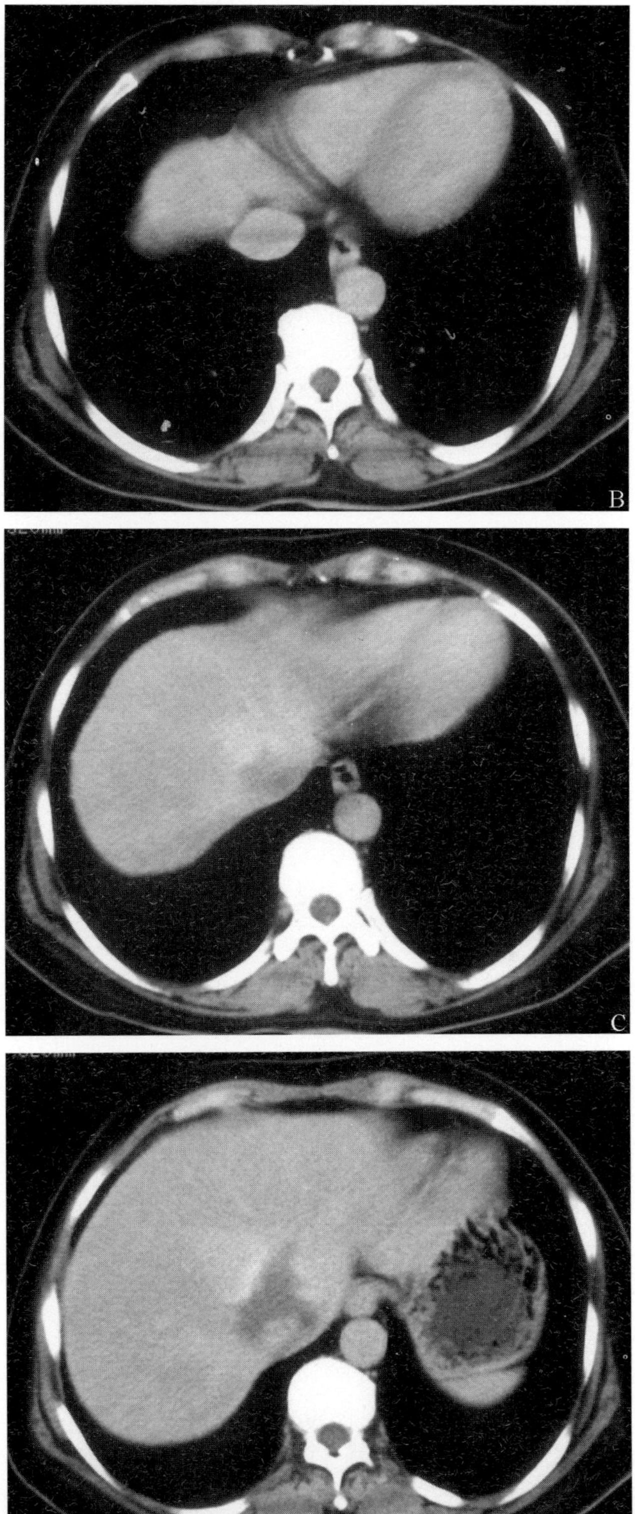

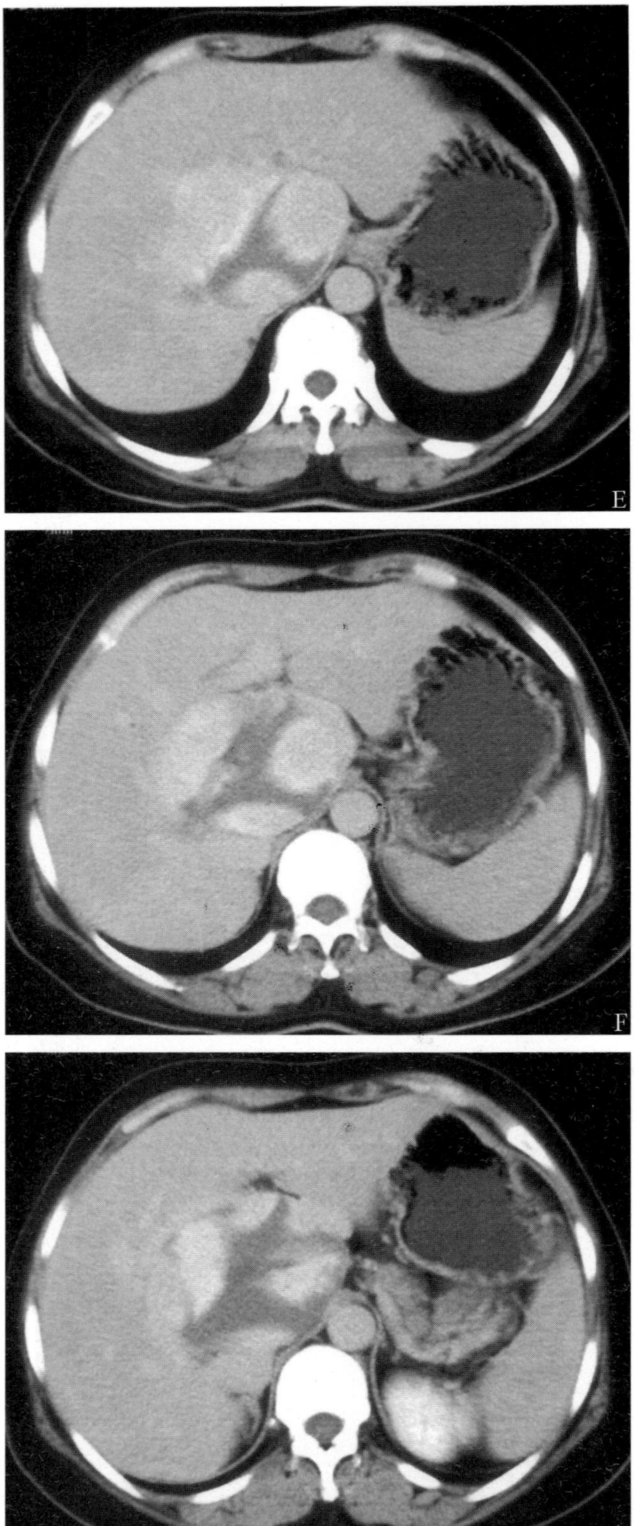
E
F
G

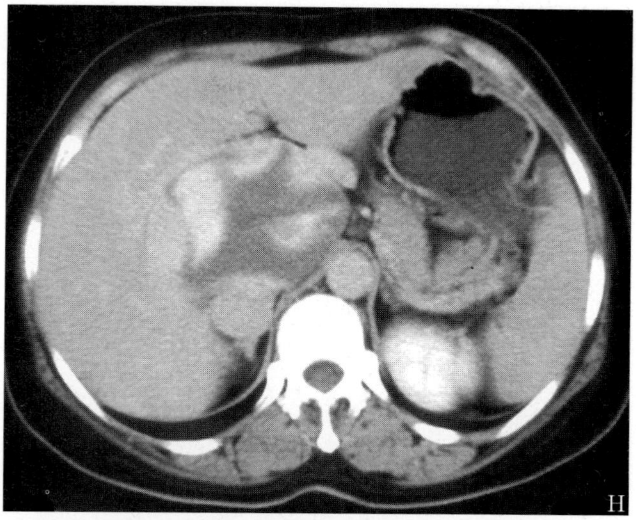

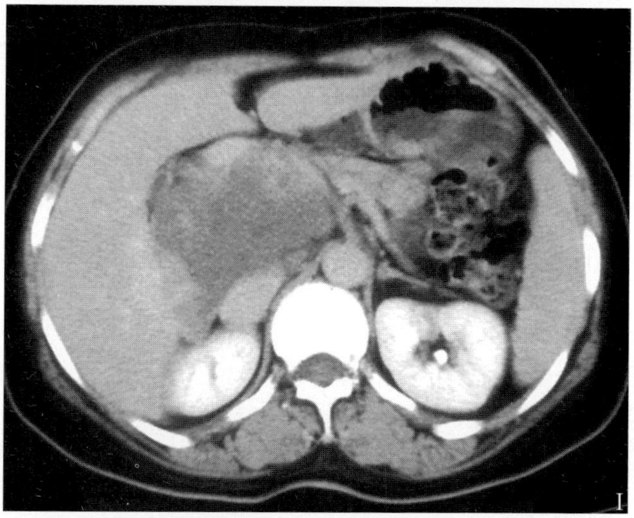

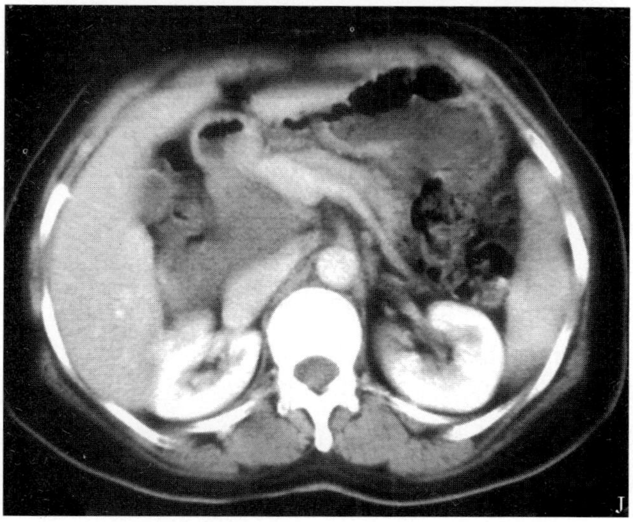

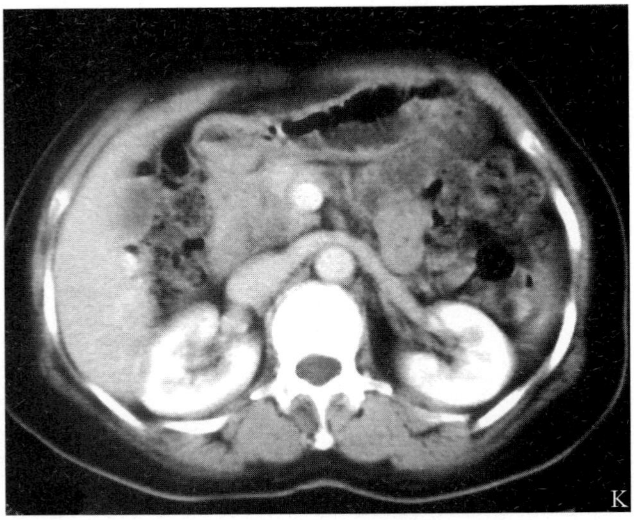

图 3-2-4 A 上腹部强化扫描示肝左、右、中静脉明显扩大增粗，CT 值为 100HU 左右，血管之间蹼形间隔，CT 值为 45HU 左右；B、C、D、E、F、G、H、I、J、K 可连续观察扩张肝静脉与发育不良的下腔静脉相接的形态学表现

【CT 诊断】

肝静脉阻塞综合征。

【最后诊断】

肝静脉阻塞综合征合并下腔静脉发育不良。

【评述】

肝静脉阻塞综合征(Budd-Chiari 综合征)是由肝静脉流出道和(或)下腔静脉肝段或肝上段阻塞，以肝静脉排血障碍为主要表现的综合征。其临床特点为上腹部闷胀感或疼痛，肝肿大，严重者可有门脉高压和腹水。Budd-Chiari 综合征可分为原发性和继发性两类，原发性是指肝静脉或肝静脉及下腔静脉自身病变所致。如先天发育异常形成的肝静脉—下腔静脉入口处的蹼或隔膜形组织结构。以及下腔静脉肝段或肝上段的狭窄所致肝静脉和下腔静脉完全或不完全阻塞。继发性是指因外伤、感染、脉管炎、肿瘤压迫和血栓机化等后天疾病，药物导致血凝机制障碍，放疗、化疗引起的肝内外静脉损伤造成的肝静脉及下腔静脉的狭窄或阻塞。Budd-Chiari 综合征影像诊断采用肝静脉、下腔静脉造影检查能直接显示阻塞部位和范围，是明确诊断的有效方法，但是 CT、MR 检查能较好地显示肝脏形态、肝静脉、下腔静脉异常及继发于肿瘤、血栓及其他疾病造成的形态学变化。

1. CT 表现 肝脏肿大多为弥漫性肿大，强化扫描，肝实质中心高密度和周围密度低，肝静脉的明显扩张，低密度的先天性蹼状或隔膜的显示是本病的特征性表现。静脉内快速注入造影剂后，可见尾状叶与部分左、右叶迅速增强，即以肝内段下腔静脉为中心呈现扇形分布的密度增高区。继之，部分病例可出现逆转现象，即肝的中心部位造影剂较快廓清，而外周部分则延迟增强，且持续时间较长。部分病例肝的中心部位持续增强，并向四周扩展。有些病例出现斑片状增强，可能与肝内侧支循环开放有关。有时可显示扩张的奇静脉半奇静脉。继发性病变多显示肿瘤的压迫，肝静脉、下腔静脉肝段及水平段的静脉腔内栓子征象。

2. 鉴别诊断

(1)血管内皮性肿瘤：下腔静脉肝段、肝上段的血管内皮性肿瘤可造成下腔静脉管腔狭窄，引起阻塞综合征，强化扫描肿瘤可清楚显示，边缘不甚光滑，肿物 CT 值增高是其生物学特性所致的特征性表现，病因的确诊对临床有重要的指导意义。

（2）假性静脉瘤：下腔静脉肝段、肝上段的假性静脉瘤实属罕见，可造成下腔静脉狭窄，引起阻塞征象，强化扫描可显示较小的破裂口，造影剂从母体血管进入瘤腔，呈高密度影。延迟扫描可显示排空现象，周围不强化部分为血栓形成，本病的确诊同样有重要的临床意义。

例 5　下腔静脉假性静脉瘤

【病史摘要】

男性，59 岁，1 月前阵发剧烈上腹痛伴大汗淋漓，7 小时后疼痛逐渐减轻，常以夜间疼痛为主。曾做 CT 平扫诊断为胰头肿物，收住院拟手术切除。

【CT 征象】

平扫胰头上部软组织肿块影，密度均匀，边缘尚清晰，与下腔静脉相邻（图 3-2-5-1）。肿物上缘于第二肝门水平与腔静脉融合，下腔静脉肝段明显受压变窄，并有少量造影剂流入假腔，假腔周围低密度影为大量机化血块所致，边缘似有包膜，光滑完整。肿物呈梭形软组织密度影表现，无强化效应。肿物上界自第二肝门水平向下延伸到胰头水平，肠系膜上动脉、静脉也相应受压，向外移位（图 3-2-5-2）。半年后复查，软组织影明显变小，10 个月后复查肿物基本消失（图 3-2-5-3）。

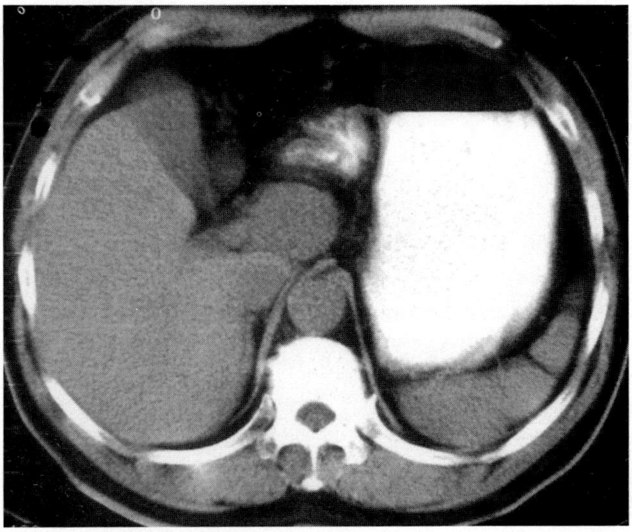

图 3-2-5-1　平扫胰头区软组织肿块影，密度均匀，边缘尚光滑，与下腔静脉相邻

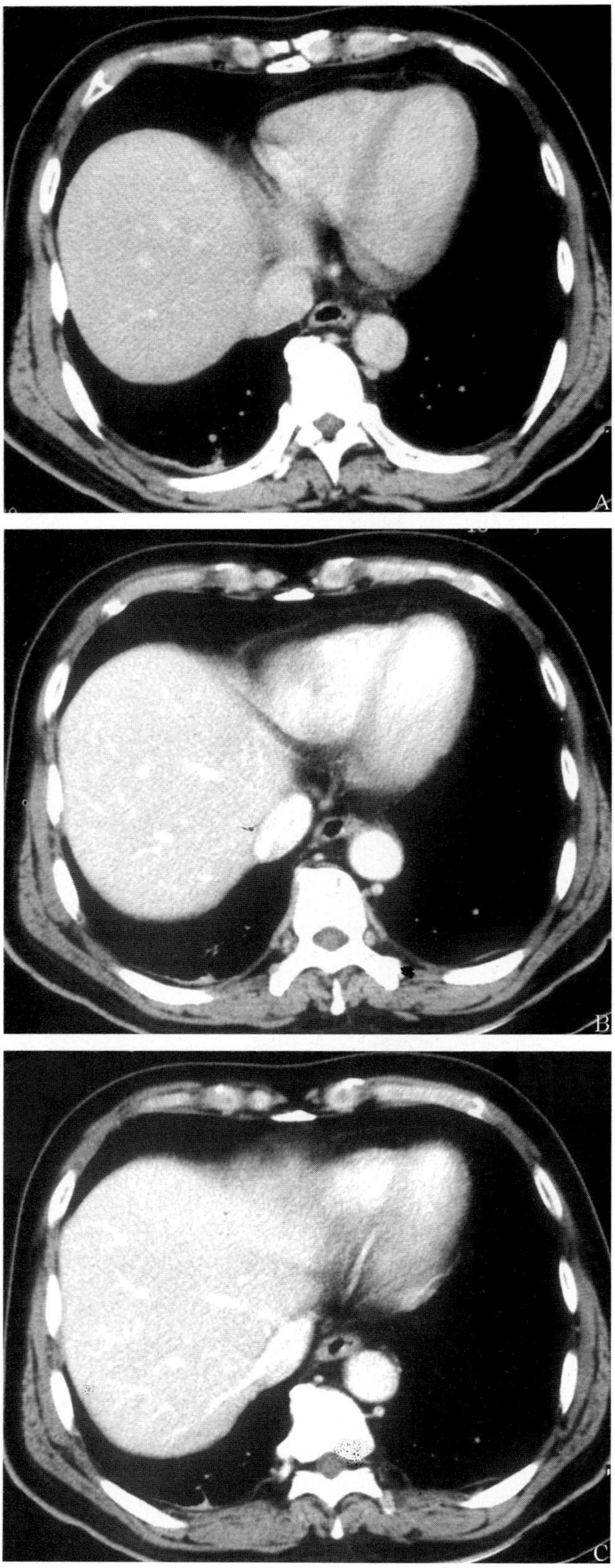
A
B
C

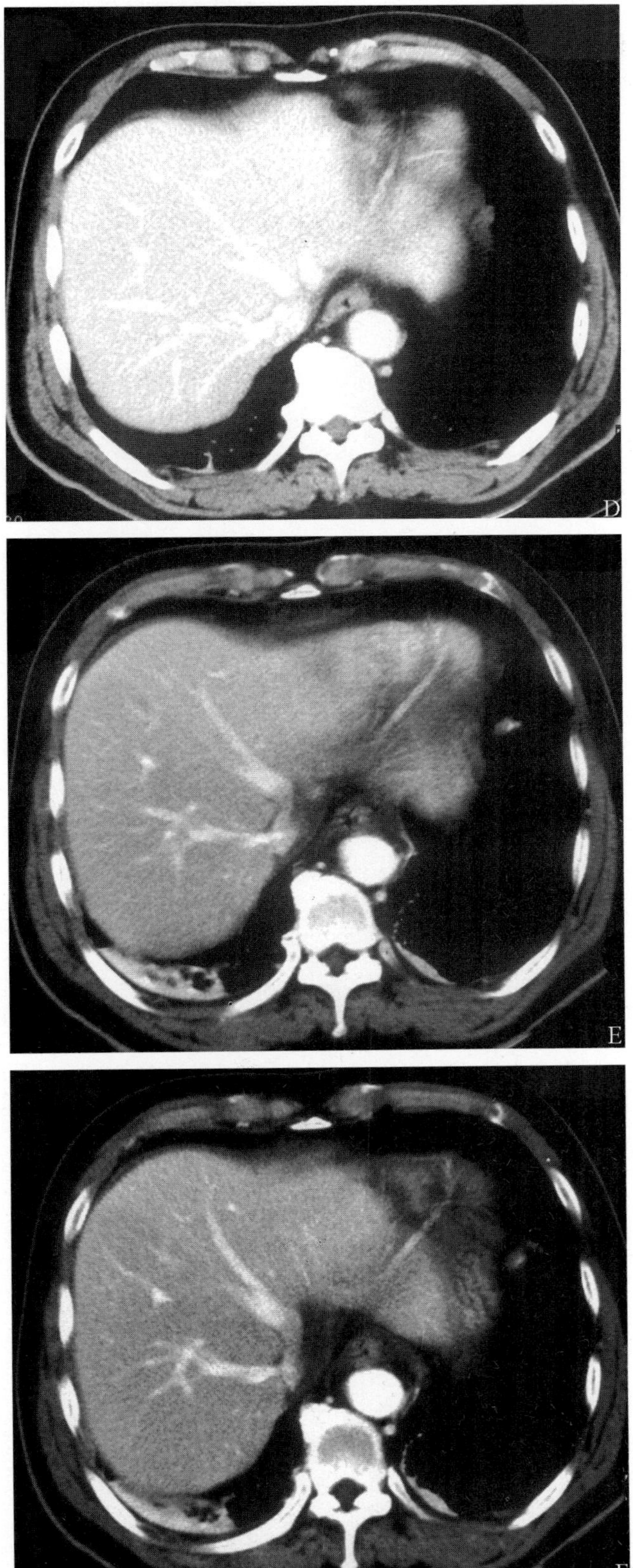
D
E
F

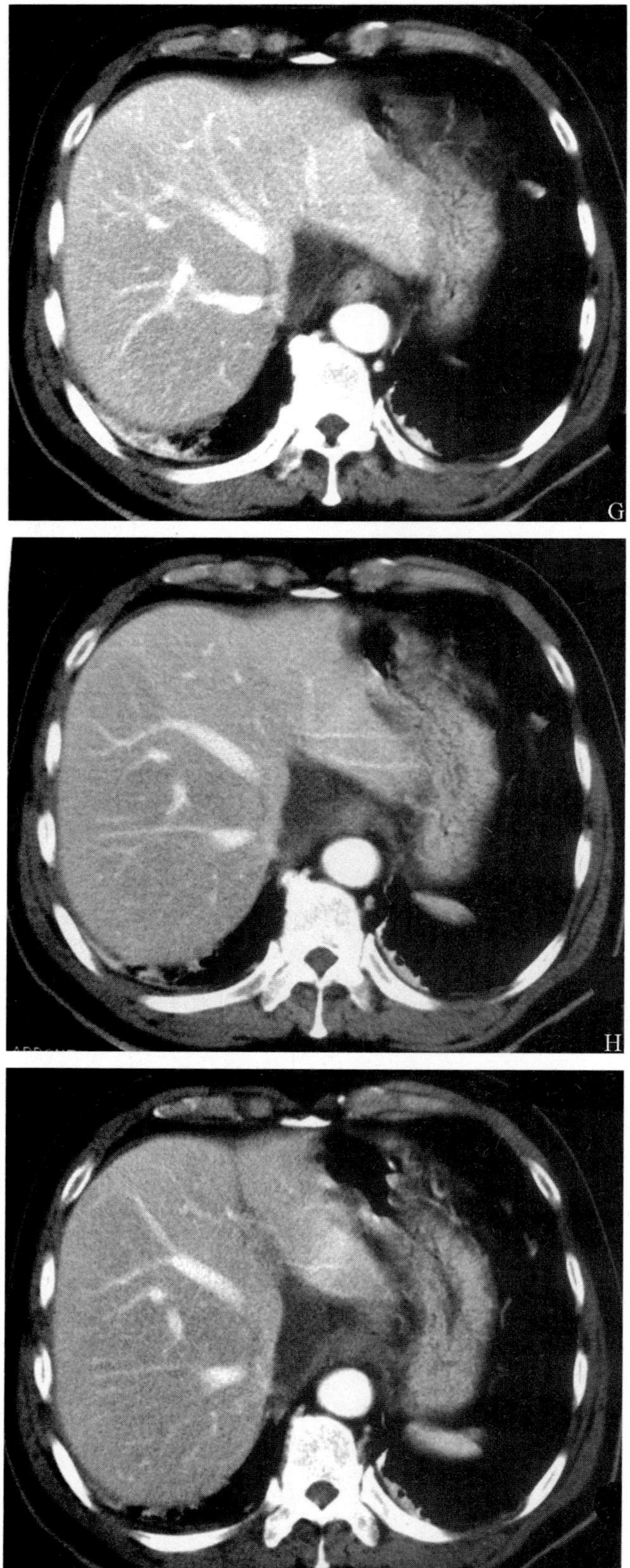
G
H
I

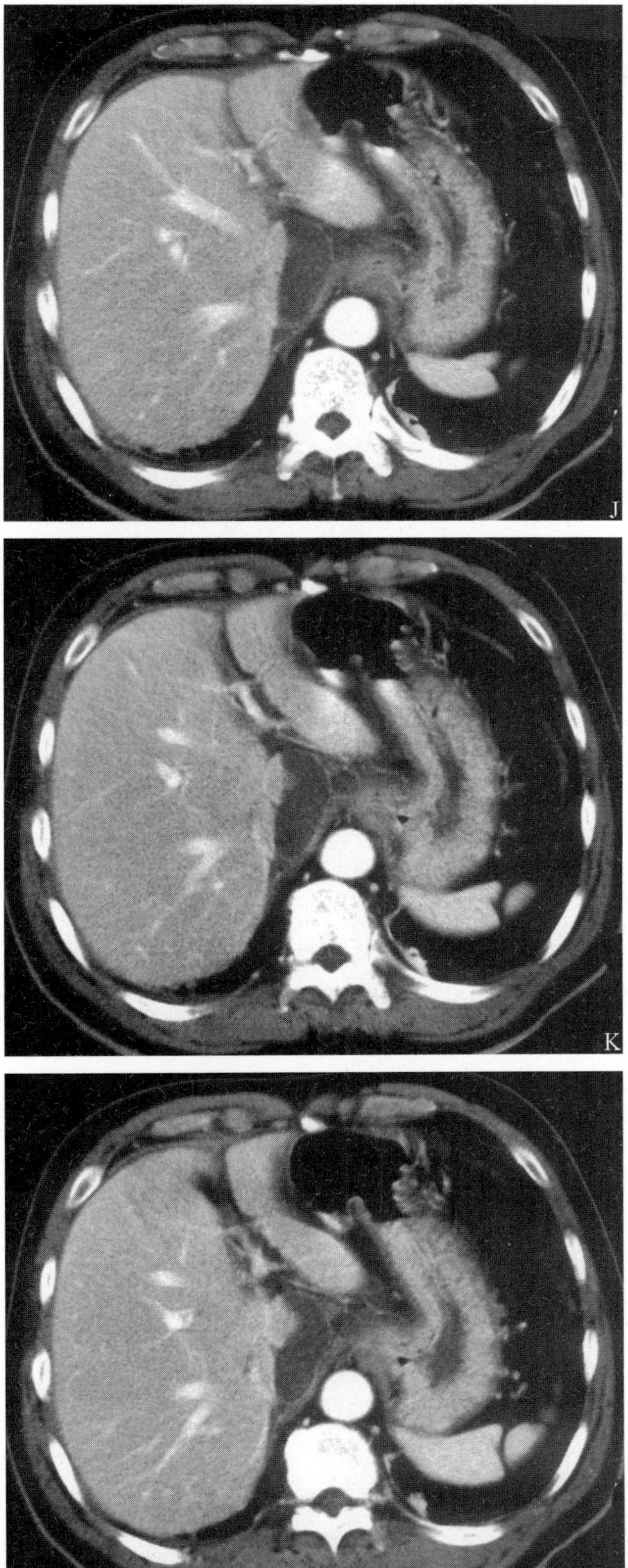
J
K
L

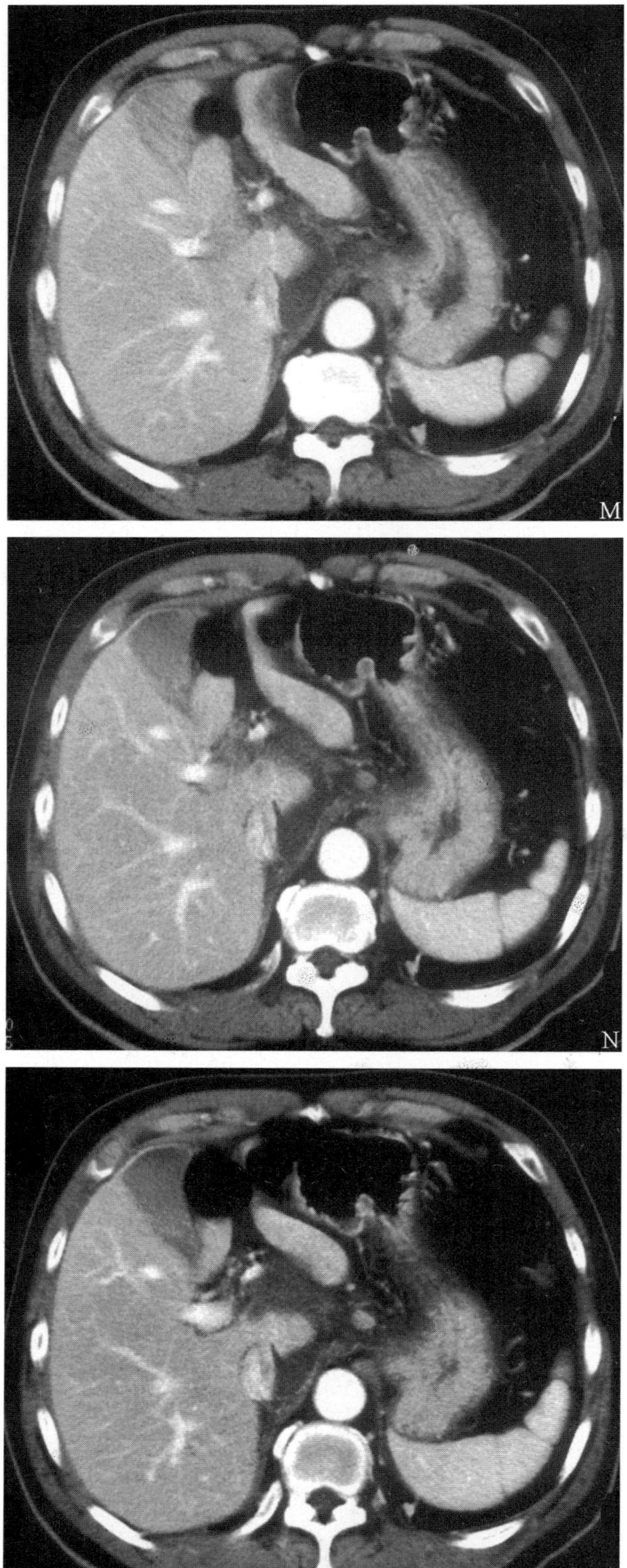
M
N
O

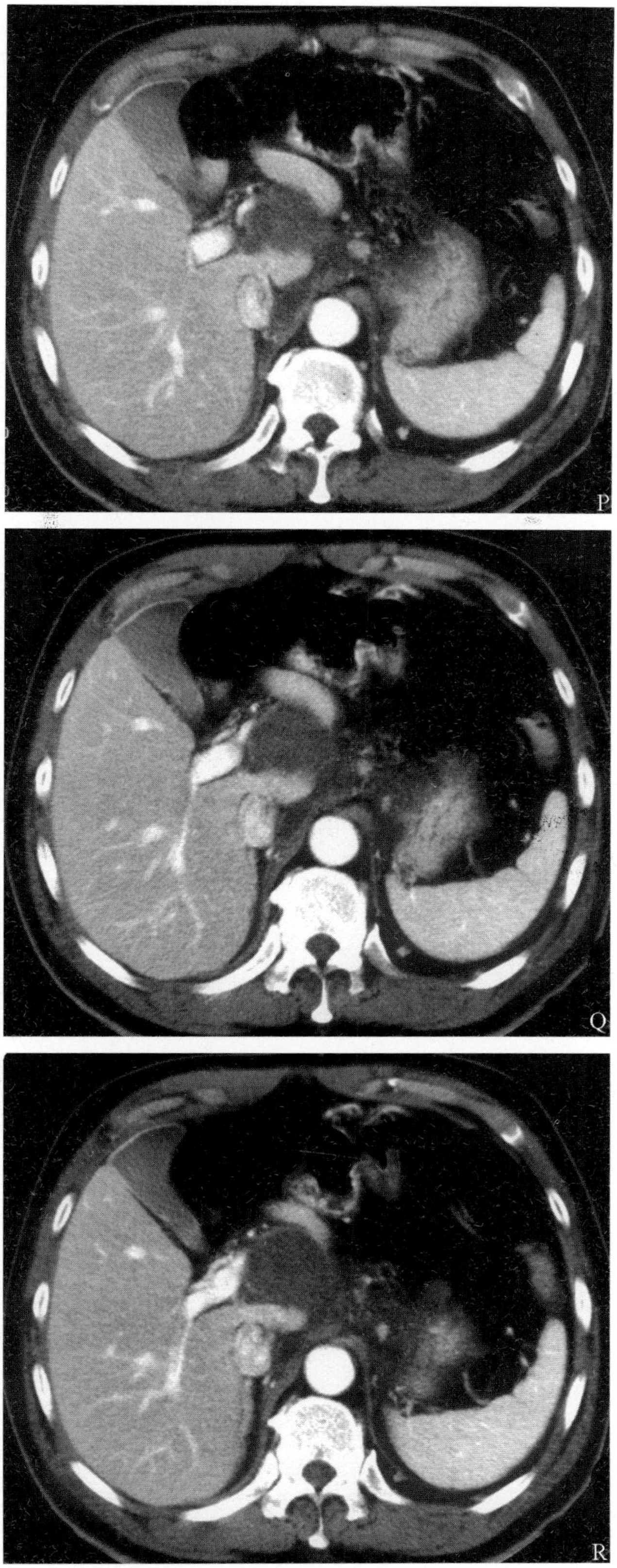
P
Q
R

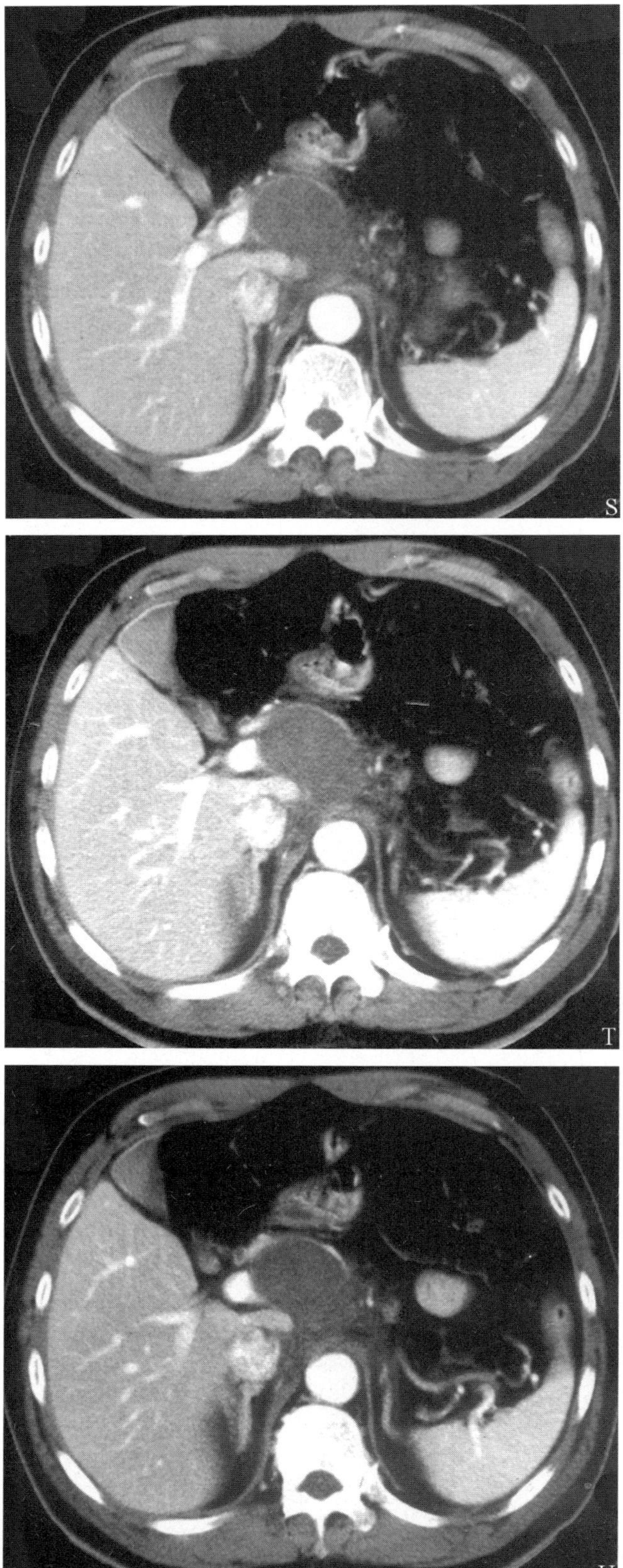
S
T
U

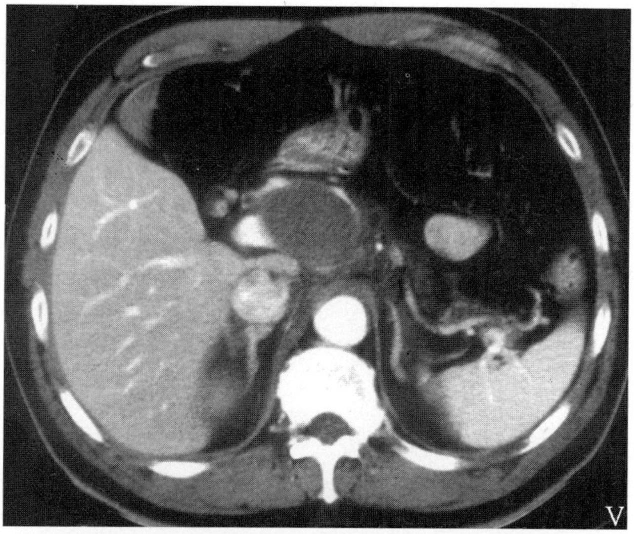
V

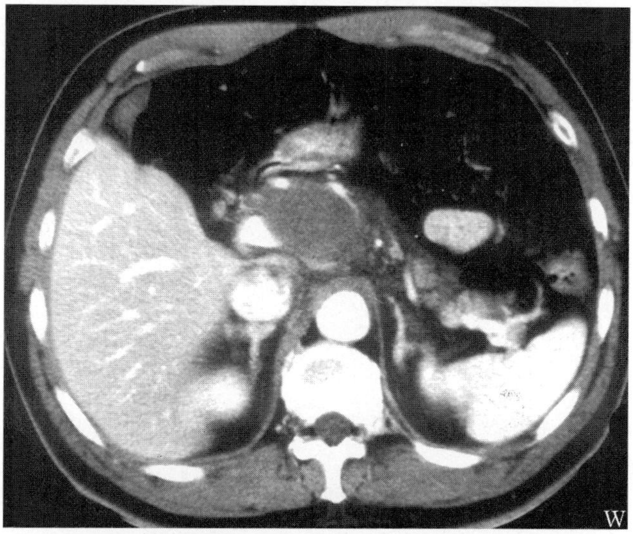
W

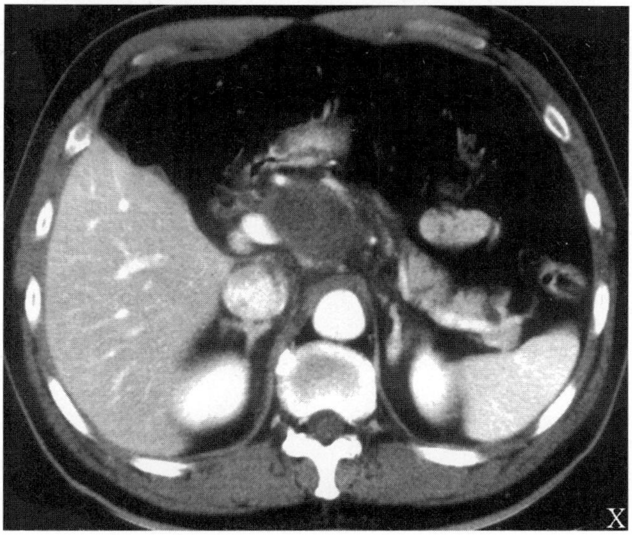
X

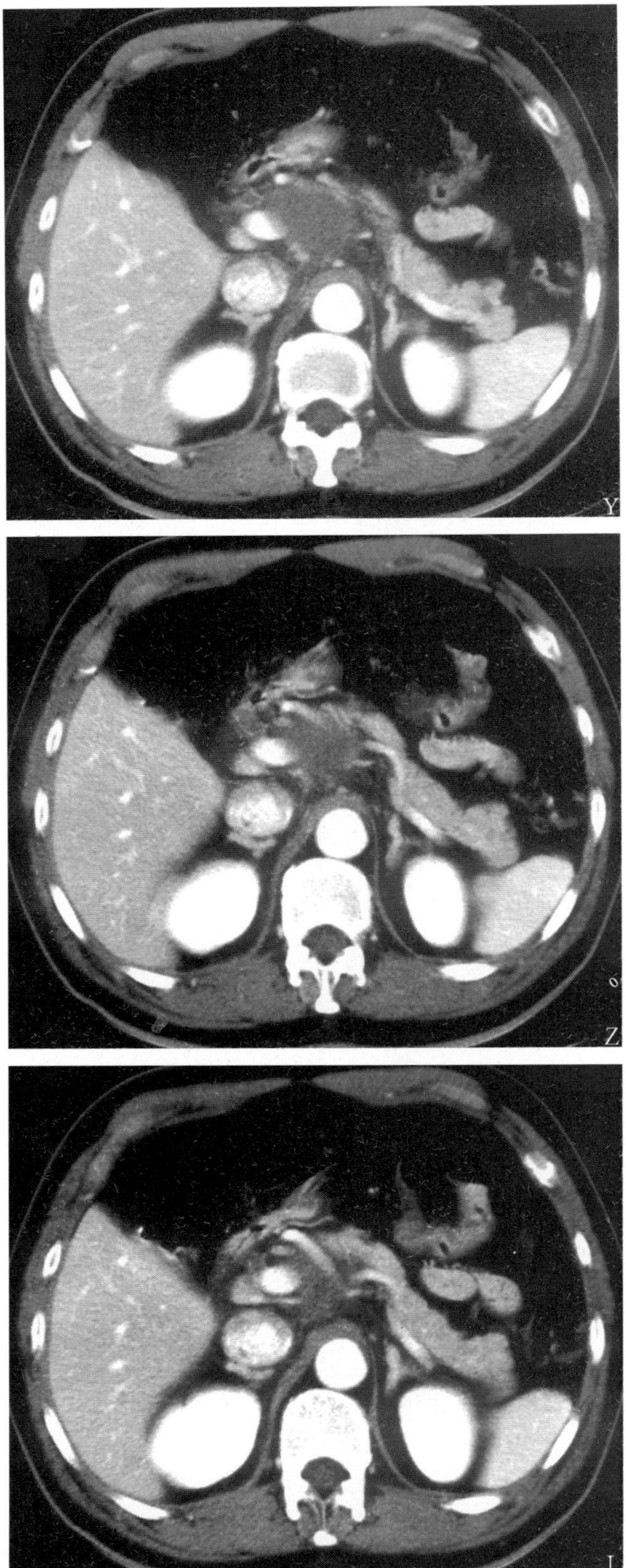

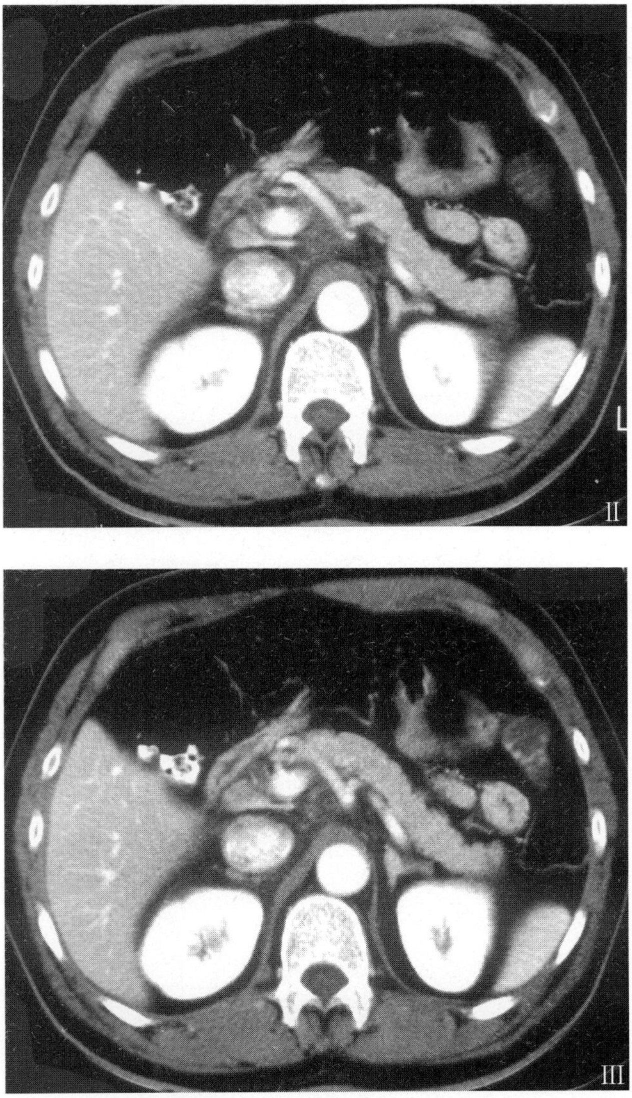

图 3-2-5-2 自第二肝门开始薄层强化扫描显示下腔静脉从第二肝门往下逐渐受压变窄，于 K、L 层面开始有少量造影剂流入假腔，假腔周围上至近第二肝门处，下至胰头水平呈长梭形软组织密度影，考虑为血栓成分，无强化效应，边缘光滑

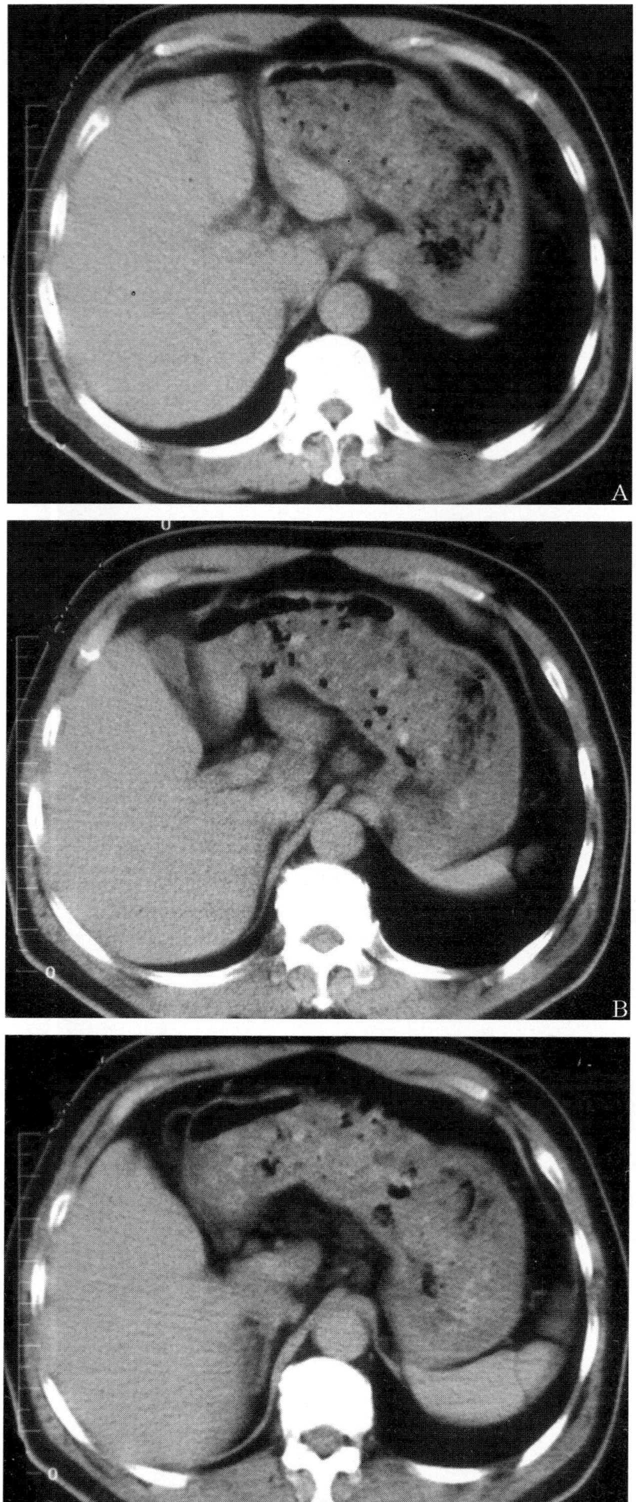

图 3-2-5-3　A、B 半年后复查软组织肿块影明显变小；C 10 个月后复查，肿物基本消失

【DSA 征象】

显示下腔静脉自胸 12 水平向上逐渐受压变窄，于第二肝门上方，狭窄段骤然扩张呈正常表现进入右心房(图 3-2-5-4)。

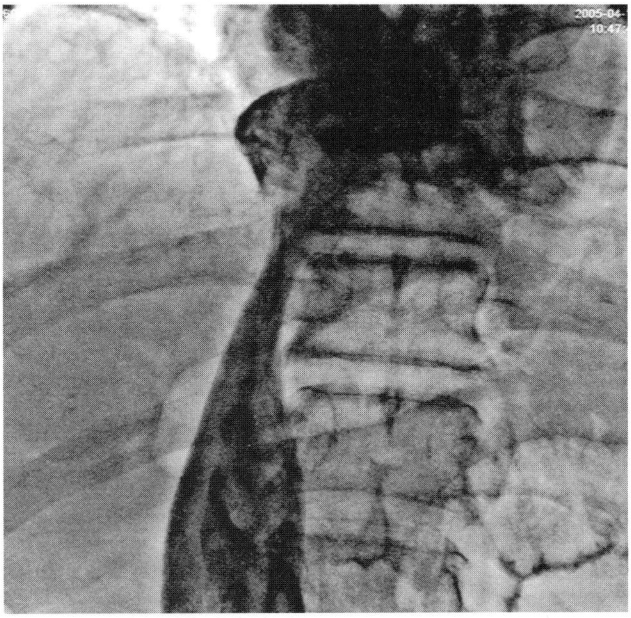

图 3-2-5-4　DSA 图像

【CT 诊断】

1. 下腔静脉假性静脉瘤；2. 下腔静脉发育不良；3. 下腔静脉血管内皮性肿瘤。

【最后诊断】

下腔静脉假性静脉瘤。

【评述】

假性静脉瘤少有报道，为静脉血管因某种因素破裂后的一种并发症，在血管周围形成一局限性、纤维包裹性血肿，并与受损伤血管相通。本病病因多以外伤、血管硬化、炎症感染、经皮血管穿刺及胰腺炎等引起。本病例少见，分析总结有如下特点：瘤体较大，长径大于 10cm 范围，瘤腔内有大量机化血块，强化显示瘤腔小，破口更小不易发现。腹膜后下腔静脉假性静脉瘤呈梭形，无强化效应为其特点。主要临床表现阵发性剧烈上腹痛，为血管破裂所致。因破裂口较小，外溢血流速迟缓、量少，病人无血压低及休克表现。阵发性腹痛的逐渐减轻为破裂口周围血块凝固机化所致。本病例初诊及 CT 平扫与强化后，除考虑假性静脉瘤以外还考虑血管内皮性肿瘤，患者多次复查，肿块逐渐变小，10 个月后基本消失。

1. CT 表现　平扫显示肿瘤密度均匀一致，边缘光滑的软组织肿块影。强化后可显示破裂口，造影剂进入瘤腔。瘤腔较小，周围大部分无强化的组织随病程时间的长短，可为血肿、机化血块、附壁血栓形成所致。随病程发展，外溢血肿、血块可逐渐吸收。病史较长，外溢血肿、血块无吸收者，病灶其内部和边缘均可出现钙化影。

2. 鉴别诊断

(1)血管内皮性肿瘤：平扫可见肿瘤造成下腔静脉阻塞表现。下腔静脉呈偏心性狭窄，狭窄段近端血管及分支扩张，可伴有奇静脉增粗，也可出现门脉高压等征象。瘤体有明显强化效应，是有别于假性静脉瘤的特征性表现。

(2)下腔静脉血栓：显示腔静脉的充盈缺损，但下腔静脉周围无软组织肿块影。临床上多见于盆腔与下肢手术、创伤、糖尿病、下肢静脉曲张及心衰病人。

(3)下腔静脉发育异常：下腔静脉发育异常中可表现为下腔静脉单纯狭窄，但多无临床症状与体征，作体检或其他检查时偶然发现。

例 6　肠系膜上静脉瘤样扩张

【病史摘要】

男性，83 岁，查体发现胰头肿物，余无不适。

【CT 征象】

平扫胰头明显增大，密度尚均匀，胰管及胆管系统均无扩张。强化扫描显示增大的胰头为肠系膜上静脉瘤样扩张所致，静脉周围软组织影与胰腺组织同等密度，强化值也相同(图 3-2-6)。

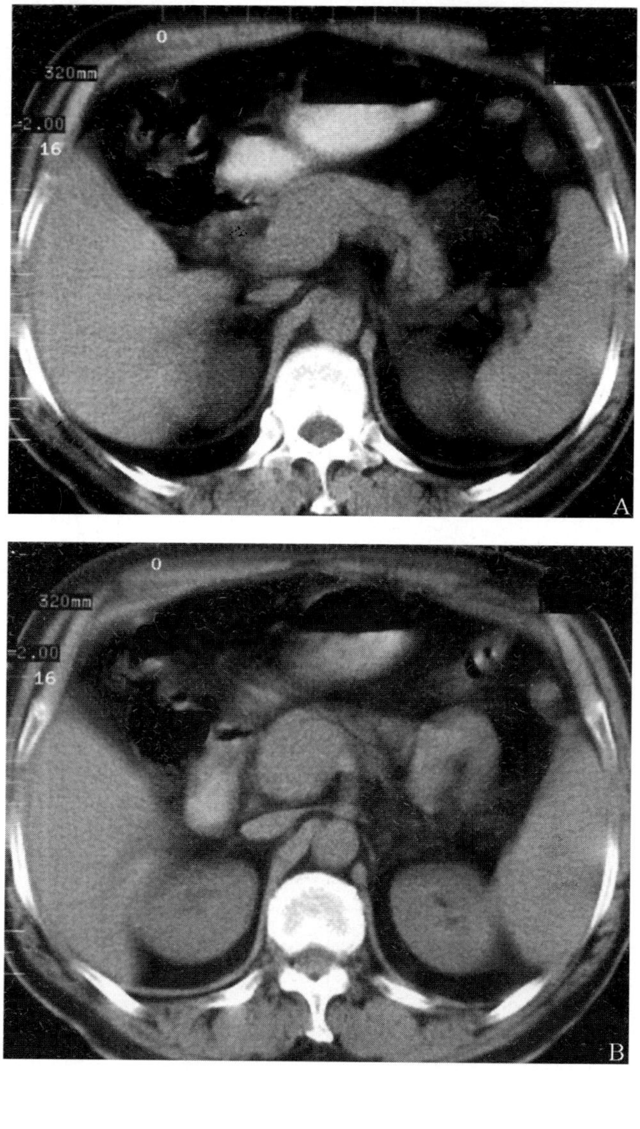

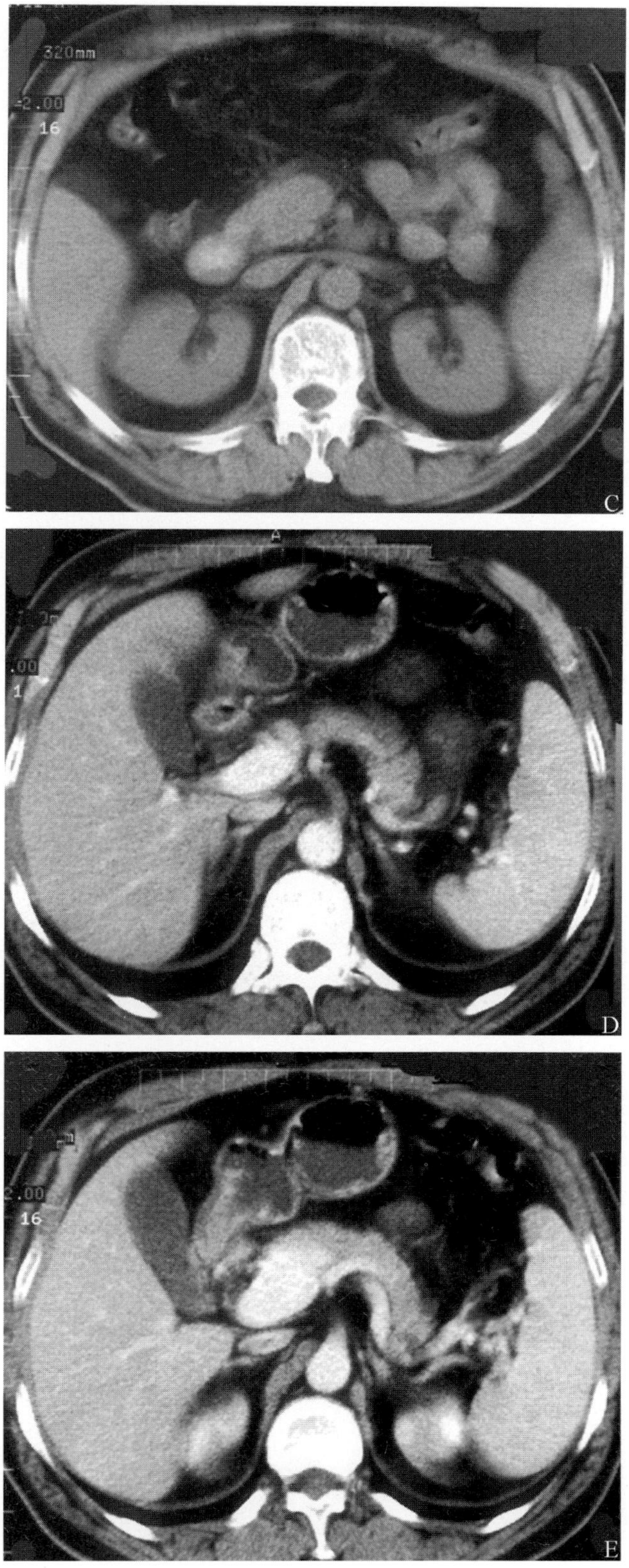
C
D
E

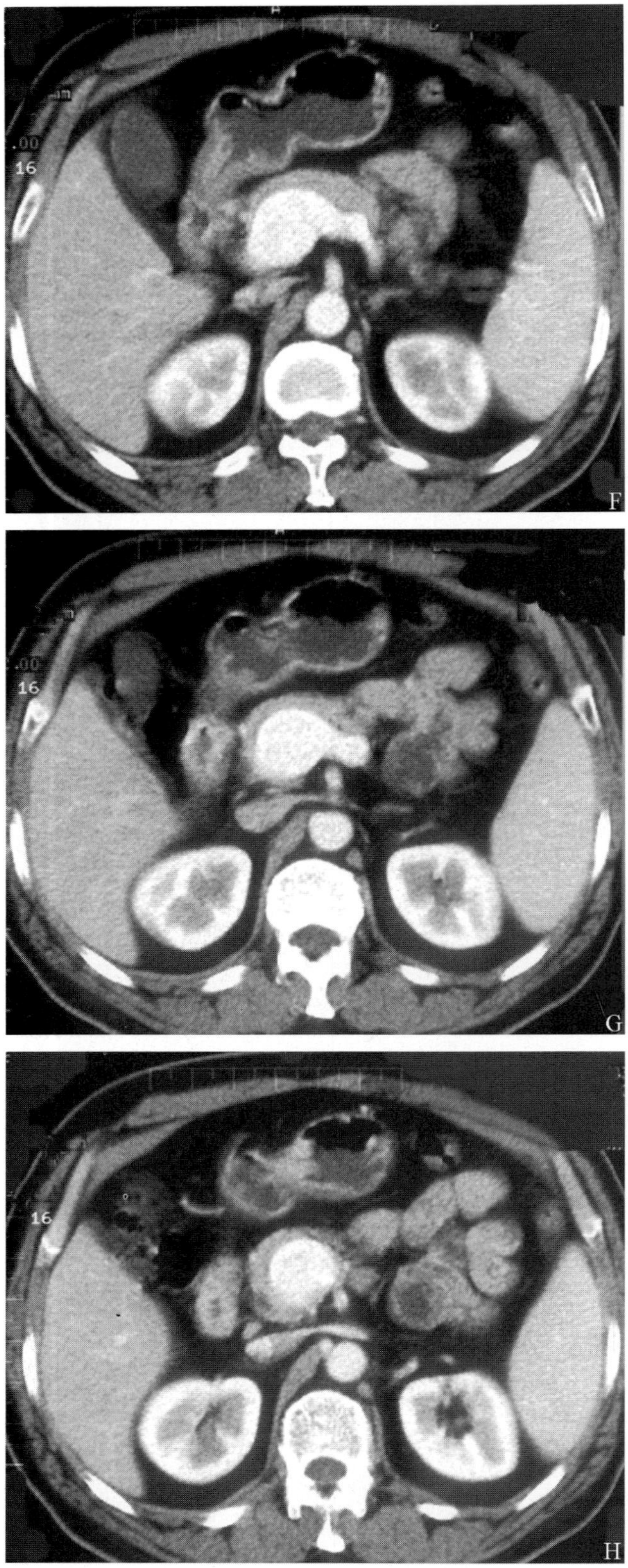
F
G
H

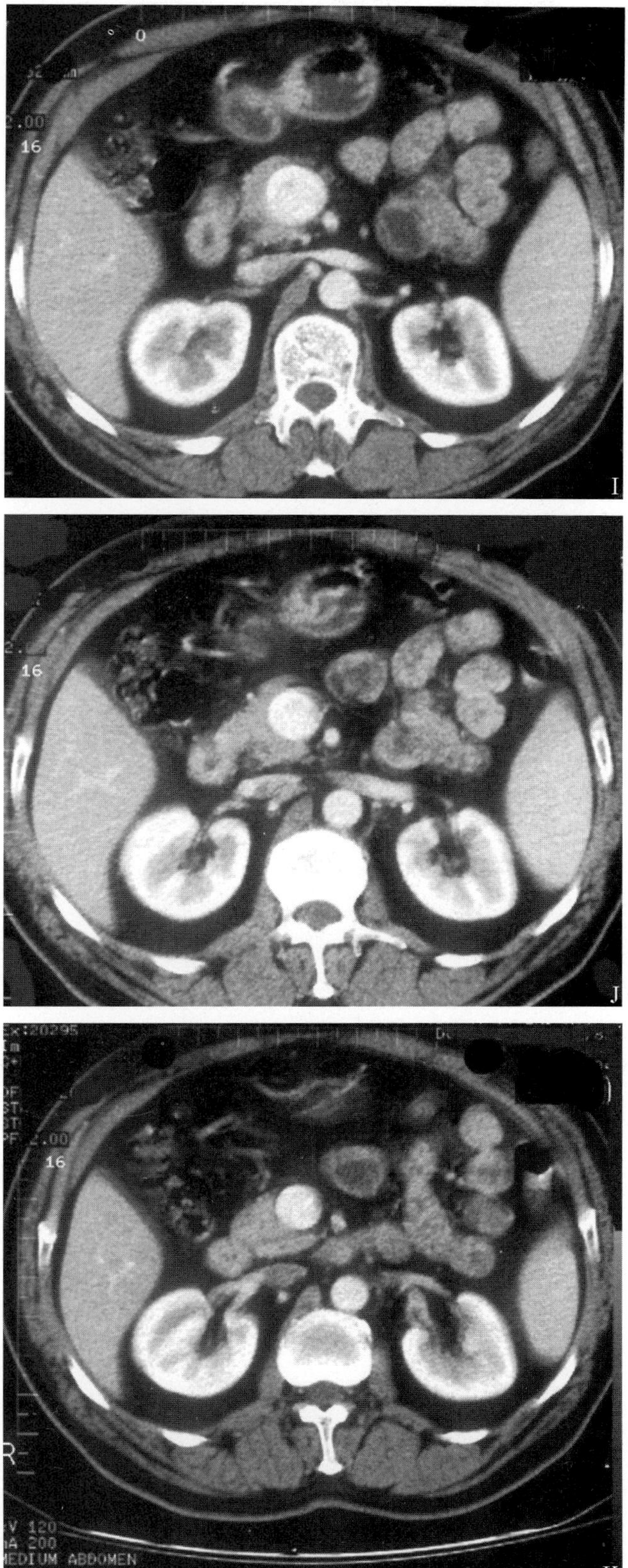
I
J
MEDIUM ABDOMEN
K

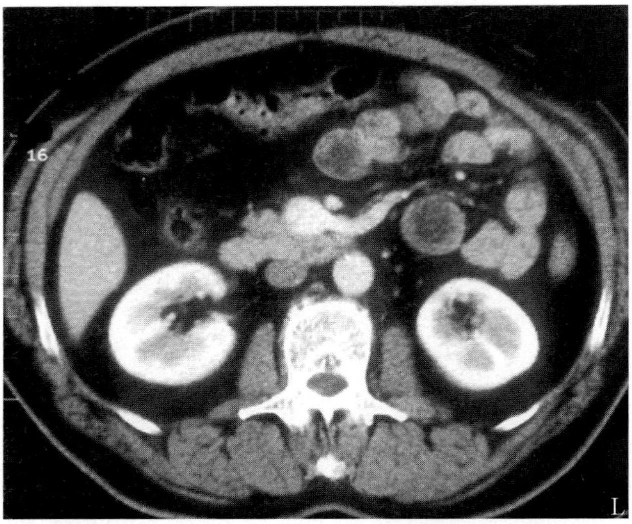

图 3-2-6 A、B、C 平扫示胰头明显增大，密度均匀，无胆管系统扩张；D～L 强化扫描示肠系膜上静脉瘤样扩张，下腔静脉与之无关

【CT 诊断】

胰头肿瘤。

【最后诊断】

肠系膜上静脉瘤样扩张。

【评述】

肠系膜上静脉瘤样扩张少有报道，可为先天发育异常。本病例平扫曾误诊为胰头癌，但仔细观察，胆管、胰管无扩张，临床也无腹痛、黄疸等表现。强化扫描，增大的胰头为扩张的静脉所致，血管周围软组织有强化效应，与正常胰腺组织 CT 值等同。笔者认为肠系膜上静脉瘤样扩张为静脉血管发育不良所致，平扫不易诊断，强化扫描因其有典型的特征性表现，容易诊断。瘤样扩张的血管直径 2cm，长度 4cm，门静脉显示正常。

肠系膜上动脉瘤和肠系膜上动静脉畸形，平扫均可显示胰头增大，类似本病或胰头癌，强化扫描均能分别显示特征性影像学表现而明确诊断。

例 7 淋巴管瘤

【病史摘要】

男性，34 岁，上腹胀痛感 3 月余，近 1 个月来症状加重，伴进食后胀痛明显加剧，大便次数增多。

【CT 征象】

肝左叶后方，胃小弯侧水样密度影，向前下伸展，并逐渐与前腹壁紧密相连，体积也明显扩大。自中下腹，囊性肿物逐渐缩小，并向盆腔延伸，达膀胱顶。巨大囊性肿物边缘光滑，其内密度均匀，壁薄，无分隔及钙化。肠管显示受压向后移位(图 3-2-7)。

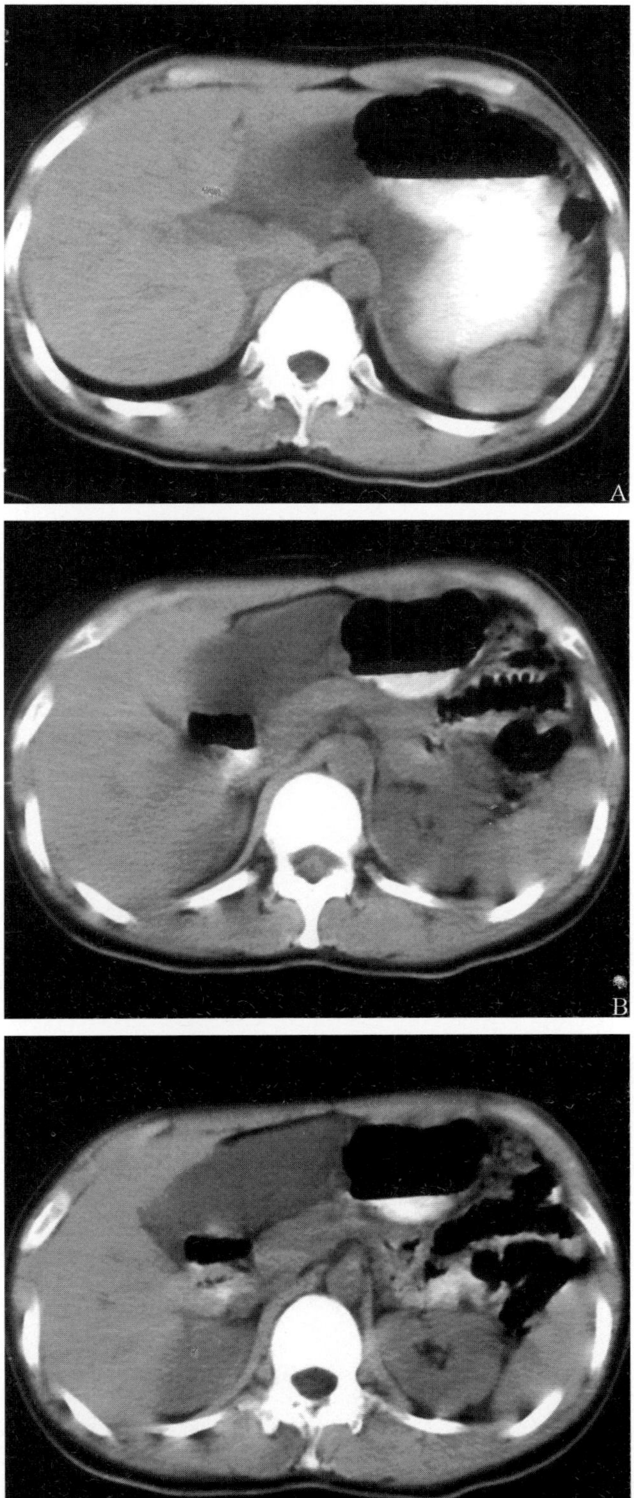
A
B
C

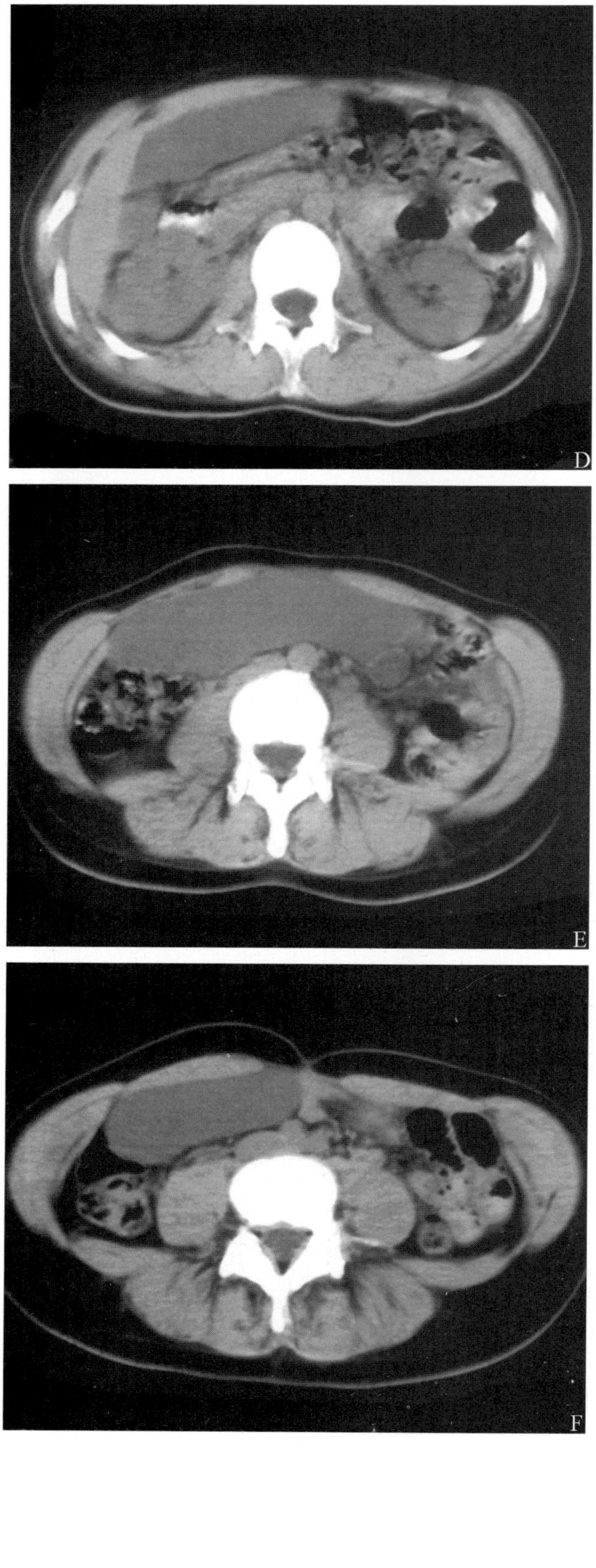
D
E
F

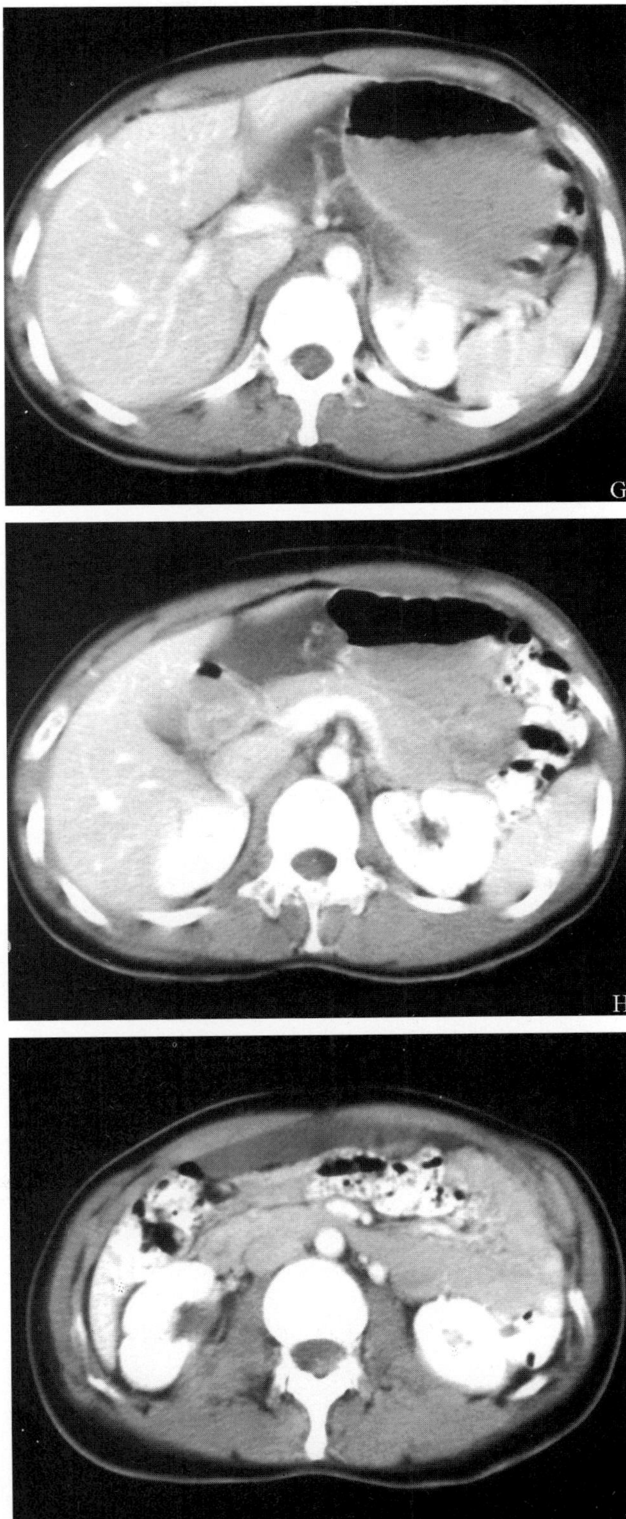
G
H
I

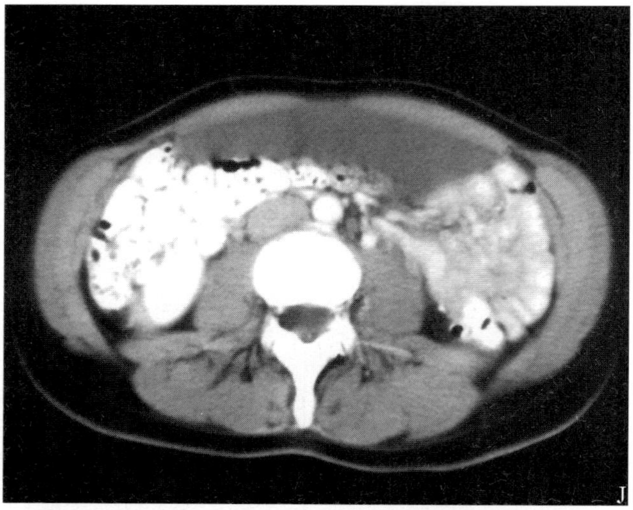
J

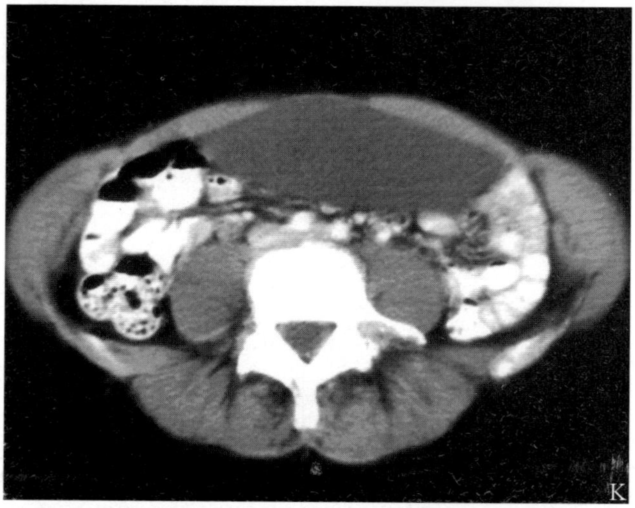
K

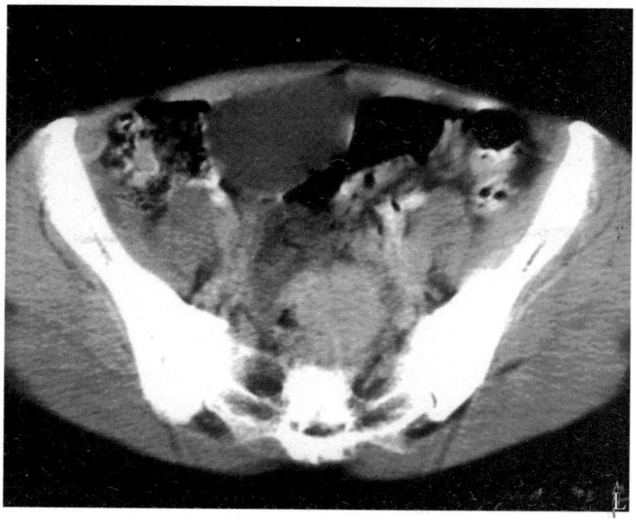
L

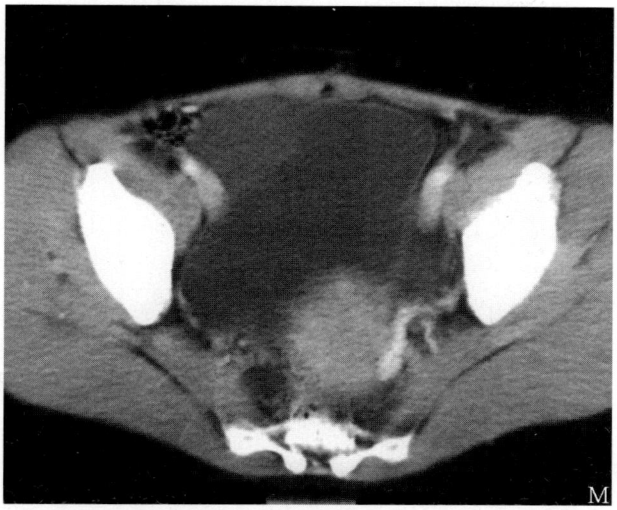

图 3-2-7　A、B、C、D、E、F 腹部平扫示肝左叶旁水样密度影，边缘光滑呈束状向下腹部延伸，体积逐渐扩大与前膜壁紧密相连；G、H、I、J、K、L、M 腹部强化扫描显示，上述巨大囊性肿物密度均匀无强化及分隔，自中下腹逐渐变小，并向盆腔延伸达膀胱顶上方，肠管受压向后移位

【CT 诊断】

1.小网膜单纯性囊肿；2. 小网膜淋巴管瘤；3. 腹膜假性黏液瘤。

【最后诊断】

小网膜淋巴管瘤(手术病理证实)。

【评述】

腹膜后淋巴管瘤多有报道，腹腔内发自小网膜的淋巴管瘤少有报道。网膜与肠系膜一样皆由腹膜折叠为双层而成，该双层腹膜之间富含血管、淋巴管、神经和脂肪。由于某种因素造成淋巴管极度扩张的囊腔形成淋巴管瘤，囊腔内衬单层内皮，类似正常淋巴管内膜结构。较大者，可围以胶元和平滑肌，腔内充满清亮液体或蛋白性液体。腹腔内淋巴瘤较少见，60%见于 5 岁以下患儿，也可到成年时才出现。最常见肠系膜、网膜、腹膜后，任何部位都可发生传统分为 3 型：①毛细淋巴管瘤；②海绵状淋巴管瘤；③囊性淋巴管瘤或囊性水瘤。囊状较大才可出现症状，不易术前确诊。由于近年来使用 CT、B 超检查，检出率、定性诊断逐年提高。

1.CT 表现　囊性肿物为均匀一致的水样密度影，壁薄、光滑完整，一般无厚壁及结节强化影，少有间隔线显示，囊肿较大时可显示邻近器官受压移位。

2. 鉴别诊断

(1)单纯性囊肿：同囊性淋巴管瘤 CT 表现类似，如囊内有出血，密度可增高。

(2)腹腔假性黏液瘤：腹腔内有大小不一的结节状囊性肿物影及黏液池形成，其密度明显高于淋巴管瘤，无强化效应，假性黏液瘤多伴有胶样腹水。

(3)假性囊肿：临床有胰腺炎病史，所谓胰腺假囊肿是指包括局限化的坏死组织、陈旧出血及胰腺分泌物等。其壁为最先阻止胰腺炎炎性组织扩散的组织结构，而后渐渐导致炎性反应而包裹其内容物，形成的肉牙组织进而形成纤维膜，CT 对囊壁显示很清楚。开始囊肿密度较高，随着病程发展，囊内容物逐渐液化呈假性囊肿典型表现。囊肿可局限于胰腺内，多发生在胰腺周围，也可向上、向下扩展到腹膜后的任何部位，也可损伤腹膜进入腹腔，囊内液体富含溶解酶，有别于其他囊肿性病变。

（陈晟）

例 8　肝 囊 腺 癌

【病史摘要】

女性，61 岁，右上腹痛、腹胀 1 周，生化检查示甲胎蛋白（AFP）阴性。

【CT 征象】

增强扫描示肝门区及肝右叶实质内多个卵圆形囊性肿物，囊壁不光整，可见壁结节，囊壁及壁结节轻度强化，而囊性区无强化。肝实质内散在大小不等的低密度肿块，部分肿块相互融合，病灶边缘略有强化（图 3-2-8）。

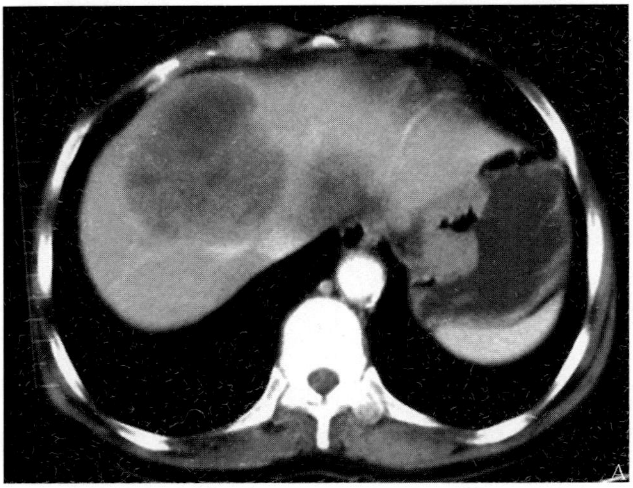

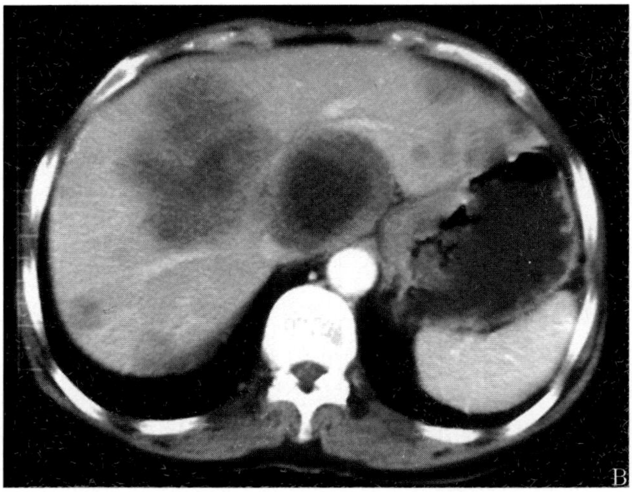

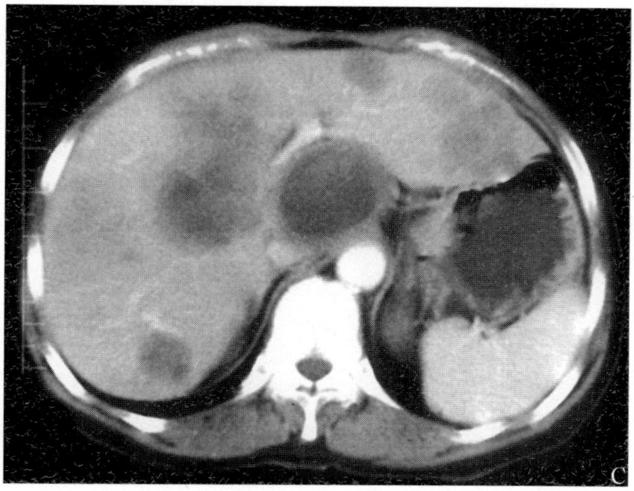
C

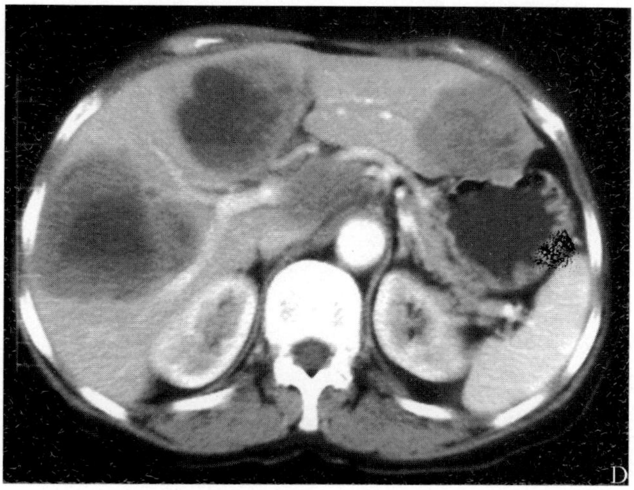
D

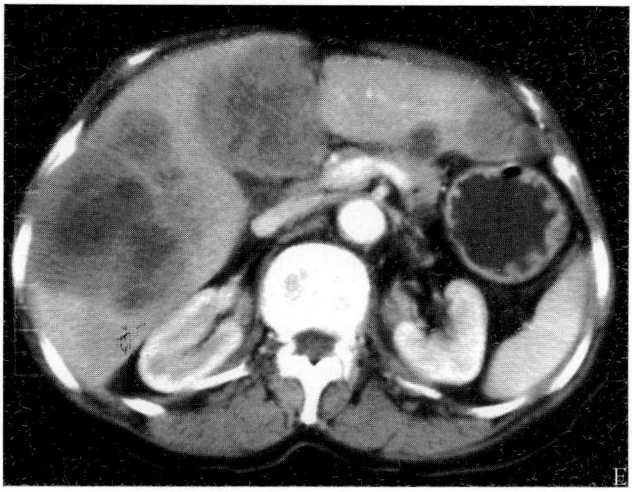
E

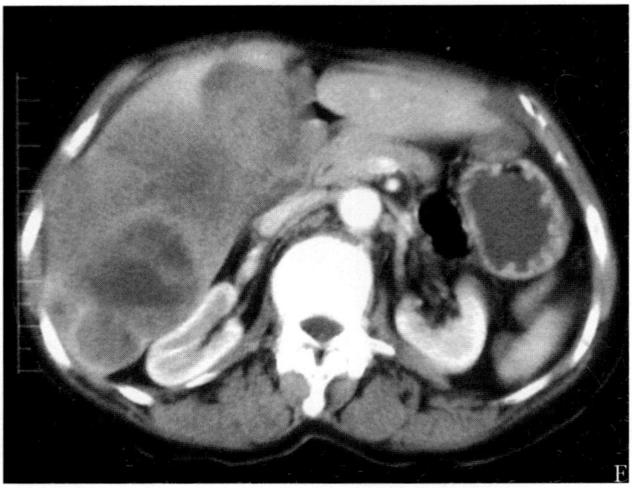

图 3-2-8 A、B、C、D 肝脏强化扫描显示肝内多发囊性肿物，囊壁较厚，不规则，呈轻度强化，可见壁结节；E、F 病灶边缘不规则，其内有间隔线显示

【CT 诊断】

1. 肝囊腺癌；2. 肝囊腺瘤；3. 肝转移瘤；4. 肝细胞癌；5. 肝内胆管细胞癌；6. 肝细胞腺瘤；7. 肝脓；8. 肝血管瘤。

【最后诊断】

肝囊腺癌伴肝内转移(穿刺病理证实)。

【评述】

肝脏螺旋 CT 多期动态增强扫描检查多采用高压静脉推注，造影剂总量 100ml。以 2.5ml/s 速度注完 50ml 后，再改为 1.5ml/s 静脉推注，将全部造影剂注完，这样可以保持扫描过程中血液中有较高的造影剂浓度。于造影剂开始注入后 30s、60s 及 90s 进行全肝三期扫描，即肝动脉期、门静脉期及肝实质期。由于肝脏自身双重血供特点，即 75% 由门静脉供血，25% 由肝动脉供血，而血供丰富的肝肿瘤主要接受肝动脉供血，故在三期扫描中肝肿瘤与肝实质的密度会出现强化对比，利于肝脏肿瘤的诊断。

肝囊腺癌是来源于肝内胆管上皮细胞，具有分泌黏液功能的一种特殊类型的肿瘤，比较少见，好发于中年女性。病理上，呈圆形或卵圆形囊性肿物，多房或单房，囊壁有立方或柱状癌细胞被覆，异形性明显，癌细胞呈结节状或乳头状向囊内生长，囊壁可发生钙化。囊性成分可为血性、胆汁性或混合性。根据病理组织类型胆管囊腺癌可分为含卵巢基质和无卵巢基质两个亚型，前者多由囊腺瘤演变而来，预后较好，仅见于女性；后者与囊腺瘤无关，可以见于女性和男性，恶性程度高，预后差。临床缺乏特征性症状，常以腹部包块，右上腹不适或疼痛为主诉。肝囊腺癌可经门静脉及肝动脉形成肝内转移灶，且转移灶可以表现出与原发肿瘤相似的一些特点如多血管性、囊变、钙化。

1. CT 表现 增强扫描示肝内圆形或卵圆形囊性肿物，囊壁厚度不均，内缘常不规则，伴有壁结节或肿块，囊壁及壁结节可有强化，囊性区不强化，囊内可有间隔线，较僵硬，有强化效应。肝实质内大小不等的低密度肿块，部分融合成团，病灶边缘略有强化，且密度不均匀，部分呈“牛眼征”，提示肝转移瘤的诊断。

2. 鉴别诊断

(1)肝囊腺瘤:囊巨大,囊液密度较均匀,壁结节少见或较小,可有间隔线,平滑,较细较薄,可轻微强化。通常不易与囊腺癌鉴别,当囊腺瘤内出现壁结节或分隔上的结节,或有分界不清的软组织影、粗糙的钙化时,提示恶性的可能性较大。

(2)肝细胞癌:多在慢性肝炎、肝硬化的基础上发生,肝细胞癌可分为结节型、巨块型和弥漫型。CT表现为边缘不规则的低密度病灶,可单发或多发。瘤内合并囊变、坏死和脂肪变则密度更低。增强扫描动脉期病灶可表现为明显不均匀强化,此时正常肝组织尚未强化,病灶密度高于正常肝。在门静脉期病灶内对比剂迅速下降,正常肝开始强化,至门静脉晚期及肝实质期病灶密度又低于正常肝。对比剂呈“快进快出”的特点。伴发改变主要有癌瘤处肝体积增大,轮廓隆凸;静脉内及胆管内肿瘤浸润;肝内转移;邻近器官受压或浸润;肝硬化表现。

(3)肝内胆管细胞癌:为源自胆管上皮的肝内恶性肿瘤。在肝吸虫高发的地区胆管细胞癌发病率也较高,溃疡性结肠炎也和本病密切相关。胆管细胞癌组织学特点为肿瘤内纤维结缔组织多,形成硬化型腺癌结构。平扫表现为边缘不规则的低密度肿块,有时可见钙化灶。增强扫描早期肿瘤多表现为不均匀强化,肿瘤对比增强有随时间逐渐增强趋势。肝动脉期强化不明显,实质期和延时扫描肿瘤增强逐渐明显。肿瘤靠近肝门时周围可见扩张胆管或包埋胆管。

(4)肝细胞腺瘤:为一种少见的肝良性肿瘤,好发于中年女性,与口服避孕药及性激素治疗关系密切。肿瘤分化较好,由形似正常或不典型的肝细胞组成,常含有血管,但无胆管及枯否细胞,瘤体大小不一,以单发为主,有完整包膜,包膜内含有大量的载脂细胞。平扫表现为规则低密度,瘤体内可见有出血或坏死,增强扫描病灶呈不规则强化并迅速消退,病灶包膜呈低密度。

(5)肝脓肿:主要由细菌性和溶组织阿米巴原虫引起。临床主要表现为发热、腹痛、肝大,很少出现黄疸。肝脓肿可单发或多发。平扫示圆形或卵圆形低密度,边界模糊,其内可见囊性低密度区。增强扫描脓腔无强化,脓肿壁环状强化,其外围可见一圈低密度水肿带。

(6)肝血管瘤:为常见的肝脏良性肿瘤,多无症状,瘤体大小不一,可单发或多发,病理上,瘤体由血窦组成。平扫示类圆形低密度区,边界清晰,密度均匀。增强示病灶边缘出现结节样强化,与肝内血管密度相近,且增强的范围逐渐向中心扩展,密度则逐渐减低,最后整个病灶被对比剂“填满”,与正常肝实质多密度相同。对比剂呈“快进慢出”的特点。某些较大的血管瘤中央部位始终呈低密度,可为瘤内血栓形成或纤维化所致。

(徐国萍)

例9　肝细胞癌巨块型

【病史摘要】

男性,34岁,右上腹痛、腹胀1个月,生化检查示甲胎蛋白(AFP)阳性。

【CT征象】

肝脏失去正常形态,肝左叶增大,肝左叶可见不规则形低密度肿物影,密度不均匀。邻近脏器及血管均显示受压移位。肿物周围可见小的低密度灶。增强扫描动脉期肿物不规则强化,门静脉期肿物强化减弱,病灶密度低于肝实质,病灶内可见无明显强化的低密度区。肝包膜下可见液体样密度影,脾脏增大(图3-2-9)。

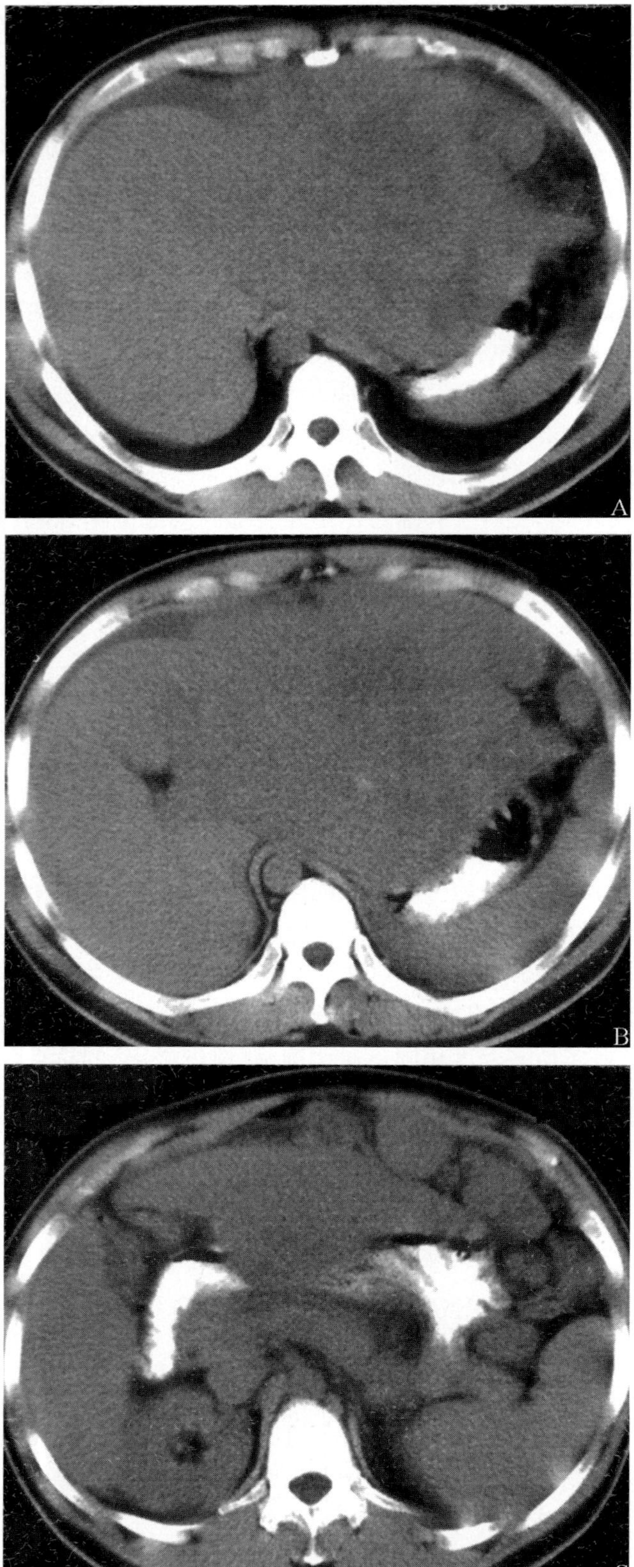
A
B
C

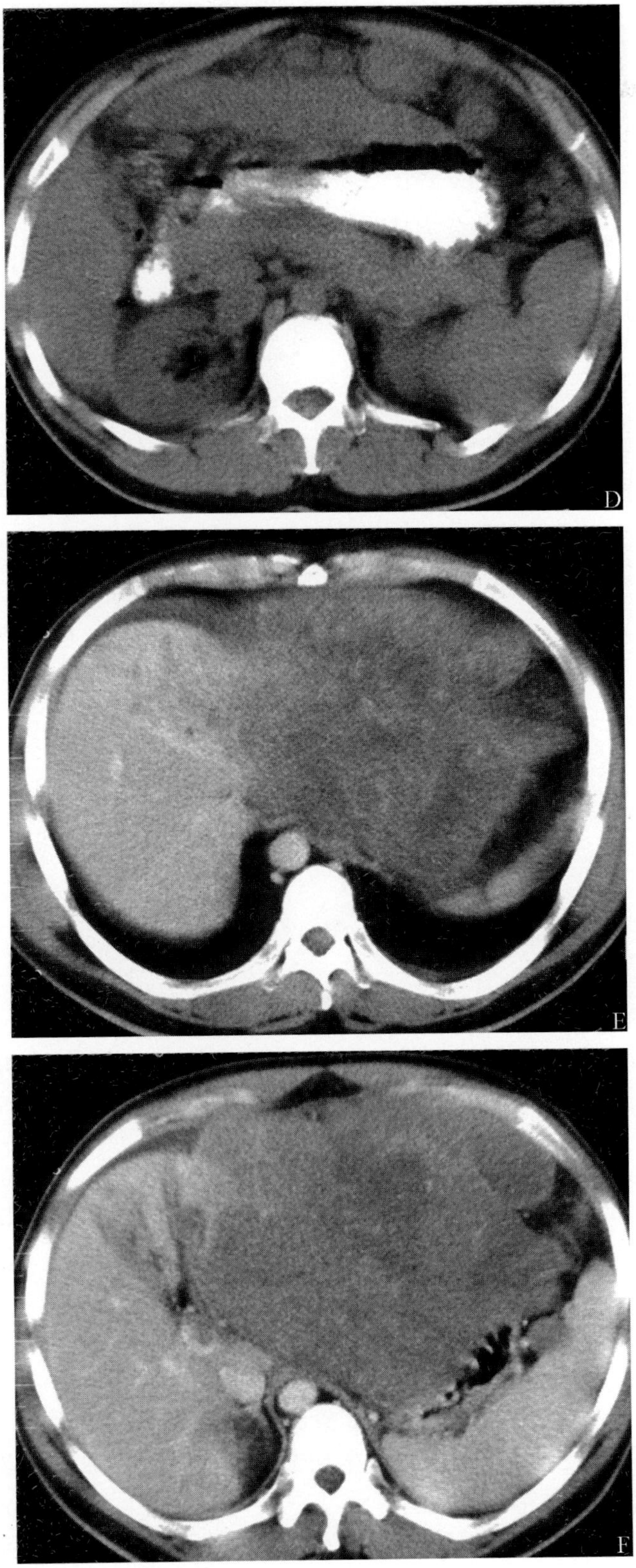

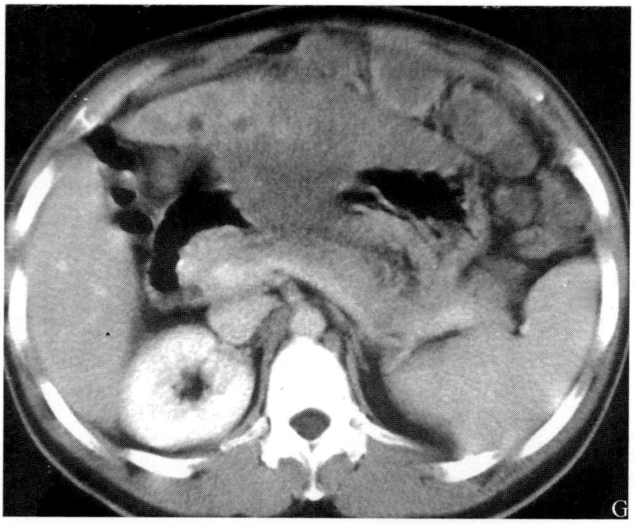

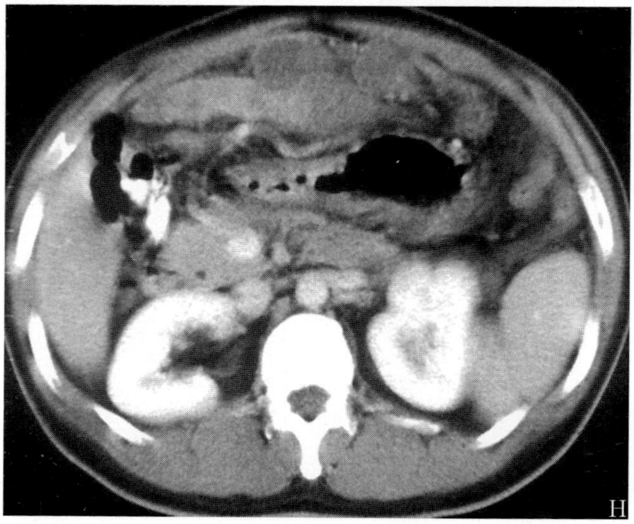

图 3-2-9 A、B、C、D 肝脏平扫示肝左叶巨大肿块影，密度略低，不均匀，胃受压明显，脾脏增大；E、F、G、H 肝脏强化扫描显示巨大肿物呈不均匀强化，病灶内可见无明显强化的低密度区，肿物整体密度低于肝实质密度

【CT 诊断】

1. 肝细胞癌巨块型伴肝硬化；2. 肝细胞腺瘤；3. 肝内胆管细胞癌；4. 肝转移瘤；5. 肝血管瘤；6. 肝脓肿。

【最后诊断】

肝细胞癌巨块型伴肝硬化(穿刺病理证实)。

【评述】

原发性肝癌按组织型可分为肝细胞癌、胆管细胞癌和混合型 3 类，其中以肝细胞癌最多见，约占 90%。大多在肝硬化的基础上由再生结节演变而来。肝细胞癌多见于中年男性，起病隐匿，发展快。肝细胞癌通常分为 3 型。

(1)巨块型：癌组织呈大块状，可以是单个巨块，直径在 10cm 以上，也可由许多密集的结节融合而成，界限可清楚也可不清楚，大多包膜不明显或不完整，癌灶周围常有卫星灶出现。

(2)结节型:癌结节可以单个或多个,大小不等,分布于肝左、右叶,也可有数个结节融合成一个较大的结节。

(3)弥漫型:此型最少见,整个肝脏有弥漫分布的细小癌结节。

肝细胞癌常侵犯静脉系统,门静脉较肝静脉及下腔静脉更易受侵犯。静脉受侵可引起癌肿的肝内转移以及形成癌栓和动静脉瘘。生长在肝门附近的肝癌常侵犯胆管,导致梗阻性黄疸。淋巴结转移主要累及肝门和腹膜后淋巴结。肝癌可直接侵犯邻近器官。转移至腹膜后可引起血性腹水,远处转移以肺最常见。肝癌可发生自发性出血,形成肝内和包膜下血肿或引起腹腔内出血。

1. CT 表现　肝细胞癌的 CT 表现依照癌肿的大小、分化、血管丰富程度,有无坏死及静脉闭塞等因素而不同。肝细胞癌主要由肝动脉供血,大多数肿瘤内可见明显的新生血管,动静脉短路,毛细血管丰富及门静脉闭塞。平扫多呈低密度,可单发或多发,境界不清楚,有包膜者则境界清楚,瘤内合并囊变、坏死和脂肪变则密度更低,钙化和新鲜出血则表现为高密度。增强扫描动脉期病灶可表现为明显不均匀强化,此时正常肝组织尚未强化,病灶密度高于正常肝。在门静脉期病灶内对比剂迅速下降,正常肝开始强化,至门静脉晚期及肝实质期病灶密度又低于正常肝。对比剂呈"快进快出"的特点。伴发改变主要有癌瘤处肝体积增大,轮廓隆凸;静脉内及胆管内肿瘤浸润;肝内转移;邻近器官受压或浸润;肝硬化表现。

2. 鉴别诊断　本肿瘤主要应与以下病变鉴别。

(1)肝细胞腺瘤:为一种少见的肝良性肿瘤,好发于中年女性,与口服避孕药及性激素治疗关系密切。肿瘤分化较好,由形似正常或不典型的肝细胞组成,常含有血管,但无胆管及枯否细胞,瘤体大小不一,以单发为主,有完整包膜,包膜内含有大量的载脂细胞。平扫表现为规则低密度,瘤体内可见有出血或坏死,增强扫描病灶呈不规则强化并迅速消退,病灶包膜呈低密度。

(2)肝内胆管细胞癌:为源自胆管上皮的肝内恶性肿瘤。在肝吸虫高发的地区胆管细胞癌发病率也较高,溃疡性结肠炎也和本病密切相关。胆管细胞癌组织学特点为肿瘤内纤维结缔组织多,形成硬化型腺癌结构。平扫表现为边缘不规则的低密度肿块,有时可见钙化灶。增强扫描早期肿瘤多表现为不均匀强化,肿瘤对比增强有随时间逐渐增强趋势。肝动脉期强化不明显,实质期和延时扫描肿瘤增强逐渐明显。肿瘤靠近肝门时周围可见扩张胆管或包埋胆管。

(3)肝转移瘤:肝转移瘤早期无明显症状和体征,或被原发肿瘤症状所掩盖。绝大多数肝转移瘤 AFP 阴性。不同部位的恶性肿瘤可经门静脉、肝动脉和淋巴途径转移至肝脏,也可直接侵犯肝脏。原发性恶性肿瘤以消化系统肿瘤、乳腺癌和肺癌最为常见。肝转移瘤常保持原发部位肿瘤的病理和解剖特点,其血供也与原发肿瘤一致。肝转移瘤在 CT 平扫多表现为低密度影,病灶可融合成团;增强扫描有助于病灶的显示,早期边缘或整个瘤体明显强化,但在肝门静脉期造影剂基本排出,有的可见"牛眼征",延迟扫描病灶多呈低密度。

(4)肝血管瘤:为常见的肝脏良性肿瘤,多无症状,瘤体大小不一,可单发或多发,病理上,瘤体由血窦组成。平扫示类圆形低密度区,边界清晰,密度均匀。增强示病灶边缘出现结节样强化,与肝内血管密度相近,且增强的范围逐渐向中心扩展,密度则逐渐减低,最后整个病灶被对比剂"填满",与正常肝实质多密度相同。对比剂呈"快进慢出"的特点。某些较大的血管瘤中央部位始终呈低密度,可为瘤内血栓形成或纤维化所致。

(5)肝脓肿:主要由细菌性和溶组织阿米巴原虫引起。临床主要表现为发热、腹痛、肝大,很少出现黄疸。肝脓肿可单发或多发。平扫示圆形或卵圆形低密度,边界模糊,其内可见囊性低密度区。增强扫描脓腔无强化,脓肿壁环状强化,其外围可见低密度水肿带。

（徐国萍）

例 10　肝细胞癌外生型

【病史摘要】

男性,38 岁,右上腹痛,右侧腰部不适,无血尿。

【CT 征象】

右肾上极显示一不规则形软组织密度肿物影,增强扫描显示肿物不均匀强化,其内有低密度坏死区,肿物与肝右叶实质及右肾实质分界不清。脾脏增大(图 3-2-10-1)。

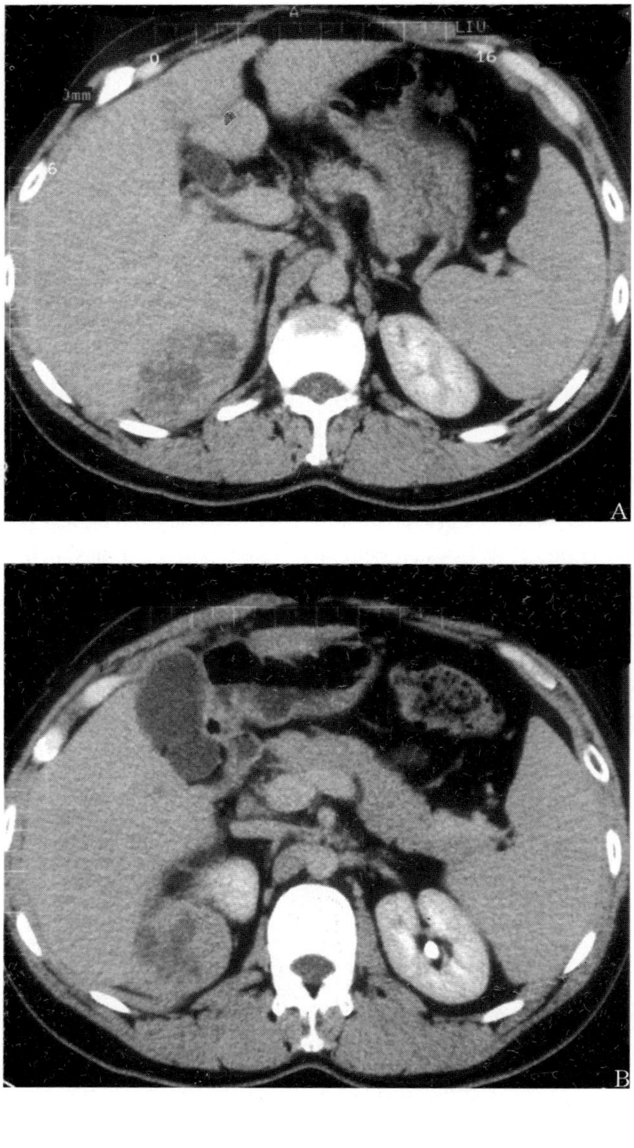

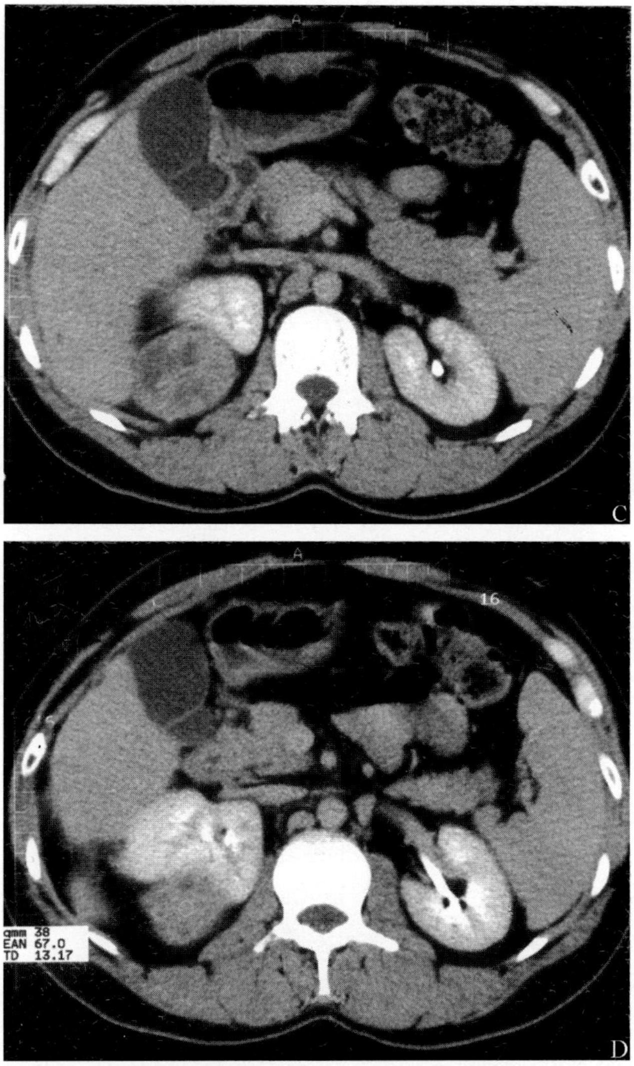

图 3-2-10-1　A、B、C、D 腹部强化扫描显示，右肾上极后方软组织密度肿块影，呈不均匀强化，肿物与肝右叶下段及肾实质似有融合，右肾向前移位

【CT 诊断】

1. 肾细胞癌；2. 肾淋巴瘤；3. 肝细胞癌外生型；4. 腹膜后平滑肌肉瘤；5. 神经鞘瘤。

【最后诊断】

肝细胞癌外生型(术后病理证实)。

【评述】

外生型肝细胞癌或称为肝外发育型肝细胞癌是比较少见的特殊类型的肝细胞癌，它是从肝表面向腹腔发育突出的肝细胞癌。外生型肝细胞癌发生部位有肝副叶、里德耳叶(Riedel lobes)、以肝生理或病理性变形为基础的突出部分。分为以下两种类型。①突出型：此型与肝组织呈广基性连续，而且肝外寄生动脉不丰富。②带蒂型：与肝组织以明确的蒂相连。此型从肝副叶发生的可能性大，而且缺乏肝脏供血动脉，可见丰富的来自周围脏器的供血动脉(称为寄生动脉)。

1.CT 表现 外生型肝细胞癌的 CT 表现与常见类型肝细胞癌表现相似。依照癌肿的大小、分化、血管丰富程度,有无坏死及静脉闭塞等因素而有不同的 CT 表现。平扫多呈低密度,因此型肝细胞癌一般发生于肝被膜下故边缘比较光滑,突出型肝细胞癌基底部与肝实质境界不清楚。带蒂型肝细胞癌有明确的蒂与肝组织相连故边界较清晰。瘤内合并囊变、坏死和脂肪变其内可出现更低密度区。增强扫描突出型肝细胞癌主要由肝动脉供血,动脉期病灶可表现为明显不均匀强化,此时正常肝组织尚未强化,病灶密度高于正常肝。在门静脉期病灶内对比剂迅速下降,正常肝开始强化,至门静脉晚期及肝实质期病灶密度又低于正常肝。对比剂可表现为"快进快出"的特点。带蒂型肝细胞癌缺乏肝脏供血动脉,主要由来自周围脏器的动脉供血,故强化表现依血供丰富程度不同而表现不同。

2. 鉴别诊断 本肿瘤主要应与以下病变鉴别。

(1)肾细胞癌:大多数发生于一侧,肾上极略多见于肾下极。CT 表现为肾实质的占位性病变,肾脏轮廓异常,局部隆起外突。肿块形态为圆形、椭圆形或不规则分叶状。大多数分界不清,少数为边界光滑锐利的类圆形肿块。CT 平扫时表现为低密度或等密度,增强扫描病灶明显强化。临床上常表现为无痛性血尿、腰背部疼痛。

(2)肾淋巴瘤:多继发于全身淋巴瘤,最常见者为淋巴瘤的血行播散累及肾脏,临床上常无明显症状。CT 表现为肾门附近多发结节样肿块,与肾实质分界不清,病灶较大时使肾脏局部向外隆起或整个肾脏增大,也可将肾包围或挤压移位。病灶密度较低,增强扫描后轻、中度增强。病灶单发时与肝细胞癌的肿块鉴别较难。

(3)腹膜后平滑肌肉瘤:通常表现为一大的软组织密度肿块,常并有坏死、囊变。有时坏死腔较大,看起来像厚壁的囊性肿块,注射造影剂后出现环形增强。

(4)神经鞘瘤:多位于脊柱前外方,呈圆形或卵圆形肿块,境界清楚。肿瘤多为软组织密度,有囊变倾向,增强后呈均匀或不均匀中等强化。若病变位于肾水平且体积较大常造成肾脏向后外方移位。临床多无症状,较大肿瘤可引起腰背部疼痛。

【附加病例】

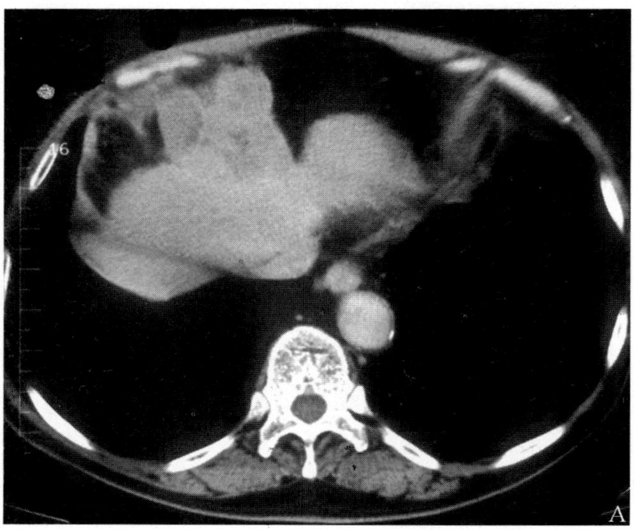

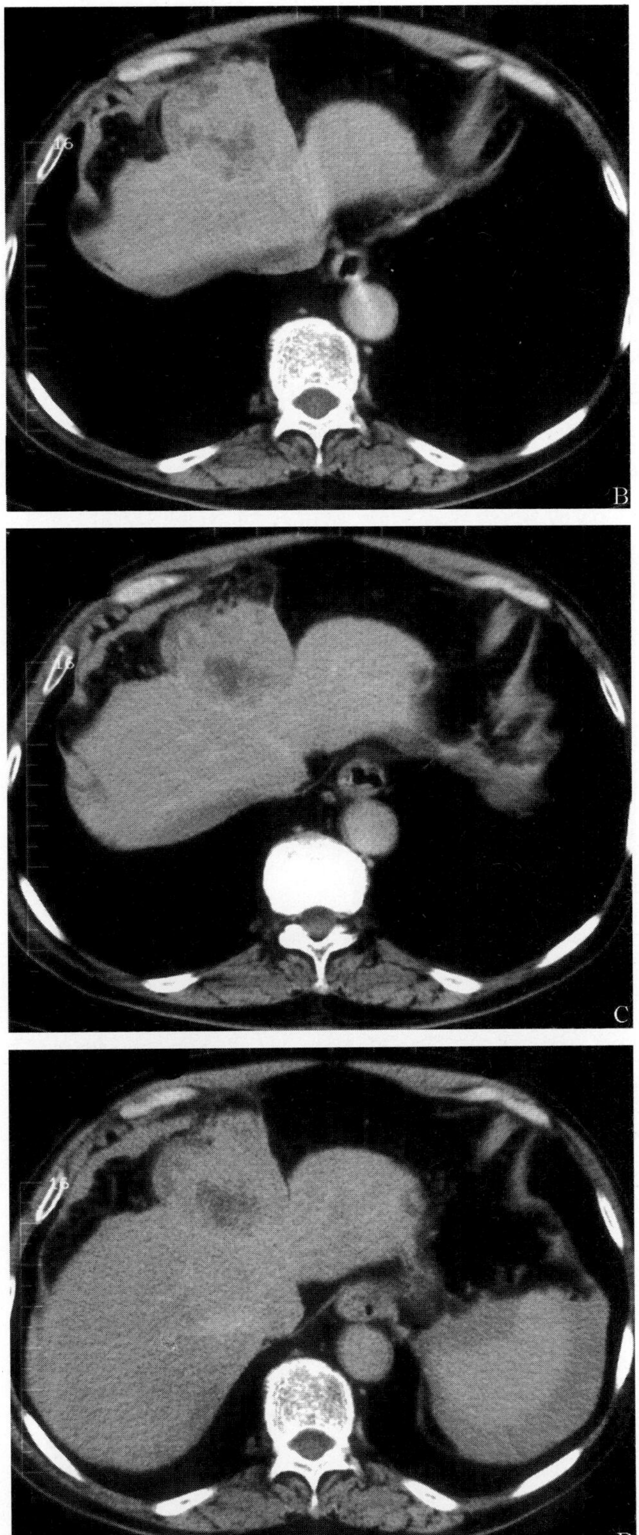

图 3-2-10-2　肝细胞癌外生型。右膈下软组织肿块影，呈不均匀强化，有低密度坏死区，肿物与肝左叶相连

（徐国萍）

例 11　肝 转 移 瘤

【病史摘要】

男性，80 岁，右眼恶性黑色素瘤摘除术后 1 年，食欲减退、恶心、干呕 20 余天，肿瘤标记物检测示甲胎蛋白（AFP）阴性。

【CT 征象】

平扫片示肝实质密度不均匀，其内散在结节样稍高密度影，CT 值示 50 ~ 80HU，边界不清，密度欠均匀。肝实质内也可见大小不等的圆形低密度影，边界较清晰，密度较均匀。增强扫描示肝实质内结节样稍高密度影多数显示强化效应改变，CT 值达 98 ~ 110HU，病变与肝实质密度相近，病变边界显示不清。延时后扫描可见肝内高密度结节影明显增多，随后结节密度逐渐减低，但仍高于肝实质密度，边界显示较前清晰，密度欠均匀。肝实质内大小不等的圆形低密度病变未见明显强化效应改变，边界较清晰，密度较均匀（图 3-2-11）。

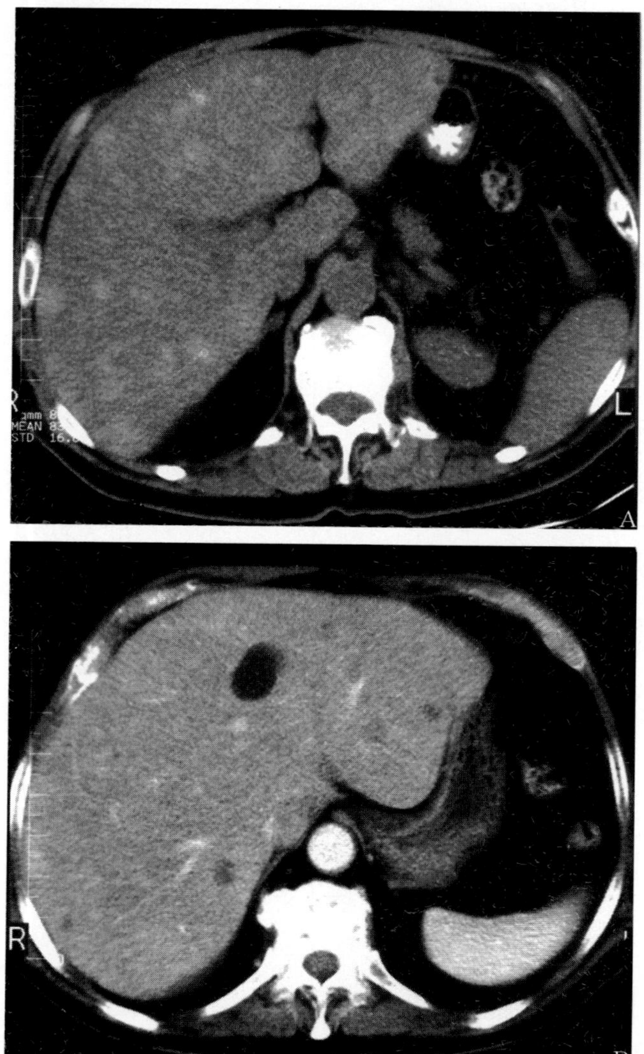

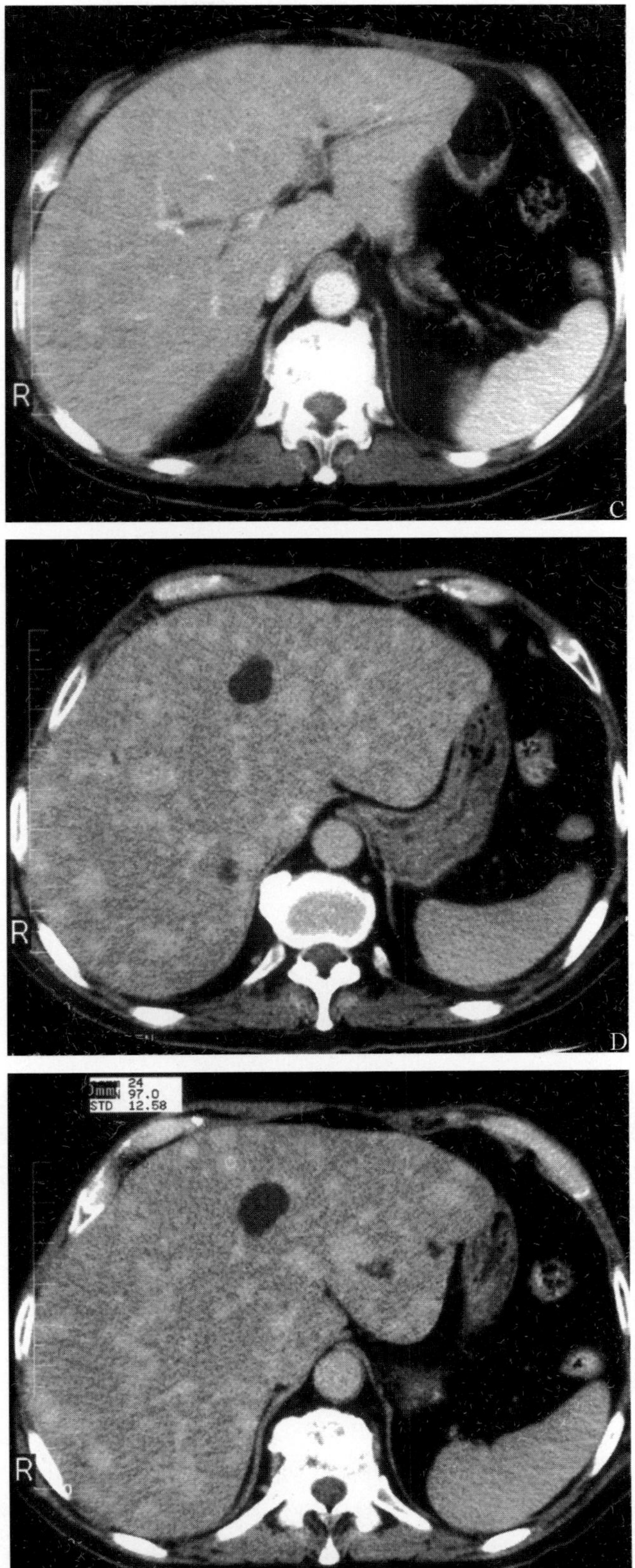
R
C
R
D
24
97.0
STD 12.58
R
E

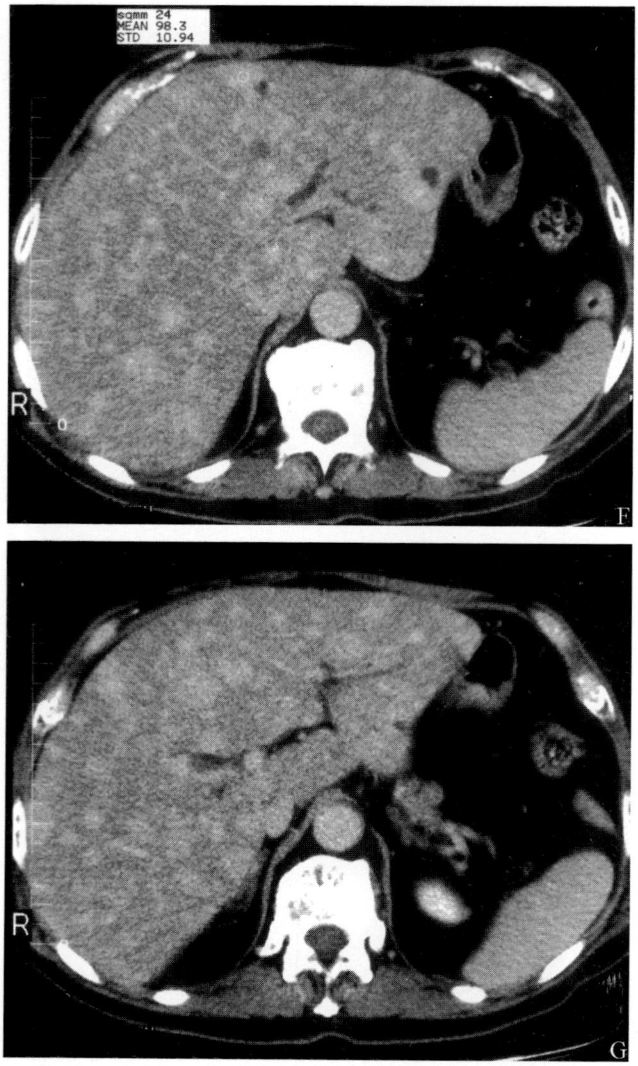

图 3-2-11 A 肝脏平扫示肝实质密度不均匀，其内散在少许略高密度结节影，CT 值 50～80HU，边缘模糊；B、C 肝脏强化扫描显示，肝内高密度结节影，CT 值高达 98～110HU，肝实质密度增高，肝内结节影反而显示不清；D、E、F、G 延时后扫描显示肝实质密度减低，高密度结节影反而显示清晰，数量明显增多，CT 值仍在 90HU 左右

【CT 诊断】

1. 肝转移瘤伴肝囊肿；2. 肝过量铁质沉积症；3. 肝细胞癌。

【最后诊断】

肝转移瘤伴肝囊肿。

【评述】

人体任何部位的恶性肿瘤均可经肝门静脉、肝动脉及淋巴结转移到肝脏，也可以直接侵犯。原发肿瘤多为消化系肿瘤、乳腺癌、肺癌等。转移瘤的大小、形态、数目多变，以多个结节病灶为常见，较少并发肝硬化。转移灶可以表现出与原发肿瘤相似的一些特点如多血管性、囊变、钙化。

1. CT 表现 肝转移瘤的 CT 表现因原发癌及病理组织类型不同而异。平扫时多表现为大小不等的低密度结节,若并发脂肪肝则可高于、等于肝实质。若原发肿瘤为多血管性,肝转移灶也可高于、等于肝实质密度。肿瘤内若有新鲜出血或钙化时也可表现为高密度,此时强化前后病灶 CT 值往往无明显改变。病灶趋于钙化发展时亦呈高密度,可有强化效应。来自结肠黏液癌以及卵巢、肺、肾和甲状腺癌的肝转移灶容易见到钙化。相关文献也曾有恶性黑色素瘤肝内多发转移伴钙化的报道。动态扫描时,因转移癌不同主要有如下的强化表现:①肿瘤边缘呈一过性增强,较多见;②肿瘤边缘呈持续性增强;③与肝实质的密度关系无变化,基本无增强效果;④肿瘤全体与肝实质一样迅速增强,其密度与肝实质相同,肿瘤随着时间延长病灶呈高密度表现,延时期扫描更清晰,主要见于血管丰富的原发癌,如恶性黑色素瘤、类癌、胰岛细胞癌、肾癌、平滑肌肉瘤等,有时也见于胃癌。

2. 鉴别诊断　本肿瘤主要应与以下病变鉴别。

(1)肝过量铁质沉积症:是一种代谢性疾病,以过量的铁质在人体组织内沉着为特,最后可导致受累器官的纤维化和功能不全,有先天性和后天性两种。CT 平扫显示肝实质密度普遍性增高,用 120kV 条件扫描,肝脏 CT 值为 75 ~ 132HU,且病情越重,CT 值增高越明显。同时,门静脉及肝静脉则与脂肪肝时相反,呈相应之极低密度样改变。后天性者除肝脏密度增加外,还有脾脏、胰腺、肾上腺、淋巴结等部位的密度增高。

(2)肝细胞癌:平扫时肿瘤一般呈低密度改变,少数与肝组织呈等密度,极少数显示为高密度。当合并脂肪肝时,与肝实质呈等密度及高密度者为肝细胞癌之特征性所见。肝细胞癌血供丰富,增强扫描动脉期病灶可表现为明显不均匀强化。门静脉期病灶再度呈低密度,若有被膜则显示为肿瘤周围的高密度环。

(徐国萍)

例 12　胆　囊　癌

【病史摘要】

男性,51 岁,右上腹痛,间断性发作。

【CT 征象】

胆囊增大,胆囊底部囊壁不规则增厚,并可见突向囊腔的不规则形软组织密度影,增强扫描胆囊内病变显示明显强化,肝脏未见异常(图 3-2-12)。

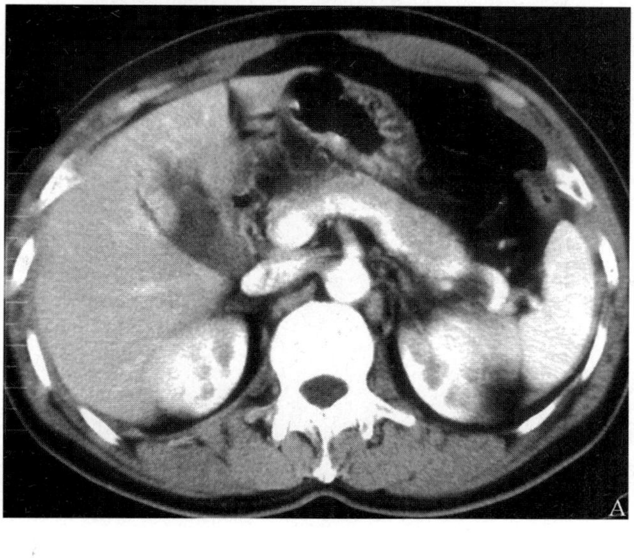

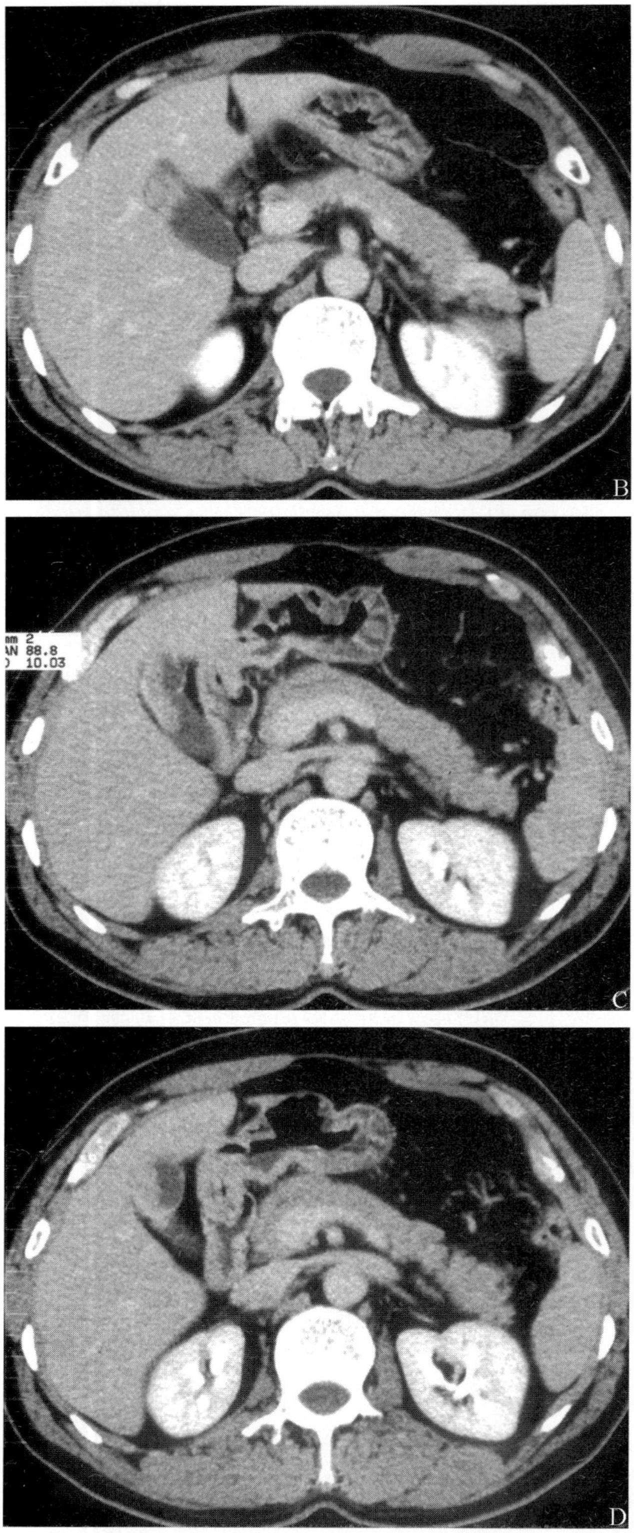

图 3-2-12 A、B、C、D 胆囊区强化扫描显示，胆囊增大，胆囊底部囊壁不规则增厚，有软组织密度肿物影突向胆囊内，**CT** 值为 **88HU** 左右，肝内未见转移性病灶

【CT 诊断】

1. 胆囊癌；2. 胆囊腺肌增生症；3. 慢性胆囊炎；4. 胆囊息肉；5. 胆囊乳头状瘤。

【最后诊断】

胆囊癌(术后病理证实)。

【评述】

胆囊癌是胆管系统最常见的恶性肿瘤。好发于50岁以上的中老年女性，女性与男性之比为(3～5)∶1。大多伴有胆囊结石史，有人认为结石长期刺激及其引起的慢性炎症是诱发胆囊癌发生的重要原因。胆囊癌好发于胆囊底部、体部，偶见于颈部。病理上胆囊癌以腺癌多见，极少数为鳞癌。癌肿可沿胆囊壁浸润性生长，或局限性肿块突向胆囊腔内。肿瘤扩展常见途径是直接侵犯周围邻近器官(如肝脏、结肠、十二指肠等)及沿丰富的淋巴管转移，少见的有沿胆囊颈管直接扩展及穿透血管的血行转移。胆囊癌转移至肝门的淋巴结或胆囊癌直接侵犯胆管可以造成肝门部高位胆道梗阻。胆囊癌临床症状无特异性，与胆囊结石、胆囊炎类似，早期诊断困难。晚期可有腹痛、黄疸、体重下降、右上腹块等症状，预后较差。

1.CT 表现　胆囊癌分3型。①胆囊壁增厚型：胆囊壁局限性或弥漫性不规则增厚，内缘凹凸不平，增强后有明显强化。此型常有邻近肝实质侵犯，表现为胆囊周围肝实质低密度区。少数胆囊壁增厚呈均匀一致性，需与慢性胆囊炎鉴别。②结节型：单发或多发结节或较小肿块，由胆囊壁突向腔内，局部胆囊壁增厚，增强后明显强化。此型较少侵犯邻近肝实质。③肿块型：胆囊窝较大软组织块影，有明显强化。常伴有肝脏转移，周围组织器官侵犯，肝门、胰头周围及腹主动脉旁淋巴结转移。肝门区胆道受侵或肿大淋巴结压迫可出现肝内胆管扩张。④胆囊颈型：极少数胆囊癌发生在胆囊颈部，当肿块较小时就出现胆囊阻塞增大，难以与胆囊颈结石嵌顿、淋巴结转移压迫胆囊颈管、原发性胆管癌相区别。

2. 鉴别诊断

(1)胆囊腺肌增生症：胆囊壁局限性或广泛性不规则增厚，与厚壁型胆囊癌相似，此外胆囊腺肌增生症胆囊壁内可见小憩室样物突出或窦道状腔形成。

(2)慢性胆囊炎：胆囊壁均匀一致增厚，边缘光整，无肿块形成，无转移征象。

(3)胆囊息肉或乳头状瘤：息肉和乳头状瘤边缘光滑，无邻近肝实质侵犯及肝脏血行转移或淋巴结转移。

例13　胆　囊　癌

【病史摘要】

女性，81岁，右上腹痛，皮肤、巩膜进行性黄染。

【CT 征象】

肝内胆管可见扩张，肝实质内及胆囊窝之间可见低密度灶。胆囊增大，胆囊壁不规则增厚，并可见突向囊腔的结节样软组织密度影，增强扫描肝脏内病灶及胆囊内病变显示强化，下腔静脉及腹主动脉旁淋巴结增大(图3-2-13)。

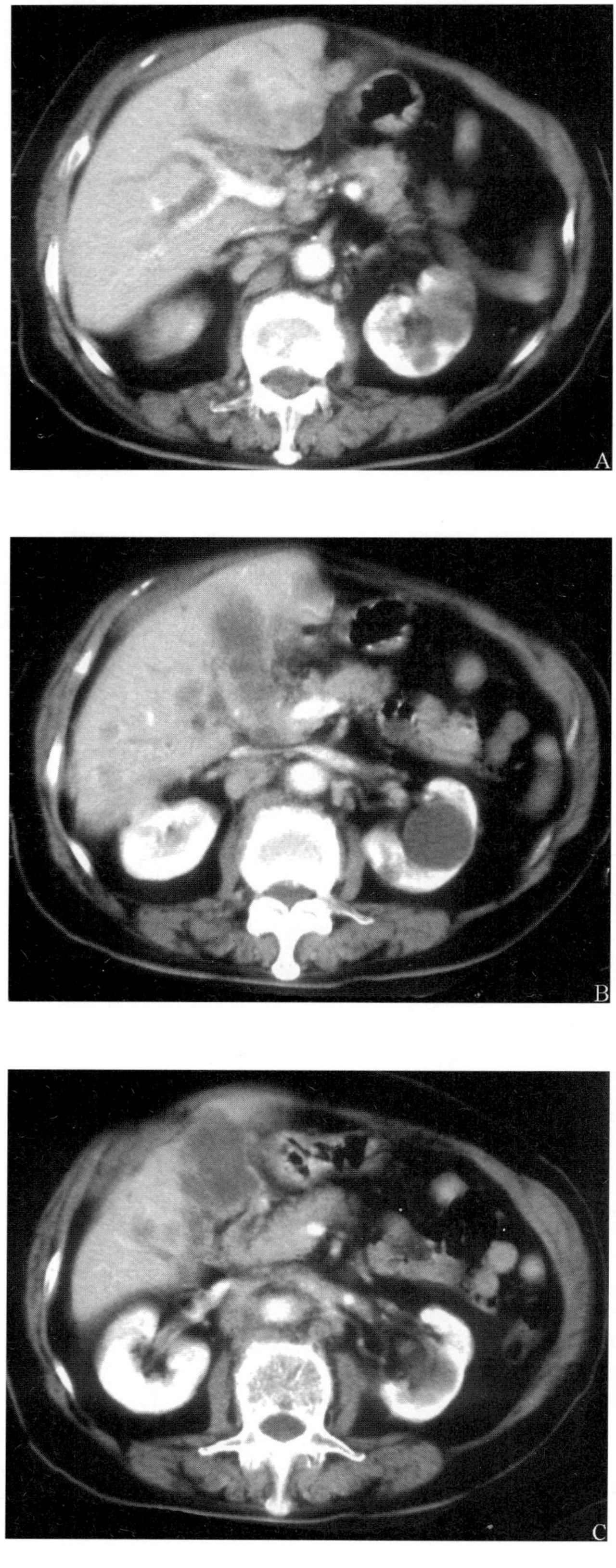
A
B
C

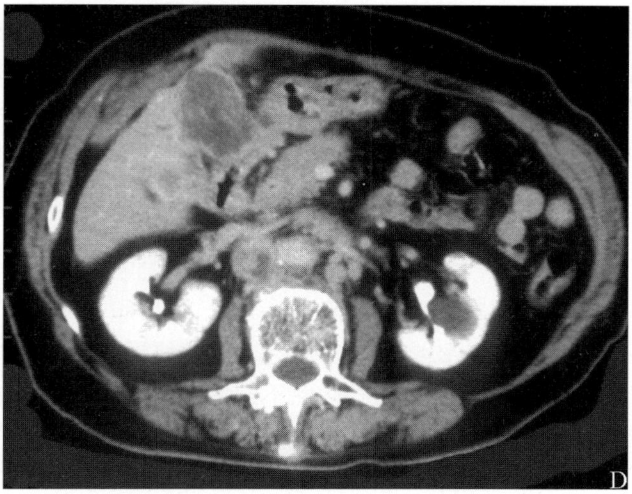

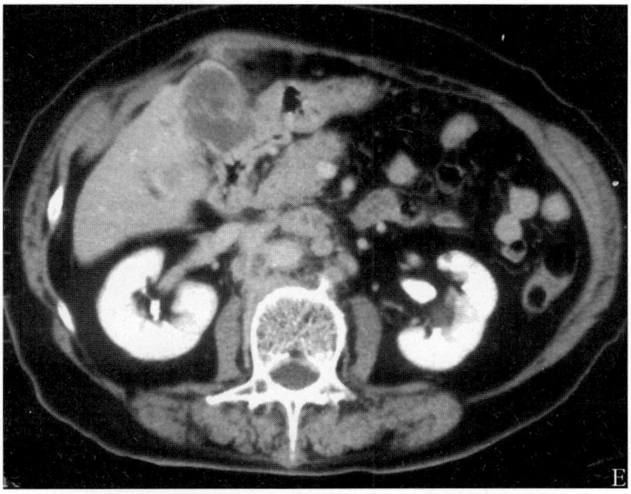

图 3-2-13 A、B、C、D、E 上腹部强化扫描显示，胆囊增大，囊壁不规则增厚，囊内有软组织肿物影，肝实质明显强化，其内有低密度原壁转移灶，腹主动脉旁淋巴腺肿大

【CT 诊断】

胆囊癌合并肝内胆管扩张、肝内转移及腹膜后淋巴结转移。

【最后诊断】

胆囊癌合并肝内胆管扩张、肝内转移及腹膜后淋巴结转移。

【评述】

胆囊癌是胆管系统最常见的恶性肿瘤，多发生于 50 岁以上的女性，一般认为胆结石引起胆囊壁的慢性炎症与胆囊癌的发生有密切关系。胆囊癌约 80% 左右为腺癌，其次为鳞癌、胶样癌、未分化癌等。腺癌的生长方式不同，多数为侵润性生长。早期常表现为胆囊体底部的局限性增厚，晚期广泛侵润形成肿物，使囊腔闭塞，并累及胆囊窝处的肝组织。少数从胆囊壁向腔内生长为乳头状腺癌，黏液型腺癌少见，胆囊癌直接侵犯的邻近组织主要是肝脏。其次是邻近胆管系统及胃肠道。可经门静脉、肝动脉向肝脏转移，也可沿丰富的淋巴管转移。临床多有长期的,反复的胆囊炎病史。肩背部疼痛、黄疸及体重减轻,提示病情恶化。

1. CT 表现

胆囊癌直接征象,从胆囊壁向腔内突出的乳头状肿块,可单发和多发。胆囊壁局限性或广泛不规则增厚。囊腔大部或完全消失,被软组织肿块替代,瘤体可呈中轻度强化,无强化部分为坏死状。间接征象为胆囊窝周围肝组织呈不规则低密度区,肝内转移可有多发转移灶,肿块压迫肝总管可出现肝内胆管扩张等。

2. 鉴别诊断

(1)胆囊息肉或乳头状瘤:息肉和乳头状瘤边缘光滑,相邻胆囊壁无广基底增厚。

(2)慢性胆囊炎:胆囊壁均匀一致增厚,边缘光整,无肿块形成,多合并胆结石。

(3)胆囊腺肌增生症:胆囊壁局限性或广泛性不规则增厚与厚壁型胆囊癌不易鉴别,厚壁型胆囊癌多有邻近肝实质的侵犯。

(徐国萍)

例 14 胆总管癌

【病史摘要】

男性,74 岁,黄疸,全腹胀,右上腹压痛明显,Murphy 征阳性。

【CT 征象】

CT 增强扫描显示胰头形态未见明显异常改变,并可见胰头区胰管扩张。上方胆道系统的肝外胆管及胆囊均显示扩张,胆总管下端显示中断,胰管扩张,呈"双管征"(图 3-2-14-1)。

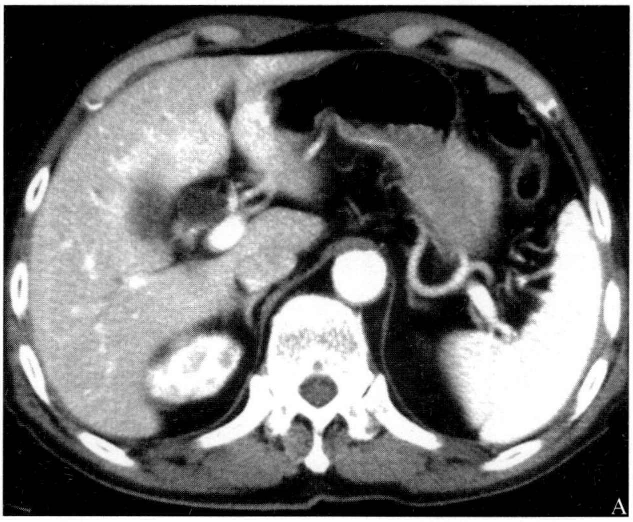

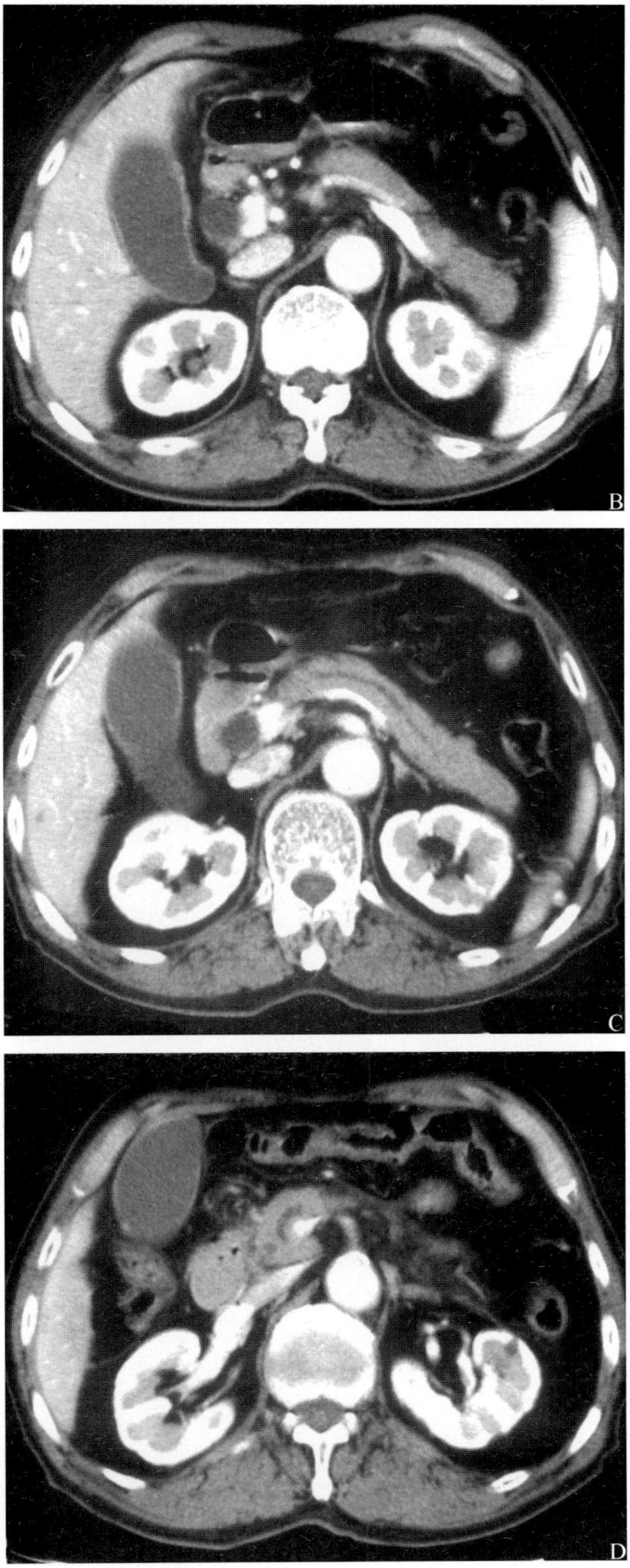
B
C
D

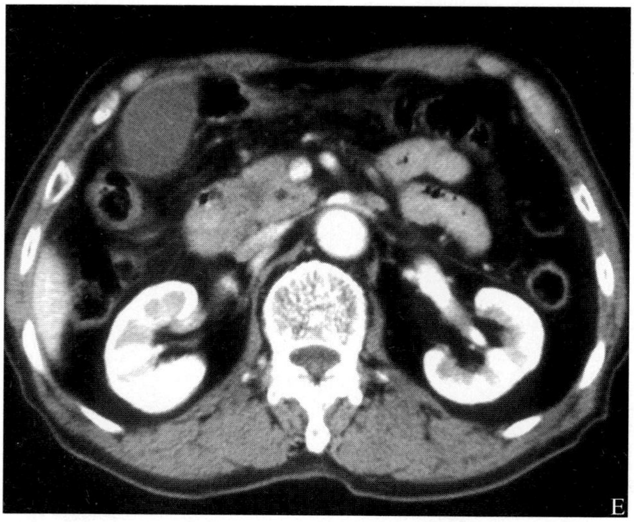

图 3-2-14-1 A、B、C、D、E 上腹部强化扫描显示肿囊、胆总管、胰管均扩张，胆总管下端突然变窄呈截断表现

【MR 征象】

轴位及 MRCP 显示胆总管低位梗阻，胆总管、胰管均扩张(图 3-2-14-2)。

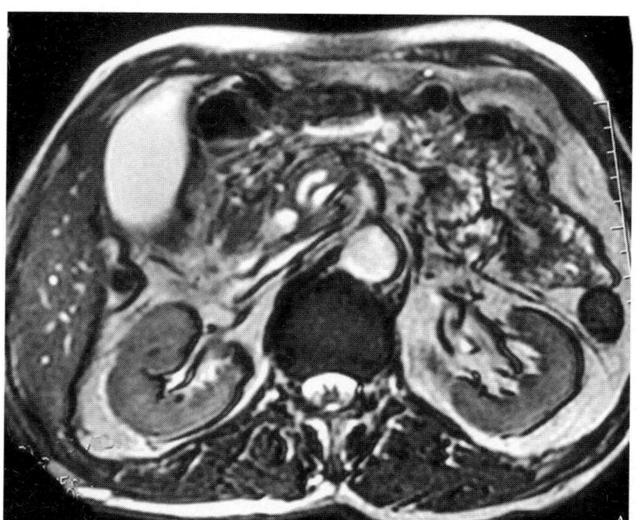

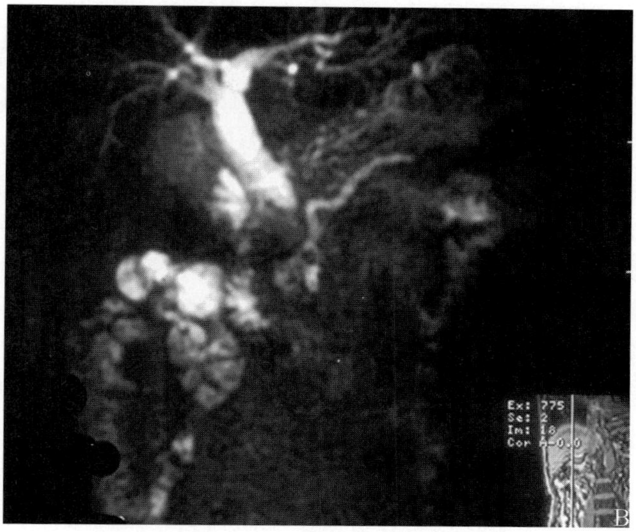

图 3-2-14-2　A 为 T_2WI，横断面；B 为 MRCP

【CT 诊断】

1. 胆管癌；2. 胆管下端阴性结石；3. 硬化性胆管炎；4. 壶腹癌。

【最后诊断】

胆管癌（术后病理证实）。

【评述】

正常肝内胆管细而斜行，汇合成左右主肝管，左右主肝管于肝门处合并为肝总管。肝总管直径 3～5mm。肝总管和胆囊管合并成总胆管，长约 7cm，向下向左绕过十二指肠球部后进入胰头，再向右下行，在十二指肠垂直段的左侧壁内于胰管汇合成壶腹。由于以上解剖特点及胆道系统生理代谢特点。胆道系统梗阻性疾病发病率高。根据梗阻部位可分为高位梗阻和低位梗阻。前者梗阻部位在总胆管以上，造成肝内胆管扩张，总胆管和胆囊不扩张。低位梗阻部位在总胆管或壶腹部。胆道扩张的范围可以有 3 种情况。①总胆管，胆囊和肝内胆管全部扩张，这种情况最常见；②总胆管和胆囊扩张，肝内胆管不扩张；③总胆管扩张，胆囊和肝内胆管不扩张。因而低位梗阻的关键是总胆管扩张。本病例表现位低位梗阻性病变。造成低位梗阻的原因常见的有炎性病变，结石引起的，也可是恶性病变，如胆管癌、胰头癌、胆囊癌、壶腹癌或周围组织压迫引起的（如胰头周围转移性病变压迫总胆管等）。此病例经病理证实为胆总管癌（中下段）。胆管癌为胆道系统常见恶性肿瘤，发病率仅次于胆囊癌。50 岁以上中老年人多见。男女性之比约为（2～3）：1。病因不明，因部分胆管癌患者伴有胆结石，固有人认为于胆结石有关。病理上多为分化较好的腺癌，未分化癌，鳞癌及类癌少见。按发生部位分为肝内、肝门部和中下段胆管癌 3 类，以肝门部胆管癌最为常见，包括左、右肝管及肝总管上段 2cm 内的胆管癌。中下段胆管癌，指发生于肝总管上段 2cm 以下的胆管癌，包括肝总管和胆总管癌，约占 30%～40%，其中以胆管癌相对多见，病理上细胞分化较好，常呈结节状或乳头状突入腔内，少数侵润胆管壁使管腔狭窄，浸润者生长缓慢、起初呈结节状沿胆管粘膜下环绕管道而形成狭窄和局部临近组织侵润。胆总管癌在临床上表现为进行性无痛性黄疸，胆管结石并发率高。肿瘤早期淋巴结及肝转移较少，手术切除机会多。

1.CT 表现 梗阻性胆道扩张部位可生在肝内胆管、肝门和胰内胆管以及胆囊;但肝内胆管和胆囊并不一定扩张。肝内及肝门部胆管扩张程度依左右肝管、胆管分叉部和总胆管肿瘤的阻塞部位不同而异。胆管癌 CT 表现主要为胆道梗阻改变,可根据胆管扩张的范围、部位,推断梗阻的部位。胆管癌按生长部位 CT 表现可分为周围型、肝门型、肝外胆管型和壶腹型。①周围型:即胆管细胞型肝癌,CT 表现肝内低密度病灶,增强扫描多轻度强化。②肝门型:CT 表现为边界较清楚的肿块,不均匀进行性强化,在螺旋 CT 多期扫描中,肿瘤的强化具有延迟强化的特点,肝内胆管不同程度扩张。扩张胆管中断处胆管壁增厚,可见腔内结节状有强化软组织密度影,可侵及肝组织、肝门结构。门脉分支受侵主要表现为血管的狭窄和包饶,而门脉癌栓较少见。③肝外胆管型和壶腹型:CT 表现为胆管病变段上方肝内、外胆管扩张。扩张的胆总管突然中断,管壁不规则增厚或形成结节、肿快影,管腔不规则狭窄或闭塞。壶腹型者多见胆总管、胰管同时扩张,即双管征。

2. 鉴别诊断

(1)胆道结石:胆管结石由于较大而容易被发现而钩突内结石较小,尤其是含钙量少时只表现为小致密点,因而容易漏诊。结石引起的胆道梗阻,总胆管扩张程度较轻,最多至中等程度。总胆管横断面呈边界清楚的圆形或卵圆形低密度影,自上而下逐渐变小。胆道结石排出后,胆道系统仍可保持扩张。

(2)胰头癌:胰头癌常为中段胆管梗阻,伴胰头肿大。胰头若增大则容易确诊但早期病例胰头并不增大,只表现为低位胆管梗阻。胰头癌总胆管的两个 CT 特征。①胰头内胆管从大圆形变为各种不规则形;②突变,从大圆形突然变为小圆形或从大圆形突然闭塞消失。这些细微变化需仔细比较各层面总胆管断面的外形才能发现。再者,整个胆道包括胆囊扩张的程度均较良性病变明显。

(3)壶腹癌:壶腹癌则为低位梗阻,有时可见乳头状结节突入管腔内,形成靶征,但密度低于结石。癌瘤沿总胆管向上生长,则 CT 表现类似总胆管癌。由于解剖部位的特点,肿瘤较小时即可引起总胆管和胰管的扩张。癌瘤也可以主要向十二指肠内生长。后者 CT 表现为全胆道扩张,直达钩突。扩张的胆管保持圆形。壶腹癌恶性程度低,生长慢、预后较好。

(4)肝门区肝癌:门区肿块,压迫胆管引起肝内胆管扩张。肿块较小时不容易与胆管癌相鉴别。但肝癌在增强扫描时明显强化,动态增强病灶的时间密度曲线呈速升速降型,而胆管癌增强早期不强化或仅轻度强化,并有延迟增强与肝癌不同。

(5)硬化性胆管炎:按其病因可分为原发性和继发性。前者也称"狭窄性胆管炎"或"闭塞性胆管炎"。是一种慢性的胆管炎症性狭窄。临床主要表现为长期阻塞性黄疸,低热、腹部不适或钝痛。CT 表现为胆总管不扩张,肝内胆管轻度扩张,管壁僵直失去正常的自然弧度,呈枯树枝状,也可呈局限性多发性或串珠状扩张。增强 CT 延迟扫描通常不形成肿块。继发性硬化性胆管炎常有胆道手术史,CT 表现为狭窄段近端的胆管常有广泛性扩张。管壁增厚程度较轻,一般不超过 5mm,无局部结节或肿块,肝内胆管轻度扩张。中段和下段胆管癌表现肝内和近段胆管扩张,胆管扩张突然变小或中断处即为肿瘤所在部位,可见局部胆管壁增厚或形成软组织肿块对比增强明显增强。

(郭树彬)

例 15　胰腺内分泌肿瘤

【病史摘要】

女性，28 岁，主因腹痛、腹泻伴低血钾 3 个月入院。

【CT 征象】

平扫检查可见胰头及胰尾部不规则增大，其中胰头区病变大小约 6cm × 5cm × 4cm，密度显示不均匀，病变中心可见低密度影，病变边界显示尚清晰，邻近胃及肝左叶显示受压移位，腹腔内肠管显示明显扩张，肠腔内可见气液平面。肝脏、肾脏及脾脏结构形态正常。强化扫描，胰头区病变显示有强化效应改变，边缘可见不连续的包膜，病变中心区可见未强化的低密度区。胰尾未见明显占位病变，腹腔内未见明显肿大的淋巴结（图 3-2-15）。

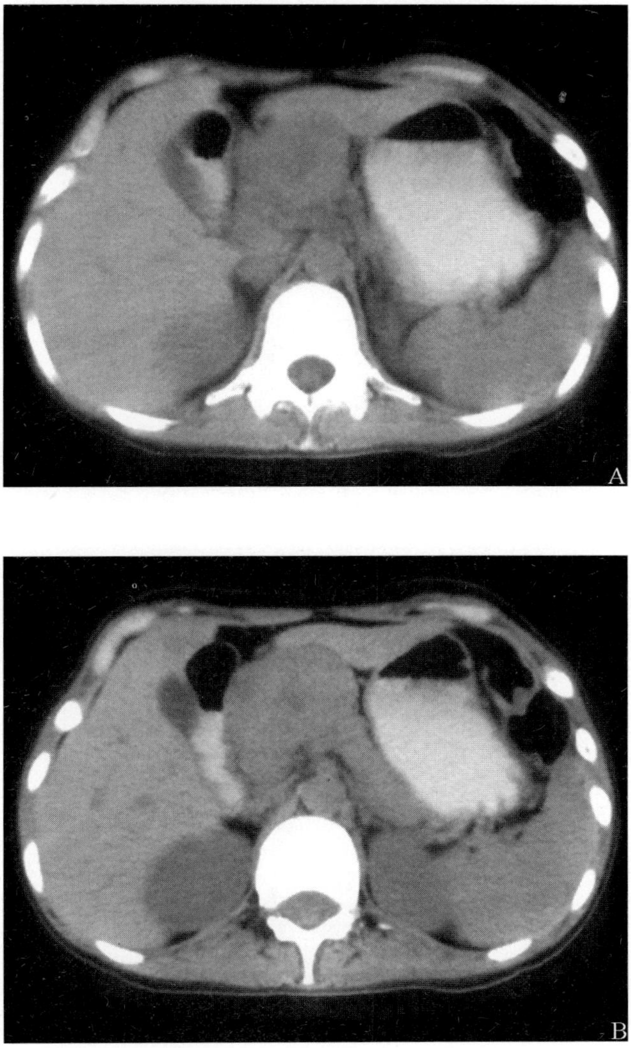

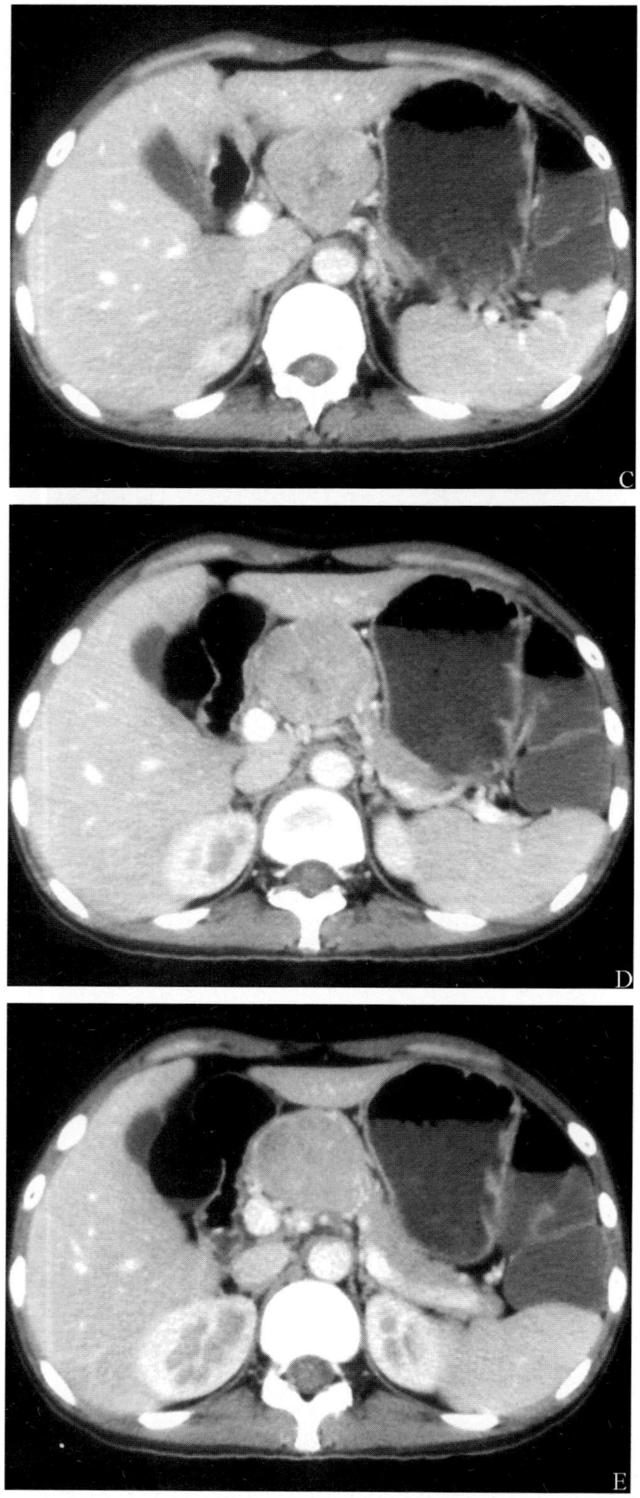
C
D
E

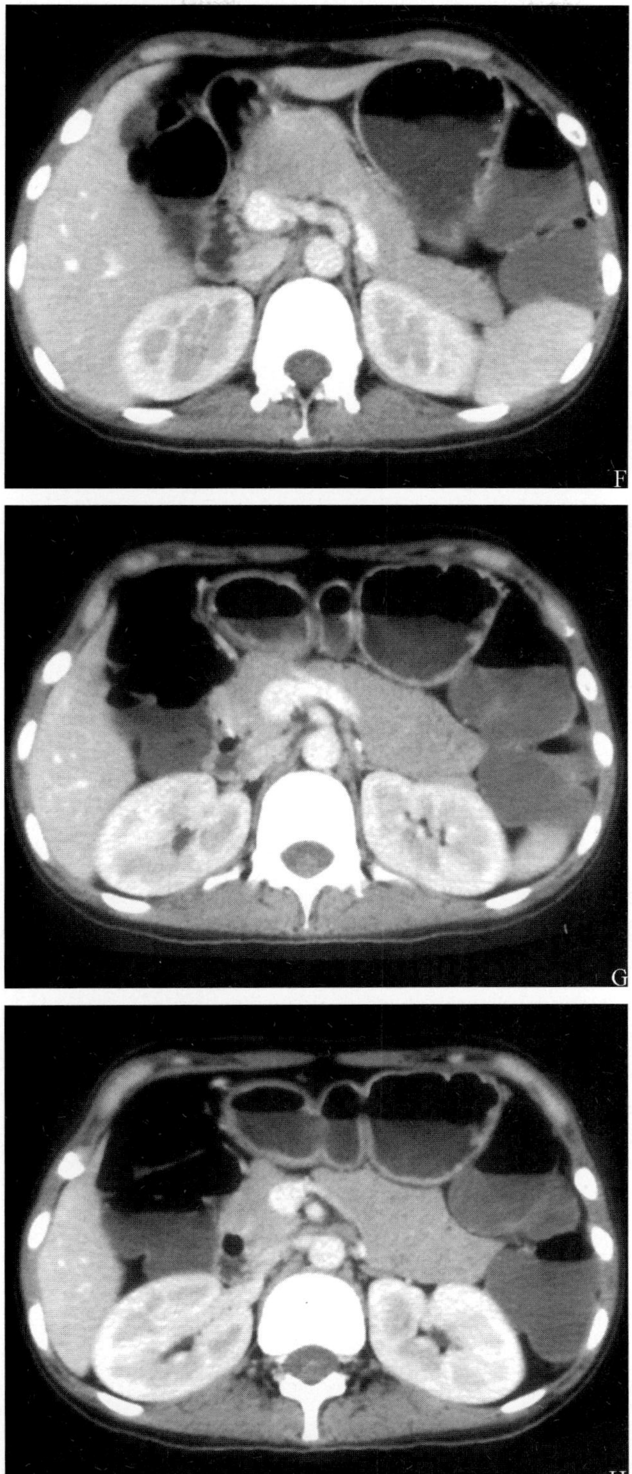

图 3-2-15　A、B 上腹部平扫示胰头增大明显，边缘清晰但不规则，周围组织器官受压移位；**C、D、E、F、G、H** 腹部强化扫描显示胰头区软组织肿块均匀性强化，周围有包膜，中心低密度坏死区存在，胰尾增大，但未见占位性病变，腹主动脉旁淋巴腺无肿大

【CT 诊断】

1. 胰头占位性病变,结合病史考虑为内分泌肿瘤可能性大;2. 肠管扩张伴肠管内积液。

【最后诊断】

胰腺血管活性肠肽瘤(术后病理证实)。

【评述】

本病例为胰腺占位性病变,最后诊断为胰腺血管活性肠肽瘤。患者于 CT 检查后 3 日行手术切除肿物,术中见肿物位于胰体部,向前、上突出于小网膜囊。切开胃结肠韧带和肝胃韧带,显露肿物,肿物位于胰头起始部,大小约 7cm × 6cm × 5cm,表面光滑,无粘连,边界清晰,色灰白,质硬,周围无肿大的淋巴结,胰腺其他部位未叩及肿物。最后行胰体、胰尾及脾切除术,保留胰头,切除部分送病理。

1. 病理结果 胰腺内分泌肿瘤,生长活跃。免疫组化显示 PP 阴性,Castrin 阴性,VIP 少量阳性,结合临床考虑为血管活性肠肽瘤。

胰腺位于腹膜后肾旁前间隙内,位置较深,是人体的分泌器官,既具有外分泌功能又具有内分泌功能。其外分泌功能主要是指胰腺分泌胰蛋白酶等消化酶,而内分泌功能主要是指其分泌胰岛素、胰高血糖素、胃泌素、生长抑素及血管活性肠肽。血管活性肠肽瘤是胰腺的一种罕见疾病,主要是由于胰腺非 B 细胞(D_1 细胞)分泌大量的血管活性肠肽(VIP)引起的大量水泻、严重低血钾、无或低胃酸以及胰岛细胞瘤为特征的综合征,1958 年由 Verner 和 Morrison 二人首次报道,又称为佛纳-莫里森综合征(Verner-Morrison syndrome),直至 1983 年证实引起本病的介质为 VIP,故多称为 VIPoma。本病分为胰腺内和胰腺外两类,胰腺内占绝大部分,肿瘤体积一般较大,可发生于胰腺各个部位。镜下结构与其他内分泌肿瘤难以区别。免疫组化检查显示有 57% ~ 86% 的患者具有免疫反应阳性 VIP 细胞,因此免疫组化检查对诊断该病具有重要作用。该病人临床症状典型,有腹泻低钾症状,CT 检查病变体积较大,位于胰头部,临近组织受压移位,但其与其他内分泌肿瘤比较,没有特异性表现,我们根据病人临床症状做出了内分泌肿瘤的诊断,但最终确诊需要免疫组化的支持。

2. 鉴别诊断 主要与伴有腹泻和 VIP 增高的其他疾病相鉴别。脑梗死、短肠综合症、肝硬化、甲状腺髓样癌均可造成 VIP 的增高,但这些疾病引起的 VIP 增高一般低于 30pmol/L。而其他引起腹泻的疾病无 VIP 增高。应该多次测 VIP 浓度,最好在腹泻发作时测定。

(赵博)

例 16 胰腺囊腺癌

【病史摘要】

女性,52 岁,主因上腹不适、隐痛伴左上腹肿物半年入院。

【CT 征象】

平扫检查于腹腔内胰腺体尾部可见多发不规则囊性肿物影,大小约为 10cm × 8cm × 8cm,肿物边界尚清晰,密度不均匀,可见间隔与囊壁,经强化后扫描显示囊壁有不均匀强化,囊壁上可见乳突状强化结节突入囊壁内。临近胃及十二指肠显示受压移位。肝脏结构显示正常,腹腔内未见明显肿大的淋巴结影。其余结构未见异常(图 3-2-16)。

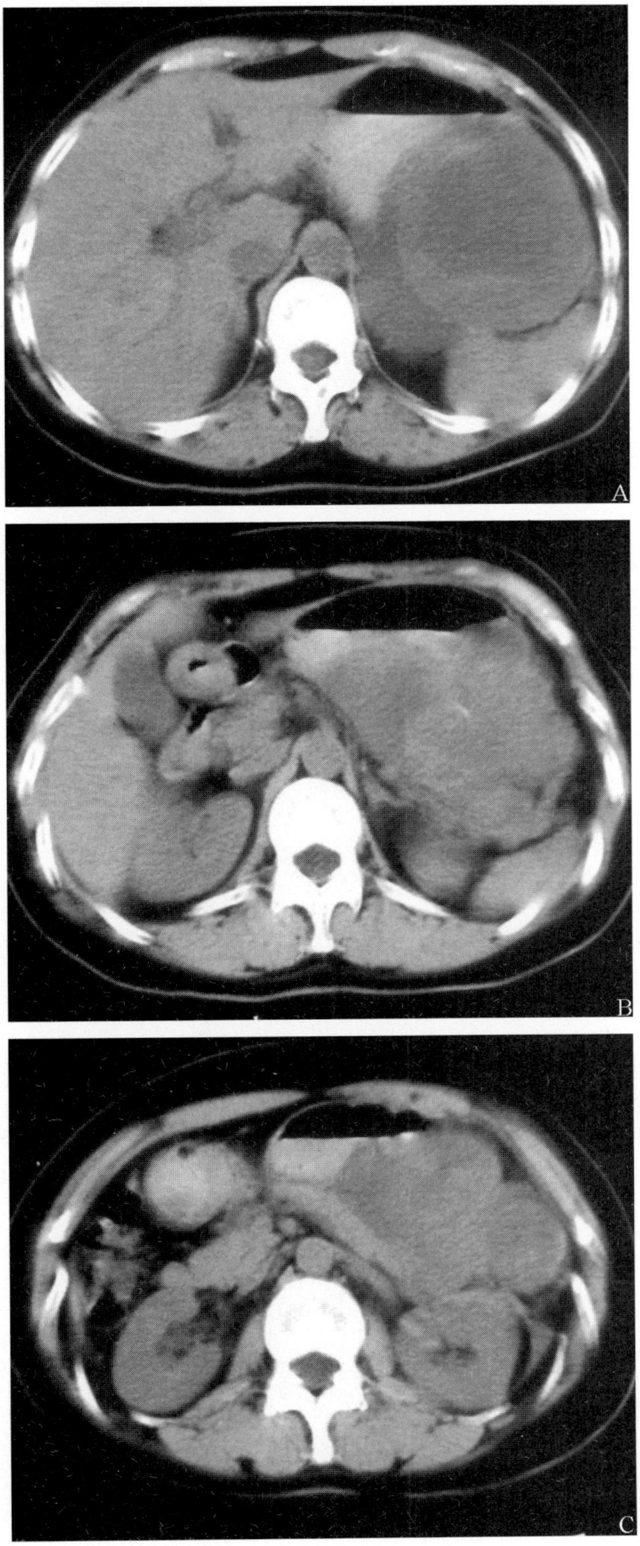
A
B
C

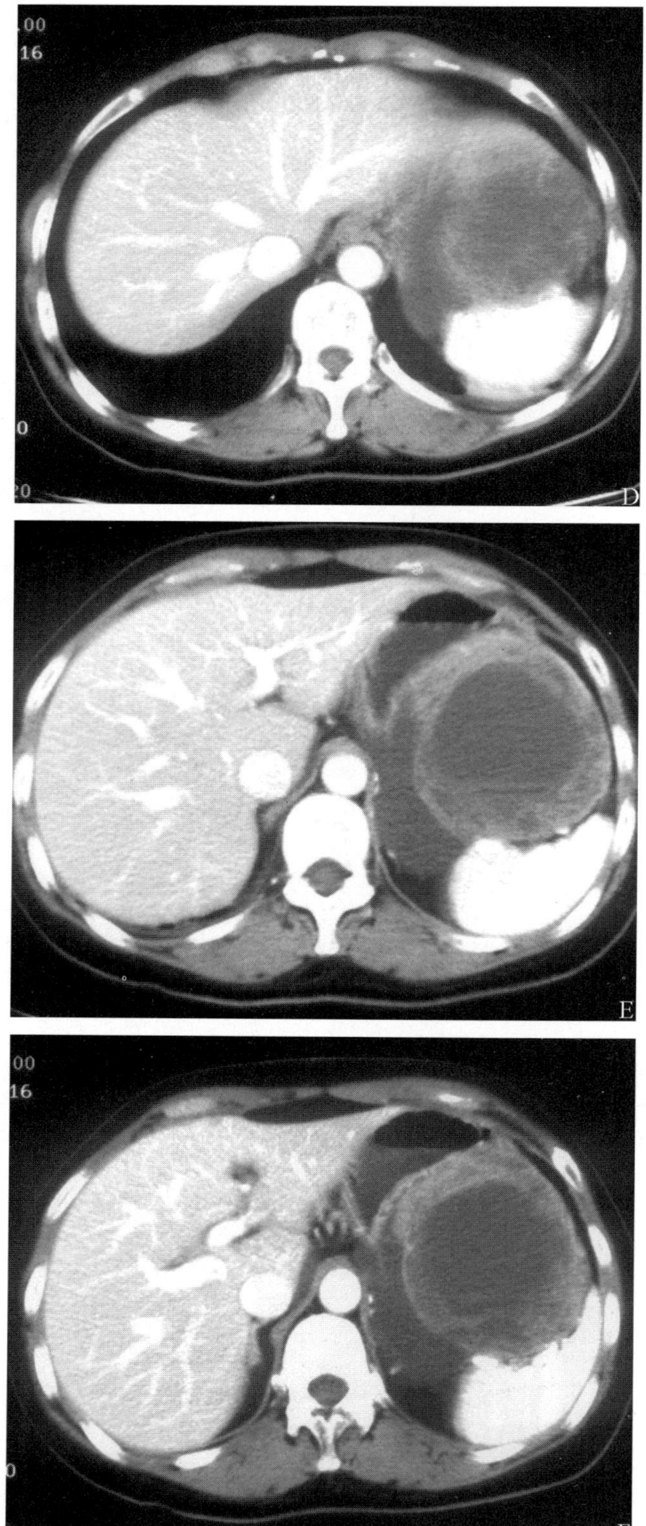
D
E
F

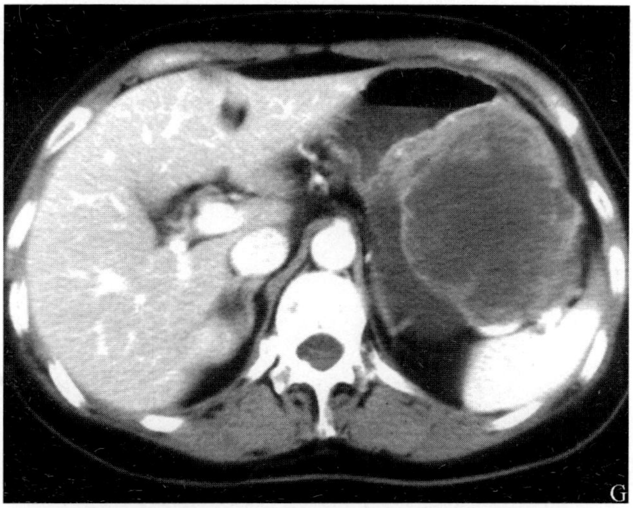

G

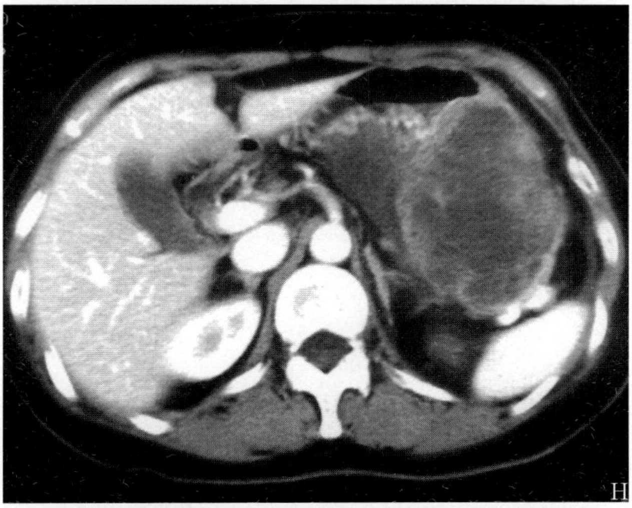

H

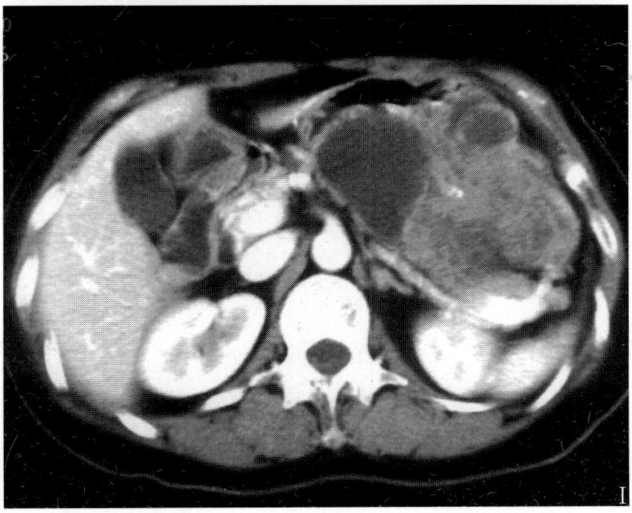

I

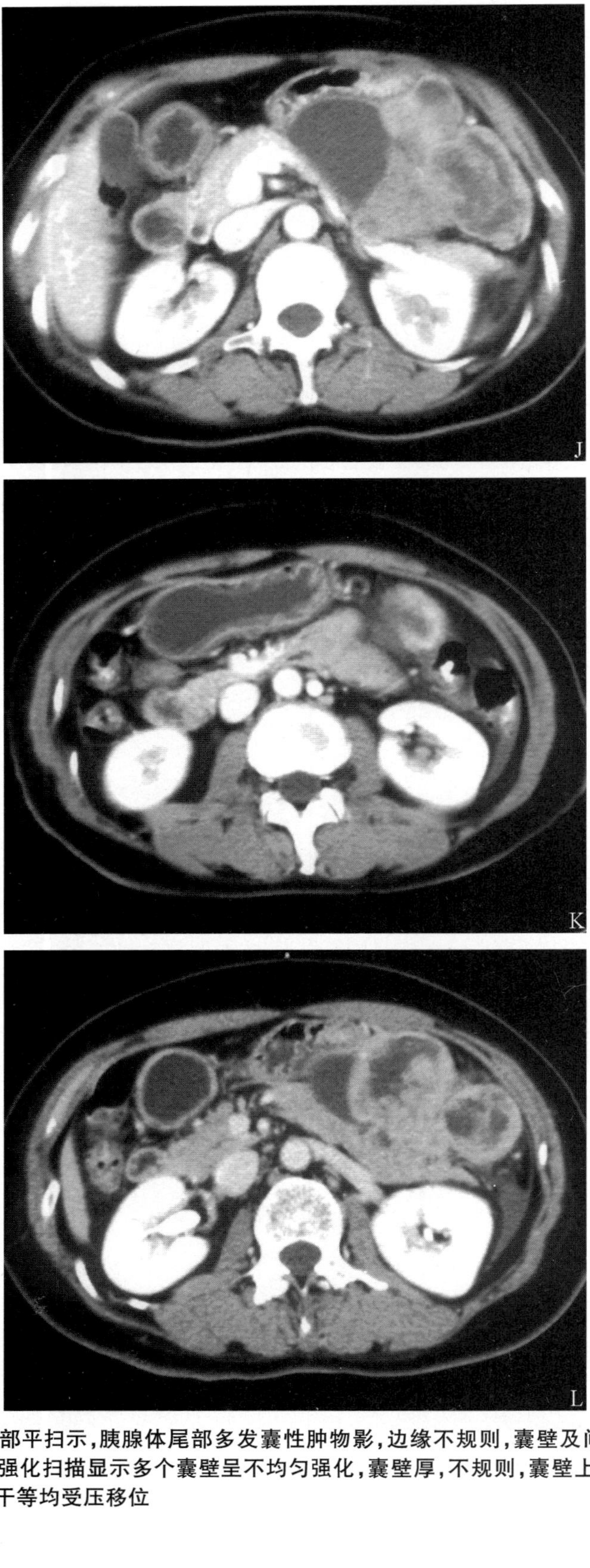

图 3-2-16 A、B、C 上腹部平扫示，胰腺体尾部多发囊性肿物影，边缘不规则，囊壁及间隔均存在；D、E、F、G、H、I、J、K、L 强化扫描显示多个囊壁呈不均匀强化，囊壁厚，不规则，囊壁上数结节影突向囊腔内，胃及腹主动干等均受压移位

【CT 诊断】

胰腺囊实性占位性病变,考虑为胰腺囊腺癌。

【最后诊断】

胰腺囊腺癌(术后病理证实)。

【评述】

胰腺囊性肿瘤是胰腺导管细胞源性肿瘤的特殊类型,其发生率约占所有胰腺肿瘤的10%～15%,占胰腺恶性肿瘤的5%以下。根据囊性肿瘤的病理学特点和相关临床表现,目前将胰腺囊性肿瘤分为两大类。第一类为微囊腺瘤,也称为浆液性囊腺瘤或富糖原囊腺瘤,属良性肿瘤,无恶变倾向;第二类为黏液性囊性肿瘤或巨囊性肿瘤,包括良性的或低度恶性的黏液囊腺瘤和恶性的囊腺癌。此病例属于第二类。这种肿瘤起源于胰管上皮,多数位于胰体、尾部,偶可位于钩突。肿瘤一般长得较大,瘤体有一完整包膜,外表光滑,分界清楚。切面上瘤体可为单囊性或多囊性,单房性或多房性,囊肿较大,直径一般超过 2.5cm,数目一般不超过 10 个;囊内含大量混浊黏稠黏液,囊之间可存在较细的结缔组织间隔,呈线状或小梁状。囊壁或包膜可出现钙化,故钙化多位于肿瘤外周。此病例根据病史,影像学表现,本例可作出胰腺囊腺癌的诊断。

应与以下疾病注意鉴别诊断。

(1)胰腺囊肿:包括胰腺先天囊肿、潴留性囊肿和假性囊肿。假性囊肿临床上常有胰腺炎、外伤或饮酒史,囊肿多位于胰外,少数也位于胰内,囊壁较薄,均匀,一般无强化,也无壁结节,囊内容物密度均匀。潴留性囊肿常继发于近侧端胰管的梗阻,病因常为胰腺癌;若 CT 在囊肿近端侧发现较确切的实性肿块即可确诊。胰腺先天囊肿较少见,壁菲薄,无强化表现,常常是多囊性肾肝病或及脑视网膜血管瘤病的胰腺受累表现,此时肾脏、肝脏、脾脏均存在多发性囊肿,鉴别诊断不难。

(2)胰腺癌:当胰腺癌出现较大的中央液化、坏死灶时,与黏液性囊腺癌的鉴别较困难。但若发现瘤体实性成分较多,壁厚更不均匀,囊变区内无分隔现象以及囊变区内密度混杂不均等征象时,胰腺癌的可能性较大。

(3)囊性淋巴管瘤:这是一种起源于胰腺实质内淋巴管的良性肿瘤,单从 CT 表现来看,与黏液囊性肿瘤几乎无法区分,此时的诊断有赖于穿刺活检。

(4)胰腺某些感染性病变,主要为胰腺包虫病和胰腺结核,均较少见。

(赵博)

例 17　胰　头　癌

【病史摘要】

女性,58 岁,主因上腹不适,伴黄疸 1 个月入院。

【CT 征象】

平扫在胰头部位可见不规则肿物影。边界不清,大小约为 5cm × 4cm × 4cm,肿物呈分叶状改变,可见明显扩张的胰管及胆总管,形成双管征。胆囊显示增大。经高压注射造影剂后行动态扫描,动脉期病变强化效应不明显,呈不均匀强化,晚于胰腺本身组织的强化,病变边缘呈不规则的环状强化,其内可见分隔,门脉期病变仍呈低密度,肠系膜上动静脉被包绕在肿物内。腹腔内可见散在的肿大淋巴结影(图 3-2-17)。

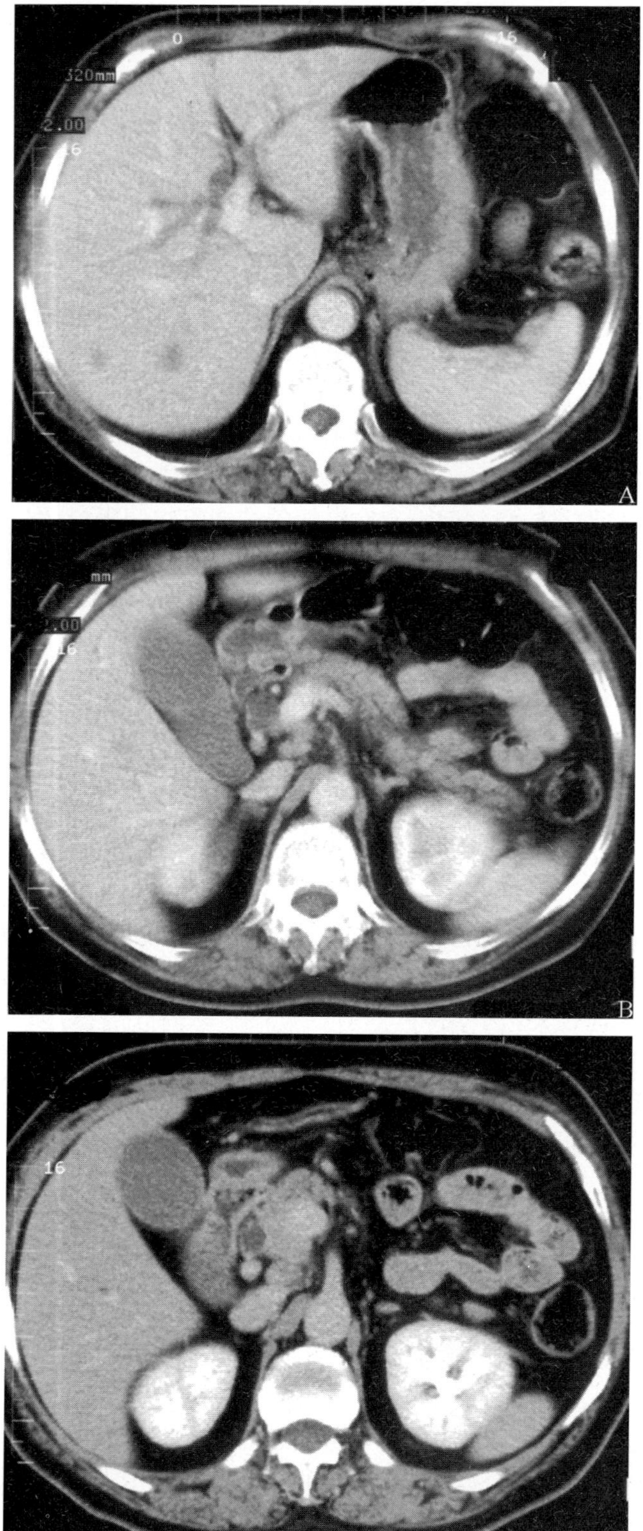
A
B
C

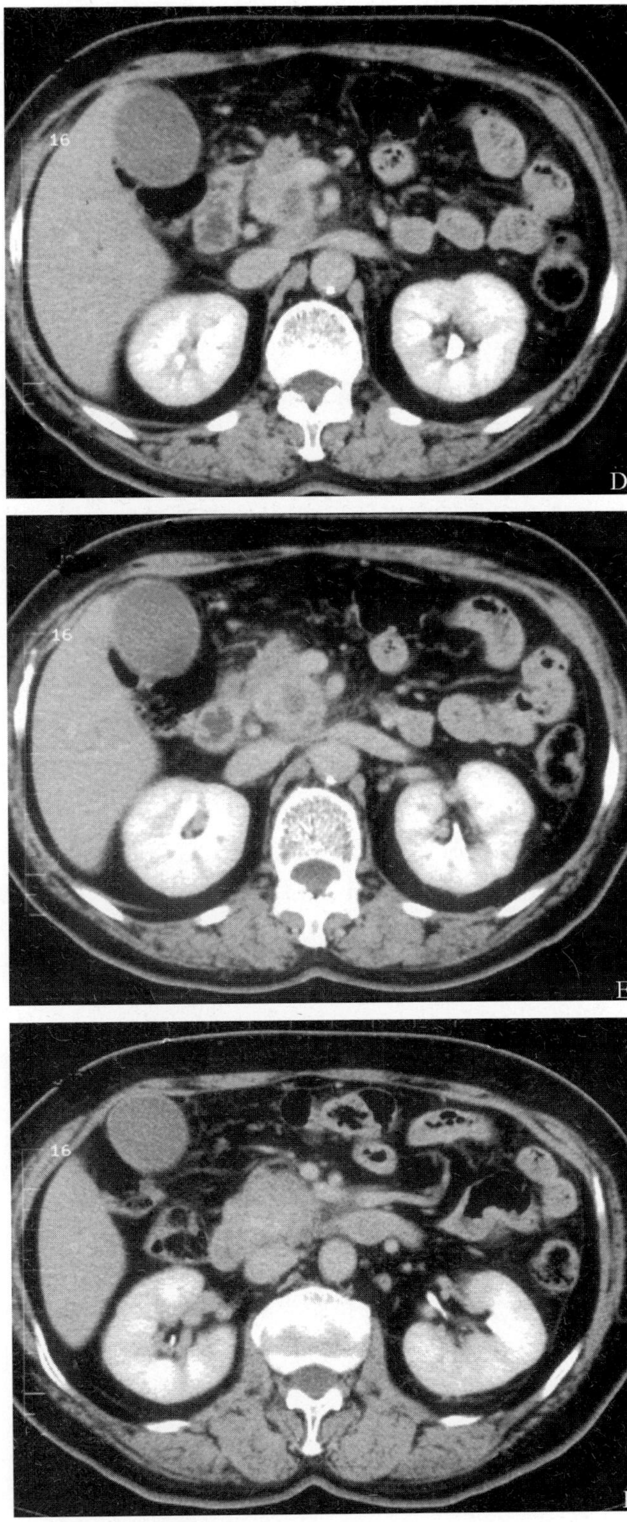

图 3-2-17　A、B、C、D、E、F 胰腺强化扫描显示胰头增大，强化不均匀呈混杂密度，胆囊、胆总管均扩张；**D、E** 层面可见“双管征”，肠系膜上静脉被病变包埋并向前方推移

【CT诊断】

胰头占位性病变,符合胰腺癌伴腹腔淋巴结转移。

【最后诊断】

高分化胰腺导管细胞癌(术后病理证实)。

【评述】

患者行胰腺癌根治术并腹腔淋巴结清扫。术后病理结果为高分化胰腺导管细胞癌。胰腺癌是胰腺导管细胞癌的简称,是胰腺最常见的恶性肿瘤,约占85%～90%的比例,多见于老年人,男性多于女性。胰腺癌好发于胰头部,约占60%～70%,胰体部次之,约10%～15%,胰尾约占5%。在病理上根据其细胞分化程度可分为高、中、低3类,但多数为高分化腺癌,此例即属于此类。在病理上还可以分为黏液腺癌、腺鳞癌和多形性癌等亚型。胰腺癌在CT平扫上可能表现为等密度,故对小胰腺癌在平扫可能会漏诊。强化扫描,特别是动态强化扫描对诊断有极大的帮助。胰腺癌是少血管肿瘤,增强扫描时肿块强化不明显,而胰腺正常实质可明显强化,且密度均匀,故肿块本身表现为低密度灶;若肿块内部已经存在坏死时,则表现为低密度病灶内更低密度影。根据病人临床表现及强化的特征性改变,作出诊断并不困难。

应与以下疾病注意鉴别诊断。

(1)胰腺功能性肿瘤:即功能性胰岛细胞瘤,其中最常见的是胰岛素瘤。但其血供十分丰富,因此增强CT扫描病灶呈明显强化改变,这与胰腺癌的强化特点明显不同。结合临床表现、实验室检查和典型的CT表现不难做出鉴别诊断。

(2)胰腺囊腺瘤或癌:发病率较低,病变呈囊实性改变,其钙化的发生率远高于胰腺癌,这是二者的重要鉴别点。

(3)慢性胰腺炎:慢性的炎性刺激会造成胰头的增大,这与胰腺癌鉴别有一定的困难,但胰腺炎造成的胰头增大外形尚光滑,无明显分叶,胆总管及胰管显示正常,增强后无明显低密度区,可以此作为鉴别。

(赵博)

例18 肾错构瘤

【病史摘要】

女性,53岁,左侧腹痛1周,可触及包块。

【CT征象】

CT平扫片可见左肾形态不规则增大,左肾中部实质内可见一混杂密度肿物影,CT值－70～28HU;肿物边界欠光滑,与肾实质分界不清晰,密度欠均匀,其内可见多条索条状及点状高密度影,肿物呈膨胀性生长,突出于左肾轮廓之外,肿物邻近肠管及部分肾实质显示受压移位。增强后扫描示左肾肿物显示部分强化效应改变,肿物边缘似有包膜强化,密度欠均匀(图3-2-18-1)。

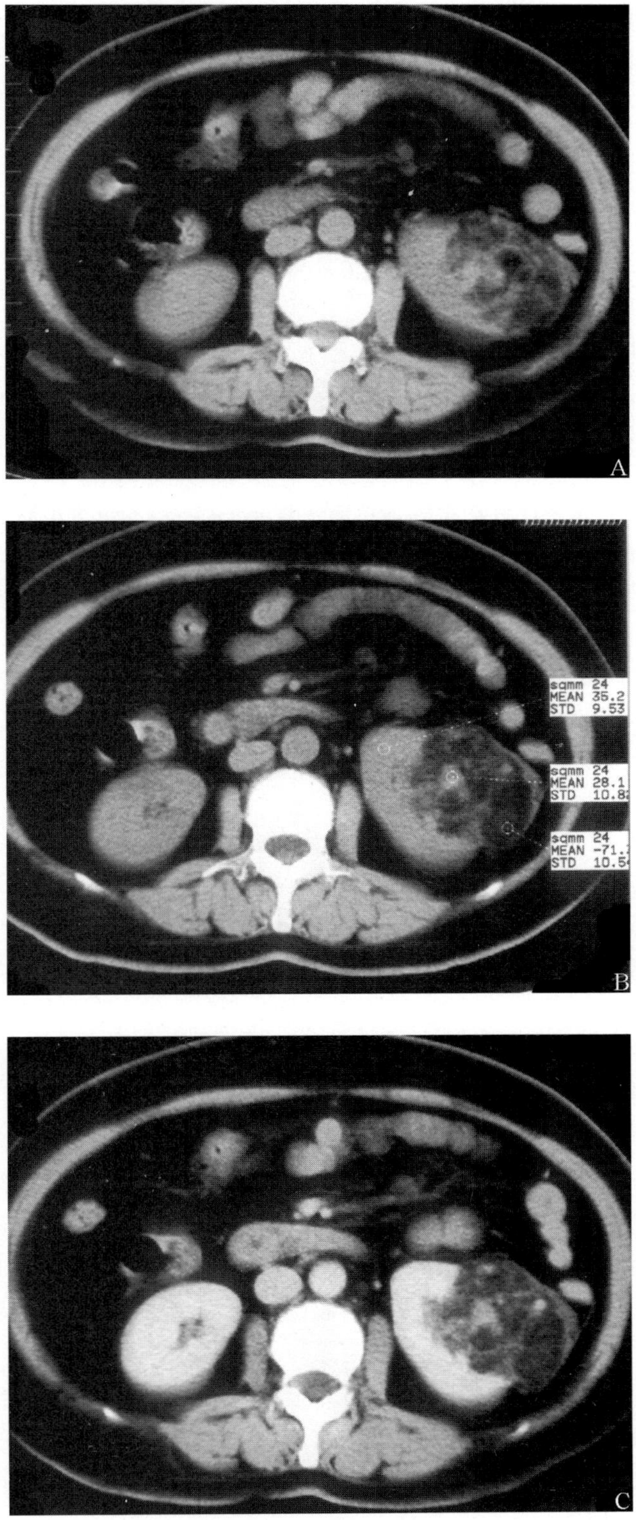
A
sqmm 24
MEAN 35.2
STD 9.53
sqmm 24
MEAN 28.1
sqmm 24
B
C

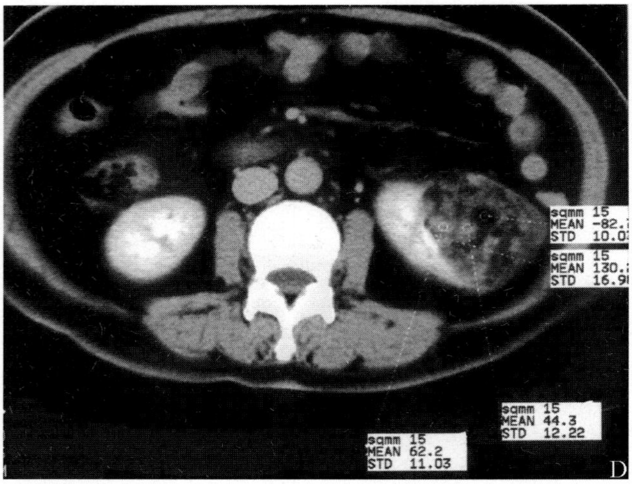

图 3-2-18-1 A、B 肾脏平扫示左肾明显增大，肾中部外侧 4cm×5cm×6cm 大小混杂密度肿块影，CT 值在 -70～28HU之间，肿物与肾实质分界不清，呈膨胀性生长，突出肾轮廓之外；C、D 肾脏强化扫描显示左肾肿物部分组织强化，CT 值增加 20～35HU，大部分为低密度区无强化，CT 值仍为负值

【CT 诊断】

1. 肾错构瘤；2. 脂肪瘤；3. 畸胎瘤；4. 肾细胞癌出血坏死。

【最后诊断】

肾错构瘤（术后病理证实）。

【评述】

肾错构瘤，也称血管肌肉脂肪瘤，是肾脏最常见的良性肿瘤之一。肿瘤由血管、平滑肌和脂肪组织所构成。有报道把它分为伴有或不伴有结节硬化两类。

（1）双肾病变或肾多发性病变，常常伴有结节性硬化症，多发生于青少年，面部出现皮脂腺，智力发育低下，偶然也出现癫痫等症状。从另一个角度讲，约 80% 的结节性硬化症患者合并肾错构瘤。

（2）单纯的肾错构瘤，多为一侧肾病变。据统计，我国较多见的不伴有结节硬化者，常为成年女性，多为单侧。此瘤生长缓慢无包膜，临床上常无症状，出现症状时主要为肋腹痛或血尿。

1. CT 表现 ①肾内肿块，无包膜但境界清楚，多为单发；②密度欠均匀，因其内有软组织及脂肪不同密度的物质，且脂肪性低密度是诊断此病的关键之处；③因此病富含发育异常的血管，故易出血，常引起肾肿块内和肾包膜下出血现象；④增强后扫描，肾错构瘤的软组织成分明显强化效应改变，而脂肪成分密度则很少增强；⑤在 IVP 上较大的肿瘤可压迫肾盏肾盂，B 超上脂肪成分表现为强回声，血管瘤样扩张区为低回声区，平滑肌成分则多为弱回声区。

2. 鉴别诊断

（1）脂肪瘤：脂肪瘤表现边界清楚，肿块内完全是脂肪，几乎没有软组织成分，很少有肾及肾包膜下出血，增强扫描肿块显示无强化效应改变。肿块分界较清晰。硬化型及混合型脂肪瘤平扫显示其内密度不均匀，可见点状或条索状高密度影，增强扫描后显示肿物内可见不均匀强化效应改变。

（2）畸胎瘤：畸胎瘤是源于胚胎残留的肿瘤，多含有两个或三个胚层的成熟组织，易发生在女性卵巢，发生肾脏比较少见。畸胎瘤一般发现时已较大，有包膜，边缘清楚。实性畸胎瘤少见,表现为软组织密度影肿块,可有脂肪和钙化、骨化及牙齿,邻近器官有明显受压移位。

(3)肾细胞癌出血、脂肪变性坏死:CT 上肾癌表现为形态不规则的软组织密度肿块,肿块较小时也可为形态规则的圆形或椭圆形肿块。肾癌较大时肾癌内含有囊变,出血,钙化,脂肪变性坏死等病理变化,尤其出血、脂肪变性后易与肾错构瘤出血很难鉴别。

(4)单纯性肾囊肿感染:如肾囊肿内伴有出血、感染、囊肿壁增厚、分叶,囊肿内出现分隔且囊肿内容物密度较高等复杂情况时,则与肾癌伴出血、肾癌伴大片性坏死、囊变等不易鉴别。此时无论何种影相检查,也很难鉴别。只有穿刺活检甚至手术探察才能明确诊断。

【附加病例】

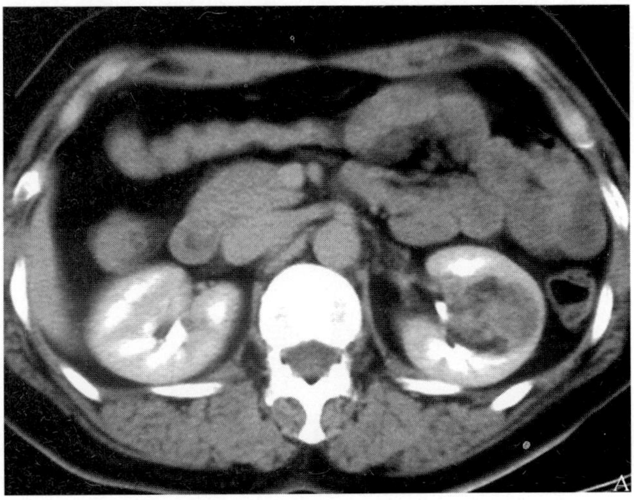

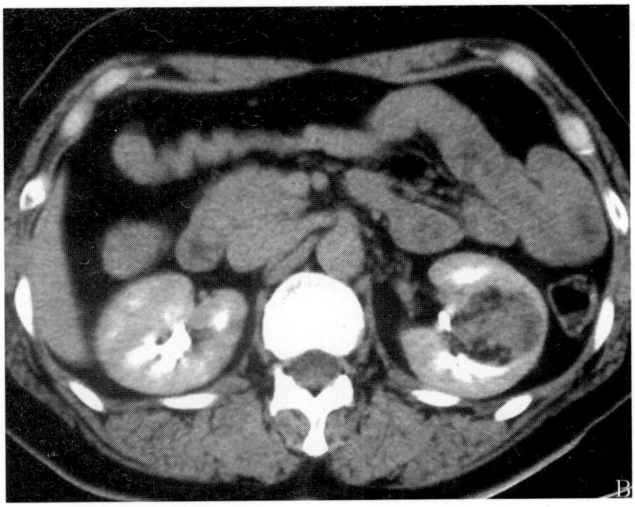

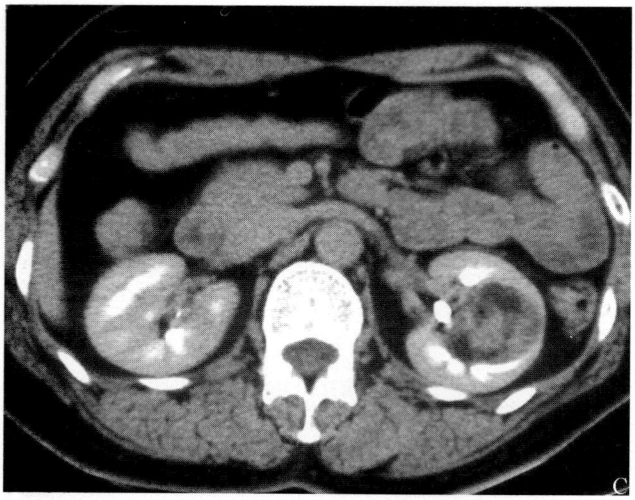

图 3-2-18-2 肾错构瘤。A、B、C 左肾中部实质内 3cm×4cm 大小肿块影,CT 值 -90~+49HU,部分强化效应明显,边缘光滑,肾盏受压移位

(高炜)

例 19 肾脂肪瘤

【病史摘要】

女性,58 岁,左侧腹痛 1 周,可触及包块。B 超提示左肾中部实质强回声结构。

【CT 征象】

CT 平扫片显示左肾形态欠规则,左肾中部实质及外侧可见一巨大脂肪密度肿物影,CT 值 -80~-110HU;肿物边界尚光滑,密度欠均匀,其内可见多条索条状及点状高密度影,肿物呈膨胀性生长,似有包膜包裹,突出于左肾轮廓之外,肿物邻近肠管及部分肾实质显示受压移位,肾周间隙显示欠清晰。增强后扫描示左肾肿物未见强化效应改变,肿物边缘似有包膜强化,其内可见点状强化影显示,条索状致密影密度未见明显变化(图 3-2-19)。

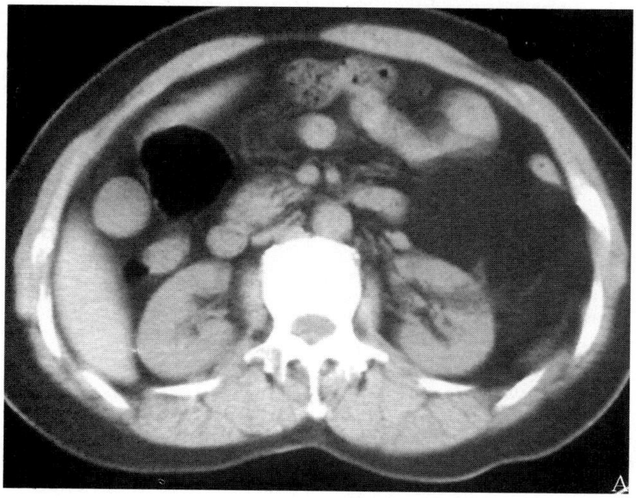

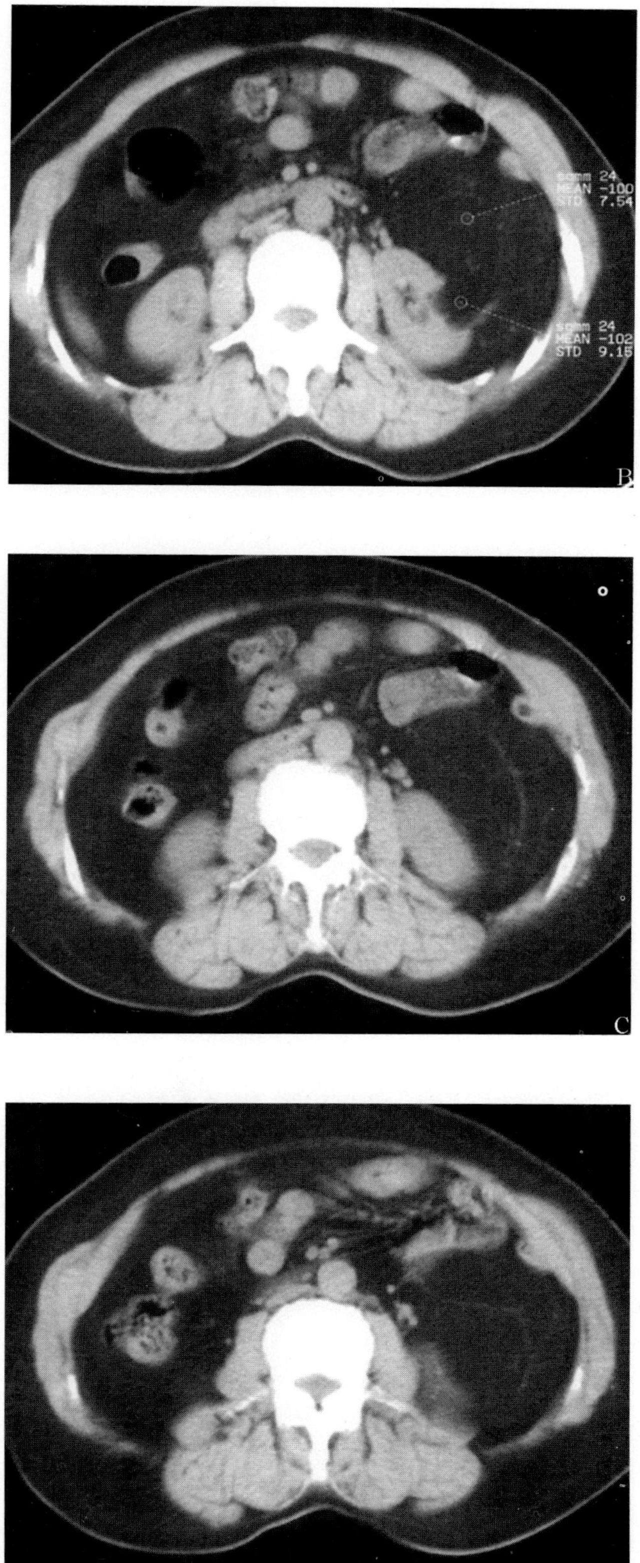
sgmm 24
MEAN -100
STD 7.54
sgmm 24
MEAN -102
STD 9.15
B
C
D

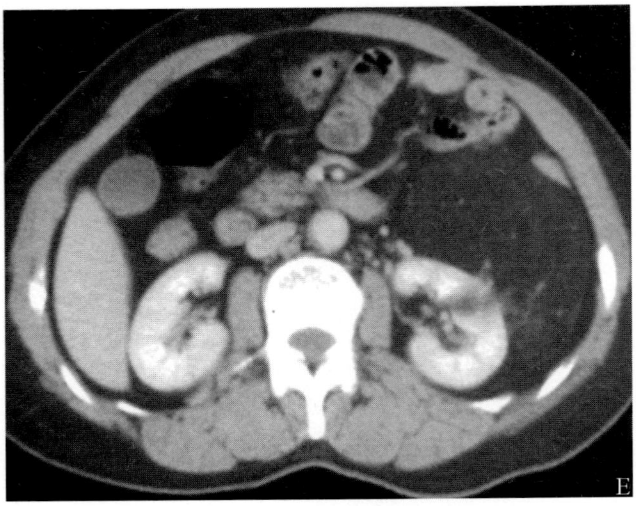
E

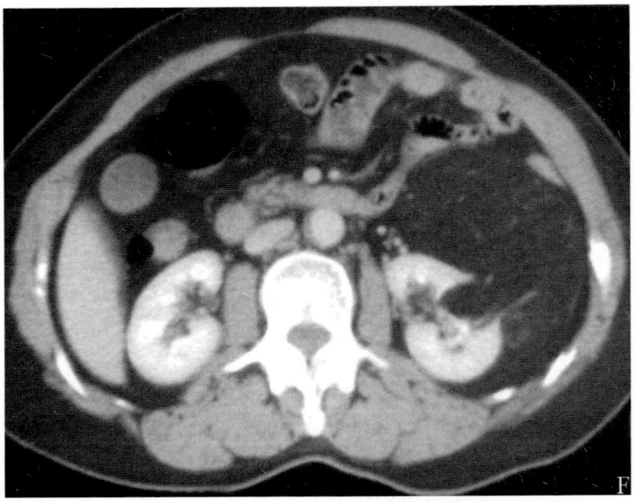
F

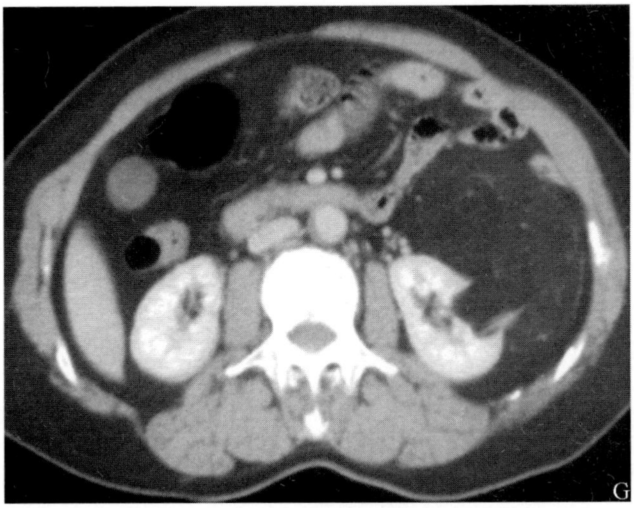
G

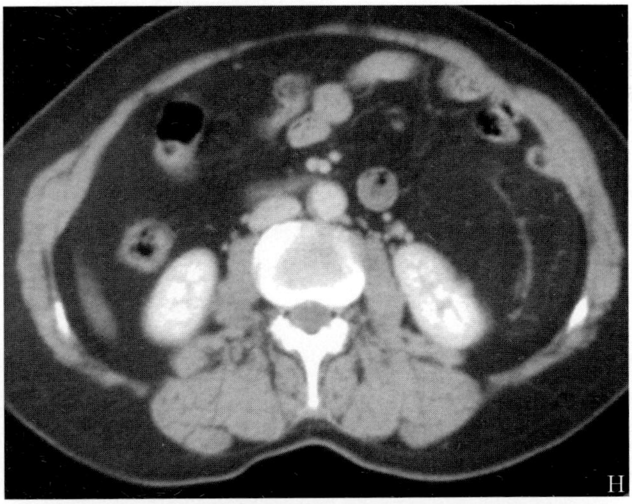

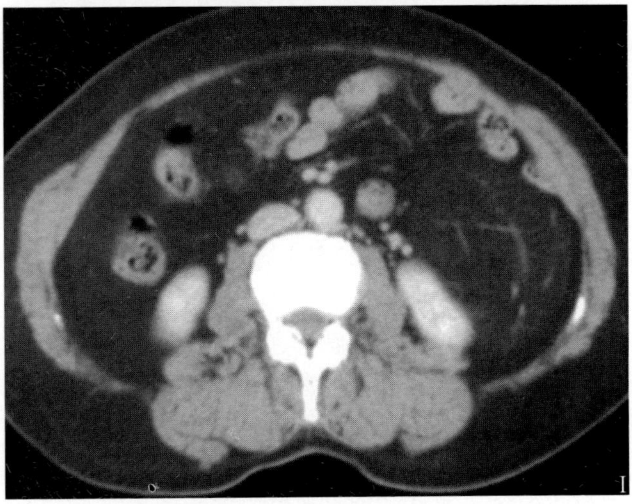

图 3-2-19　A、B、C、D 肾脏平扫示左肾外侧有一巨大脂肪密度肿物影，CT 值 –80 ~ –100HU，其内有浅淡的间隔线，左肾中部实质也呈脂肪密度改变并与肿物相连；E、F、G、H、I 肾脏强化扫描显示巨大肿物基本无强化，其内可见点状及多条线样强化影，肿物边缘似有包膜强化

【CT 诊断】

1. 肾脂肪瘤；2. 肾脂肪肉瘤；3. 腹膜后脂肪瘤侵及肾脏；4. 肾错构瘤；5. 肾囊肿。

【最后诊断】

肾脂肪瘤(术后病理证实)。

【评述】

肾脏病变多采用多期动态增强扫描，高压静脉推注，造影剂总量 100ml。自肘前静脉以 2.5ml/s 速度注射完 50ml，再改为 1.5ml/s 静脉推注。自造影剂注入后 30s、90s、120s 进行扫描，即肾皮质髓质期、肾脏实质期、肾脏排泄期。由于 3 期动态强化扫描能提高肾肿瘤的检出率以及进一步明确肿瘤与肾实质及邻近组织关系，利于诊断及临床对肿瘤切除术式及范围。

肾脏脂肪瘤比较少见，肾脏由内向外的被膜是纤维囊、脂肪囊、肾筋膜，故肿瘤可发生于肾脂肪中,肾实质或肾盂中,也可起源于肾周围组织内。常见于成年女性,生长缓慢,肿瘤体积长大后,可出现肿块、腹部疼痛,有时也可以出现血尿等症状。本病预后较好。临床缺乏特征性症状,常以腹部包块,右上腹不适或疼痛为主诉。

1. CT表现 脂肪瘤表现边界清楚,肿块内完全是脂肪,几乎没有软组织成分,很少有肾及肾包膜下出血,增强扫描肿块显示无强化效应改变。肿块境界较清晰,利于判断与周围组织关系。硬化型及混合型脂肪瘤平扫显示其内密度不均匀,可见点状或条索状高密度影,增强扫描后显示肿物内可见不规则强化效应改变。此病例经手术病理证实。

2. 鉴别诊断

(1)肾脂肪肉瘤:肾脂肪肉瘤是一种少见的恶性肿瘤,大多数起源于肾周围的脂肪层。病理上分为高分化型、多形性型、圆细胞型及黏液样型。CT表现主要包括以下几方面。①肾周肿块:含脂肪成分及其他软组织成分,包围肾或侵及肾。②肾内破坏:肾内出现占位病变、低密度坏死灶及肾部分结构不整。其诊断要点为肾周含脂肪成分的实质性肿物,肾及周围脏器组织受侵及、压迫移位破坏。脂肪瘤与个别分化良好的脂肪肉瘤的CT表现为有间隔、境界清晰的脂肪密度肿块,在大多数情况下可与表现为软组织和脂肪两种不同密度肿块的肾错构瘤鉴别,文献指出血管造影可以鉴别少或无血管的脂肪瘤和具有大的供养动脉及多血的错构瘤。

(2)腹膜后脂肪瘤侵及肾脏:腹膜后脂肪瘤起源于腹膜后间隙的脂肪组织,含有大量的脂肪组织,有一定特点,诊断并不困难。但此例病人肿块与肾脏关系密切,在没有病理结果的情况下很难说是腹膜后脂肪瘤侵及肾脏,还是起源于肾脂肪或肾实质内的脂肪瘤向外生长对外围组织器官的压迫。

(3)肾错构瘤:肾错构瘤主要成分包括血管、平滑肌和脂肪组织,以不同的比例构成瘤体。它是一种常见的肾良性肿瘤。临床上本病多数无症状,等瘤体较大时可出现肿块、压迫性疼痛,有时可出现血尿等症状。本病有两种类型:①双肾病变或肾多发性病变,常伴有结节性硬化症。好发于青少年;②单纯肾错构瘤,多为一侧肾病变。CT表现主要包括以下几方面。①肾内肿块,无包膜但境界清楚,多为单发;②密度不均匀,有软组织及脂肪等不同程度的低密度,脂肪性低密度是诊断肾错构瘤的特征性表现;③增强扫描,肾错构瘤的血管、肌组织成分显示明显强化效应,脂肪成分很少增强,这样明显勾勒出脂肪组织与血管肌肉组织的分界;④肾肿块内和肾包膜下可见急、慢性出血现象。

(4)肾囊肿:肾囊肿是最常见的良性肿瘤样病变,以单纯性囊肿居多,常见30~60岁,男女比例2:1。可为单发或多发,常位于肾皮质,与遗传无明显关系。临床上患者常无症状,有时有轻微腹痛、腹胀等,尿正常,常偶尔发现。CT表现主要包括以下几方面。①肾实质单发或多发低密度区,CT值为水样密度,强化后无变化;②囊肿与肾实质分界锐利清楚,大小差别很大;③囊壁薄而均匀。囊肿长大、囊内出血或囊肿液蛋白含量高时,囊肿密度增高,诊断并不困难。

(高炜)

例20 肾细胞癌

【病史摘要】

男性,45岁,左侧腹痛、血尿1周,可触及包块。B超提示左肾中部实质强回声结构。

【CT 征象】

CT 平扫片显示左肾形态欠规则，左肾中部实质内可见一巨大软组织密度肿物影，CT 值 41～44HU；肿物边界欠光滑，与肾实质分界不清晰，密度较均匀，肿物呈膨胀性生长，似有包膜包裹，突出于左肾轮廓之外，肿物邻近肠管及部分肾实质显示受压移位，肾周间隙显示欠清晰。增强后扫描示左肾肿物显示部分强化效应改变，肿物边缘似有包膜强化，密度欠均匀，其内可见点片状低密度灶（图 3-2-20）。

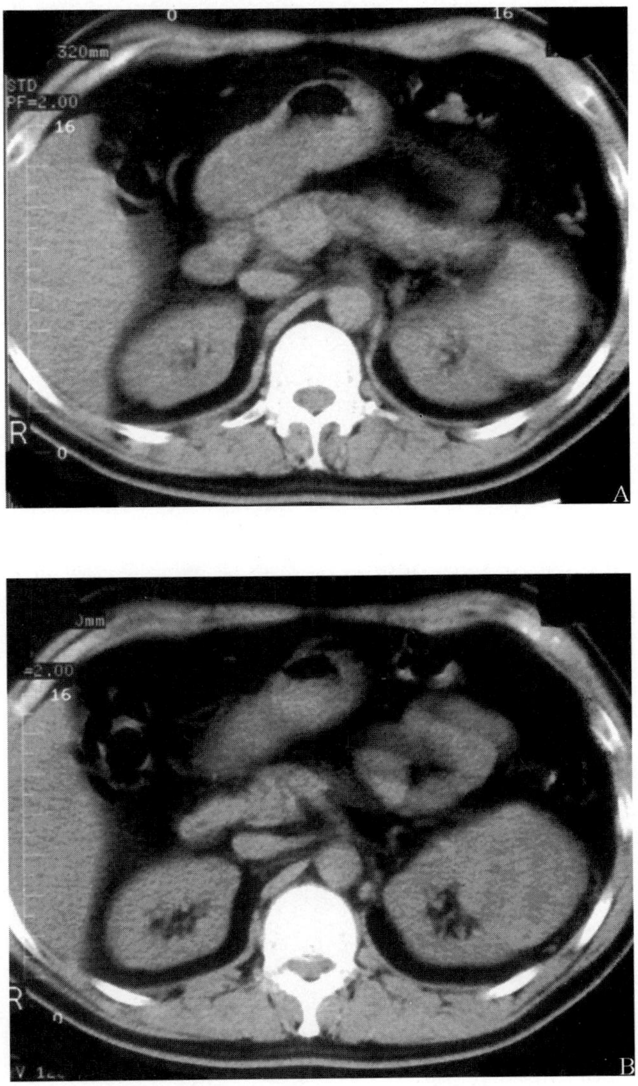

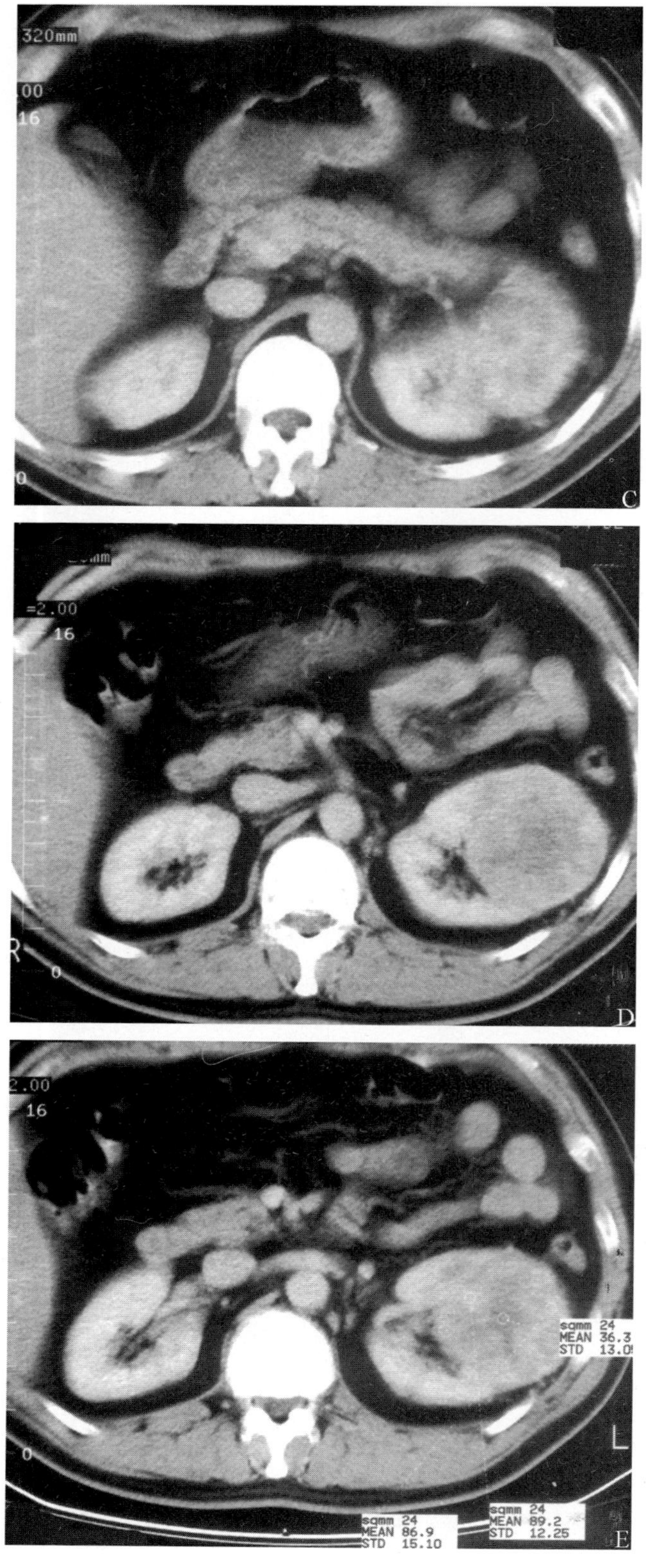
320mm
C
=2.00
16
R
D
sqmm 24
MEAN 36.3
STD 13.0
L
sqmm 24
MEAN 86.9
STD 15.10
sqmm 24
MEAN 89.2
STD 12.25
E

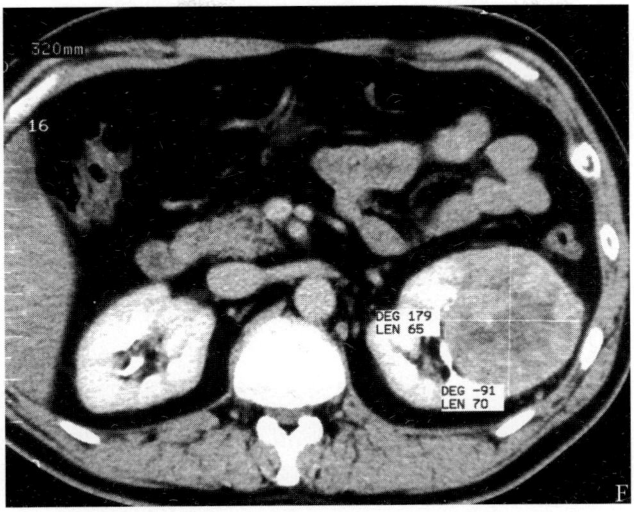

图 3-2-20　A、B 肾脏平扫示，左肾中部巨大软组织密度肿物影，肿物边缘光滑，与肾实质分界不清，密度较均匀，肿物呈膨胀性生长，突出于肾轮廓之外；C、D、E、F 肾脏强化扫描显示，左肾肿物呈不均匀强化，中心部低密度区为坏死病灶，肿物边缘似有包膜强化

【CT 诊断】

1. 肾细胞癌；2. 单纯性肾囊肿；3. 肾错构瘤；4. 肾盂癌；5. 肾脓肿。

【最后诊断】

肾细胞癌（术后病理证实）。

【评述】

1. 检查方法　肾脏平扫用于显示结石、钙化及出血，常规应行增强扫描，用离子型或非离子型造影剂 50ml 静脉注射，每秒 1.5～2ml，注射 45～60s 后扫描，为显示肾盂和输尿管应延迟扫描。多采用螺旋 CT 动态双期扫描。通常在肾脏 CT 平扫基础上静脉团注造影剂，分别在肾皮髓质期（CMP）和肾造影期（NP）扫描。CMP 通常在开始注射造影剂后 30s 开始扫描，在 20s 左右完成扫描。CMP 约持续 40s。NP 扫描在造影剂注射后 60s 开始。CMP 早期由于造影剂存留在肾血管及细胞外间质，造影剂未进入远曲小管，仅肾皮质强化，髓质不强化，反映造影剂首次血循环的肾灌注情况。此期肾动脉和肾静脉显示良好，可显示肾血管异常和肾灌注异常。NP 主要反映造影剂在肾间质内的再分布，造影剂进入 Henle 襻及集合小管。肾皮质与髓质均强化，肾髓质病变在此期显示最好。与 CMP 比，NP 显示病变的敏感性高于 CMP。螺旋 CT，尤其是 HRCT 增强扫描 NP 和 CMP 相结合，能提高检出病灶的敏感性，有助于炎症性病变与恶性肿瘤鉴别和肾恶性肿瘤的分期。肾癌可分为 4 期。Ⅰ期，癌肿限于肾实质内，肾包膜完整。Ⅱ期，癌肿扩散至肾周间隙，肾周筋膜之内，包括侵犯肾上腺。Ⅲ期，局部淋巴结或肾静脉、下腔静脉受犯，其中$Ⅲ_A$期为淋巴结转移，$Ⅲ_B$期为静脉癌栓，$Ⅲ_C$期为同时有淋巴结转移及静脉癌栓。Ⅳ期，邻近器官受犯或远处转移，$Ⅳ_A$期为邻近器官受犯，而$Ⅳ_B$期为远处转移。按照这一方法对肾癌 CT 检查后术前分期有助于制定治疗方案及判断肿瘤的预后。

CT 检查也是手术或其他方法治疗肾癌后观察疗效的较好方法，可直接显示有无肿瘤复发、转移或随访肿瘤大小变化的定量检查。

2. CT 表现　CT 是诊断肾癌必不可少的检查手段。CT 上可显示肾癌的大小，部位，侵犯的范围和有无淋巴结肿大，静脉内癌栓及邻近器官的转移。CT 平扫肾癌多表现为形态不规则的软组织密度肿块，肿块较小时也可为形态规则的圆形或椭圆形肿块。肾癌较大时可使肾外形扩大或肾局部明显突起。部分肾癌有包膜，边界较为清晰，大多数呈浸润性生长，边界不清。肾癌内含有囊变，出血，钙化，坏死等病理变化，但在肾癌中更易见坏死的表现。肾癌与正常肾实质密度相近或稍多低于正常肾实质。如果没有肾外形的改变，没有肿块内密度不均匀的表现，肾癌在 CT 平扫时很容易漏诊的。所以增强扫描是检查出肾癌的必要步骤。增强后，肾癌密度多低于正常肾实质。即肾癌的增强程度不如正常肾实质明显。这可能是由于肾癌破坏了正常肾实质浓集，排泄含碘造影剂的功能，而它本身又没有那种浓集和排泄含碘造影剂的功能之故。随着强化时间延长，肾癌病变强化逐渐增强呈不均匀表现。中心低密度区，多因血供差而造成坏死、囊变，增强后还可以清楚地看到与正常肾组织之间的界限，也可显示肾癌与肾包膜及周围结构的关系，以便于分期。通过增强后动态扫描检查可以了解肾静脉和下腔静脉内有无血栓。癌栓在动态 CT 检查上表现为肾静脉或下腔静脉内有低或等密度影，不随时间改变而密度有明显升高。与正常的肾静脉和下腔静脉随造影剂注射后腔内的密度随时间的改变而密度增高的规律大不相同。

3. 鉴别诊断 肾癌是肾脏肿瘤中发病率最高者。故在 CT 上遇到形态不规则，密度不均匀，呈浸润性生长的肿块时应首先想到肾癌。但在少数情况下，诊断并非容易，下列诸病变会与肾癌相混淆。

(1)单纯性肾囊肿：一般的单纯肾囊肿很容易与肾癌相鉴别，但如肾囊肿内伴有出血、感染、囊肿壁增厚、分叶，囊肿内出现分隔且囊肿内容物密度较高等复杂情况时，则与肾癌伴出血、肾癌伴大片性坏死、囊变等不易鉴别。此时无论何种影相检查。只有穿刺活检甚至手术探察才能明确诊断。

(2)错构瘤：如错构瘤中含脂肪成分甚少或没有脂肪成分，此时要与肾癌鉴别难度很大。要注意结合临床病史，了解病人有无结节硬化症的表现，注意观察肿瘤是否有浸润性生长的表现及有无转移征象等以帮助诊断。

(3)肾盂癌：由于两种肿瘤的起源不同，应该容易鉴别，不过，当肾盂癌长得很大超过肾盂范围侵入肾实质时，鉴别诊断并不容易。此时往往需要借助其他方法，如 IVP 显示肾盂的情况及肾血管造影，了解肿瘤的供血来源及肿瘤血管情况帮助诊断。

(4)肾脓肿及肾周脓肿：①脓肿含有脓腔及慢性肉芽组织，临床上有腰痛、发烧、感染性改变等特点；②脓肿中央为低密度区，周边有增强的浓重厚壁，外形欠规则；③它可穿透肾包膜扩散而形成肾周脓肿；④当发生肾周脓肿后，肾区整个模糊不清，筋膜增厚，腰肌及其他肾旁结构均可受累。上述表现与肾细胞癌的表现不同。

（高炜）

例 21 肾盂肿瘤

【病史摘要】

女性，63 岁，肉眼血尿 2 月。

【CT 征象】

CT 平扫显示左肾肾窦显示扩张，其内可见一不规则软组织密度影，边界欠清晰，密度较均匀，似呈分叶状。增强后扫描显示肾窦内肿物稍显强化效应改变，但强化程度较肾实质低。延时扫描后显示左侧肾盂及输尿管移行处有不规则充盈缺损影(图 3-2-21-1)。

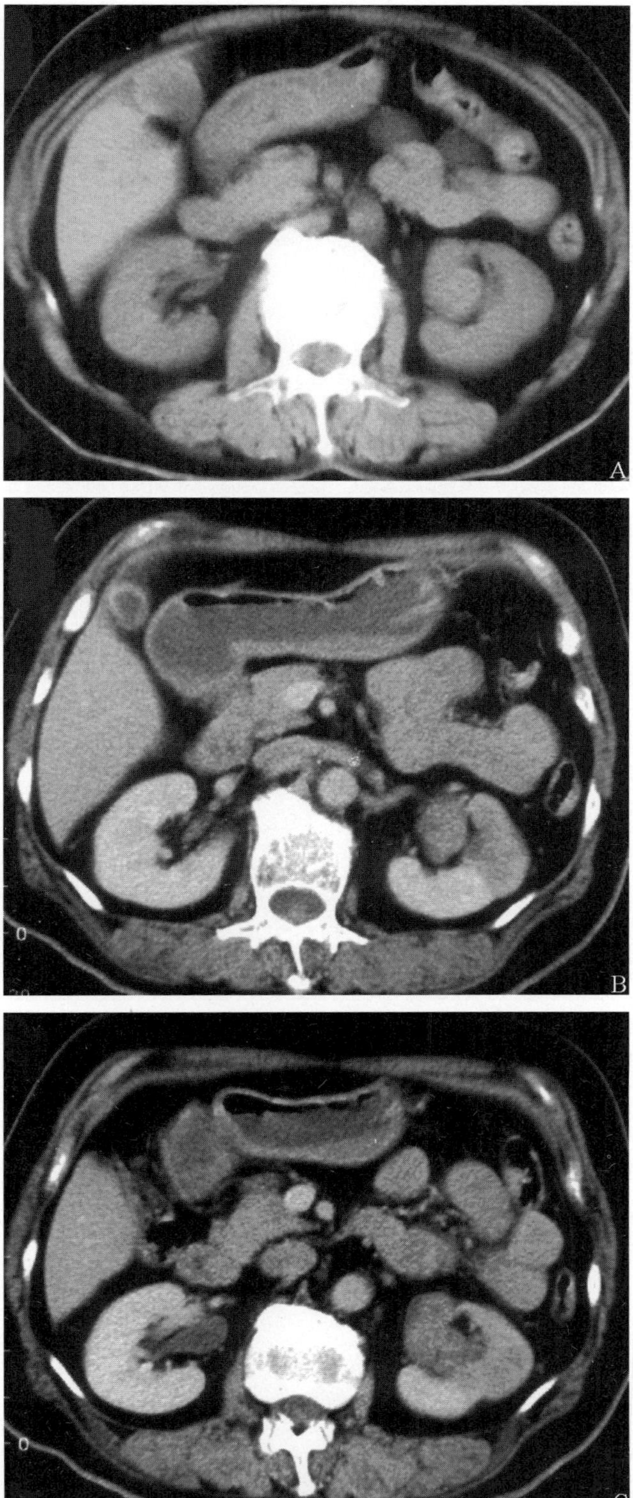

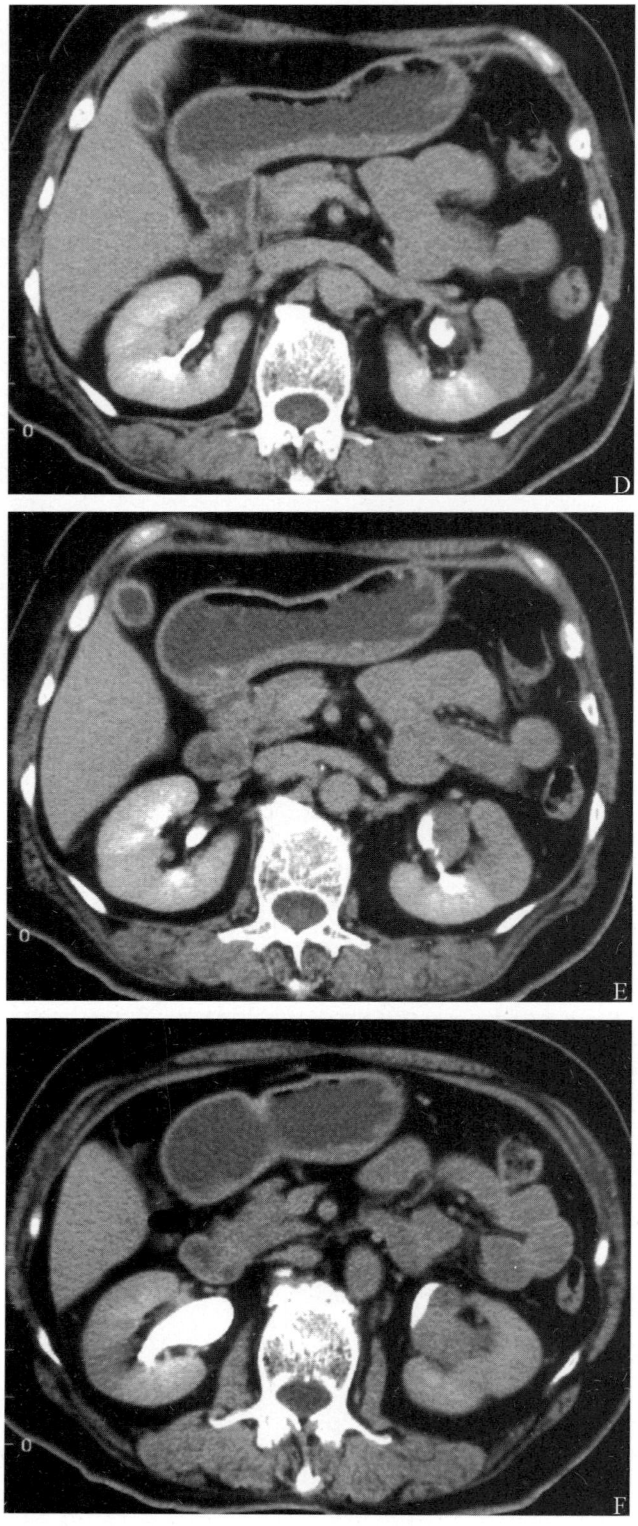

图 3-2-21-1 A 左肾窦内有一软组织密度肿块影，密度均匀，边缘分叶状；B、C 肾脏强化扫描显示，左肾窦内软组织肿块轻度强化，其密度仍低于肾实质；D、E、F 肾脏延时后扫描，肾盂及输尿管移行处呈不规则充盈缺损

【附加病例】

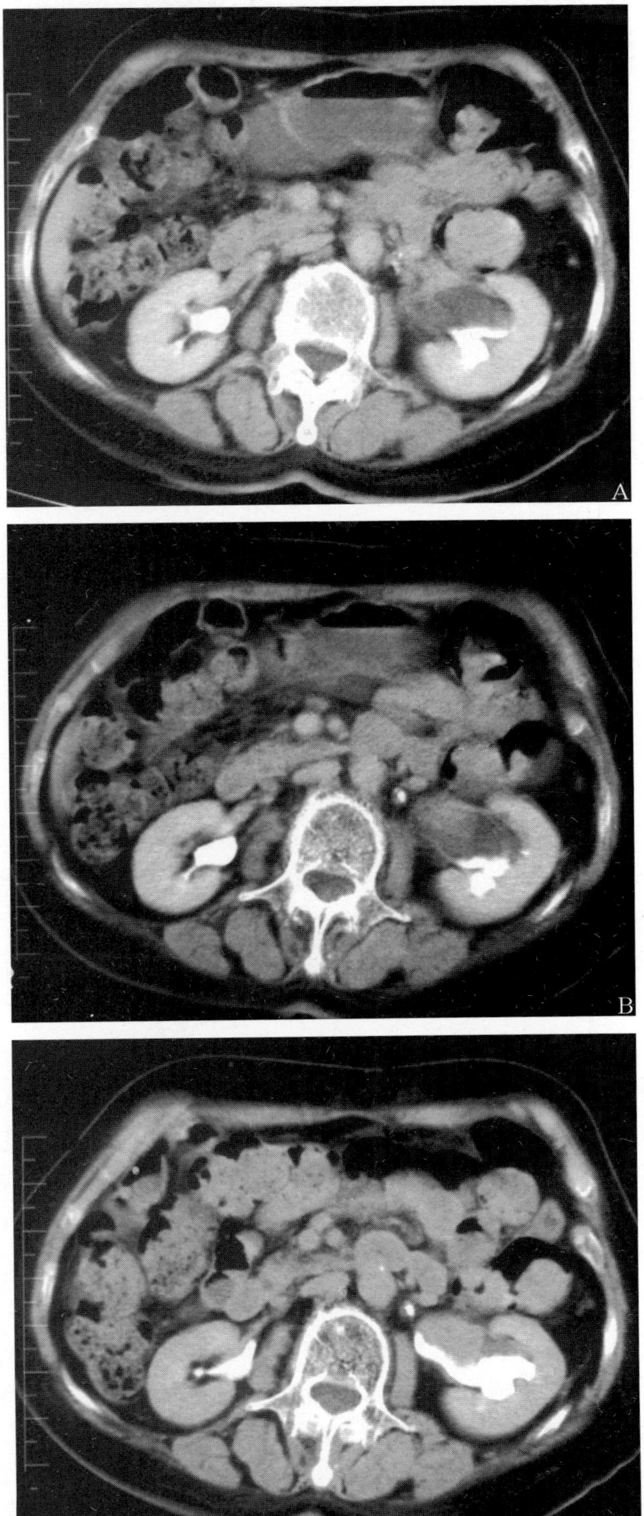

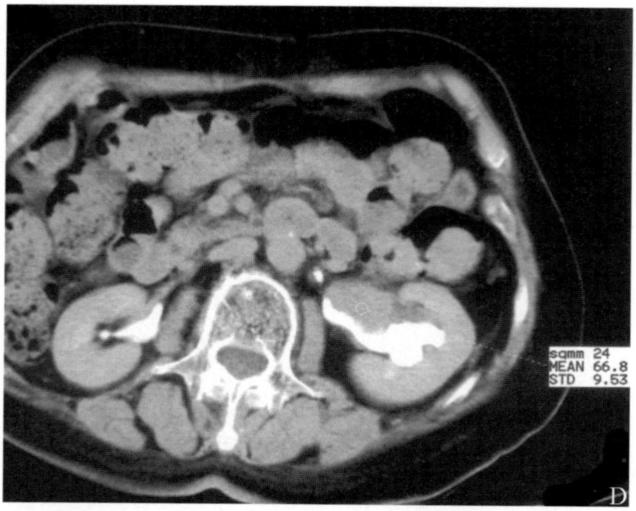

图 3-2-21-2 肾盂肿瘤。A、B、C、D 左肾盂内肿物影，逐渐强化，CT 值达 66HU

【CT 诊断】

1. 肾盂肿瘤；2. 肾盂结石；3. 新鲜血块；4. 肾窦囊肿。

【最后诊断】

肾盂肿瘤（术后病理证实）。

【评述】

肾盂肿瘤是指发生在肾盂和肾盏上皮的肿瘤，约占全部肾脏肿瘤的 8%。病理可分为移行细胞癌、鳞状细胞癌和腺癌。肾盂肿瘤可呈乳头状生长，也可呈浸润性生长。临床上多见于男性，发病年龄 40～70 岁为常见。最常见症状为血尿和肋腹痛，全程血尿是其特点，尿血凝块时，可出现肾绞痛。尿路造影是检查肾盂肿瘤的重要方法，当尿路造影不典型或除病灶本身外还想了解病灶侵犯的范围及有无转移时，需进行 CT 扫描。

CT 对肾盂肿瘤的另一价值是对肿瘤的发展程度可作出术前分期诊断。一般标准如下：即一期，肿瘤无浸润，局限于肾盂内；二期，有表浅浸润，但未侵及肌层及肾实质；三期，有肌层及肾实质浸润，侵入肾盂脂肪或肾周脂肪层，而无淋巴结转移；四期，肿瘤已侵犯邻近血管、淋巴系统或已发生远处转移，如肺、骨骼、肝脏等。按照这一方法对肾盂肿瘤 CT 检查后术前分期有助于制定治疗方案及判断肿瘤的预后。一、二期为早期手术治疗预后良好，四期为晚期，只能做姑息治疗。如进行手术则行患侧肾及同侧输尿管切除术，且输尿管要将其壁内段切净，以减少术后复发或转移。

1. CT 表现 ①肾影一般不大，边缘不外突。肿块多位于肾窦内，可呈分叶状、不规则的软组织肿块，密度高于尿液伴肾盏变形或肾盂扩大，可有钙化或伴有出血；②当肿瘤侵犯到肾内时，局部呈低密度，边界不清的区域，梗阻于肾门时可引起积水；③CT 增强后可见肿块轻度强化，与周围明显强化肾实质形成鲜明对比，近段输尿管可因肿瘤浸润而增厚；④扩大扫描范围，可发现局部淋巴结转移、肝转移及输尿管、膀胱内肿块，有助于诊断。

2. 鉴别诊断

（1）肾结石：肾结石一般诊断并不困难，其密度高于肾盂肿瘤，结石常高达 100HU 以上，甚至更高，CT 检查能显示其大小、部位以及是否伴有积水。

(2)新鲜血块:平扫时CT值血凝块高于肾盂肿瘤,增强扫描时,血凝块不增强,而肾盂肿瘤有增强现象。随访是鉴别血块与肾盂肿瘤的较好办法,复查时血凝块常可溶解消失排出或变形,位置发生变化或密度减低,CT值减低。

(3)肾窦囊肿:CT上可见肾囊肿位于肾窦内,肾盂是被挤压而不是扩大,平扫时其CT值低于肿瘤,约为-10~10HU,无增强现象,有别于肾盂肿瘤。

(4)肾细胞癌侵犯肾盂:当肾细胞肿瘤较大侵犯肾盂时,由于肿瘤界限不清,很难判断是肾盂肿瘤侵犯肾实质,还是肾细胞肿瘤较大侵犯肾盂。晚期肾盂肿瘤应与肾细胞肿瘤鉴别,前者增强程度低于后者,后者坏死、囊变、钙化少于前者。前者为位于肾盂中心,离心性生长,而后者偏心性存在,侵及肾窦前者常使肾脏变形。前者在肾实质显影延迟现象,常合并积水,而后者少见。

【附加病例】

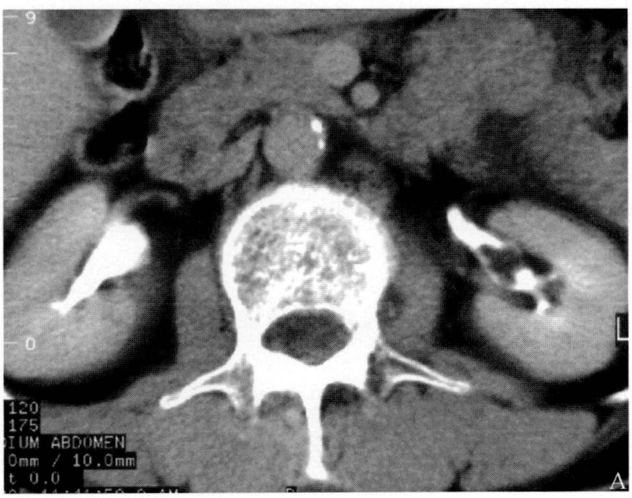

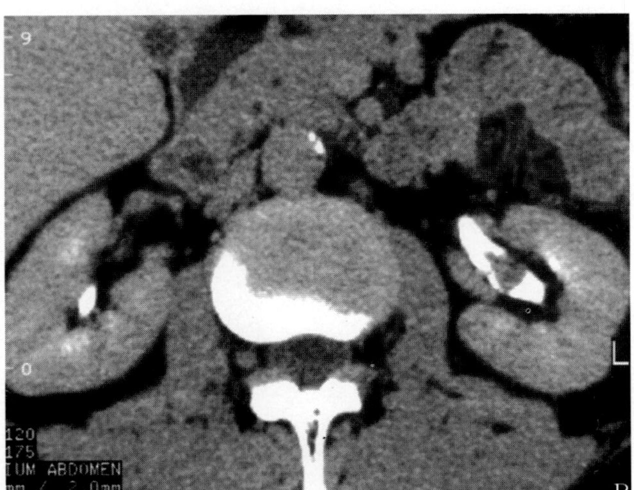

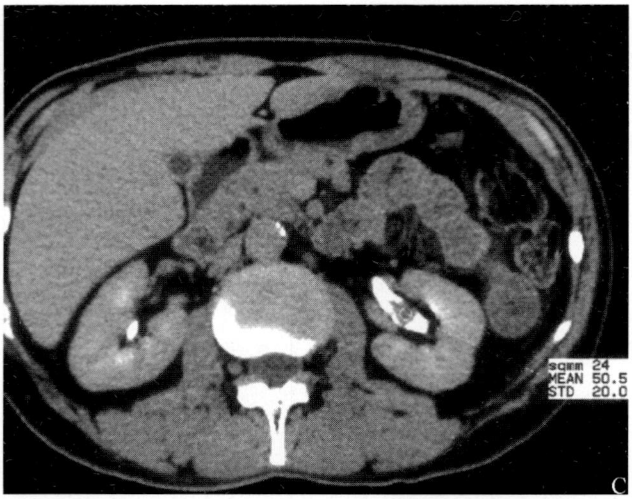

图 3-2-21-3 肾盂肿瘤。A、B、C 左肾窦内 1cm×1cm 大小充盈缺损，边缘不规则，为软组织肿物所致

（高炜）

例 22 肾脏肿物伴下腔静脉瘤栓形成

【病史摘要】

男性，50 岁，间断发热，右腰部疼痛 3 月余，B 超发现右肾肿瘤。

【CT 征象】

右肾外形明显增大，增强扫描肾皮髓质界限欠清晰，密度不均匀，肾皮质明显变薄，肾门结构紊乱增宽，下腔静脉明显增粗、增宽，其内密度混杂（图 3-2-22-1）。

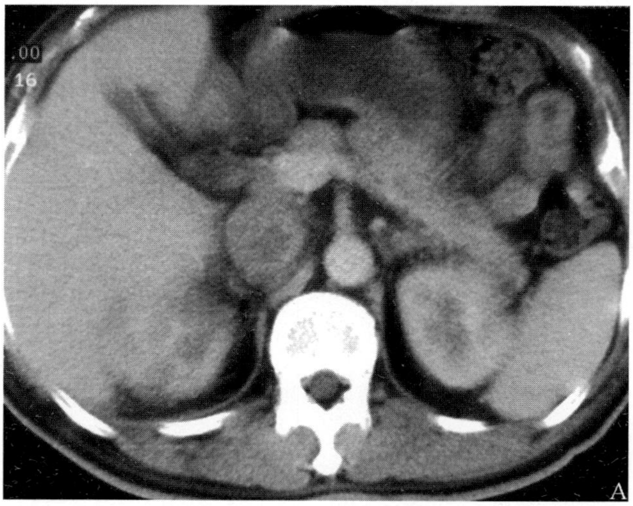

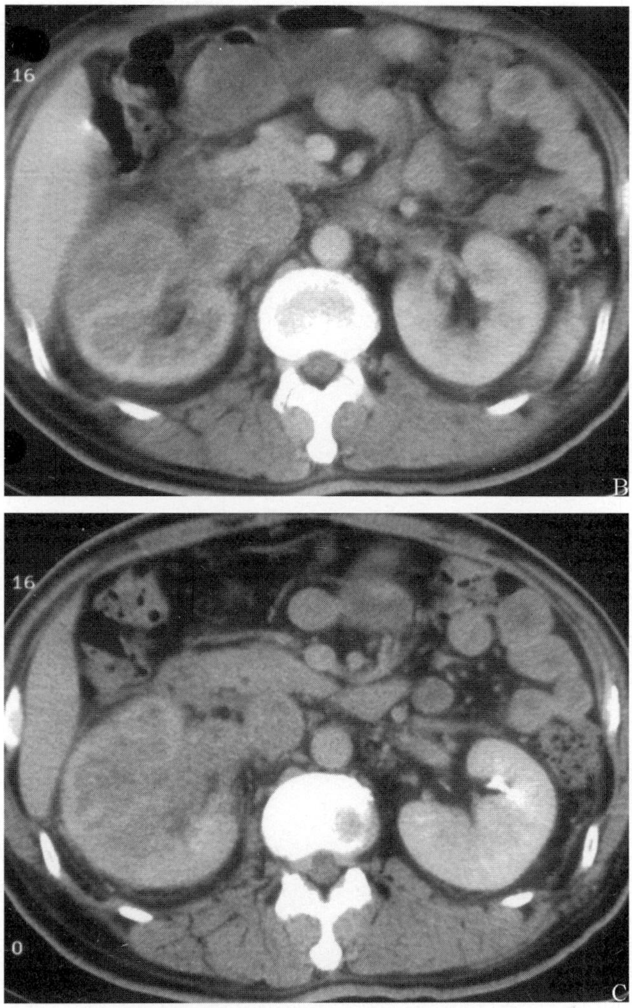

图 3-2-22-1 A ~ C 肾脏增强扫描显示右肾增大，肾实质密度不均匀，肾静脉、下腔静脉增粗，其内呈混杂密度

【MR 征象】

右肾增大，其内信号欠均匀，以中下部为主。右肾静脉及下腔静脉增宽，其内血管流空现象消失，可见混杂信号的瘤栓。冠状位显示瘤栓范围较大，上至膈肌水平，下至肾静脉处（图 3-2-22-2）。

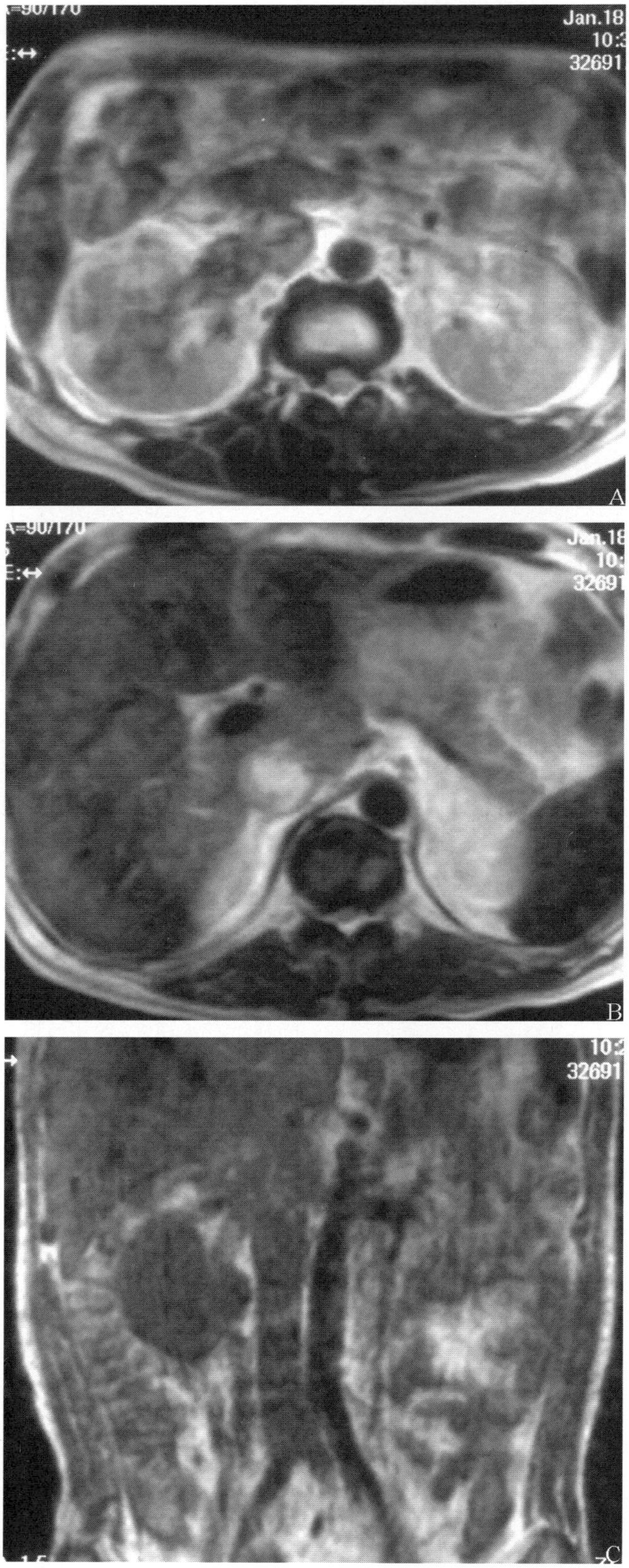
A=90/170
Jan.18
32691
A
B
32691
C

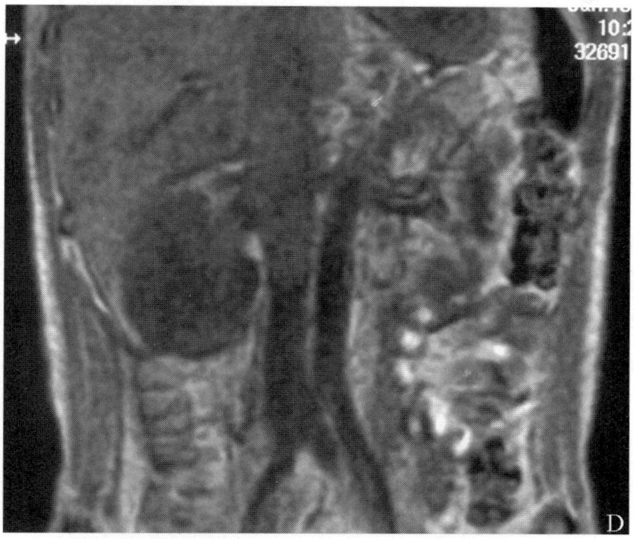

图 3-2-22-2　A、B 为 T_2WI；C、D 为 T_1WI，冠状面

【CT 诊断】

右肾肿物伴下腔静脉及肾静脉瘤栓形成。

【最后诊断】

右肾癌伴肾静脉瘤栓形成。

【评述】

典型的肾癌诊断并不困难，CT 诊断准确率高达 99.5%以上，由于其良好的分辨率，通过平扫及增强扫描后均能清晰显示肿瘤大小、范围、密度以及周围器官受累侵犯情况。因此，CT 是对肾脏肿瘤最为可靠的影像学诊断的方法。肾癌侵犯周围组织时，其肾包膜及肾周间隙显示不规则结节及肿块，肾周脂肪间隙模糊不清或消失。肾癌易侵及静脉形成瘤栓，约 1/3 累及肾静脉，下腔静脉受累较少约 0.6%，两者同时受累占 1/4 左右。主要表现为血管增粗，经强化血管内可见局限性充盈缺损。CT 增强扫描能清楚显示，敏感性较高。MR 检查有助于对病变范围的确定(冠状位有良好显示)。肾癌的分期有两种系统，一种是国际抗癌联盟(UICC)的 TNM 分期；一种是改良 ROBSON 分期，通过分期来确定肾癌的治疗方案。需说明一点，肾癌的肾静脉及下腔静脉受侵犯对其生存率几乎无明显影响，其分期有待于进一步研究。

1. CT 表现　①肾静脉及下腔静脉增宽，其内可见密度不均匀之充盈缺损影；②右肾外形明显增大，肾实质密度混杂，肾皮髓质界限消失。

2. 鉴别诊断

(1)恶性肿瘤合并下腔静脉瘤栓形成：常见于肾脏，肝脏，消化系统及盆腔的恶性肿瘤。属于血行转移性改变，多为晚期肿瘤的转移。

(2)比较少见的下肢血管性疾病造成的下腔静脉栓塞：其鉴别取决于有无原发病灶及病史。有时单纯发生的栓塞就影像学而言，鉴别比较困难。

（吕志新）

例 23 输尿管癌

【病史摘要】

男性，83 岁，全程无痛肉眼血尿，腰痛。

【CT 征象】

CT 增强扫描检查示右侧输尿管中下段管壁明显增厚，输尿管管腔内于前外侧壁可见一广基底的不规则类似肌肉密度的软组织密度肿块，向管腔内突入，呈不完全梗阻征象，肿块呈轻度强化，CT 值 40～45HU；边缘不光滑，可见有棘状突起凸入管腔，上端输尿管及肾盂明显扩张、积水。周围组织受压移位。右肾体积缩小，皮质明显变薄(图 3-2-23-1)。

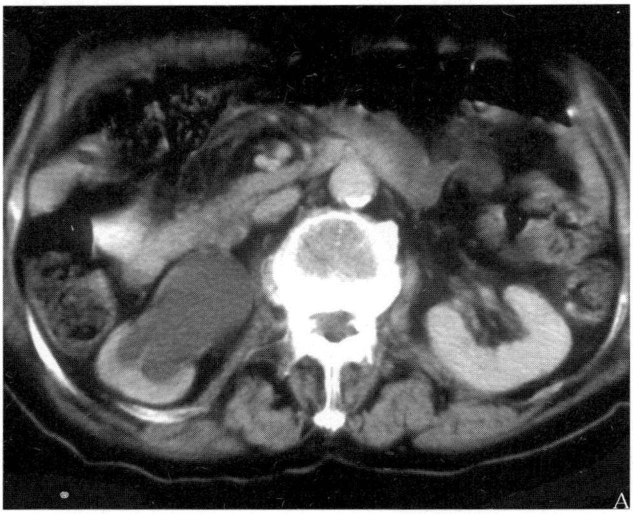

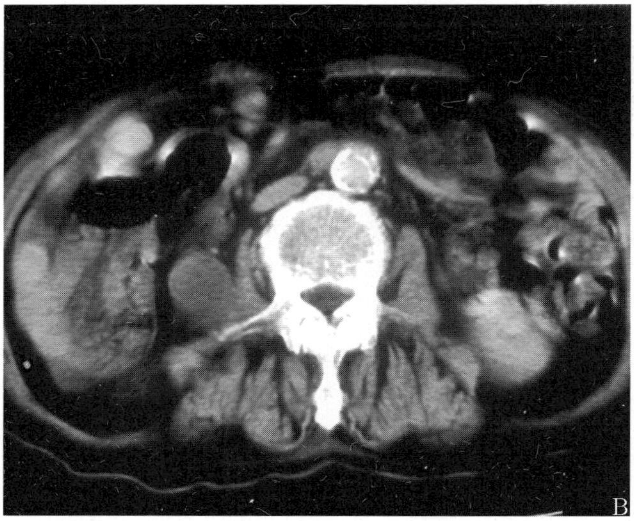

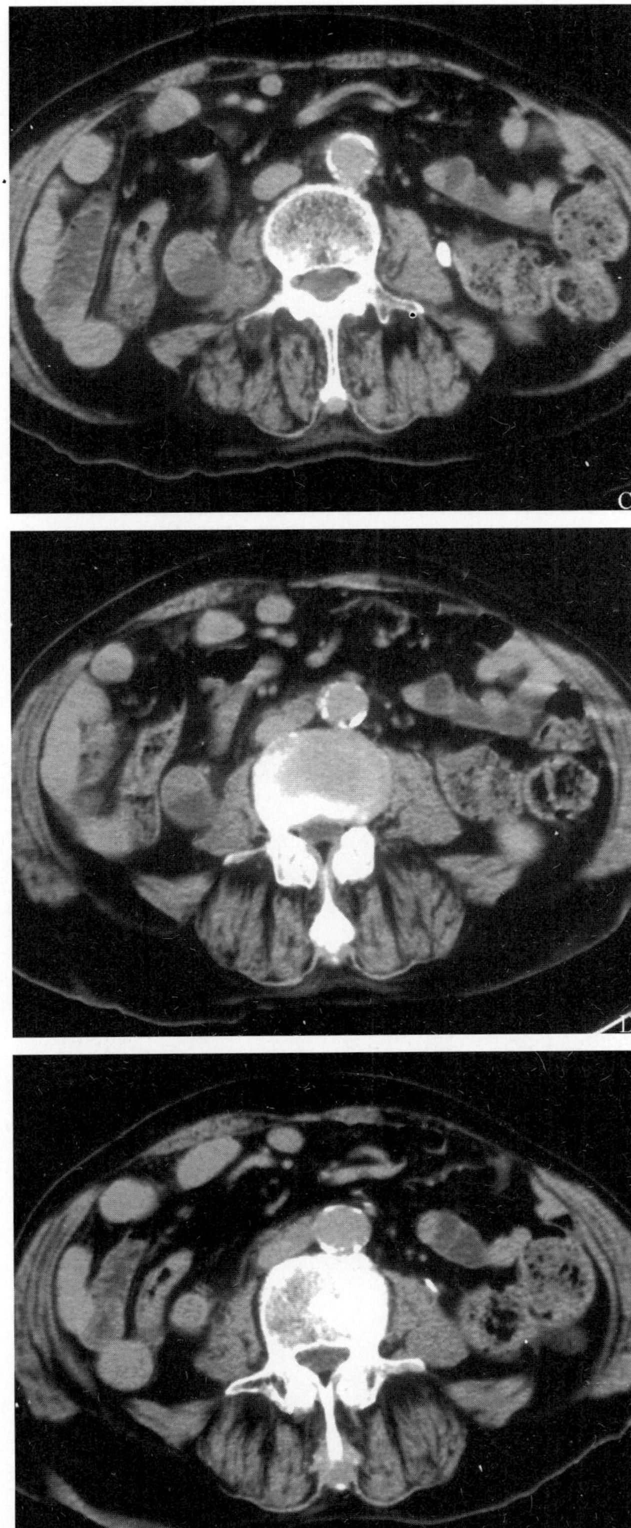
C
D
E

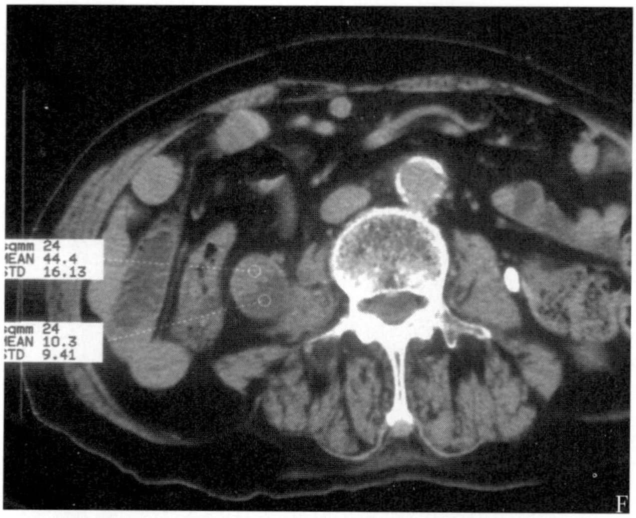

图 3-2-23-1　A、B、C、D、E、F 输尿管强化扫描显示右侧输尿管中下段管壁增厚，管径增粗，管腔内有软组织密度肿物影，CT 值为 40～45HU，合并上段输尿管及肾盂扩张

【附加病例】

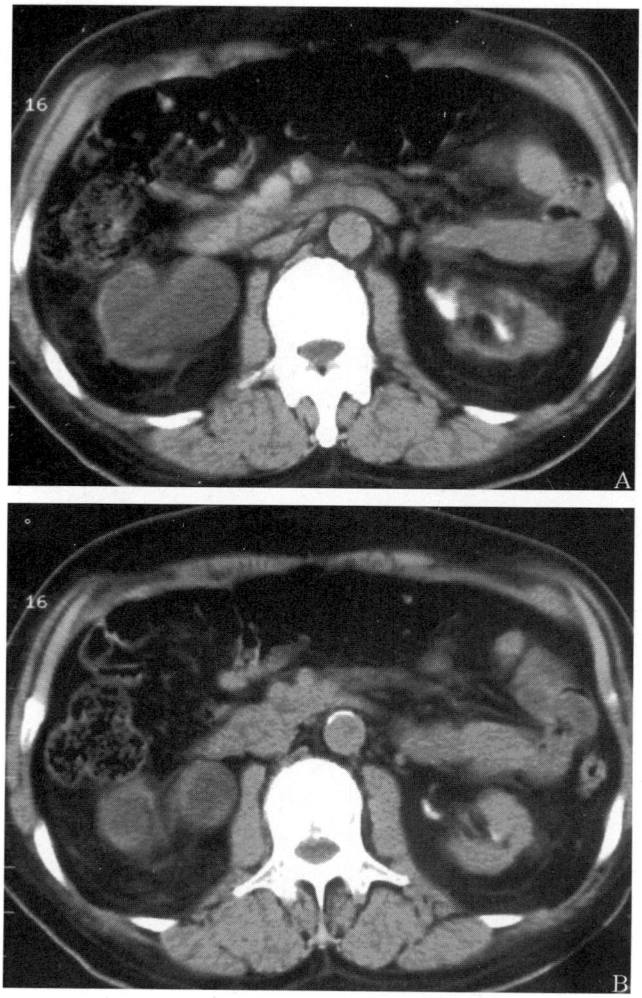

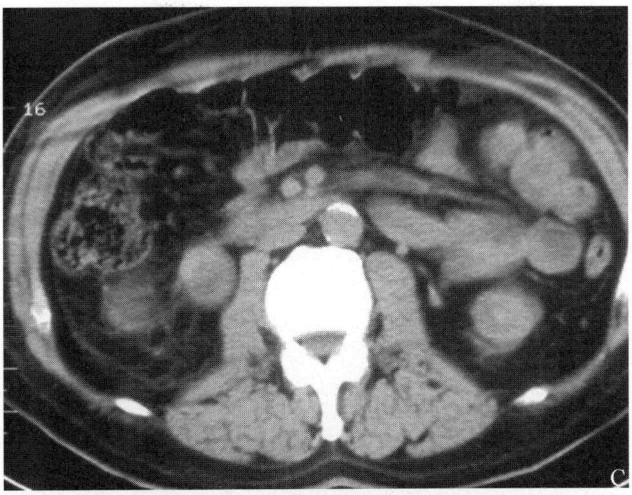

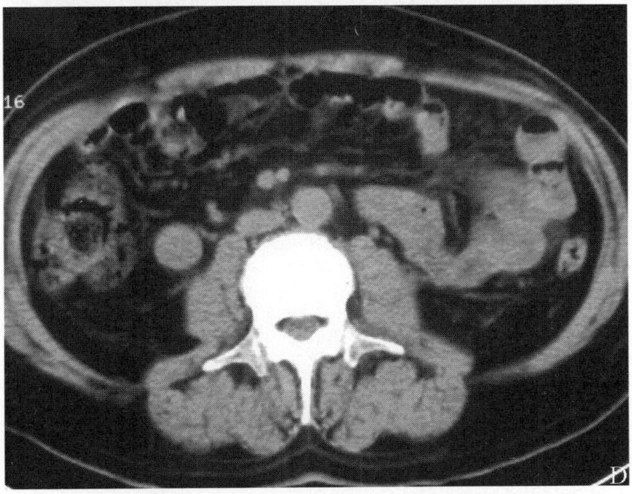

图 3-2-23-2　A、B、C、D 输尿管癌。右侧输尿管上段管壁环状增厚，右肾盂相应扩张。

【附加病例】

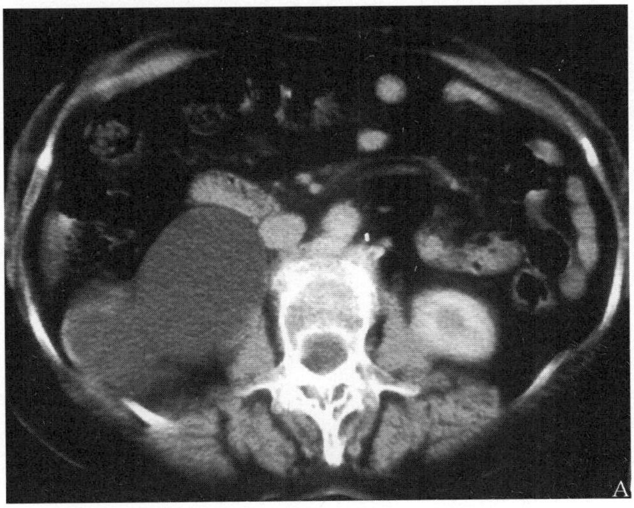

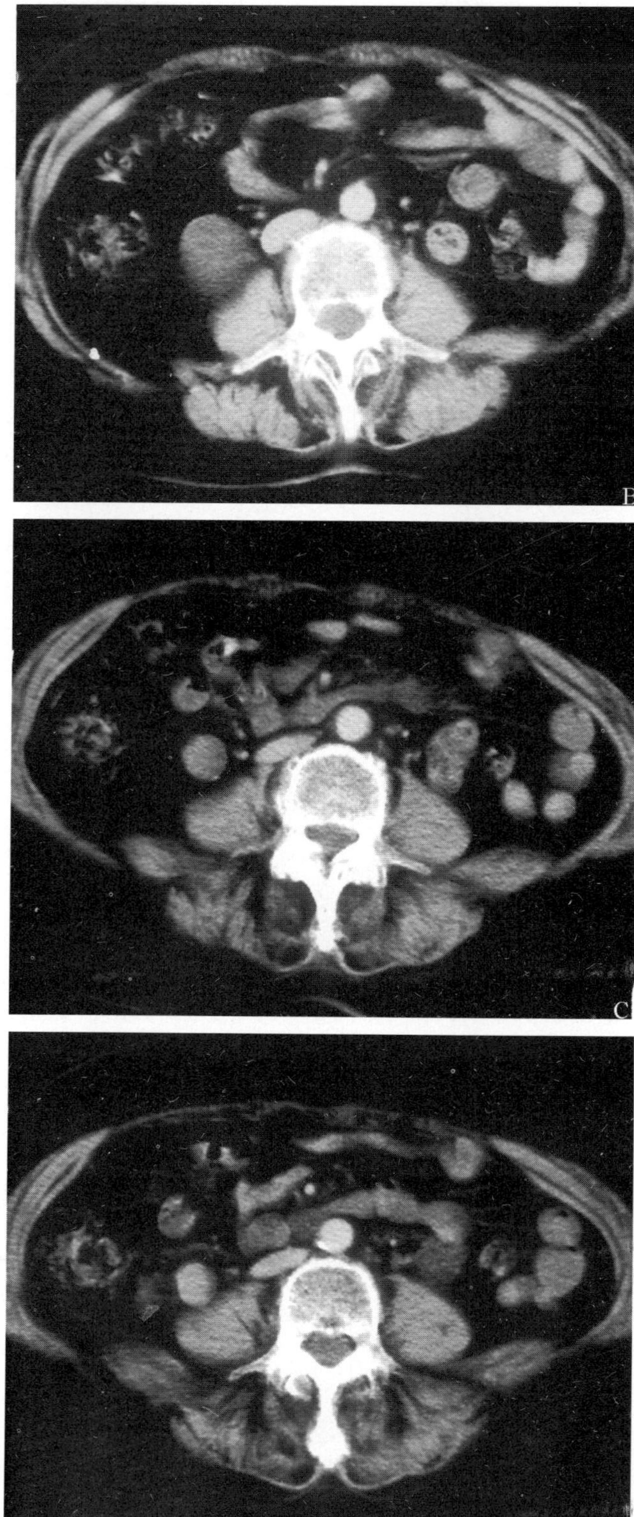
B
C
D

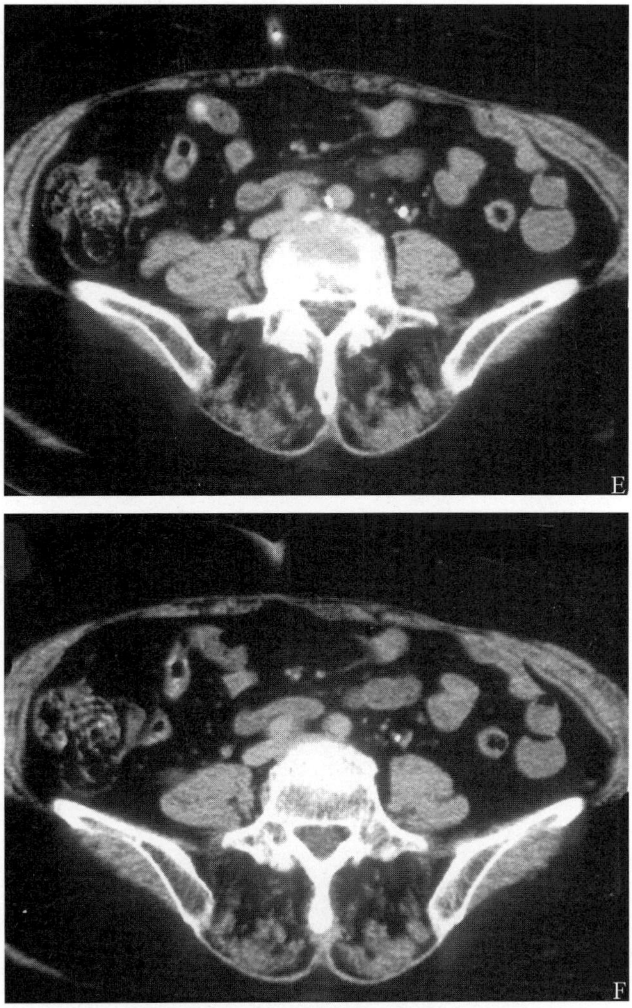

图 3-2-23-3　A、B、C、D、E、F 输尿管癌。右侧输尿管中段下部狭窄，上段及肾盂均扩张

【附加病例】

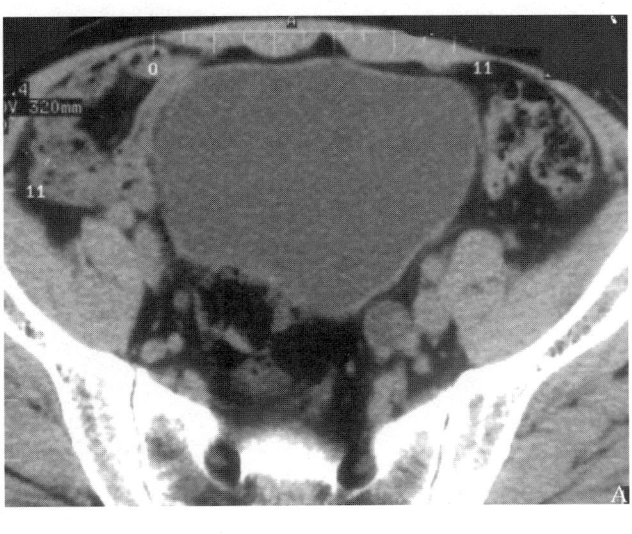

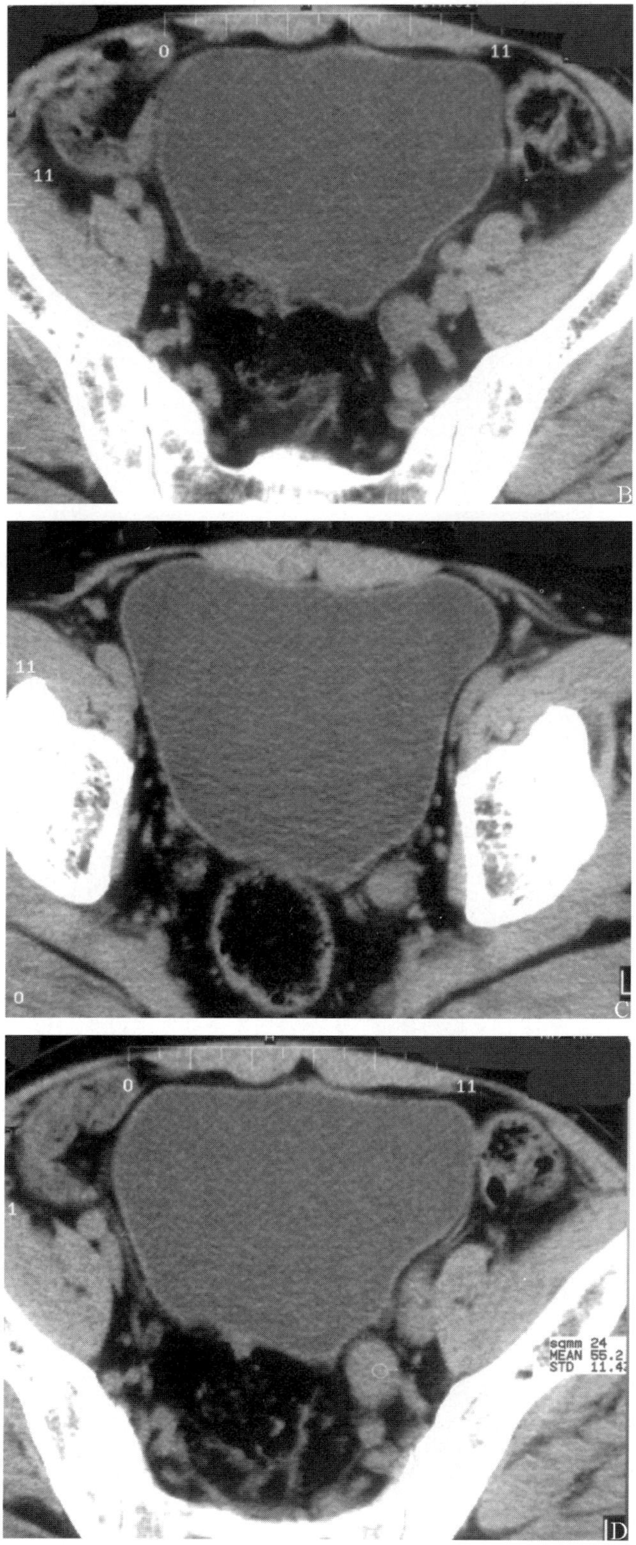
0
11
11
B
11
0
C
0
11
sgmm 24
MEAN 55.2
STD 11.4
D

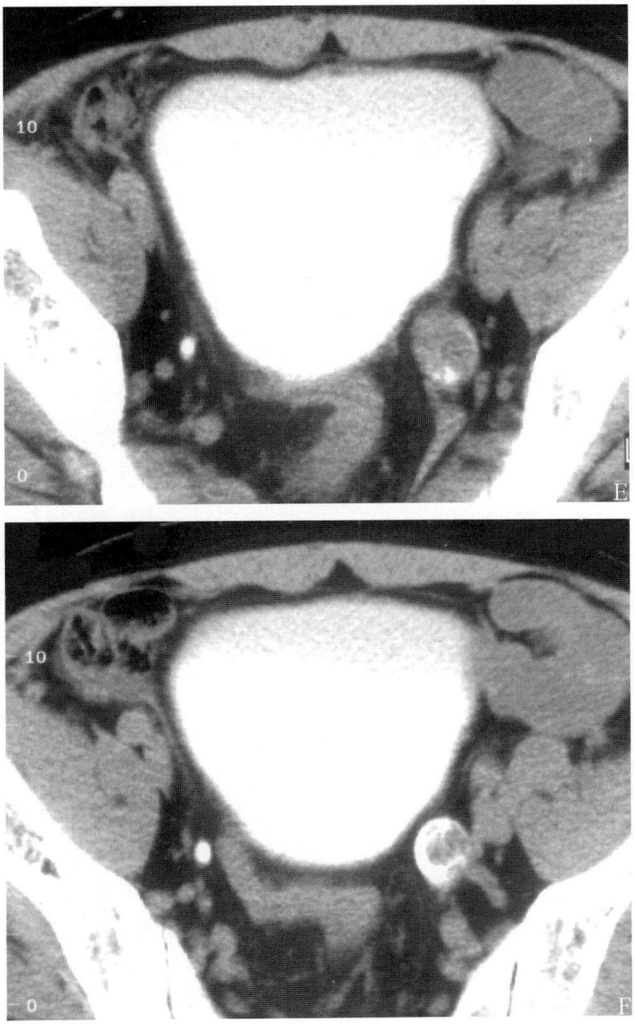

图 3-2-23-4　A、B、C、D、E、F 输尿管癌。左侧输尿管近入口处增粗、扩张，输尿管呈“C”形充盆，缺损处为软组织肿块影

【CT 诊断】

1. 输尿管癌；2. 输尿管结石；3. 输尿管炎症。

【最后诊断】

输尿管癌（术后病理证实）。

【评述】

输尿管是一对肌性管道，略呈扁平圆柱状，左右各一，长约 25～30cm，管径 4～7mm，位于腹后壁腹膜后间隙内，依其行程可分为腹部，盆部和壁内部 3 段。输尿管全长有 3 处狭窄：①肾盂与输尿管移行处（相当于肾下端水平）；②与髂血管交叉处；③斜穿膀胱壁处。这些狭窄常是结石容易滞留的部位。

组织学上，输尿管和肾盂、膀胱有相同的上皮组织，均来源于内胚层的尿殖窦。输尿管壁由里向外分为黏膜，固有膜，肌层和外膜。黏膜形成许多纵行皱襞，管腔呈星形。移行上皮有 4～5 层细胞，固有层为结缔组织。上 2/3 段的肌层为内纵、外环两层平滑肌，下 1/3 段肌层增厚为内纵、中环和外纵三层。在膀胱开口处黏膜折叠成瓣，膀胱充盈时，瓣膜受压封闭输尿管开口，以防止尿液倒流。外膜为疏松结缔组织，与周围结缔组织移行。输尿管肿瘤较少见，化学致癌物质的刺激是重要原因之一，尿路上皮器官肿瘤接触的致癌物质是相同的，尿路上皮肿瘤有多器官发病倾向，常是顺尿流方向发病，有文献报道顺尿流方向发病者占92%，逆尿流方向发病仅占8%。

输尿管肿瘤可分为原发和继发性两类，原发性肿瘤比较少见，发病率约占泌尿生殖系统恶性肿瘤的1%，肿瘤起源输尿管上皮或间叶组织，继发肿瘤是其他部位的肿瘤种植、浸润和转移到输尿管。肿瘤一般男性多于女性，约为(2~5):1，75%的肿瘤发生在输尿管下1/3段，右侧略多，双侧发病占0.9%~1.6%。恶性病变大多数发生在40岁以上，平均发病年龄为60岁，良性肿瘤多为年轻人。病理学上，输尿管恶性肿瘤多来自输尿管上皮组织，依组织类型分为移行细胞癌，鳞癌和腺癌，其中以移行细胞癌最为多见。移行细胞具有不同的生长方式，其中80%肿瘤呈乳头状生长，突入腔内，即乳头状癌，约1/3为多发性肿瘤；其余肿瘤呈浸润性生长，造成管壁增厚，为非乳头状癌，本组四例病例经病理证实均为移行细胞乳头状癌。鳞癌和腺癌少见，尤为后者，肿瘤常为浸润性生长，累及输尿管壁各层。输尿管癌晚期可侵及周围组织，转移至附近相邻的淋巴结，尚可转移至骨、肾、肾上腺、胰腺、脾、肝、肺等器官。

镜下一般将移行细胞癌分为以下3级。

(1)移行细胞癌Ⅰ级：具有典型乳头状结构，细胞具有一定的异形性，但分化较好，移行上皮的特征明显。核分裂像较少见。细胞层次增多，但无极性明显紊乱的现象。

(2)移行细胞癌Ⅱ级：肿瘤成菜花状，乳头状。细胞层次明显增多，极性消失，细胞异形性较明显，细胞大小不等，形态不一。核染色深，核分裂像增多，并有瘤巨细胞形成。癌细胞可侵及上皮下固有膜结缔组织，重者可达肌层。

(3)移行细胞癌Ⅲ级：肿瘤为菜花状，也可为斑块状，表面有坏死或溃疡。细胞分化差，异形性明显，细胞排列分散，极性消失，大小不一，瘤巨细胞较多，分裂像多，并有病理性核分裂像。肿瘤常浸润至深层肌组织，并可侵及邻近脏器。临床上，输尿管癌的主要症状为血尿和腰痛，其他症状还包括有感染、结石、腹部包块(肾盂积水引起)。原发性输尿管恶性肿瘤同时发生膀胱肿瘤的机会较多，Mufti等报道约35%的上尿路移行细胞癌可合并膀胱肿瘤，有文献报道，约69%在既往、同时或随后发生膀胱肿瘤。所以当发现输尿管恶性肿瘤时，一定要对膀胱进行检查，以免漏诊。原发性输尿管下段肿瘤可使输尿管口裂开、水肿和局部隆起，甚至肿瘤可以从输尿管口凸入膀胱，所以对输尿管口及其周围的肿瘤或输尿管口喷血、水肿应考虑到本病，进一步行上泌尿系检查。

1. CT表现 输尿管可见管壁增厚或软组织块影，有时可见扩张的输尿管内充盈缺损，其上段输尿管及肾盏肾盂明显扩张积水。合并结石时可见到结石周围的管壁增厚或有肿块。增强扫描示输尿管内肿块可有强化，强化后CT值增加20HU以上具有重要诊断意义。输尿管肿瘤患者增强CT扫描显示，有的表现为肾排泄功能差，肾实质密度较健侧肾脏密度减低，延时扫描肾脏排泄功能明显下降。时间密度曲线(T-D曲线)显示患侧肾脏排泄时间明显延长。常与肾盂、膀胱癌合并存在，能显示出肾盂或膀胱内的充盈缺损，例4可见输尿管与膀胱连接部膀胱壁局部增厚，未见明显充盈缺损影，为防止漏诊，进行了膀胱镜检查，病理回报膀胱癌T_1期，由此可见当发生上尿路肿瘤时，必需进行下尿路检查，它决定临床治疗的方法和其预后。盆腔及腹膜后可见肿大的淋巴结。例1、2、3、4中在盆腔及腹膜后可见明显肿大的淋巴结。输尿管 3 维重建多利用表面阴影显示法和多层面重建法，有助于输尿管癌病灶全貌的显示，并可显示输尿管癌对周围组织的影响。三维重建对输尿管癌的手术治疗具有非常重要的指导意义。依本病典型的 CT 征象，如梗阻征象，充盈缺损等加之其他检查，结合临床表现，不难作出诊断。

2. 鉴别诊断

(1)输尿管结石：CT 检查具有较高的鉴别价值。输尿管结石多为阳性结石，少数阴性结石通常边缘光整锐利，CT 值较高，显著高于肿瘤。平扫即可发现输尿管走行区内的高密度影，通常较小，横断面呈点状或结节状，其上下径一般大于横径和前后径。上方的输尿管通常有不同程度的扩张，并于高密度影处突然截断。当输尿管结石仅表现为高密度影，而无上方尿路扩张积水时，须行增强 CT 延迟扫描，可见平扫的高密度影与强化的输尿管重叠，从而确认其位于输尿管内。

(2)输尿管结核：早期输尿管结核常无异常或发现呈轻度扩张，后期则可显示输尿管管壁增厚，管腔呈多发不规则的串珠状狭窄及扩张，且伴有肾脏的相应改变，病变范围一般较长，可累及输尿管全程。

(3)血块：输尿管内血块的密度和形态于短期内复查可发生改变，且增强检查不发生强化，有别于输尿管肿瘤。

(4)输尿管炎症：输尿管管壁均匀增厚，管腔减小，少数情况可表现为局限性增厚的软组织密度影，增强后无明显强化，有时与输尿管肿瘤鉴别困难，经抗炎治疗后随访可进行鉴别。

（李亮）

例 24　膀　胱　癌

【病史摘要】

男性，75 岁，肉眼血尿 1 年。

【CT 征象】

膀胱充盈尚可，膀胱左内侧壁可见一不规则软组织密度肿物影，肿物显示向膀胱内突入，肿物内密度欠均匀，边界显示欠光滑，肿物右侧边缘可见不规则条状高密度钙化影，膀胱、精囊三角显示欠锐利，盆腔内可见增大淋巴结影(图 3-2-24-1)。

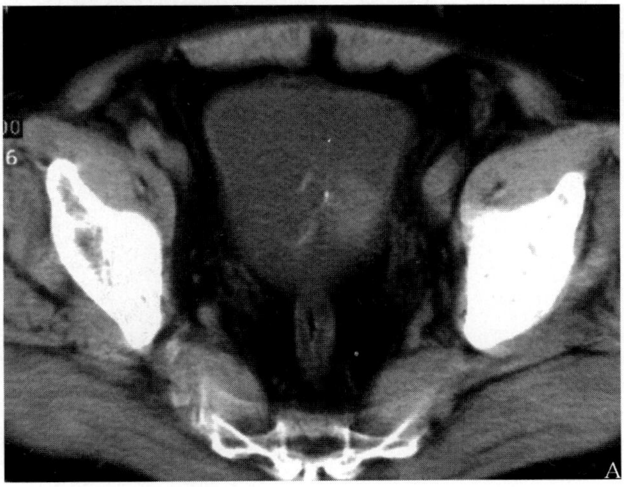

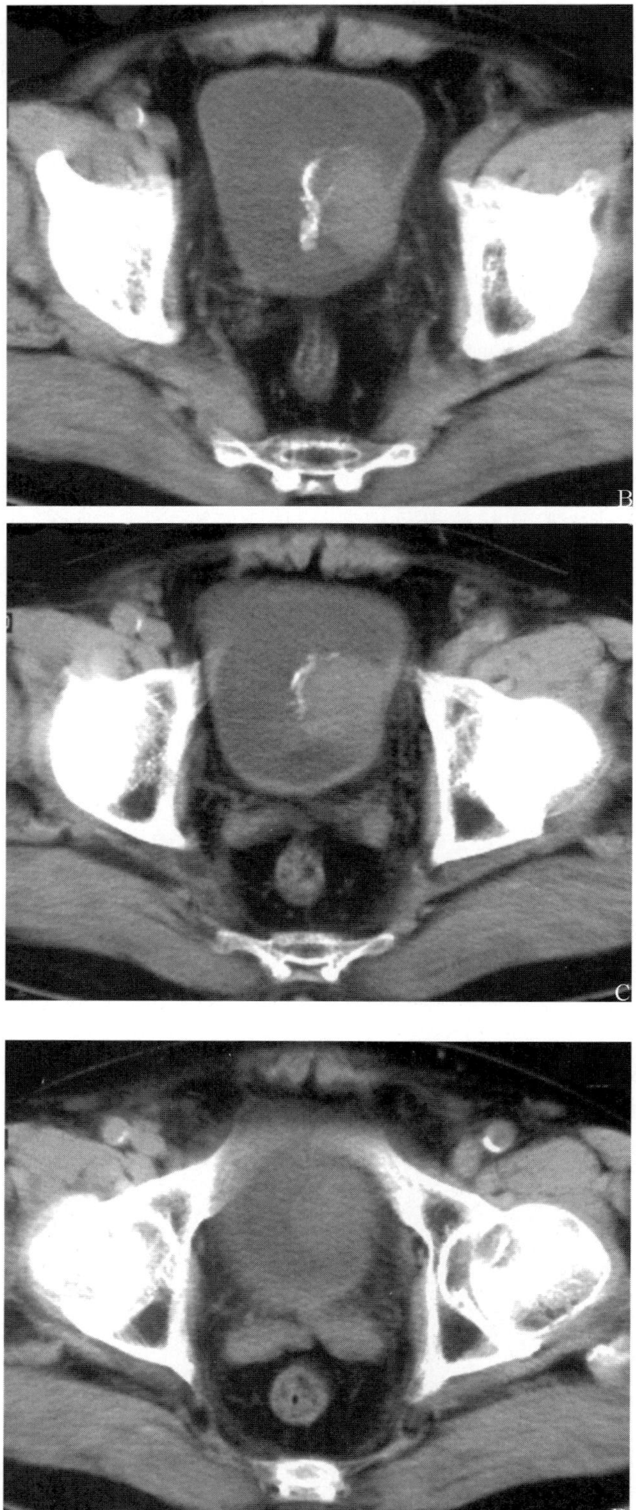
B
C
D

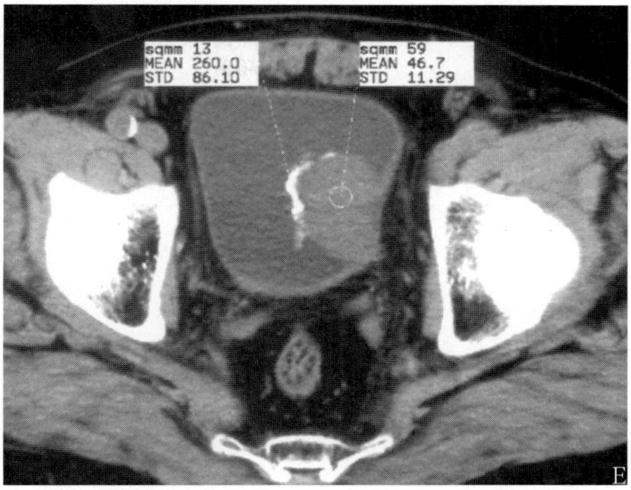

图 3-2-24-1

A、B、C、D 膀胱平扫示膀胱左侧壁，广基底软组织肿物突向膀胱腔内，密度均匀，边缘有条状钙化影，盆腔内部分淋巴腺肿大；E 肿物 CT 值 46HU，中心无坏死液化，钙化影 CT 值 260HU

【附加病例】

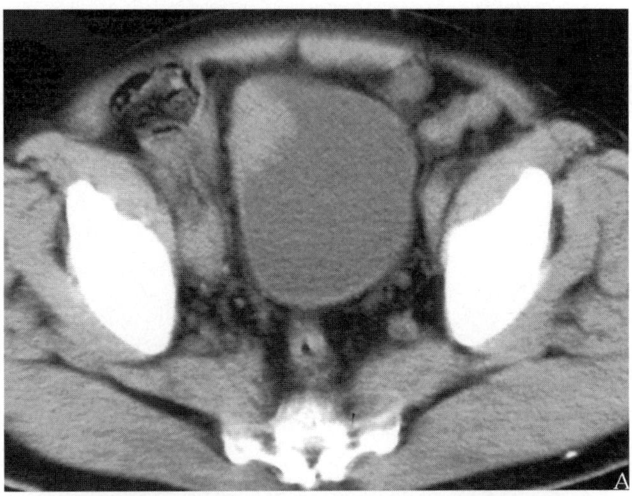

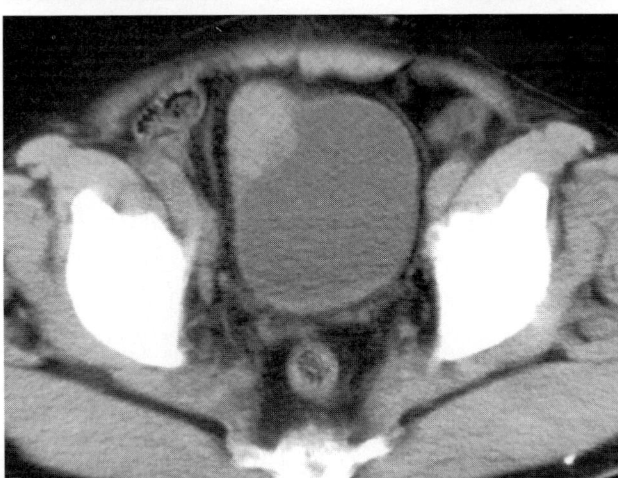

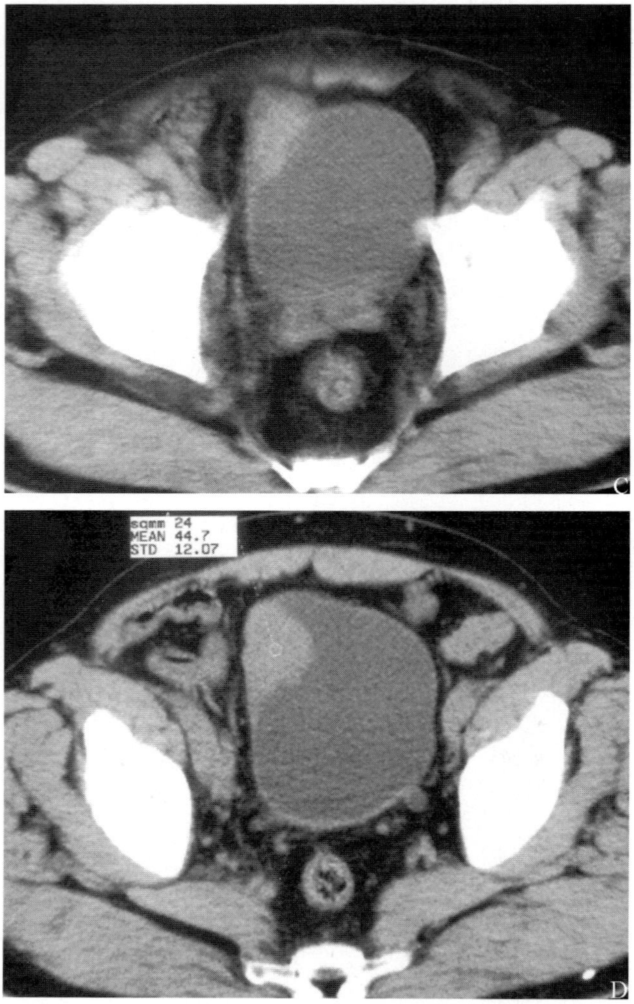

图 3-2-24-2 膀胱癌。膀胱右内侧壁可见一不规则软组织肿块影

【CT 诊断】

1. 膀胱癌;2. 膀胱乳头状瘤。

【最后诊断】

膀胱移行细胞癌(术后病理证实)。

【评述】

膀胱肿瘤是泌尿系统比较常见的肿瘤,绝大部分为恶性肿瘤,少数为良性肿瘤,如纤维瘤、神经纤维瘤、肌瘤、血管瘤、嗜铬细胞瘤等。乳头状瘤虽属良性肿瘤,但复发率高,恶变率也高,故被看作是分化好的低度恶性肿瘤或至少是癌前期病变,在临床上一般按恶性肿瘤处理。膀胱肿瘤绝大多数来源于膀胱黏膜的上皮,来自间叶组织的很少,在上皮源性肿瘤中,绝大部分是癌。在膀胱癌中,移行细胞乳头状癌占膀胱恶性肿瘤的 95%,其次为鳞癌和腺癌,非上皮性肿瘤十分罕见,多数为肉瘤,如横纹肌肉瘤,好发于婴幼儿。膀胱癌按肿瘤细胞大小、形态、染色、核改变、分裂相等分为 3 级:Ⅰ级分化良好,属低度恶性;Ⅲ级分化不良,属高度恶性;Ⅱ级分化居Ⅰ、Ⅲ级之间,属中度恶性。根据肿瘤生长方式,膀胱癌分为原位癌、乳头状癌和浸润性

癌。原位癌局限在黏膜内,无乳头也无浸润,移行细胞癌多为乳头状,鳞癌和腺癌常有浸润,不同生长方式可单独或同时存在。

本例患者经病理证实为膀胱移行细胞乳头状癌。膀胱恶性肿瘤中,大多数为移行细胞乳头状癌,可分为结节型和浸润型,肿瘤多为单发,但也可多发。浸润型癌在黏膜下浸润,黏膜隆起而形成溃疡。膀胱也可发生由肾盂、输尿管、直肠、子宫、前列腺蔓延来的转移性癌。肿瘤分布在膀胱侧壁及后壁最多,其次为三角区和顶部,其发生可为多中心。膀胱肿瘤可先后或同时伴有肾盂、输尿管、尿道肿瘤。

膀胱癌的扩散主要向深部浸润,直至膀胱外组织。淋巴转移常见,浸润浅肌层者约50%淋巴管内有癌细胞,浸润深肌层者几乎全部淋巴管内有癌细胞,膀胱癌浸润至膀胱周围组织时,多数已有远处淋巴结转移。血行转移多在晚期,主要转移至肝、肺、骨和皮肤等处。肿瘤细胞分化不良者容易发生浸润和转移。

膀胱癌患者绝大多数以无痛肉眼血尿就医,血尿间歇出现,可自行停止或减轻,容易造成"治愈"或"好转"的错觉。出血量或多或少,一般表现为全程血尿,终末加重。出血量和肿瘤大小、数目、恶性程度不一致,分化良好的乳头状肿瘤可有严重血尿,反之,分化不良的浸润性癌血尿可不严重。非上皮性肿瘤血尿较轻。以尿频、尿痛、排尿困难、尿潴留和下腹肿块来就医的膀胱癌患者,多数已属晚期,膀胱刺激征状常因肿瘤坏死、溃疡和合并感染所致。肿瘤较大或阻塞膀胱出口时可发生排尿困难、尿潴留,膀胱癌晚期尚可见到下腹部浸润性肿块、严重贫血、浮肿。盆腔广泛浸润时会出现腰骶部疼痛、下肢浮肿。

1.CT表现　不论平扫还是强化,CT都能显示膀胱肿瘤影。平扫时肿瘤呈中等密度,注射造影剂后可增强。结节型膀胱癌在膀胱内可见乳头状肿块,可有蒂和膀胱壁相连。浸润型膀胱癌膀胱壁增厚,表面不规则,局部膀胱壁僵直,肿瘤长到相当大时往往可产生坏死、液化,致使肿瘤密度不均匀,膀胱壁也可牵拉变形。肿瘤侵犯膀胱周围脂肪层时则膀胱壁与脂肪层间的清晰分界变模糊,晚期可见肿瘤占据膀胱大部,进而突出膀胱壁累及邻近脏器。膀胱三角消失是膀胱癌侵犯精囊腺的重要征象;肿瘤侵犯前列腺表现为前列腺不规则增大,并与膀胱相连;累及阴道旁或子宫旁组织,使子宫旁间隙增厚或形成软组织肿块;累及盆壁出现软组织肿块,闭孔内肌边界消失。膀胱癌转移途径以淋巴结转移最常见,盆腔内淋巴结大于1.5cm应怀疑有淋巴转移。

2.鉴别诊断

(1)乳头状瘤:一般较小,肿瘤表面光滑,膀胱壁无浸润,但病变早期,二者仅凭CT表现难以鉴别,表面有溃疡形成应考虑乳头状癌可能。

(2)膀胱炎性病变:相当一部分膀胱炎在CT上无阳性发现,如膀胱壁明显增厚或有形态学上改变则可能有阳性表现。CT表现为膀胱壁增厚,内外缘均毛糙,增强后可有轻度强化,膀胱形态不规则或变小。厌氧菌感染引起的膀胱炎多有气体存在。出血性膀胱炎无特异性,但一般膀胱壁增厚及膀胱变小程度较严重,有血凝块形成时在CT上呈软组织样或高密度影,并可随体位改变而改变。

(3)膀胱结核:血尿在长期尿频后出现,终末加重,尿量少,可伴午后潮热、盗汗、消瘦等症状。影像学表现为膀胱明显缩小,轮廓毛糙,即所谓"挛缩膀胱",大多伴肾脏、输尿管相应改变。

(4)前列腺增生及前列腺癌:增生前列腺突入膀胱底部,为部分容积效应所致,一般肿物影上下径小于横径,膀胱底壁、侧壁显示正常。

(5)腺性膀胱炎:本身是一种增生性非肿瘤性病变并认为腺性膀胱炎的上皮细胞巢和囊肿是癌前期病变的先兆,与膀胱癌有一定关系,最终可发展为膀胱腺癌,临床表现同样为膀胱刺激征状及血尿。腺性膀胱炎最常累及膀胱颈和三角区,亦可累及全膀胱黏膜或输尿管末端引起肾积水。影像学表现与膀胱癌比较相似,主要依靠膀胱镜及病理检查确诊。

例 25 前列腺增生

【病史摘要】

男性,66 岁,尿频、尿急、夜尿增多伴进行性排尿困难 2 年。肛门指检(DRE)示前列腺增大,质软无硬结。

【CT 征象】

前列腺明显增大,密度尚均匀,边缘光滑,上界超出耻骨联合上缘,且部分突入膀胱。前列腺周围及盆腔内未见肿大淋巴结(图 3-2-25-1)。

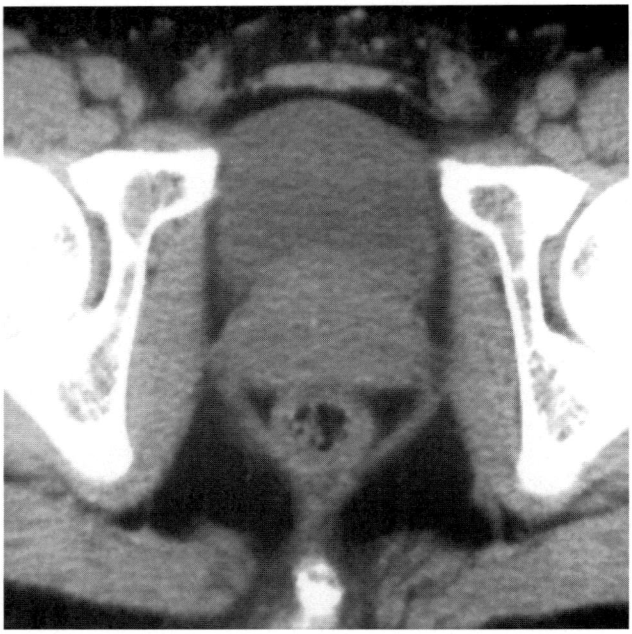

图 3-2-25-1 前列腺增大,部分突出膀胱腔内

【MRI 征象】

T_2WI 像示前列腺对称性增大,边缘光滑,周围脂肪组织清晰。前列腺中央区明显增大并向上突入膀胱,其内可见多发大小不等的高、低混杂信号结节影;高信号的周围带的显示受压变薄,但信号均匀(图 3-2-25-2)。

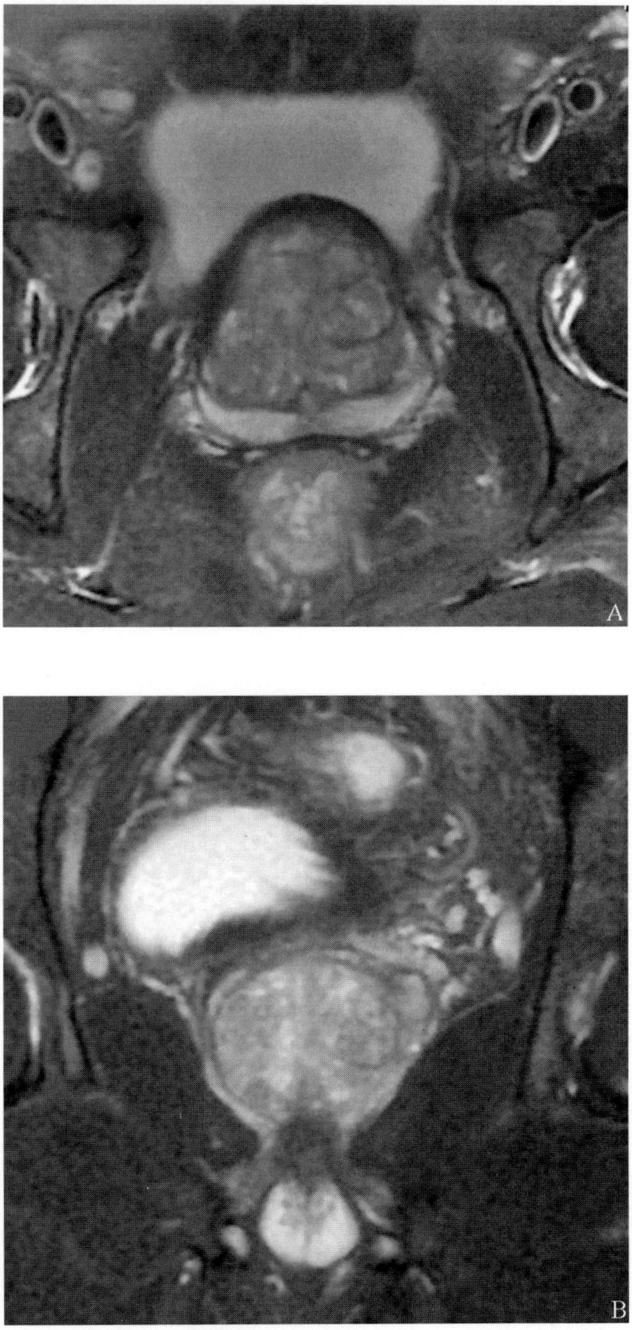

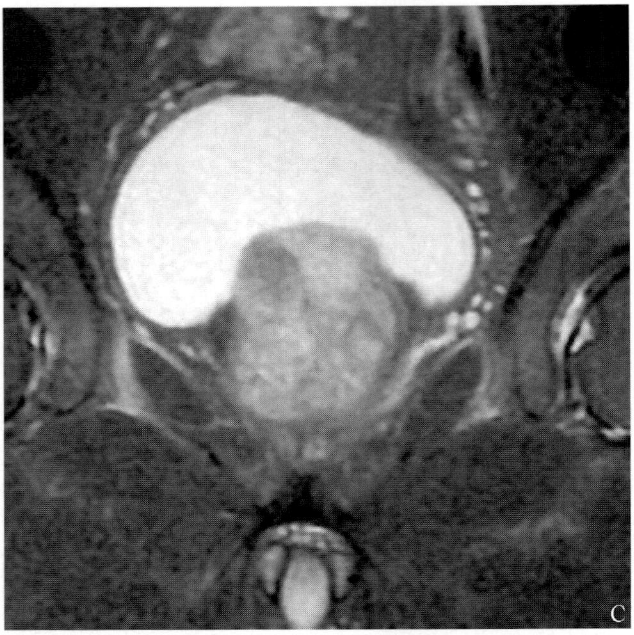

图 **3-2-25-2 A、B、C** 为 $\mathbf{T_2WI}$

【MRS 征象】

前列腺内兴趣区内各体素波谱曲线显示无 Cho 峰的升高及 Cit 峰的降低，CC/C 值均小于 1(图 3-2-25-3)。

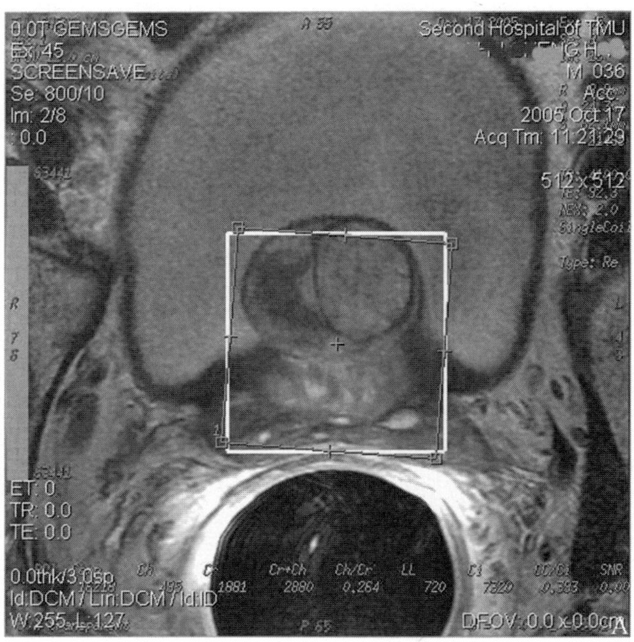

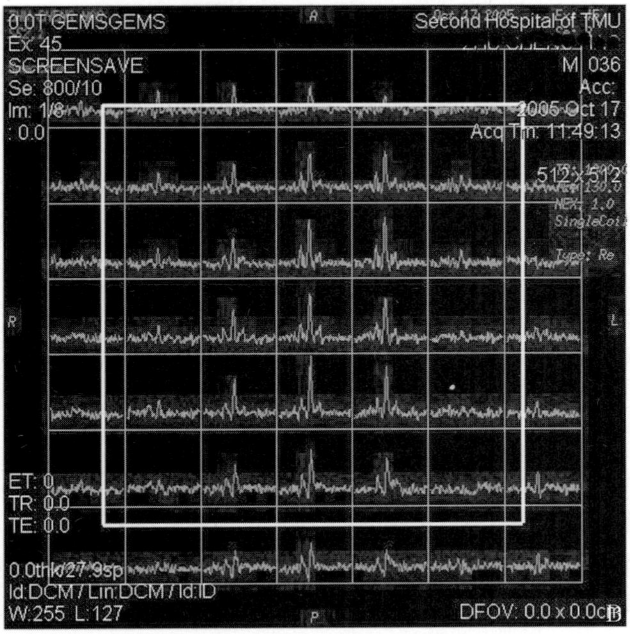

图 **3-2-25-3**　**A、B MRS** 定位图像及波谱

【CT 诊断】

1. 良性前列腺增生；2. 前列腺癌；3. 前列腺炎合并脓肿形成。

【最后诊断】

良性前列腺增生（术后病理证实）。

【评述】

良性前列腺增生（BPH），也称前列腺肥大，是老年男性的常见疾病。临床特点以前列腺体积增大，尿路梗阻症状及前列腺症状为主。

1. CT 表现　正常的前列腺上界一般不超过耻骨联合上缘，如果在 CT 检查中于耻骨联合上20～30mm见到前列腺，即可诊断为前列腺增大。前列腺增生 CT 上表现为前列腺径线增大，两侧多对称，密度均匀，边缘光滑。增生明显时前列腺组织显示向膀胱内突入，此时需与膀胱肿瘤鉴别。增强 CT 扫描前列腺中心部良性增生结节密度显示相对增高。

2. MRI 表现　T_1WI 像上前列腺显示均匀对称性增大，呈均一低信号影，边缘光滑，周围脂肪组织显示清晰。T_2WI 表现上，由于前列腺增生主要发生在呈低信号的中央区即中央带及移行带（在 MRI 信号上无法划分两区带，故统称为中央区），中央区体积的增大使周围带高信号影受压变薄甚至消失，同时在中央区与周围带之间常可见一连续的线样更低信号影，此系前列腺增生的假包膜样结构，诊断上常以此低信号环是否完整作为鉴别前列腺癌与前列腺增生的较特异性征象。增生的前列腺组织内常可见单或多发结节影；当增生以腺体为主时，结节灶呈高信号影，如果结节灶主要为基质组织时，则表现为低信号区。有些结节的周围还可见一环形低信号带，即结节包膜，是良性结节的较特征性表现。增强扫描时，增生结节强化明显，多不均匀。典型的前列腺增生 MRI 诊断较明确，但少数前列腺增生表现为周围带低信号影，很容易误诊为前列腺癌。当 BPH 体积增大非常明显时，T_2 像上高信号周围带消失，前列腺内部经常出现出血、坏死等继发性改变，MRI 上的信号改变复杂多样，使 MRI 鉴别前列腺癌和前列腺增生比较困难,此时我们可通过 MRS 检查,对前列腺组织内各类特异性代谢物进行分析,达到提高诊断率的目的。典型前列腺增生的 MRS 谱线形态类似正常前列腺组织,绝大多数 BPH 的波谱曲线有显著的 Cit 峰,仅约 4 % BPH 的 Cit 峰值低于 Cho + Cr,部分 BPH 的 Cit 峰甚至高于正常外周带;一般情况下前列腺增生的 Cho + Cr 峰均无显著升高,其 CC/C 比值则高于正常前列腺值,但一般不超过 1。MRS 的出现提高了前列腺增生与前列腺癌鉴别的能力,可帮助诊断许多传统 MRI 无法解决的病例,MRI 影像与 MRS 相结合的检查方式使磁共振对前列腺增生诊断更加准确。

3. 鉴别诊断

(1)前列腺癌:主要发生在前列腺外周带,T_2WI 像上外周带可见低信号结节影,晚期可见盆腔淋巴结转移及周围组织侵犯;MRS 呈典型的 Cit 峰减低, Cho 峰增高表现,CC/C 比值显著升高。

(2)前列腺炎合并脓肿形成:前列腺炎全身及局部症状较明显,CT 及 MRI 表现为前列腺弥漫性增大,有的病变磁共振 T_2WI 像上显示呈混杂信号,前列腺液检查可明确诊断。前列腺脓肿多为急性细菌性前列腺炎的并发症,中老年好发。CT 上前列腺脓肿可表现为前列腺内单或多发、不规则低密度灶,CT 值介于 - 30 ~ + 30HU 之间。增强后,病变边缘呈明显强化,中心低密度区则无强化效应改变。MRI 上前列腺脓肿在 T_1WI 上呈等或低信号影,T_2WI 像上表现为比正常外周带更长的高信号,增强后可见脓肿壁强化。

(赵阳)

例 26　输精管壶腹囊肿

【病史摘要】

男性,34 岁,已婚未育,右侧孤立肾,查体发现膀胱后区囊肿,无尿频、尿急、尿痛,无排尿困难,无发热及腰疼。直肠指诊(DRE)前列腺光滑、质硬、无压痛。

【CT 征象】

膀胱后方可见一 6.2cm × 6.8cm 不规则等密度影,与精囊分界不清、密度均匀,CT 值 26 ~ 29.1HU(图 3-2-26-1)。

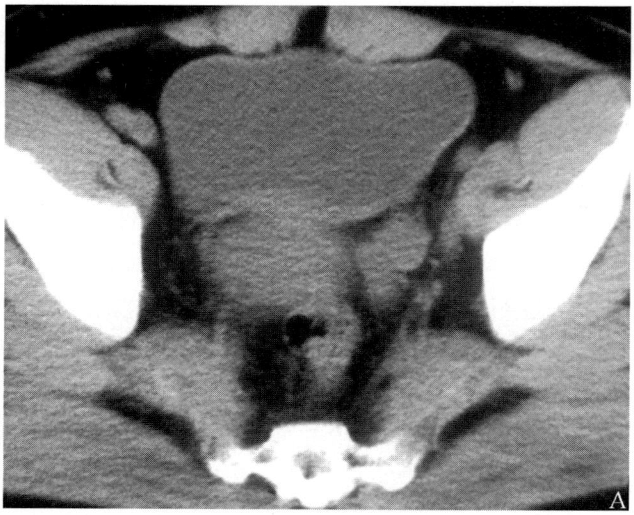

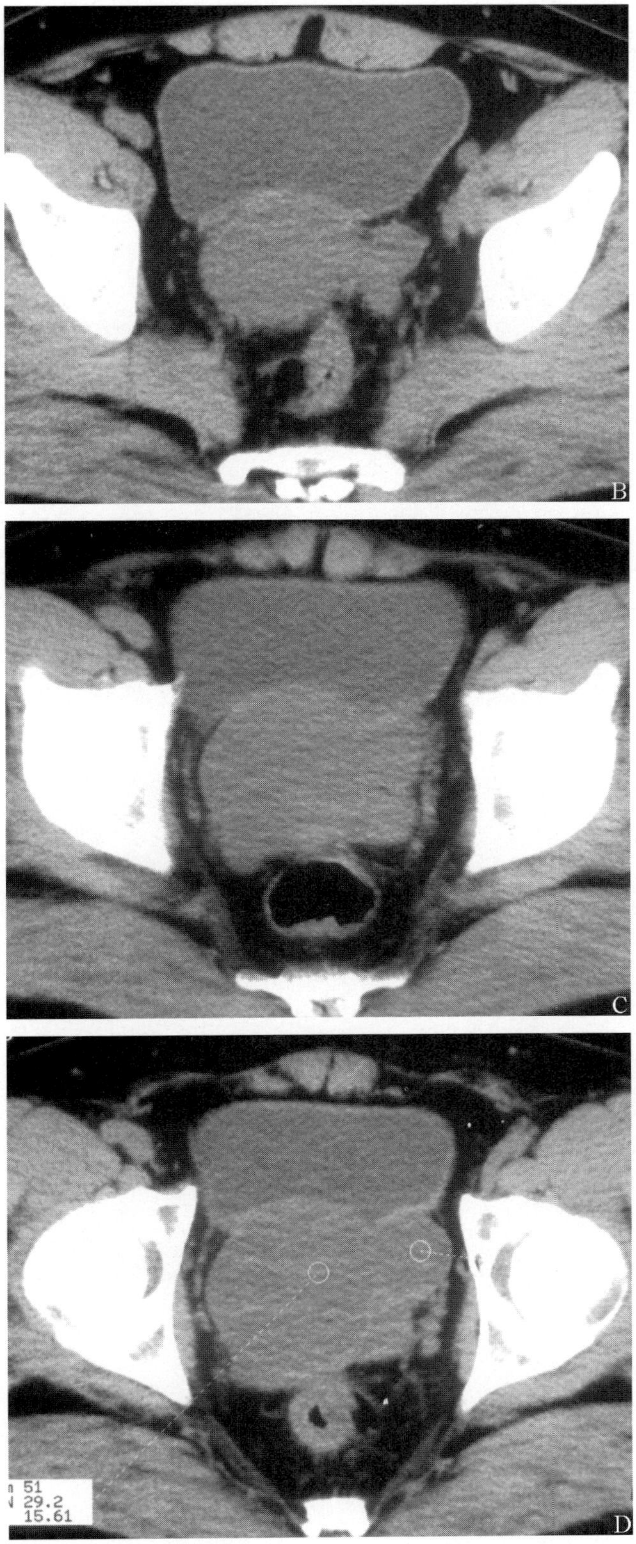

图 3-2-26-1　A、B、C、D 膀胱平扫示，膀胱后方有一 6cm×7cm 边缘不规则略低密度影，CT 值 26～29HU

【MRI 征象】

前列腺上方,膀胱、精囊间可见一不规则异常信号影,病变呈一大一小类圆形并显示相互沟通,前列腺中央带及移行带受压变薄。病变于 T_1WI 及 T_2WI 为均匀高信号,边缘光滑,囊壁薄(图 3-2-26-2)。

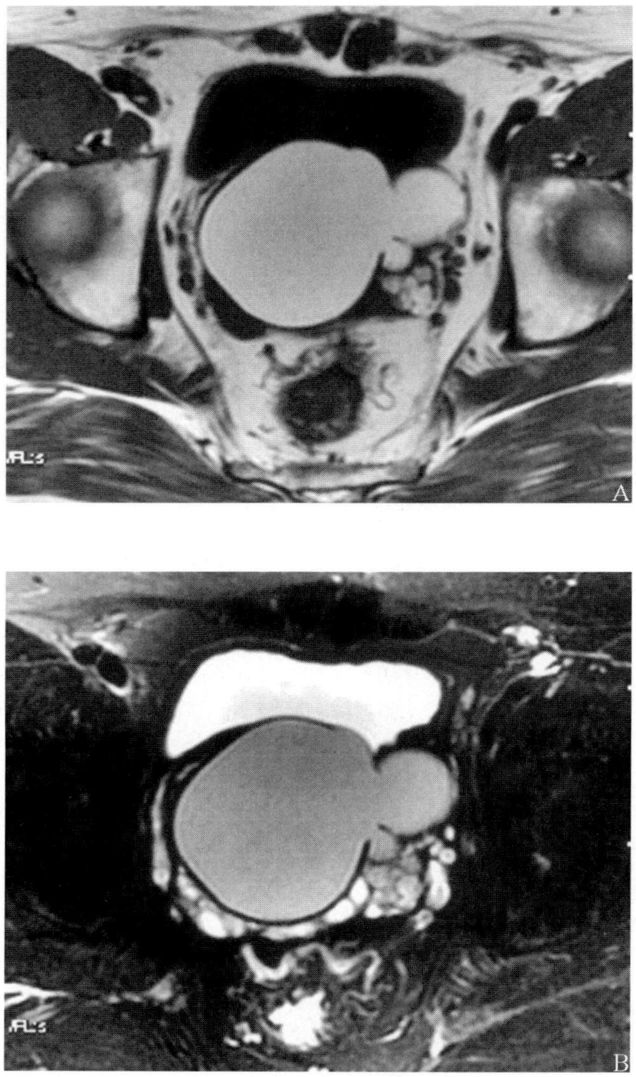

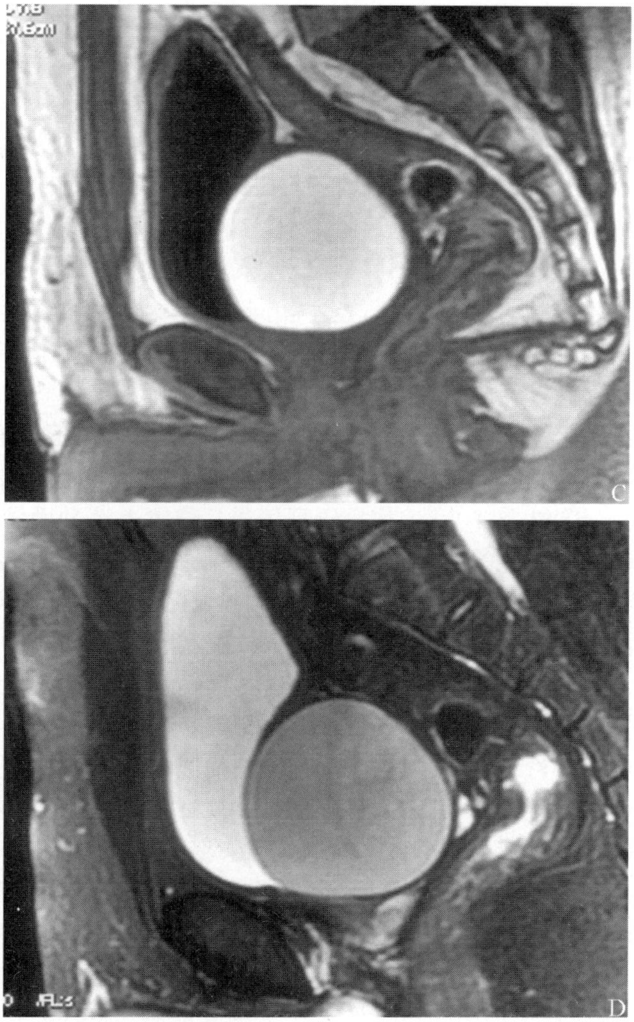

图 3-2-26-2 A 为 T_1WI；B 为 T_2WI；C 为 T_1WI，矢状位；D 为 T_2WI，矢状位

【影像诊断】

1. 输精管壶腹囊肿；2. 苗勒管（Müller 管）囊肿；3. 射精管囊肿。

【最后诊断】

输精管壶腹囊肿（术后病理证实）。

【评述】

前列腺囊肿包括先天性囊肿及后天性囊肿，临床少见，其中前列腺先天性囊肿发病率更低，占前列腺囊肿的 10% 左右，先天性前列腺囊肿临床可无症状，也可有尿急、尿频、排尿费力，细尿，残余尿及尿潴留。囊肿常位于前列腺上方、膀胱后面的正中线处，体积可很大常伴有尿道下裂、隐睾、肾发育不全或不发育。后天性前列腺囊肿则原因很多主要为继发病变及潴留性囊肿。先天性前列腺囊肿包括苗勒管囊肿、前列腺囊囊肿、真性前列腺囊肿、射精管囊肿及输精管壶腹囊肿 5 类。苗勒管（即 Müller 管）囊肿是苗勒氏管残存部分的发育缺陷，体积多较大，有时向上可超出前列腺的轮廓。通常无症状，表现为非特异性下尿路刺激症状或尿潴留，若压迫输精管或射精管，可造成不育，同时可伴有泌尿系发育异常。前列腺囊囊肿，正常前列腺囊是男性后尿道开口于精阜的一个大小几毫米的小憩室,是两侧苗勒管下段融合为一的末端残留,若其异常扩大即形成前列腺囊囊肿。真性前列腺囊肿极为罕见,常位于前列腺一侧叶,一般在 2cm 以下,不出现临床症状,很难与潴留造成的继发性前列腺囊肿相鉴别。原发性射精管、输精管壶腹囊肿罕见,多数为继发性,由先天或继发的射精管阻塞造成。患者可无症状或伴有精囊腺感染而出现血精。病理检查囊壁主要由平滑肌组织构成,并可见多种上皮组织,囊液为精子。

影像学上无论是 Müller 管囊肿、前列腺囊囊肿、真性前列腺囊肿、射精管囊肿还是输精管壶腹囊肿,大部分前列腺囊肿的影像学表现基本相同。

1.CT 表现 前列腺内或外边缘清晰光滑、均匀的水样密度影,CT 值多在 10HU 左右,病灶与正常腺体组织界限清晰。增强扫描无强化。MRI 上在 T_1 加权像为均匀低信号,T_2 加权像上为均匀高信号,与尿液信号强度相似,内部结构均匀,边缘锐利,囊壁薄。但需要注意的是射精管及输精管壶腹囊肿因其内容物为潴留的精子,CT 值多在 20 ~ 30HU 之间,其 MRI 信号也因囊液蛋白含量较高而在 T_1WI 及 T_2WI 上均呈较高信号。位置上苗勒氏管囊肿、输精管壶腹囊肿体积较大,可向上超出前列腺的轮廓。射精管囊肿、前列腺囊囊肿体积多较小,位于前列腺中央区尿道附近。本例患者已婚未育,无任何临床症状,病理检查囊壁为增生的纤维平滑肌组织为主,囊液为精子潴留,结合临床最终确诊为先天性输精管壶腹囊肿。

2. 鉴别诊断

(1)前列腺后天性囊肿:包括前列腺潴留性囊肿,囊性前列腺癌与寄生虫囊肿。①前列腺继发性囊肿:几乎均为潴留性囊肿,可发生于前列腺任何区域,老年人多见,其最大特点是多数合并前列腺增生,病变多发生于前列腺中央区,形态欠规则,常多发,大小不一,常无临床症状。②囊性前列腺癌:囊肿生长迅速,CT 或 MRI 检查显示囊壁不规则,多可见壁结节。③前列腺寄生虫性囊肿:罕见,可发生于前列腺任何部位,需依靠免疫学等检查辅助确诊。

(2)前列腺内尿道憩室:与尿道相交通, CT 增强检查并不全排尿后扫描憩室内可见憩室铸型。

(3)精囊囊肿:射精管先天性闭锁可导致先天性精囊囊肿。MRI 检查有助诊断,病变显示多位于前列腺基底部的两侧,轮廓大部分位于精囊内,邻近的前列腺为受压改变,横轴位上多在前列腺后上方。

(4)前列腺脓肿:患者多有发热,会阴部剧疼伴等典型临床症状。CT 平扫可见前列腺内圆形或类圆形低密度灶,CT 值可较高,约 15HU 以上,有包膜,增强检查脓肿包膜明显强化。结核性脓肿脓腔多不规则,壁厚薄不均且常可见钙化。

(赵阳)

例 27 前 列 腺 癌

【病史摘要】

男性,67 岁,尿频,排尿不畅 1 年,肛门指检(DRE)前列腺略增大、表面不光滑,左侧可及一质硬结节。

【CT 征象】

前列腺不规则增大,左侧可见结节样隆起,腺体内密度欠均匀;前列腺、直肠分界不清,精囊腺增大,精囊三角区模糊(图 3-2-27-1)。

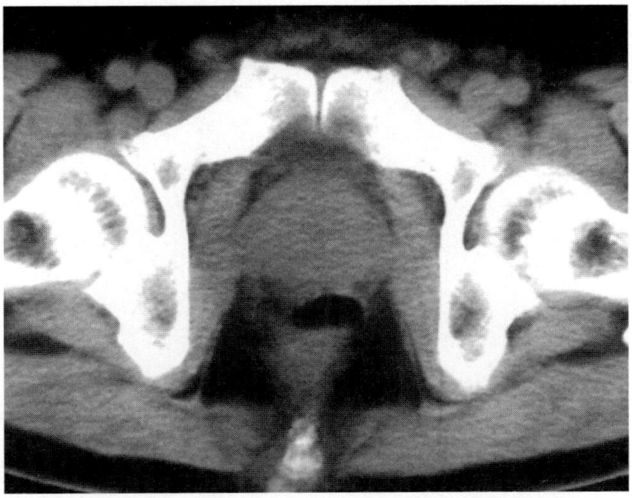

图 3-2-27-1　前列腺平扫示，前列腺左侧后部可见结节样隆起

【MRI 征象】

T_2WI 像上前列腺外周带左侧可见低信号结节影，边界不清；矢状位 T_1WI 显示前列腺—直肠脂肪间隙消失，直肠内可见异常低信号影；精囊腺增大，呈混杂信号（图 3-2-27B）。

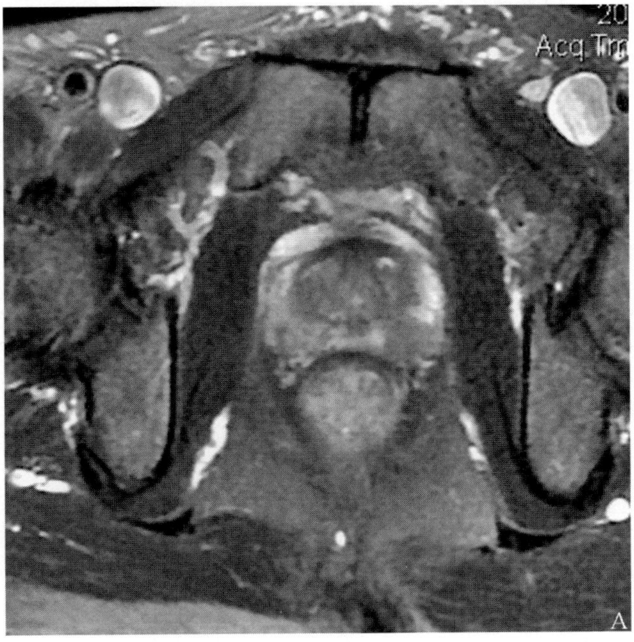

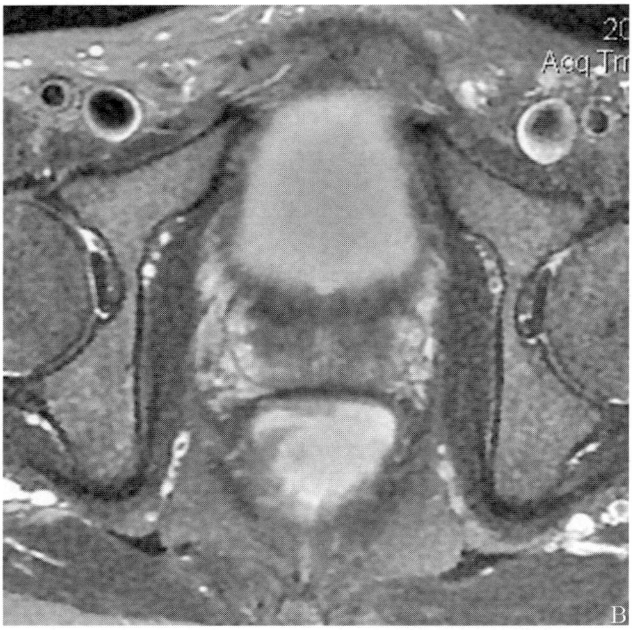

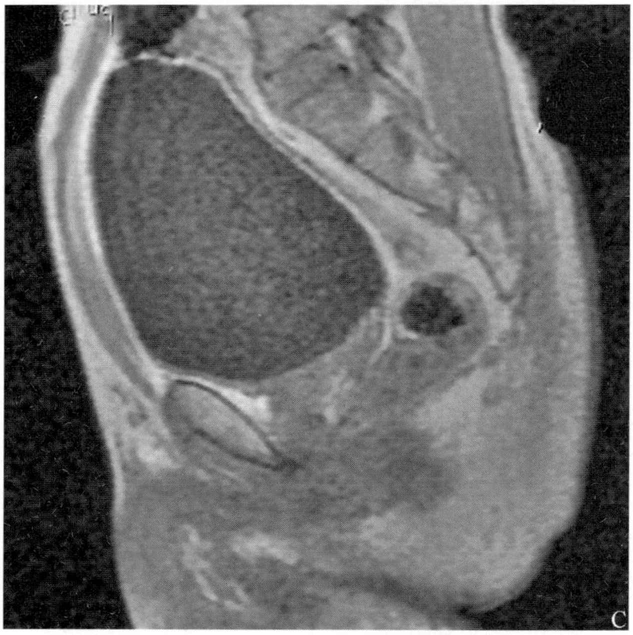

图 3-2-27-2　A、B 为 T_2WI；C 为 T_1WI，矢状位

【MRS 征象】

3D MRS 示前列腺左侧结节(如图示)兴趣区谱线显示 Cit 峰显著降低，Cho + Cr 峰明显抬高，CC/C (Cho + CrCit/Cit)值为 2.13(图 3-2-27-3)。

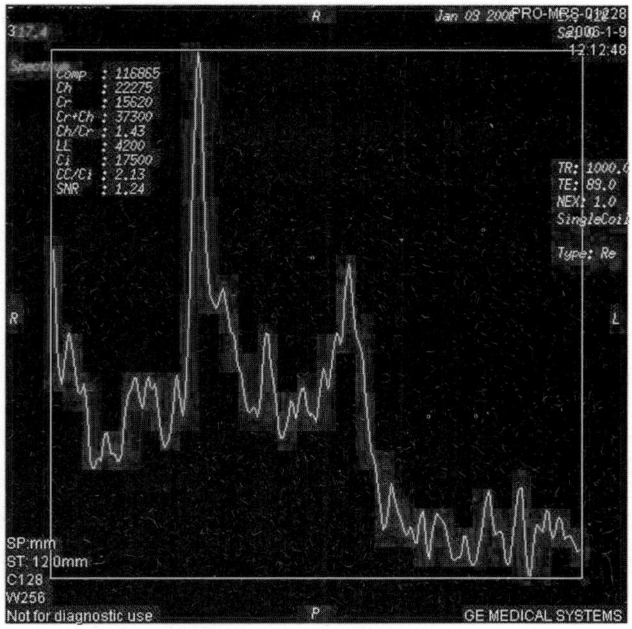

图 3-2-27-3　MRS 波谱

【CT 诊断】

1. 前列腺癌；2. 前列腺增生。

【最后诊断】

前列腺癌伴前列腺增生(术后病理证实)。

【评述】

前列腺癌好发于 50 岁以上老年男性，该疾病早期可无明显症状，晚期出现尿道刺激症状及排尿困难。影像学可为前列腺癌的诊断提供定性分析，并可对前列腺癌分期进行评价(Gleason 评分)。

1. CT 表现　前列腺增大、变形，其内可见结节状低密度区，边缘不光滑；当前列腺癌浸润到包膜外时，可见局部膨隆、脂肪层消失。前列腺癌发生转移可出现继发 CT 征象，主要表现为膀胱壁不规则增厚，精囊增大不对称，膀胱精囊角模糊、消失，盆腔淋巴结肿大等。但上述影像学特征多出现在前列腺癌晚期，早期或无继发表现的晚期前列腺癌患者 CT 检出率较差，且很难与良性前列腺增生鉴别，故 CT 检查对前列腺疾病的定性诊断价值有限。

2. MRI 及 MRS 表现　MRI 在 T_2WI 上可明确分辨前列腺的中央区、外周区以及前列腺最外部的解剖学包膜。统计学显示 75% 左右的前列腺癌发生在外周区，故在 T_2WI 像上正常较高信号的前列腺外周区内出现低信号结节影是 MRI 诊断前列腺癌的主要征象。同时 MRI 具有很好的软组织分辨率可清晰显示前列腺与周围组织的关系，若病变侵犯前列腺包膜，则病变侧包膜模糊或中断；病变侵犯周围静脉丛，则病变相邻处的静脉丛信号减低；病变侵犯精囊腺，则表现为精囊腺增大、信号减低。当轴位像显示前列腺直肠角消失或矢状位上前列腺组织与直肠间脂肪组织中断则是典型的前列腺癌侵犯直肠的表现。双侧提肛肌厚度明显不一致或 T_2WI 像上有弥漫或灶性高信号影时则提示提肛肌受累。T_1WI 像上可显示前列腺组织的边缘、轮廓及体积，若在 T_1 像上前列腺周围高信号的脂肪组织内显示有点状或结节样低信号影，则提示有腺体外侵犯。在行 MRI 增强扫描时,前列腺癌组织显示轻度强化,部分病变可显示发生在外周区的前列腺癌组织累及中央区的范围。综上所述,MRI 可对大多数前列腺癌作出定性诊断,并根据肿瘤的大小及是否侵犯包膜、精囊、膀胱、静脉丛等进行前列腺癌的术前分期(Gleason 评分),指导临床决定手术方式。MRI 检查诊断前列腺癌较其他影像学检查具有较明显的优势,但临床上仍有相当一部分前列腺增生的 MRI 信号表现与前列腺癌相似;且当前列腺癌发生在中央带和移行带,普通 MRI 上则更难将其与前列腺增生鉴别;同时少数病变如前列腺炎症、瘢痕、钙化也可有类似前列腺癌的 MRI 表现,此时仅靠 MRI 信号变化已无能为力,而磁共振波谱分析的出现,使磁共振检查对前列腺癌的诊断进入了另一个崭新的阶段。MRS (magnetic resonance spectroscopy)是利用磁共振现象和化学位移作用研究活体组织生化代谢的一种无创性新检查技术,它可反映病理状态下组织的代谢变化及特异性化合物量的增减,从而对多种疾病进行诊断和鉴别。前列腺的 MRS 检查主要分析前列腺内所含的三种特异性化合物—胆碱(choline,Cho)、肌酸(creatine,Cr)、枸橼酸盐(citrate ,Cit),这是因为此三种物质在正常前列腺组织内存在较恒定,个体差异小,测定较准确,良性病变与前列腺癌在变化上存在显著不同,所以我们常以分析它们在 MRS 谱线上的表现,作为诊断和鉴别前列腺癌和前列腺增生的重要依据。正常前列腺周围带的 MRS 谱线上 2.6 ~ 2.7 ppm 处可见较高的 Cit 峰。在 3.25 及 3.05 ppm 处分别可见 Cho 峰和 Cr 峰,两者距离较近,常不能完全分离,正常前列腺的 Cit 峰明显高于 Cho + Cr 峰。良性前列腺增生多发于中央区,其 MRS 谱线形态与正常前列腺的基本一致,Cit 峰亦高于 Cho + Cr 峰,CC/C 比值略高于正常前列腺值。而前列腺癌在 MRS 上表现与正常前列腺及 BPH 的谱线形态相反,其特异性的 Cit 峰明显减低,同时 Cho 峰显著增高,表现为 Cho + Cr 峰高于 Cit 峰,CC/C 比值也明显升高常超过 2,此特征性表现使 MRS 对前列腺癌诊断的特异性较高。在磁共振波谱分析中,BPH 与前列腺癌 MRS 谱线上的显著差异,使 MRI 上信号表现类似的前列腺癌与前列腺增生,及发生在中央区的前列腺癌与前列腺增生的鉴别成为可能。目前磁共振诊断常把传统 MRI 影像与 MRS 分析相结合,鉴别前列腺癌与前列腺其他疾病,国外有文献报道 MRI + MRS 对前列腺癌的诊断敏感性和特异性可达 95% 和 91%,诊断准确率较传统 MRI 检查提高近 20%,由此可见 MRI 与 MRS 相结合的检查方法大大的提高了对前列腺癌的检出率。但作为一种新兴的检查技术 MRS 尚处于发展阶段,对发生在中央叶的前列腺癌及小体积肿瘤的诊断能力仍需进一步提高,但 MRS 的出现使前列腺癌的影像学诊断有新的发展。

3. 鉴别诊断

(1)良性前列腺增生:前列腺增生好发于前列腺中央区,典型 MRI 表现为,T_2WI 上中央带及移行带体积增大,其内可见高或低信号结节影;外周带明显受压变薄,但与中央区分界明显,T_2WI 上仍呈均匀高信号。MRS 检查波谱曲线 Cit 峰高于 Cho + Cr 峰,CC/C 比值多在 0.62 ± 0.19 区间。

(2)前列腺炎合并脓肿形成:前列腺炎全身及局部症状较明显,CT 及 MRI 表现为前列腺弥漫性增大,有的病变磁共振 T_2WI 像上显示呈混杂信号,前列腺液检查可明确诊断。前列腺脓肿多为急性细菌性前列腺炎的并发症,中老年好发。CT 上前列腺脓肿可表现为前列腺内单或多发、不规则低密度灶,CT 值介于 - 30 ~ + 30 之间。增强后,病变边缘呈明显强化,中心低密度区则无强化效应改变。MRI 上前列腺脓肿在 T_1WI 上呈等或低信号影,T_2WI 像上表现为比正常外周带更长的高信号,增强后可见脓肿壁强化。

(3)前列腺肉瘤:少见,多见于青年,病情发展迅速,病程短,直肠指检质地柔软如囊,与前列腺癌信号比较 T_1WI 上信号更低,T_2WI 上信号更高。

(赵阳)

例 28　前 列 腺 癌

【病史摘要】

男性,67 岁,排尿困难半月余。

【CT 征象】

CT 平扫显示前列腺增大,形状不规则,向上突入膀胱,与膀胱界限不清,双侧精囊腺显示增大。直肠膀胱脂肪间隙消失,直肠前壁增厚(图 3-2-28-1)。

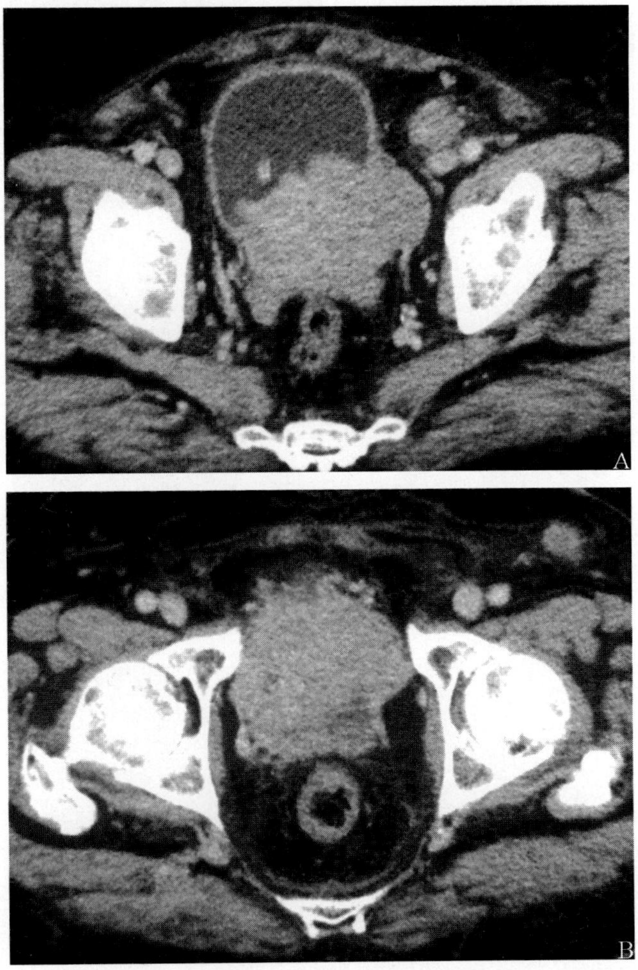

图 3-2-28-1　A、B 前列腺 CT 平扫示前列腺明显增大,边缘不规则,突出膀胱内,精囊角消失

【MRI 征象】

前列腺不规则增大,包膜连续性中断,T_2WI 上可见结节状低信号影;前列腺向前呈结节状凸入膀胱,膀胱后壁不规则增厚;双侧精囊腺增大,且于 T_2WI 上信号减低,精囊三角消失;病变向后侵犯,直肠与膀胱之间脂肪间隙消失,直肠前壁不规则增厚;病变向下达膜部尿道。双侧闭孔区可见结节状软组织信号影(图 3-2-28-2)。

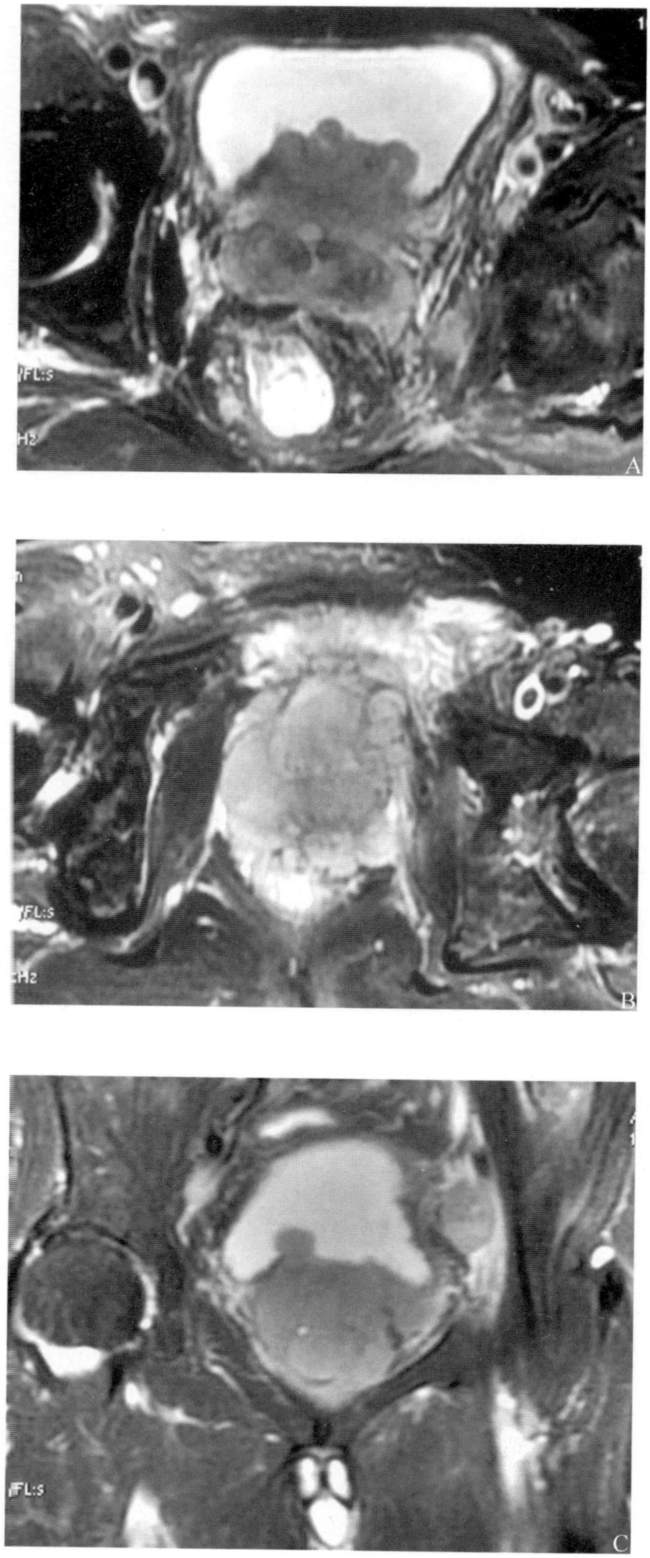
A
B
C

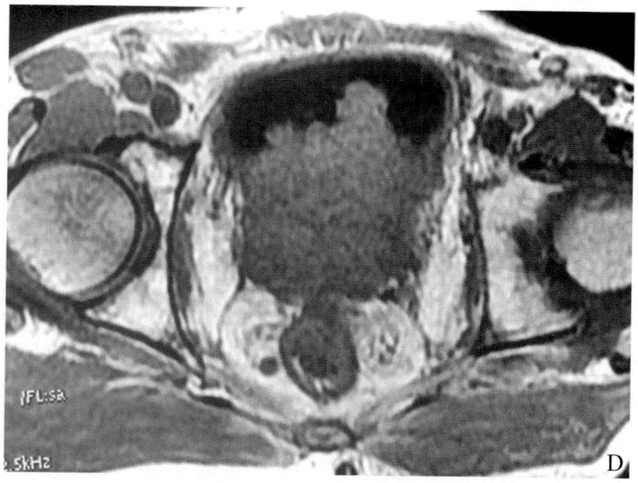

图 3-2-28-2　A、B、C 为 T_2WI；D 为 T_1WI

【MRS 征象】

前列腺波谱示病变区枸橼酸盐(citrate)含量明显减低，胆碱复合物(Cho)含量明显增高、CC/Ci 比例升高(图 3-2-28-3)。

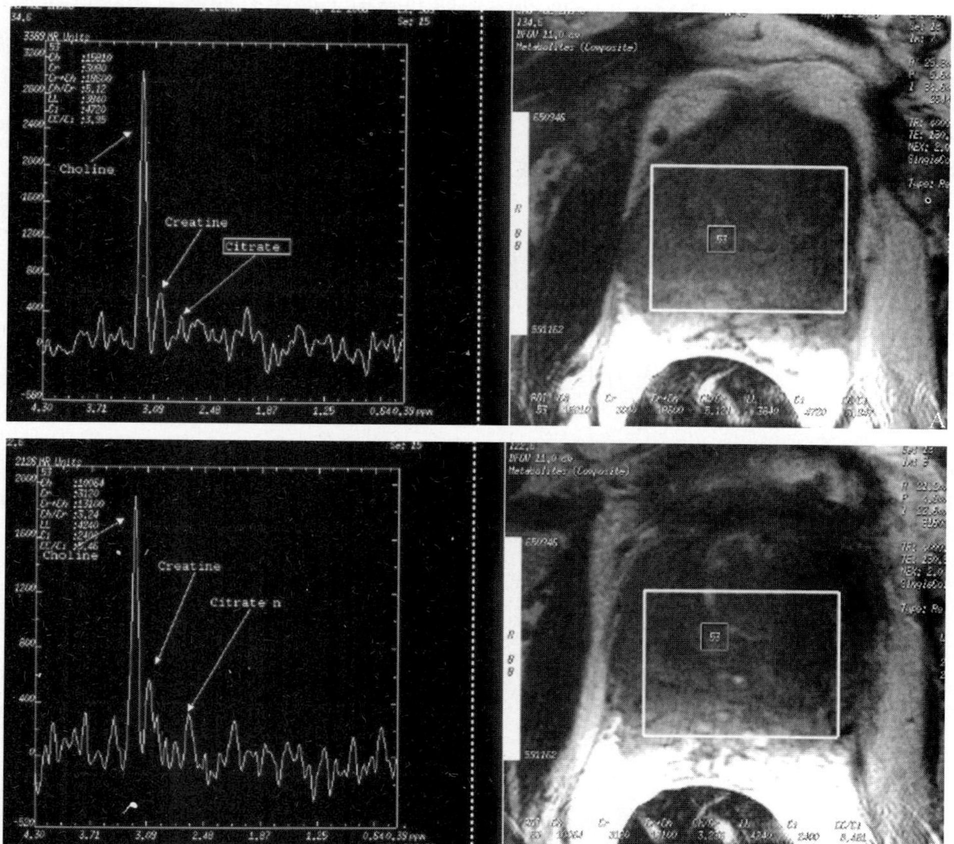

图 3-2-28-3　A、B 为 MRS 波谱及定位图像

【影像诊断】

结合前列腺波谱,符合前列腺癌。

【最后诊断】

前列腺癌(术后病理证实)。

【评述】

前列腺是不成对的实质性器官，由腺组织和平滑肌构成，其表面包有筋膜鞘。它位于膀胱与尿生殖膈之间。前列腺底与膀胱颈、精囊和输精管壶腹相邻。前列腺的生理功能是分泌前列腺液、营养精子等。原发于前列腺的疾病主要包括前列腺炎、良性前列腺增生和前列腺癌，其中前列腺癌是欧美国家老年男性发病率第一位的恶性肿瘤。前列腺癌在我国的发病率也有上升的趋势。对于前列腺癌的诊断，传统的 CT 及 MR 检查都存在的局限性，主要是对前列腺增生和前列腺癌的鉴别有一定困难。在 CT 上良性前列腺增生（BPH）和前列腺癌都表现为前列腺的不规则增大。MR 虽然有较高的软组织分辨率，能够区分前列腺的外周带及中央带，但是由于 BPH 和前列腺癌在前列腺的外周带均可表现为低信号，所以在鉴别上没有特异性。使用 MR 波谱成像（MRSI）有助于解决 BPH 和前列腺癌鉴别困难的问题。前列腺的 MR 波谱主要是检测前列腺内的代谢产物的含量，主要的物质包括枸橼酸盐（citrate）、胆碱复合物（Cho）、多胺、肌酸（Cr）和脂质。枸橼酸盐是正常前列腺分泌的化学物质，而胆碱则是表明细胞膜代谢的标志。正常前列腺和前列腺增生的患者胆碱含量很低而枸橼酸盐的含量很高。但在前列腺癌患者中，由于细胞分裂增多，细胞膜代谢产物增多，导致 Cho 的水平明显升高，同时由于细胞分泌功能差，导致枸橼酸盐含量很低。由此我们可以对这两种疾病作出明确的鉴别诊断。在该病人的 MR 波谱成像中，枸橼酸盐含量明显减低，Cho 的含量明显增高。符合前列腺癌的波谱表现，故诊断为前列腺癌。

（赵博）

例 29　肾上腺神经母细胞瘤

【病史摘要】

男性,37 岁,慢性腹痛,消瘦乏力半年。

【CT 征象】

双侧肾上腺平扫显示不规则囊实性肿块影,病灶内多发斑点及条片状钙化。肝脏左叶及脾脏内可见大小不等,密度不均混杂密度灶,增强扫描病灶均有强化效应改变(图 3-2-29)。

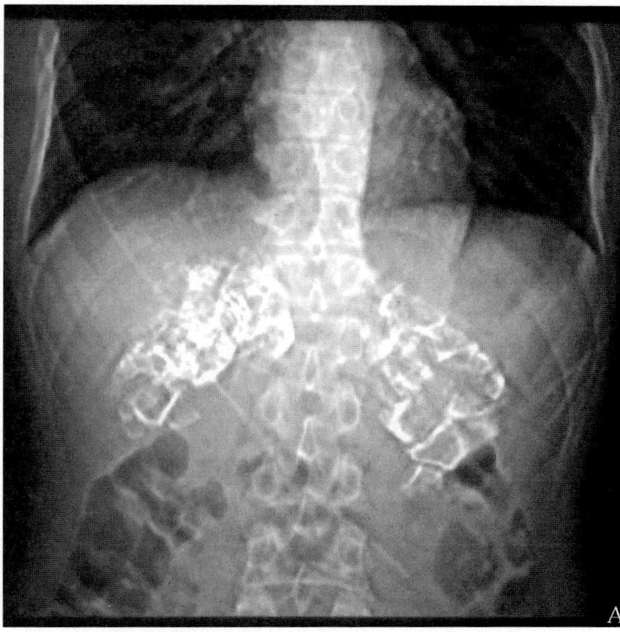
A

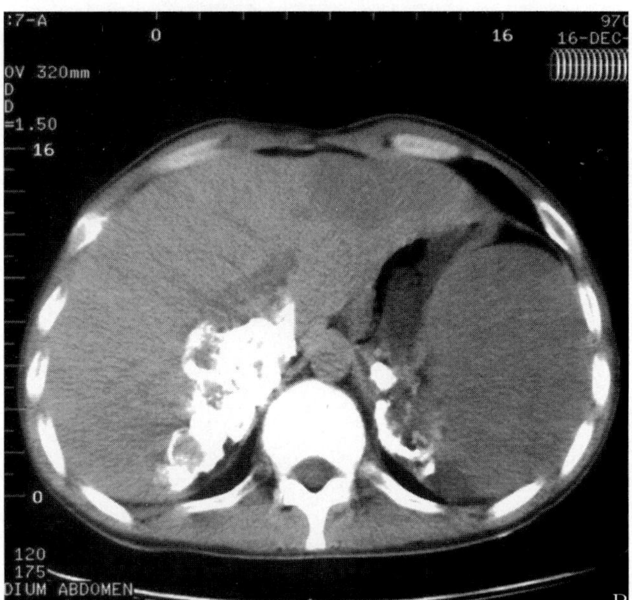
:7-A
0
16
97
16-DEC-
OV 320mm
D
D
=1.50
16
0
120
175
DIUM ABDOMEN
.0mm / 10.0mm
B

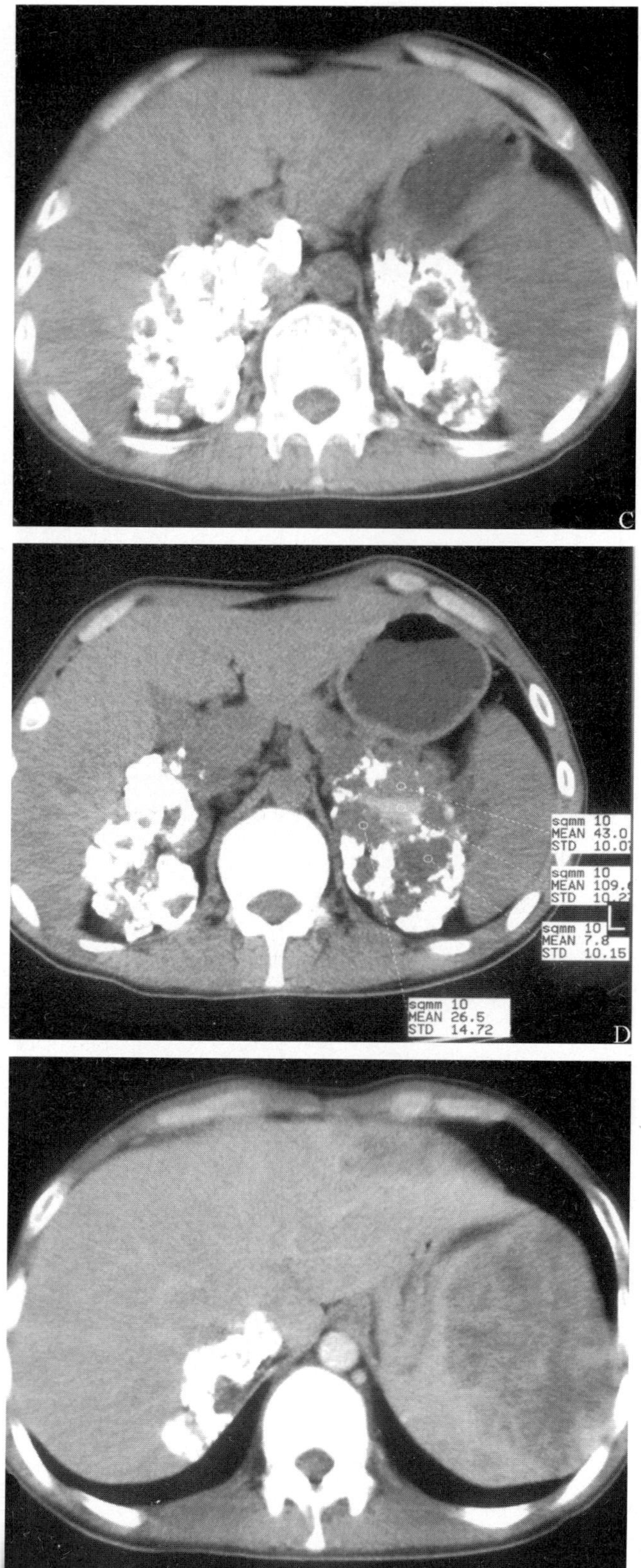
C
sqmm 10
MEAN 43.0
sqmm 10
sqmm 10
MEAN 7.8
STD 10.15
sqmm 10
MEAN 26.5
STD 14.72
D
E

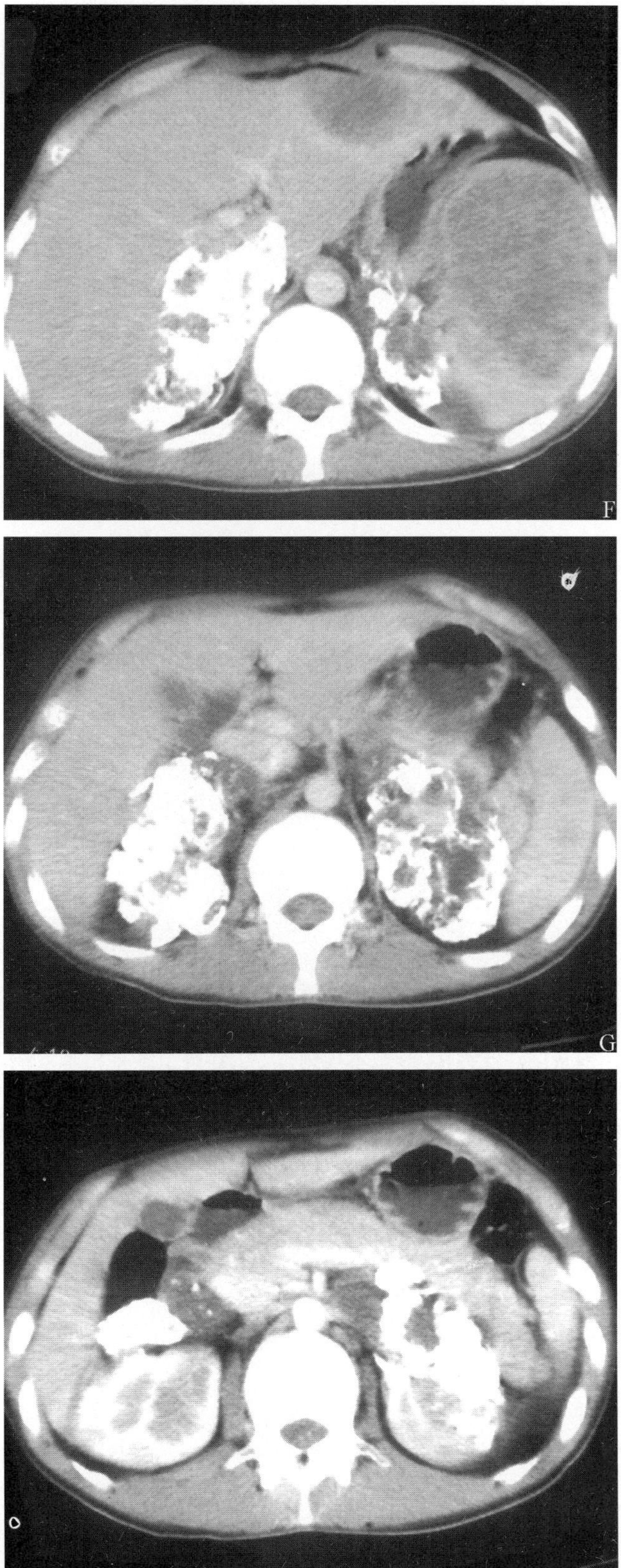

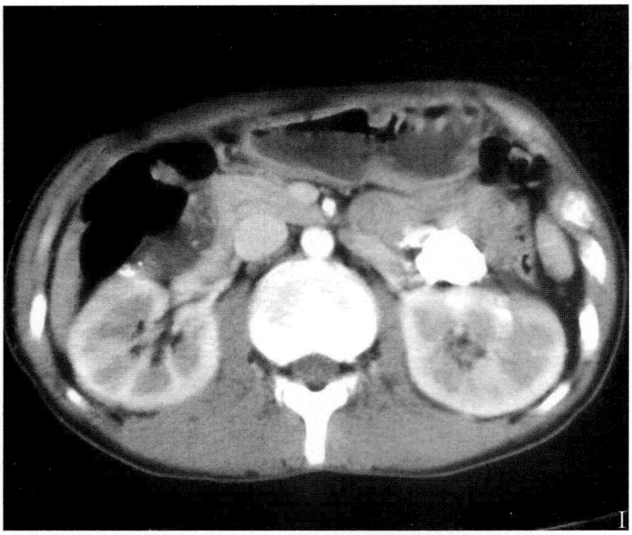

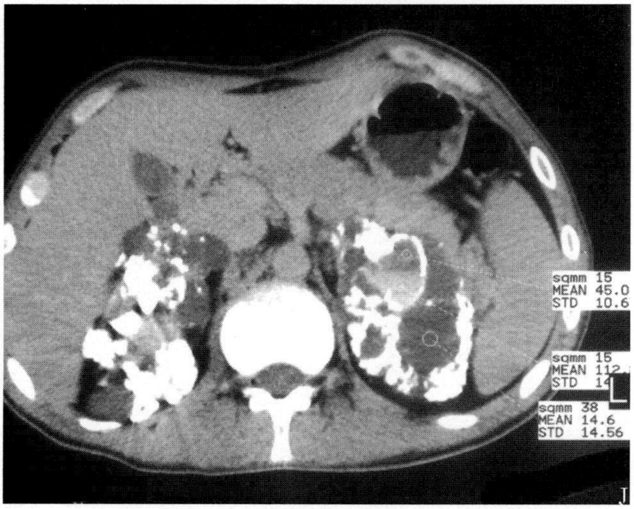

图 3-2-29 A. 腹部正位示双肾区广泛钙化，形态不规则；B、C、D 肾上腺平扫示双侧肾上腺区巨大囊实性肿物，广泛钙化，左肾上腺外侧巨大软组织密度影，边缘尚光滑；E、F、G、H、I、J 肾上腺区强化扫描显示左肾上腺相邻巨大肿物影，四周强化明显，中心不均匀强化，密度略低，钙化灶内软组织有轻微强化，肝左叶及脾均有低密度灶显示，其壁较厚，不规则

【CT 诊断】

1. 双侧肾上腺神经母细胞瘤；2. 双侧肾上腺结核。

【最后诊断】

双侧肾上腺神经母细胞瘤。

【评述】

肾上腺是由皮质和髓质两个独立的内分泌腺体组成。二者有着不同的组织来源，分泌不同类型的激素，发挥着截然不同的生理功能。肾上腺病变临床上可分别出现内分泌功能亢进、内分泌功能正常和内分泌功能低下 3 种不同表现。30%以上肾上腺肿瘤没有明显肾上腺疾病的症状和体征，只有在体检中才被偶然发现，有鉴于此，1982 年 Gell-hoed 提出了“肾上腺偶发瘤(意外瘤)”这一重要概念，从而提高了肾上腺肿瘤的发现率。肾上腺疾病包括 3 大类：①来源于肾上腺皮质、髓质和间质的良恶性肿瘤；②转移瘤和淋巴瘤；③其他病变(增生、囊肿、出血、结核等)。文献统计有些肾上腺疾病具有一定的好发部位，通常肾上腺皮质增生、出血、结核、转移瘤、嗜铬细胞瘤和淋巴瘤等可以双侧发病；神经母细胞瘤和皮质腺癌左侧略多；嗜铬细胞瘤常右侧多见。双侧肾上腺神经母细胞瘤极为罕见。

神经母细胞瘤实际上是一组恶性程度不同的肿瘤的总称，包括交感神经原细胞瘤、神经母细胞瘤和比较良性的神经节瘤，并且部分神经母细胞瘤与神经节瘤之间可以发生相互转化，即个别神经母细胞瘤可以转化为良性的神经节瘤，而部分神经节瘤也可以恶变成神经母细胞瘤。神经母细胞瘤来源于未分化的神经节细胞，60%原发于腹膜后肾上腺髓质和交感神经节，25%原发于后纵隔，而发生在颅内、颈部和盆腔的神经母细胞瘤甚少。肾上腺神经母细胞瘤是小儿常见恶性肿瘤，80%发生在3岁以下，成人病例极为罕见，偶为家族性，左侧稍多于右侧，也可以双侧发病，可同时伴发多部位腺外肿瘤。国外报道，个别发生在1岁以内的肾上腺神经母细胞瘤可自然痊愈，但绝大多数肾上腺神经母细胞瘤预后极差，近半数患者就诊时已经发生了多部位转移。本病缺乏特异性临床表现，因此早期诊断困难。甚至可将原发病灶不明显而已经发生了骨骼和肝脏转移的肾上腺神经母细胞瘤误诊为肝癌骨转移。部分肾上腺神经母细胞瘤具有内分泌功能，由此引发相关临床症状。本例无异常内分泌症状。

1.CT表现 通常病变早期为实体密度，随后部分发生液化坏死，多数呈外形不规则的囊实性混杂密度肿块，瘤内有坏死、出血和钙化；可有假包膜，容易穿破包膜，呈浸润性生长，侵犯周围组织，造成下腔静脉、脾脏和脾静脉位置前移，肾脏向后下移位。较大肿瘤常跨越中线，部分病变包绕腹膜后血管；本病钙化率超过80%，表现为多发散在的斑点状、环状及融合成片状的钙斑，其中点状钙化具有特征性，并且化疗后钙化更加明显。强化后病灶呈不均匀强化，实体部分强化较明显，表现为云絮状或周边状强化，强化程度与肿瘤的分化程度相关。淋巴结、骨骼、肝脏等多部位早期转移是本病的重要特征，疾病晚期常造成广泛的溶骨性破坏。

2. 鉴别诊断

(1)起源于交感神经链的神经母细胞瘤：通常位于脊柱旁沟，沿神经根蔓延，容易经椎间孔向椎管内延伸，形成哑铃状外形。

(2)肾上腺结核：病变体积或大或小，密度不均匀，一般多有钙化，可双侧发病，软组织强化不明显。临床出现肾上腺功能减退和继发Addison综合征，结核菌素试验和抗痨治疗有助于鉴别。

(3)肾上腺或腹膜后畸胎瘤：生长缓慢，钙化范围较大，呈片状，伴有脂肪等多种组织成分。

(4)肾上腺出血：临床多有手术、大剂量抗凝治疗、败血症等导致肾上腺出血的诱发因素存在。血肿常为双侧性，可以出现明显钙化，但是没有软组织肿块。

(5)节细胞神经瘤：罕见良性肿瘤，进展缓慢，大小可达9cm，虽可见散在点状钙化，但是肿瘤边界清晰，临床可出现慢性腹泻、体重减轻和高血压等典型症状。

(6)肾胚胎瘤：肾上腺神经母细胞瘤对肾上极的压迫使肾外形变扁；肾胚胎瘤表现为膨胀性生长，肾外形增大，侵犯肾集合系统，残存肾实质呈新月形，钙化和腹膜后淋巴结受累罕见。

(7)肝母细胞瘤：向上向前生长的神经母细胞瘤类似肝脏肿瘤，但肝母细胞瘤钙化少见，尤其增强扫描后瘤体与肝缘之间弧线形分隔影有助于二者的鉴别。

(邢刚)

例 30 肾上腺转移瘤

【病史摘要】

男性，65 岁，肺癌术后半年，查体时偶然发现双侧肾上腺肿物。

【CT 征象】

双侧肾上腺区显示大小不等类圆形囊实性肿块影，病灶有强化效应改变，邻近结构显示受压，腹膜后可见肿大淋巴结影（图 3-2-30-1）。

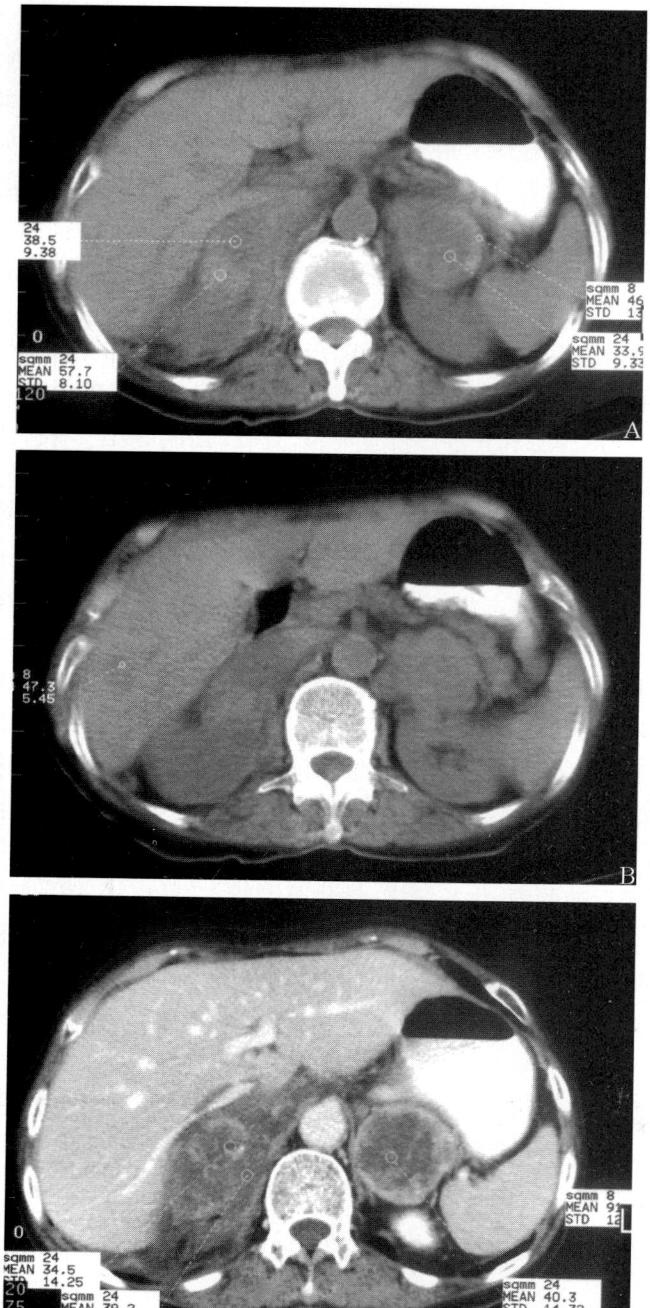

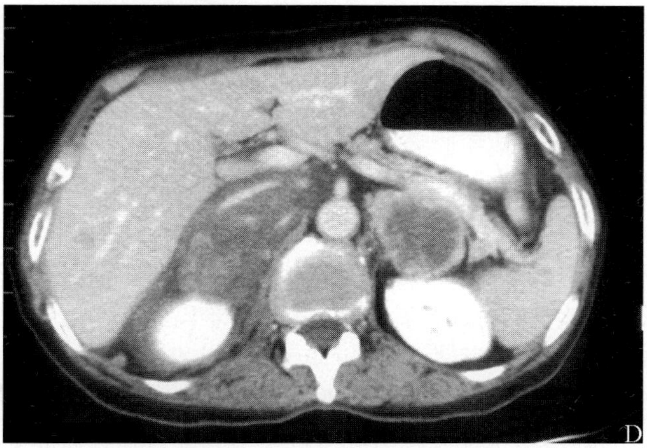

图 3-2-30-1　A、B 肾上腺区平扫示双侧肾上腺区囊实性肿块影；C、D 强化扫描显示左侧病变呈环状强化，环壁薄厚不等，其内呈低密度，无明显强化。右侧病灶呈不均匀强化，边界不清

【CT 诊断】

双侧肾上腺转移瘤。

【最后诊断】

双侧肾上腺转移瘤。

【评述】

肾上腺是转移瘤的好发部位，多发生于肾上腺髓质。肿瘤多数由血行和淋巴两个途径转移而来，部分可来自肝脏、肾脏和胰腺等临近器官肿瘤的直接蔓延。本病原发肿瘤主要包括肺癌、乳腺癌、甲状腺癌等，以肺癌居多，其中腺癌发生肾上腺转移的比例最高。由于肾上腺转移瘤来源于肾上腺以外的组织，极少出现相关的内分泌症状，并且原发肿瘤的晚期表现常常掩盖其转移瘤症状，因此肾上腺转移瘤多为偶然发现，这点应引起高度重视。

1.CT 表现　典型肾上腺转移瘤 CT 征象较具特征性。主要概括为以下 6 个方面。①具有双侧发病倾向，双侧肾上腺肿瘤以转移瘤最常见，单发时左右侧发生率没有明显差别。②双侧病灶大小差别明显，较大病灶多数大于 5cm。③病灶边界清晰，轮廓不规则，呈分叶状改变。④肿瘤 CT 值较高，通常为 20～50HU，密度不均匀，较大肿块容易发生出血、坏死和囊变，一般无钙化。注射造影剂后，病灶呈明显不均匀或环状中等度强化；延时后，病灶内造影剂密度下降较慢。⑤容易侵犯临近结构。⑥多数可以找到原发肿瘤，常合并其他器官和淋巴结的多部位转移。

2. 鉴别诊断　肾上腺转移瘤的诊断是综合性的。较小的肾上腺病灶与肾上腺关系密切，往往容易定位；较大肾上腺病灶定位较困难，需要结合病灶发展方向、与临近脏器间脂肪间隙、临近脏器和血管受压移位情况等来区分发生在肝脏、胰腺和肾脏等部位的肿瘤，以及副脾、肠管、血管等假性肿块。对于双侧肾上腺肿瘤，如果具备原发肿瘤病史或伴发其他部位的转移性病变，诊断肾上腺转移瘤不难；如果原发肿瘤病史和其他部位转移灶不明确，但双侧肾上腺肿瘤具备上述典型影像特征时，诊断肾上腺转移瘤的可能性仍然很大。而对于单侧肾上腺肿瘤，特别是原发肿瘤病史和其他转移灶不明确时，诊断肾上腺转移瘤务必严谨慎重，应与以下几种常见单发肾上腺肿瘤鉴别。

（1）肾上腺无功能腺瘤：很难与体积较小、密度均匀且边缘规则的肾上腺转移瘤鉴别，部分报道认为后者往往在患侧无法分辨出正常的肾上腺结构，而前者在患侧近半数可以看到正常残存肾上腺组织与病灶组合成的“挂灯笼”样改变；并且肾上腺转移瘤通常 CT 值超过 20HU，而肾上腺腺瘤 CT 值大多低于 20 HU。

(2)当肾上腺转移瘤体积较大、密度不均匀，并出现液化和坏死时，需要与肾上腺皮质腺癌及嗜铬细胞瘤鉴别。通常认为肾上腺皮质腺癌在瘤体大小、肿块外形及对临近侵犯等方面较肾上腺转移瘤更具恶性特征，并且皮质腺癌发展迅速，更容易出现肝脾等多部位转移。肾上腺转移瘤与肾上腺嗜铬细胞瘤在形态、密度及强化等方面具有较大的相似性，但后者多见于青壮年，常常出现明显内分泌症状，部分病例仍可看到患侧肾上腺内病灶周围残留的正常肾上腺组织。

对于临床和影像均不典型的肾上腺转移瘤，CT 常常难以当时作出明确鉴别诊断。以下途径有助于病变的进一步鉴别：①随访观察，如果短期内病灶变化明显，且出现对侧或其他部位转移灶时，肾上腺转移瘤可能性大。②诊断性治疗，如果原发病灶确切，但无法确认肾上腺转移时，通过观察对原发肿瘤化疗前后肾上腺肿瘤大小的变化来判定转移瘤。研究发现腺瘤化疗前后变化不明显，而转移瘤在化疗后明显变小。③穿刺活检。另外，需要注意，在原发恶性肿瘤患者中，出现肾上腺肿块并非都是转移瘤，有原发恶性肿瘤合并肾上腺腺瘤的病例报道。

【附加病例】

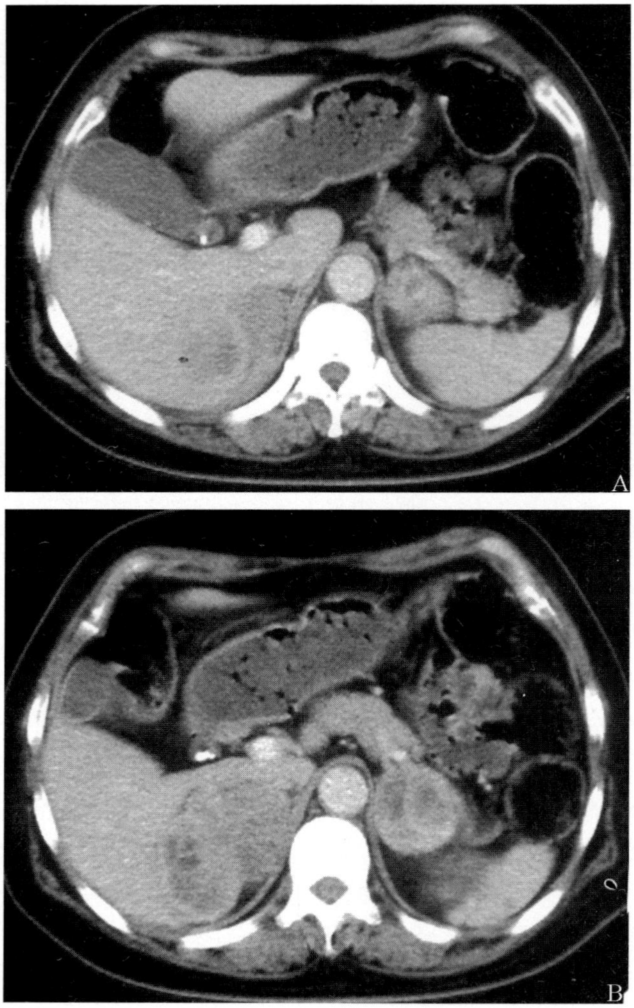

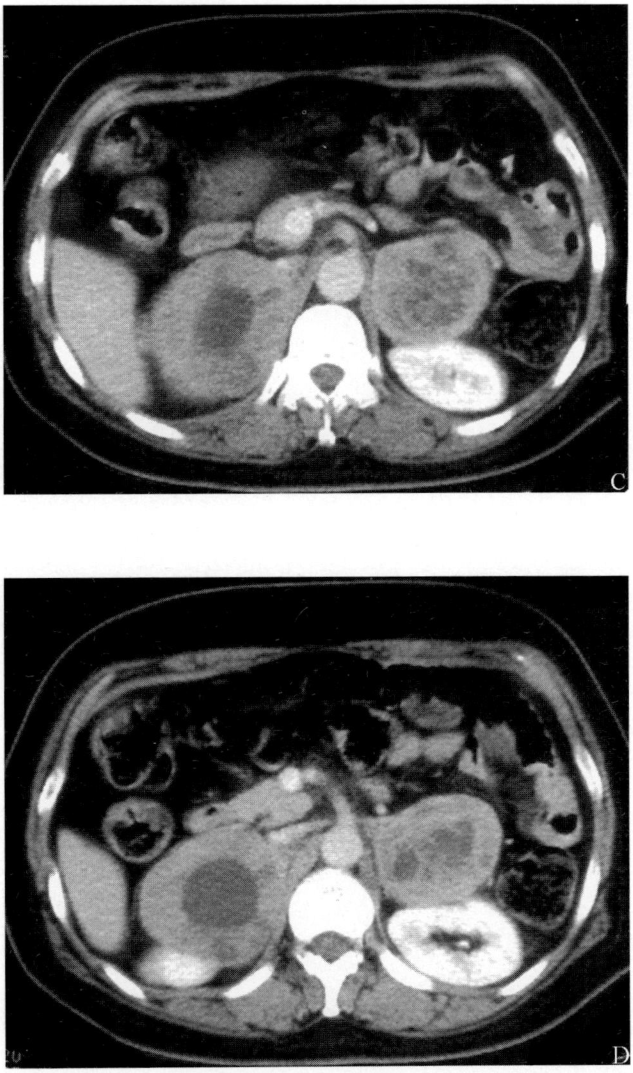

图 3-2-30-2　肾上腺转移瘤。A、B、C、D 双侧肾上腺区巨大肿块影，呈不均匀环状强化，中心有坏死区

例 31　十二指肠腺癌

【病史摘要】

男性，69 岁，患者上腹不适，嗳气，反酸。

【**CT** 征象】

CT 增强扫描检查示十二指肠上部、降部肠壁不规则增厚，肠腔减小，肠壁显示强化效应改变，内壁欠光滑，可见部分软组织密度影由肠壁突入肠腔，边界欠清晰，密度欠均匀。肠腔内可见液体样低密度影。十二指肠与胰头钩突区分界不清。胆管未见明显扩张，胆囊未见明显增大。下腔静脉、腹主动脉周围未见增大淋巴结影（图 3-2-31）。

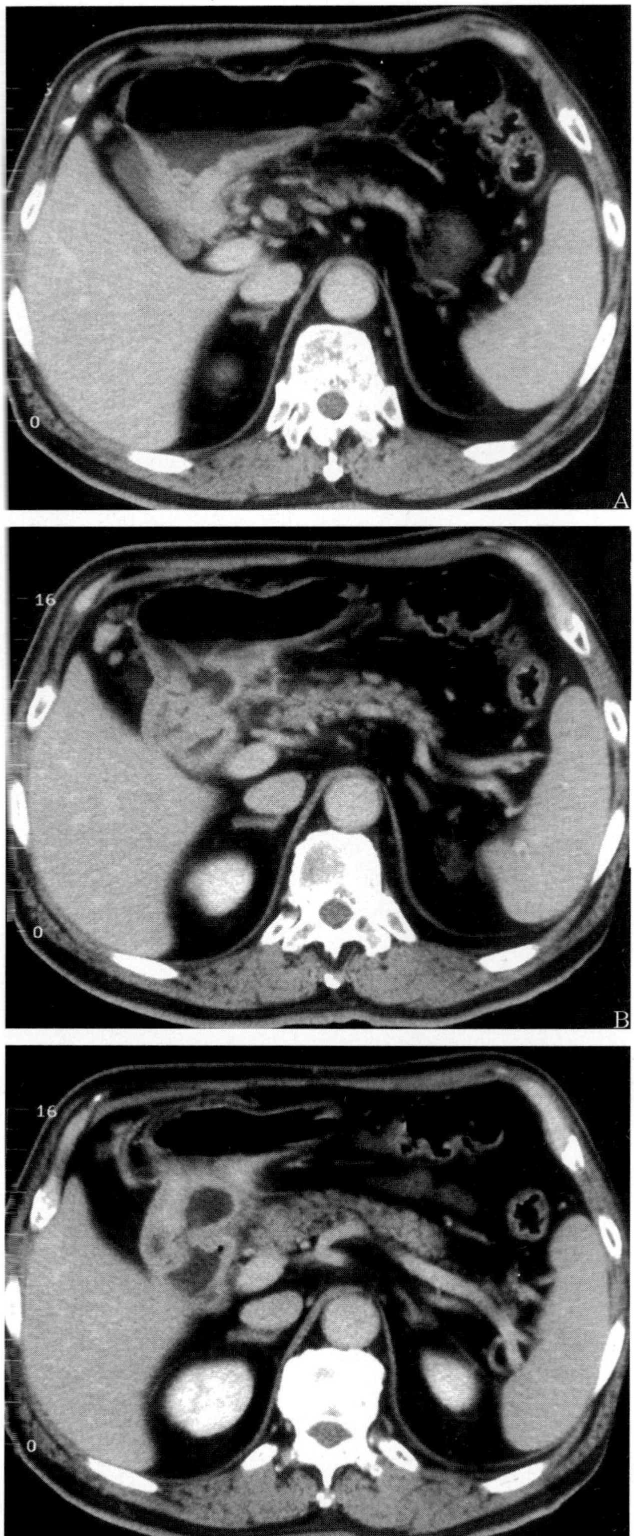
A
B
C

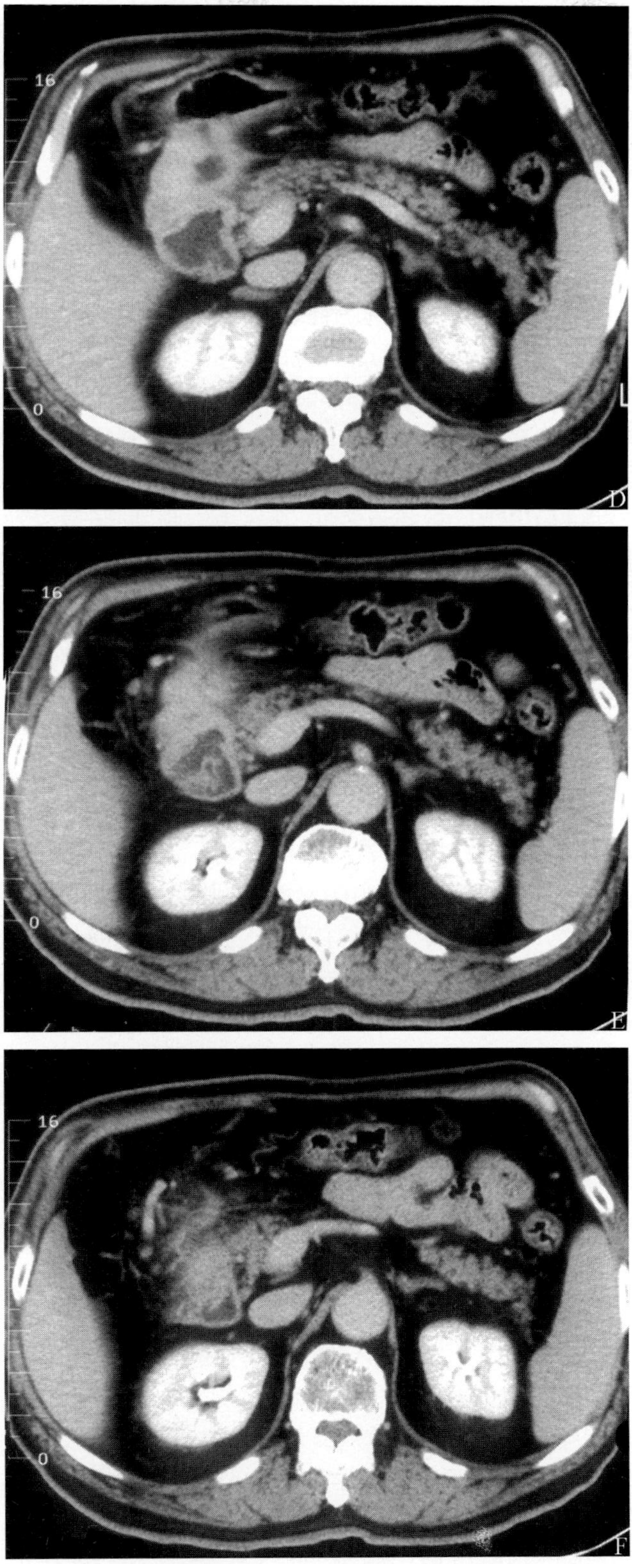

图 3-2-31　A、B、C、D、E、F 上腹部强化扫描显示十二指肠上部、降部肠壁不规则增厚，肠壁强化不均匀，可见部分软组织肿块突入肠腔，胆道系统无扩张，腹主动脉旁淋巴腺也无肿大

【CT诊断】

1. 十二指肠腺癌；2. 壶腹癌；3. 十二指肠周围蜂窝织炎；4. 十二指肠平滑肌瘤；5. 十二指肠淋巴瘤。

【最后诊断】

十二指肠腺癌（术后病理证实）。

【评述】

十二指肠属于小肠的第一部分，上端起于幽门，下续于空肠，与空肠分界点为屈氏韧带处，是腹膜外位器官，全长约20～30cm。可分为上部、降部、水平部和升部4部分，呈"C"字形包绕胰头。十二指肠降部内面黏膜环状皱襞发达在其后内侧壁有一纵行皱襞，称十二指肠纵襞，此襞下端有十二指肠大乳头，有胆总管与胰管的共同开口，它距中切牙75cm。小肠肿瘤较胃与结肠的肿瘤少的多，对于十二指肠无论是良性或恶性十二指肠肿瘤，其发病率少之又少。在整个胃肠道肿瘤中，十二指肠恶性肿瘤的发病率不足1%。对小肠肿瘤来说，癌与肉瘤的相对发病率有一种趋势，上皮性（癌）以十二指肠最多见，其次为空肠，回肠最少发病；而间质性（肉瘤）则相反，十二指肠最少见，依次为空肠、回肠最多发病。十二指肠恶性肿瘤中90%为十二指肠腺癌，好发于50～60岁，好发于十二指肠降部，约占30%。大体病理上，十二指肠可表现为息肉肿块状和肠腔狭窄型。十二指肠癌的临床症状与病变发生的部位有很大的关系。Qchsner根据肿瘤发生部位与十二指肠乳头的关系降壶腹周围的十二指肠癌分为3组。①乳头上肿瘤，常引起肠道梗阻和出血症状；②壶腹周围肿瘤，可引起肝外阻塞性黄疸；③乳头内肿瘤，有黄疸伴胃肠道出血症状。上消化道造影、CT和十二指肠镜是十二指肠腺癌术前诊断的主要检查方法。CT扫描不仅可以发现十二指肠癌病灶，还可以通过观察有无局部淋巴结肿大、肝转移及病灶与血管和邻近脏器的关系对病灶进行术前评估。

1.CT表现　十二指肠癌在CT上表现为肠壁增厚，肿块及向周围脏器侵犯。十二指肠与许多脏器相邻，如肝脏，胆囊、结肠肝曲、胰头、右肾等。①十二指肠肠壁增厚或可见息肉状软组织密度影，突入肠腔内，病变处肠壁多向腔内突入，少数病例向外突出。如有溃疡形成时，病灶表面可凹凸不平，呈菜花状。②继发征象：继发征象包括梗阻征象及周围组织侵犯征象，梗阻征象有胆管扩张及胆囊增大等梗阻征象。周围组织侵犯征象多见的是向胰头侵犯与其分界不清。如合并肝转移，则可见肝内多发类圆形低密度病灶。③增强扫描示病灶可见强化效应改变，一般强化后CT值增加20HU以上具有重要诊断意义。④下腔静脉、腹主动脉周围很少可见增大淋巴结影。CT检查的目的主要是区分肿瘤是原发还是继发，如为原发性，作为手术评估。晚期病例与壶腹癌以及胰头侵犯十二指肠不易区分。本例手术病理证实十二指肠降部溃疡性病变伴低分化腺癌变，部分癌细胞呈印戒细胞癌样表现。

2. 鉴别诊断

(1)十二指肠周围蜂窝织炎：十二指肠由于解剖学上的特点，加之十二指肠的血液供应为终末动脉，在多种原因作用下（如损伤）十二指肠血液供应差，蜂窝织炎的发生率较高。组织学表现为疏松结缔组织大量中性粒细胞弥漫浸润。CT表现为十二指肠管壁增厚，管腔减小，管壁外缘模糊，与周围组织分界不清，根据病变部位不同临床症状也有所差异，如有的病例可引起继发征象如胆管扩张及胆囊增大等梗阻征象，还可有腹腔淋巴结增大。病变多发生在十二指肠第二、三段，有时与十二指肠癌鉴别困难，应注意询问病史，经抗炎治疗后随访可进行鉴别。

(2)十二指肠淋巴瘤:小肠淋巴瘤占小肠肿瘤的 20%,但多见于回肠,十二指肠罕见,影像上表现为十二指肠环行或不对称性肠壁增厚,但肠壁较软,能扩张,病变周围脂肪间隙清晰,周围淋巴结肿大明显。

(3)十二指肠平滑肌瘤和肉瘤：因起源于肌层或黏膜下层，趋向于向壁外而非向腔内生长。CT 表现为降十二指肠推移的软组织块影，大小不一，通常较大，较大肿块的中央常见低密度坏死灶。静脉注射造影剂增强后扫描，中央坏死区密度无改变，而周围肿瘤组织强化明显，与肠腔沟通后坏死组织排出形成龛影，可见气体和造影剂进入病灶内，具有特征性。巨大肿块和坏死灶提示肉瘤可能大，周围脏器直接侵犯和肝转移为恶性之佐证。淋巴结转移少见。

(4)壶腹周围癌:简称壶腹癌,组织细胞学以腺癌和乳头状腺癌为主,黏液腺癌占极少数。特征性临床症状是由阻塞胆道出口引起的无痛性阻塞性黄疸。CT 表现分两类:①胆道系统改变,肝内、外胆管呈普遍性一致性扩张,增粗;扩张的胆总管突然中断或急剧变狭小。②局部软组织肿块,于降部肠壁内侧部突出,呈圆形,分叶状或菜花状软组织阴影,以圆形多见。十二指肠乳头区腺癌有时与壶腹癌很难鉴别。

（李亮）

例 32　腹膜后脂肪肉瘤

【病史摘要】

女性,43 岁,发热 1 月余,腹部胀感,B 超检查,发现左侧腹膜后占位性病变。

【CT 征象】

腹部左侧可见巨大肿物,病变形态欠规则,密度以脂肪性及实质为主,其内可见网状间隔,占据左侧腹腔大部,使邻近组织明显受压移位。左肾及脾脏明显前移位。胃部右移受压变形,肿物上至膈顶,下至骨盆区。肝脏内密度均匀,未见明显占位病变(图 3-2-32-1)。

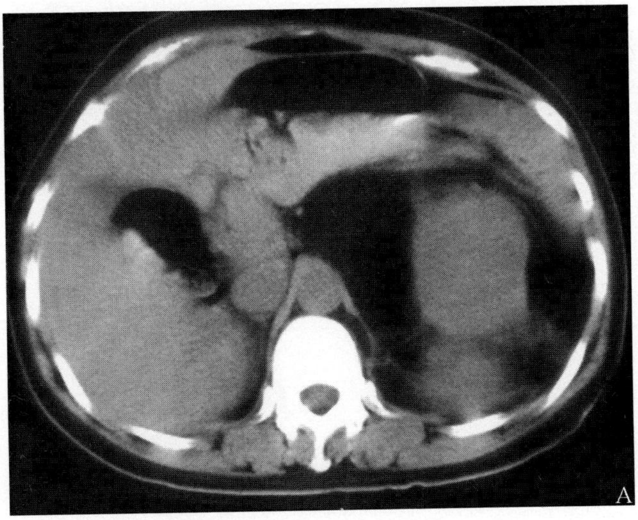

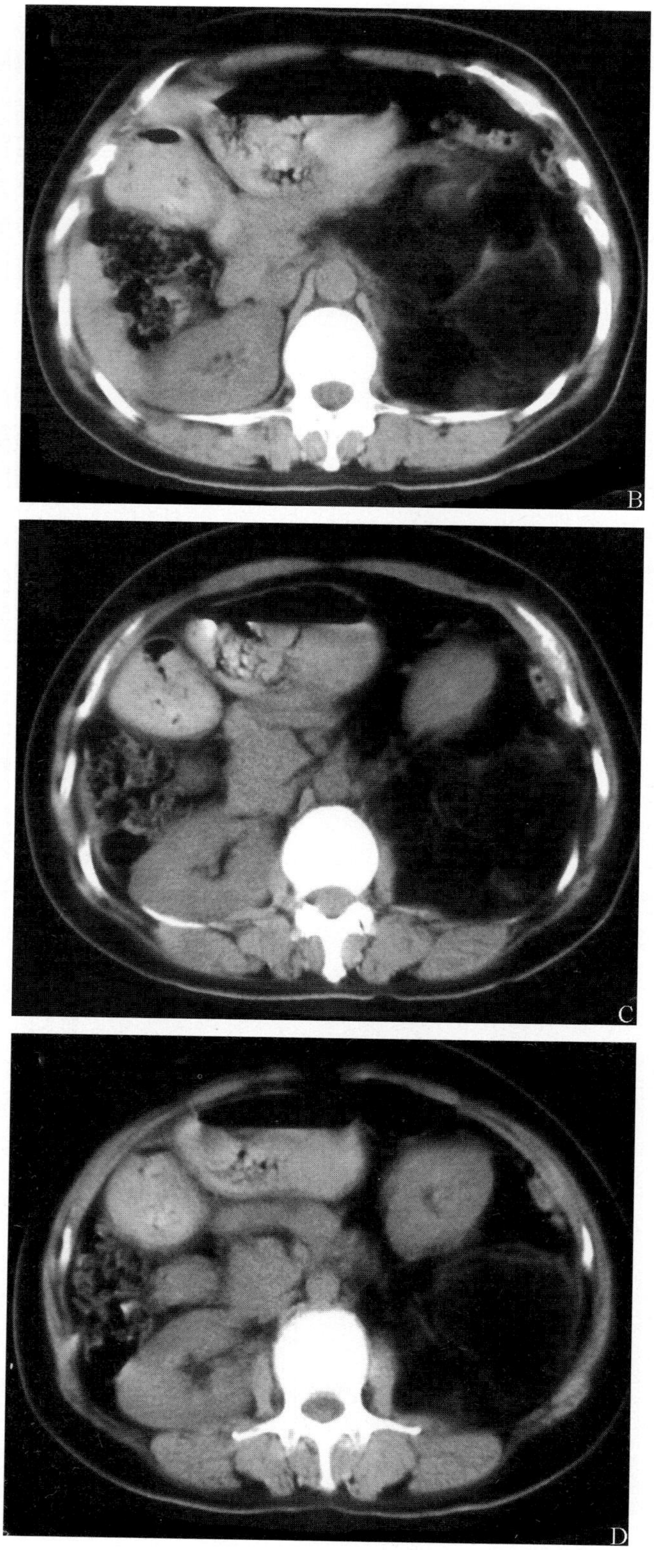
B
C
D

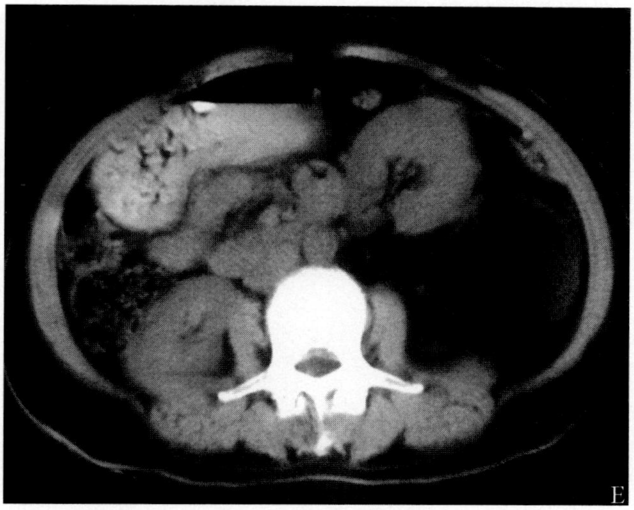

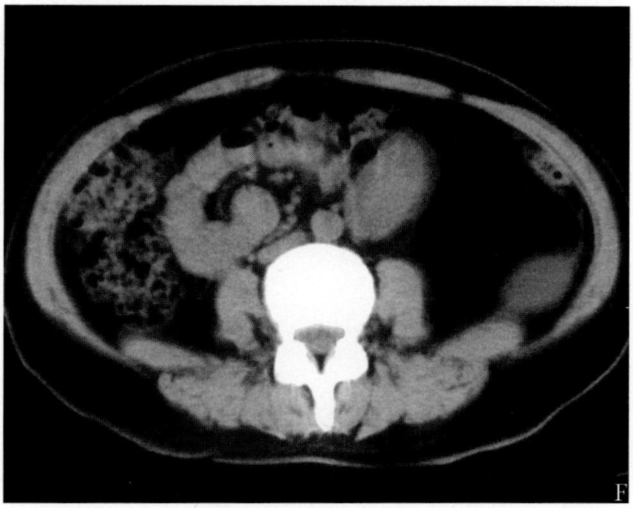

图 3-2-32-1　A、B、C、D、E、F 腹部平扫示左侧腹后部巨大脂肪密度肿块影，其内有细胞网状间隔，左肾明显受压前移位

【MR 征象】

左侧腹膜后可见巨大不规则异常信号影，几乎占据左侧整个腹腔水平，T_1WI 大部分为高信号为主，相对应的 T_2WI 上呈稍高信号(图 3-2-32-2)。

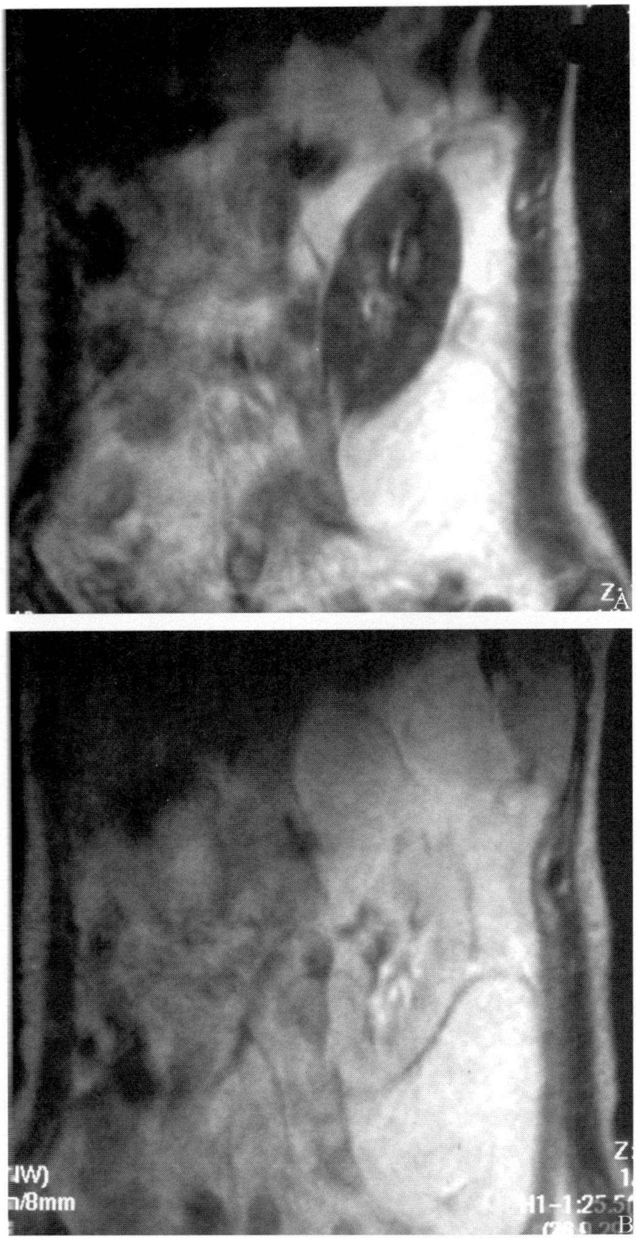

图 3-2-32-2 A 为 T_1WI;B 为 T_2WI

【CT 诊断】

1. 脂肪瘤;2. 脂肪肉瘤;3. 畸胎瘤。

【最后诊断】

腹膜后脂肪肉瘤(术后病理证实)。

【评述】

腹膜后间隙间质肿瘤，是指来源于腹膜后间隙间质组织内的脂肪，结缔组织、肌肉、淋巴、神经、血管以及胚胎剩件等不同组织，原发性腹膜后间隙肿瘤是指非器官来源的各种组织肿瘤。从广义来讲其中约80%的肿瘤为恶性。按病理组织类型大体分为4大类：①间叶组织起源；②神经组织起源；③生殖细胞起源；④来源不明及不能分类的肿瘤。其临床表现主要由于肿瘤对周围组织的压迫推移相邻脏器或腹壁而产生的相应的临床症状和体症，因而常常发现肿瘤时已经非常大，给临床治疗增加很大的难度。本病例经手术证实为脂肪肉瘤。脂肪肉瘤含有3种组织成分：纤维组织、黏液组织和脂肪组织。根据脂肪细胞分化程度及上述3种组织成分占比例不同而分成3种类型：①实质型（CT值30HU）；②假囊肿型，具有较均匀的密度（其CT值常－15～＋25HU之间）；③混合型，具有高低混杂性密度。脂肪肉瘤是腹膜后最常见的恶性肿瘤，年龄多为中年以上，男性多于女性，有关文献报道其发生率42%～72%之间，较大的肿瘤一般诊断不大困难，主要应首先熟悉其解剖结构及间隙划分；然后分析其影像常发生部位、形态、特点，个别病例有时难与其他类型的肉瘤难以鉴别。

应注意与以下疾病鉴别诊断。

(1)脂肪瘤：为均匀的脂肪密度，有部分纤维间隔，间隔影可轻度强化效应，边缘光滑清晰。

(2)畸胎瘤：可有低密度脂肪组织影，有时有一定的实质结构，强化效应明显，肿瘤内可有钙化、骨化，有别于脂肪肉瘤。

（吕志新）

例33　恶性淋巴瘤

【病史摘要】

男性，49岁，腰痛多年，近日右下肢无力，感觉及肌张力下降。

【CT征象】

右侧腰大肌内侧缘可见不规则软组织密度肿物影，密度均匀，与周围组织分界欠清晰，右侧腰大肌明显受压外移，病变并向右侧椎间孔延伸(图3-2-33-1)。

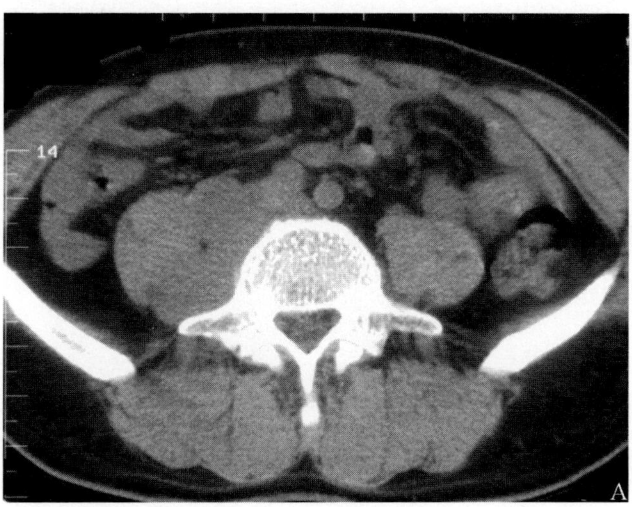

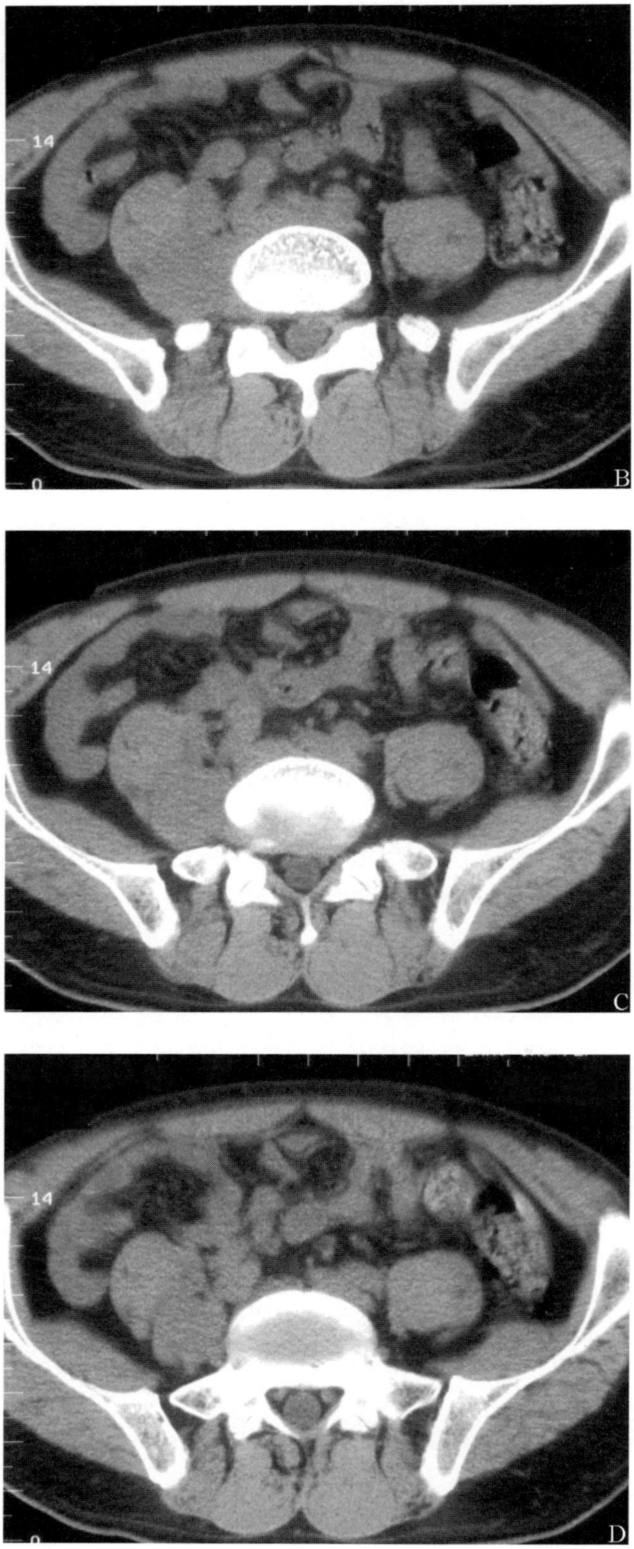

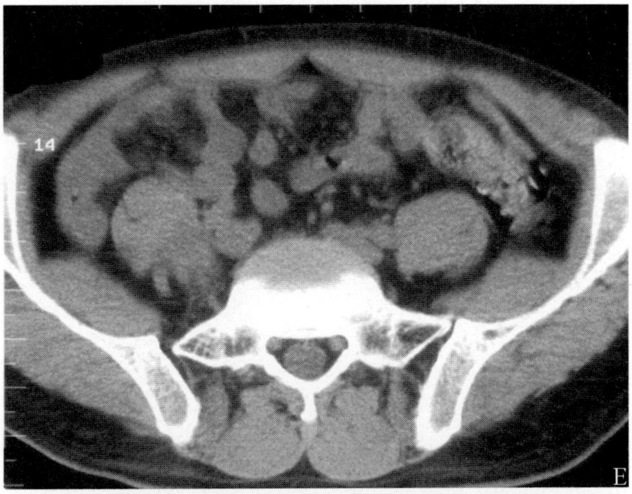

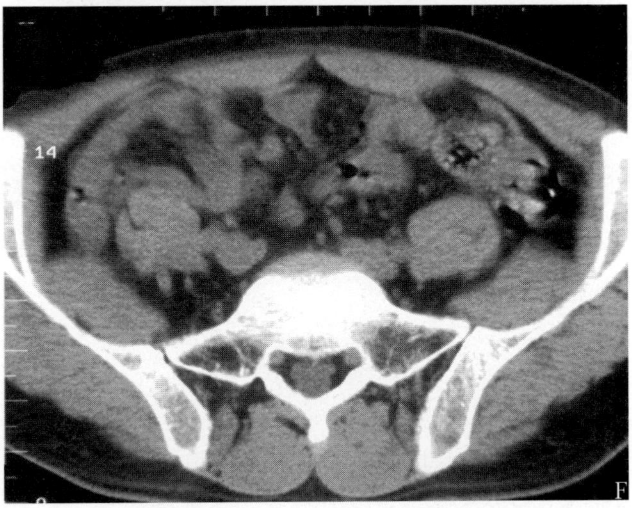

图 3-2-33-1　A、B、C、D、E、F 下腹部平扫示右侧腰大肌内侧缘梭形软组织肿物，边缘分叶状，并向椎间孔延伸

【MR 征象】

腰 4～5 椎体右侧椎旁可见一不规则分叶状异常信号影。T_1WI 呈中等信号，边界清晰。病变内缘蔓延至腰 4～5 椎间隙水平右侧椎间孔区。右侧腰大肌受压变形，向外侧移位。增强后病变呈均匀强化改变（图 3-2-33-2）。

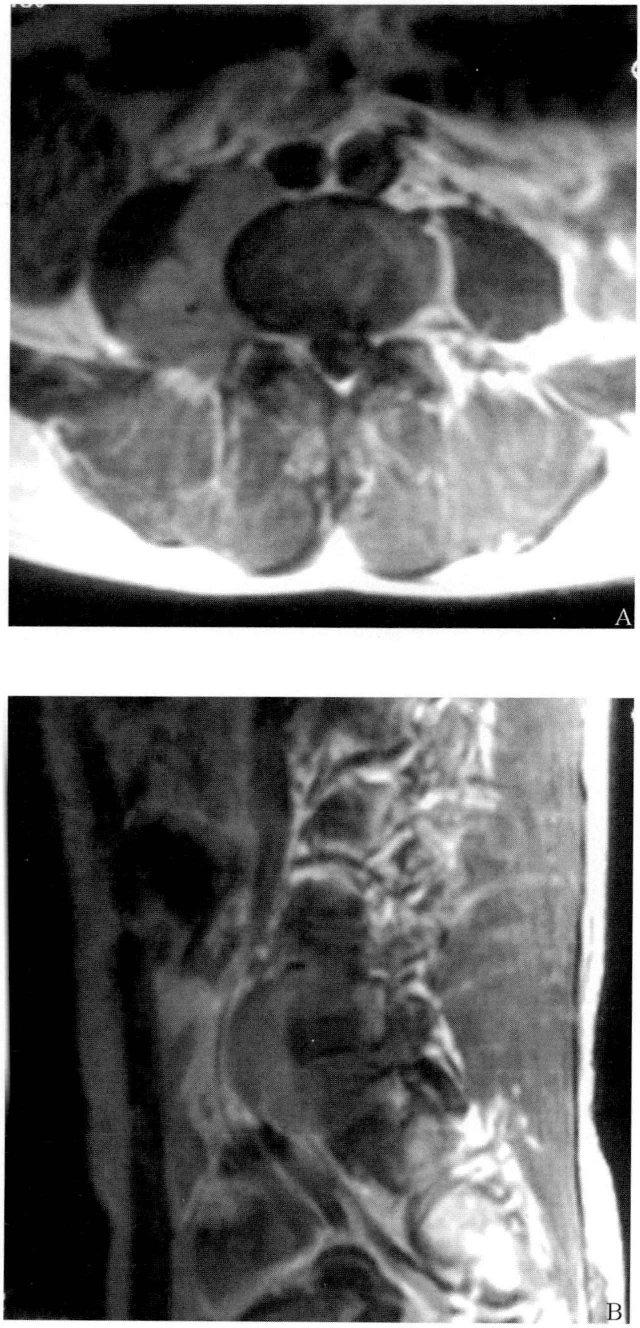
A
B

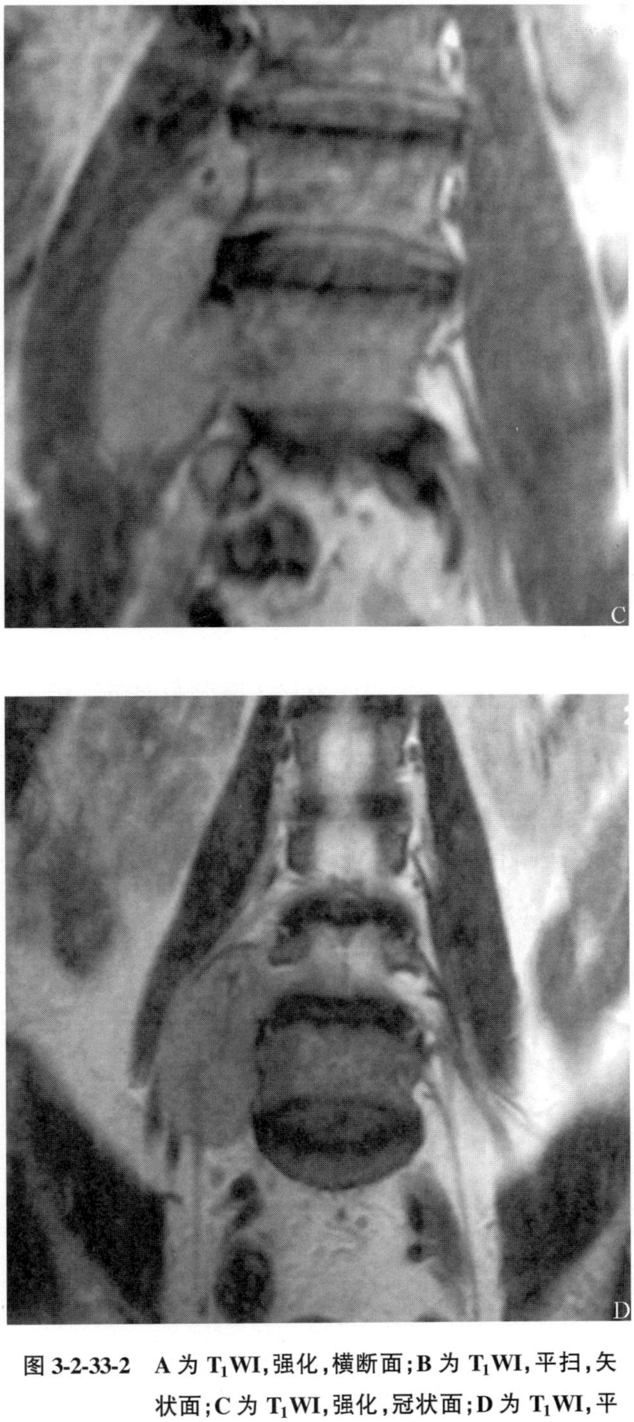

图 3-2-33-2　A 为 T_1WI，强化，横断面；B 为 T_1WI，平扫，矢状面；C 为 T_1WI，强化，冠状面；D 为 T_1WI，平扫，冠状面

【CT 诊断】

右侧腰大肌区软组织肿物。

【最后诊断】

恶性淋巴瘤(术后病理证实)。

【评述】

恶性淋巴瘤是淋巴网状系统的恶性增生性疾病,起源人类免疫系统细胞及前体细胞的恶性肿瘤,其病因学说可能是病毒感染,免疫缺陷或有害因素作用下,使人体不同阶段免疫活性细胞转化而使淋巴网状系统异常分化而过度增生性疾病。其组织学类型分两类,即霍奇金淋巴瘤(HL)及非霍奇金淋巴瘤(NHL)。

由于其病理分型极其复杂,临床表现相当多样性。恶性淋巴瘤大多侵犯表浅和纵隔、腹膜后、肠系膜淋巴结,极少数可发生于结外器官。多数病人早期表现为无痛性淋巴结肿大,以后其他部位陆续发现,纵隔是其好发部位之一,可以单个发生,也可以多个淋巴融合成巨块,其外缘成波浪状,可侵犯纵隔一侧或两侧,但以双侧较多见。正常肝内有淋巴组织,但原发于肝淋巴瘤十分罕见,可能与宿主免疫状态等因素有关。而继发侵犯肝脏的并不少见,部分病人常以肝脾肿大为首发症状,为淋巴结外最常受侵犯脏器。

恶性淋巴瘤并可侵犯肺部,表现为肺野内边界清楚的圆形或分叶状阴影。患者自觉症状很少。当病变侵犯肺门及纵隔淋巴结时,常产生相应的继发症状,如上腔静脉综合征、声音嘶哑或膈肌麻痹等临床症状。但放疗治疗后症状可明显减轻,预后较好。

胃肠道是结外 NHL 最常见的原发部位,其中以胃最常见。在全部胃肠道淋巴瘤中占 50%以上,而发生于小肠的淋巴瘤中居第 2 位,约占 20%左右,结肠占 10%,食管及咽等极为罕见。

发生于小肠的恶性淋巴瘤,在手术时近半数以上有肠系膜淋巴结受侵,如肿块较大,常伴溃疡或多发,并侵犯淋巴结,其预后不佳。恶性淋巴瘤从肠系膜下层的淋巴滤泡开始向内层侵犯黏膜层,向外达肌层。由于黏膜与黏膜肌层有癌组织浸润,正常黏膜皱襞消失变平坦,从而使肠壁增厚、僵硬,甚至蠕动减弱,严重时可使蠕动消失。而发生于椎体旁的恶性淋巴瘤更为罕见,该病例手术后经病理证实,其病变及形态特点难与其他肿瘤相鉴别。

应注意与以下疾病鉴别诊断。

(1)神经源性肿瘤:主要为神经鞘瘤,它是椎管内最常见肿瘤,约有 16%的肿瘤从椎管内硬膜下经椎间孔向外生长(即哑铃状),约 9%的肿瘤可单纯位于硬膜外。

(2)椎旁脓肿:常多伴有椎体骨质破坏改变,多见于椎体结核,但密度常较低。脓肿壁可强化,脓肿无强化,CT 值在 0~20HU。多伴有原发性肺结核病史。

例 34 腹膜后淋巴瘤

【病史摘要】

女性,38 岁, 间歇性腰部隐痛 4 年余,左腹疼痛加重 5 天。

【CT 征象】

CT 平扫示腹膜后一处有囊实性软组织密度影, 密度不均匀, 与周围组织分界不清。增强扫描显示上述病变于腹主动脉旁及胰周间区均可见囊性肿物, 腹主动脉旁肿物与左侧腰大肌分界不清, 密度不均, 病变周边强化效应明显, 中心区低密度略有增强。腹腔内可见淋巴结影 (图 3-2-34)。

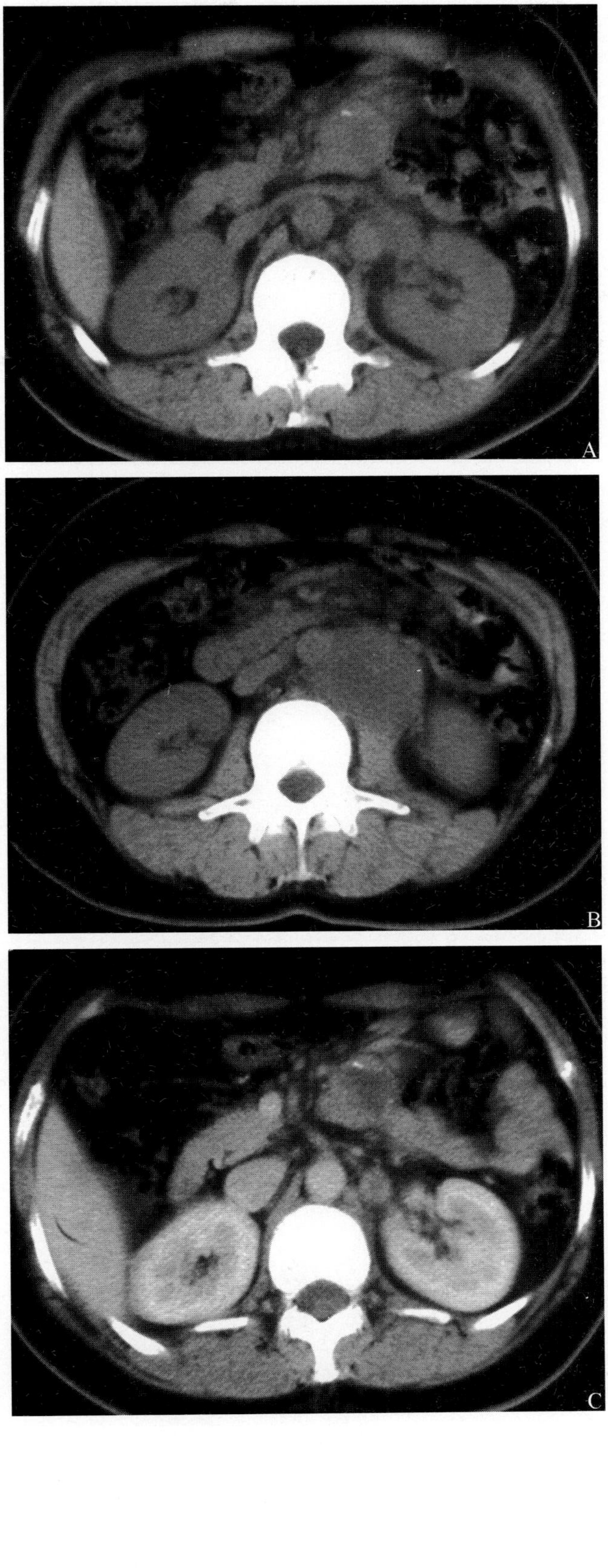

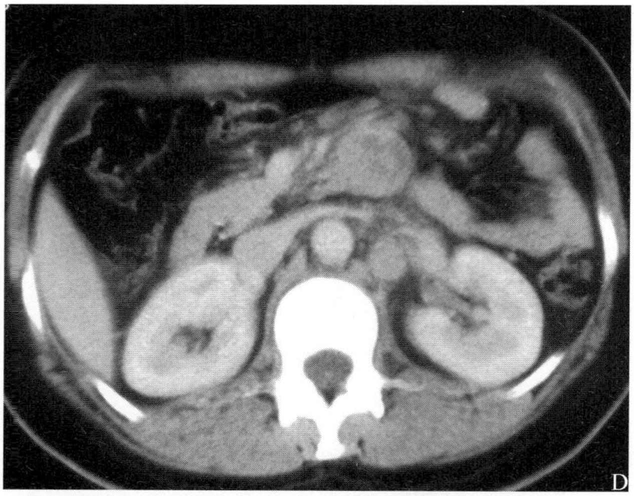

D

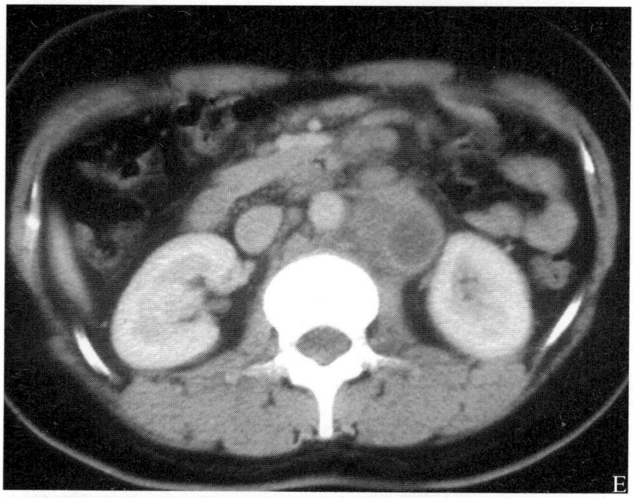

E

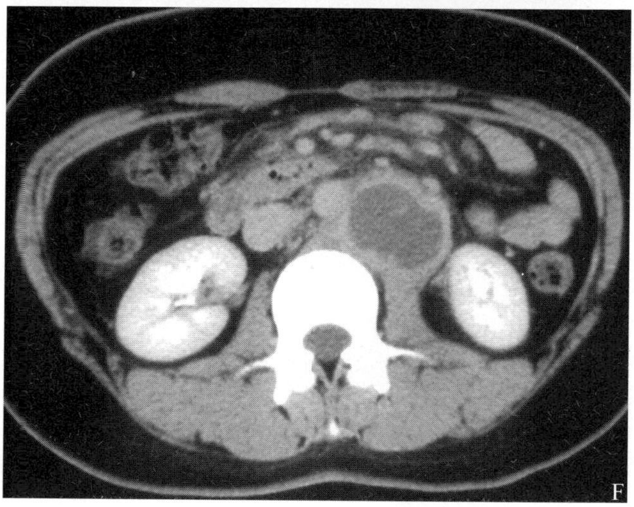

F

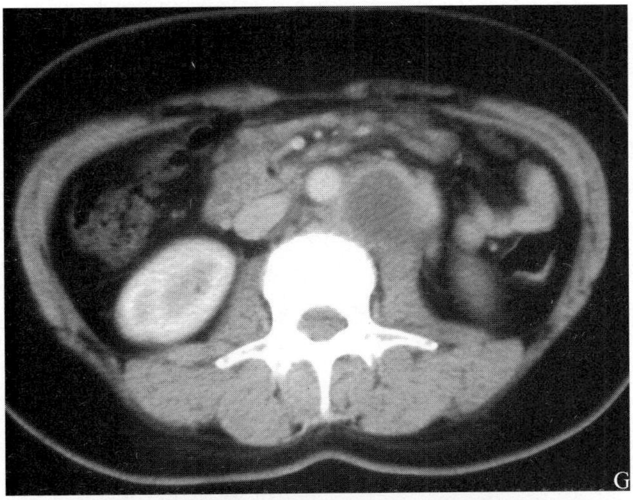

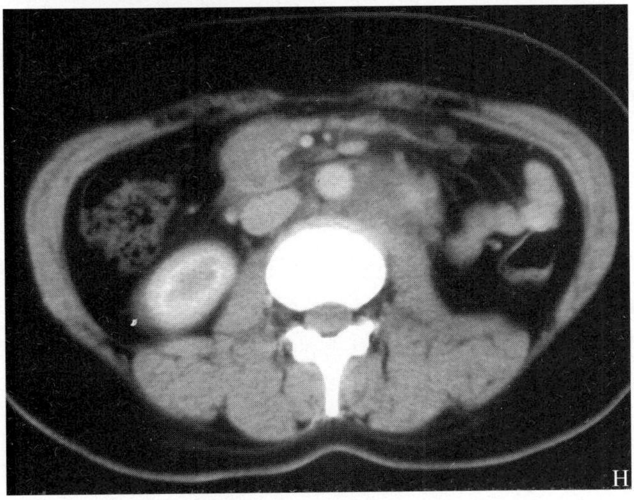

图 3-2-34　A、B 腹部平扫示胰周与腹主动脉旁囊实性肿物影，密度不均匀，边界不清；C、D、E、F、G、H 强化扫描显示病变四周呈环状强化密度不均匀，中心有低密度区

【CT 诊断】

1. 淋巴瘤；2. 腹膜后脂肪肉瘤；3. 腹膜后平滑肌肉瘤；4. 腹膜后囊状淋巴管瘤；5. 腹膜后转移瘤；6. 腹膜后纤维化；7. 神经源性肿瘤；8. 腹膜后淋巴结结核；9. 腰大肌脓肿。

【最后诊断】

腹膜后淋巴瘤（非霍奇金淋巴瘤，术后病理证实）。

【评述】

淋巴瘤可分为霍奇金淋巴瘤（简称 HL）和非霍奇金淋巴瘤（简称 NHL）两类。霍奇金病瘤细胞中有一特异性瘤巨细胞，称 Reed-Sternberg 细胞。肉眼观察瘤组织浸润淋巴结包膜，并侵入邻近组织时则不易推动，邻近淋巴结相互粘连，形成肿块。镜下正常淋巴结结构破坏消失，由瘤组织代替，瘤组织中有一独特的多核瘤巨细胞，双核或多核的 R-S 细胞是诊断霍奇金病的重要依据。霍奇金病分 4 种类型：①淋巴细胞为主型；②混合细胞型；③淋巴细胞消减型；④结节硬化型。一般认为淋巴细胞为主型预后最好，淋巴细胞消减型预后最差。非霍奇金瘤细胞与霍奇金瘤细胞不同，瘤细胞成分单一，常以一种细胞类型为主；大多起源于

B淋巴细胞，部分来自T淋巴细胞，只有少数来自组织细胞。非霍奇金病可分为B细胞、T细胞和组织细胞型三大类及不同亚型，其中B细胞淋巴瘤最多见，T细胞淋巴瘤次之，组织细胞淋巴瘤很少见。非霍奇金病临床上对浅表淋巴细胞病变易于检出，而对较深淋巴结病变较难，非霍奇金病淋巴结受侵常有跳跃现象，大多患者就诊时已有腹部淋巴结肿大，且约30%局限于肠系膜淋巴结，有腹主动脉旁淋巴结肿大者中，约半数有肠系膜淋巴结肿大，肉眼观察肿块切面灰白色呈鱼肉状。临床上往往以无痛性、进行性淋巴结肿大或脾肿大起病，伴不明原因发热，体重减轻等症状；腹膜后淋巴结压迫周围组织结构或侵润周围脏器可出现背痛、下肢和会阴部水肿、肾积水等。而CT是诊断本病的首选。本例经手术及病理证实为非霍奇金病。

1.CT表现

(1)在早期单个或多个分散淋巴结肿大,直径超过1.5厘米应试为可疑。在病变发展中,多发的淋巴结可分散亦可融合成团块,边缘可呈分叶状,融合的肿块尚能分辨单个淋巴结影,且呈均质肿块。

(2)分散孤立淋巴结与临近器官分界尚清,融合成块的淋巴结可包绕腹主动脉及下腔静脉,形成“主动脉掩埋征”其肿大淋巴结可为于腹主动脉和下腔静脉的前方和后方,也可位于一侧。

(3)肿大淋巴结可使周围器官移位,直径在10~15mm之间孤立的腹部和盆腔淋巴结应视为可疑表现。

(4)个别病例见不到肿大淋巴结,且呈弥漫性浸润,表现为腹膜后脂肪间隙密度不均匀增高,模糊,伴腹膜后脏器侵犯。

(5)病变的淋巴结呈软组织密度,大块融合的病变中心可由低密度坏死区,增强后肿块呈轻中度强化改变。

(6)肝、脾可肿大或有脾脏占位。

2.鉴别诊断

(1)腹膜后平滑肌肉瘤:来源于平滑肌细胞或向平滑肌细胞分化的间叶细胞，CT表现为巨大的软组织密度肿块,中央常见坏死区,有时坏死腔较大,很像厚壁囊性肿块,增强后呈环行强化改变,而较小的一般呈均匀软组织密度,少见坏死。此病与本病很难鉴别,一般须要通过病理检查诊断此病。

(2)腹膜后脂肪肉瘤:好发于50~70岁,男性较多,其生长缓慢,发现时一般均较大边界较清,质柔软且囊性感,密度不均,可混有脂肪密度,它或多或少有与水密度相近的区域,甚至可显示钙化。较多患者则以腹痛及腹部包块就诊。

(3)腹膜后纤维化:是慢性病程的疾病,后腹膜较广泛的结缔组织增生,可导致血管、输尿管的包埋。多以尿路梗阻或腹部包块就诊。病变表现为一种实性软组织区,包绕周围大血管,形态从像线状、盘状到宽广融合状,分界不清,边缘光滑锐利;无大血管的移位。强化后大血管被快速大剂量对比所强化,较容易的显示血管的缩窄和周围的侧支血管,在炎性期有明显的局限性强化,纤维化期不强化。

(4)腹膜后囊状淋巴管瘤:此瘤易发于婴儿,偶尔发生于成人,成人继发于手术破裂和不是当的淋巴干结扎的术后并发症。病变呈低密度肿块,近似水密度,囊壁薄多有分隔;有向脏器间隙生长的趋势,增强后肿块无强化改变。

(5)腹膜后转移瘤:主要累及主动脉周围淋巴结,常不像原发肿瘤那样大,在CT上两者很难相鉴别,结合病史,是否有已知的原发肿瘤(这为主要鉴别点),不难作出确切诊断。

(6)神经源性肿瘤:一般沿脊柱两侧分布,或直接看到肿块通过破坏的椎体连于脊髓,肿块呈软组织密度影,肿瘤大小不一,边界清,大者可出现坏死、囊变;强化后肿块呈不均匀强化。恶性的可侵犯椎体和腰大肌。

(7)腹膜后淋巴结结核:腹主动脉周围,可见多个分散肿大结节,密度不均,可见钙化影,增强后呈环状强化,中心低密度区不强化。有的可见椎体破坏。其肿大外观与淋巴瘤肿大淋巴结相似,可根据病史及强化后改变与之鉴别。

(8)腰大肌脓肿:腹腔内任何脏器、组织感染均可造成。腰大肌局限性肿胀,可见低密度区近似水密度,脓肿边缘可见强化改变。若肿块内有气体影可支持其诊断。此外,发热等临床症状及实验室检查利于支持诊断。

(高治)

例35　成熟性畸胎瘤

【病史摘要】

女性,36岁,下腹痛1年。

【CT征象】

下腹部近盆腔处显示一近圆形巨大混杂密度肿物影,其内以脂肪密度为主,肿物内可见脂液分层现象。肿物左内侧壁、右内侧壁及后侧壁均可见较脂肪密度高的壁结节并显示向肿物内突入,肿物右内侧壁可见一近似牙齿状的高密度钙化影。肿物周围肠管及右侧腰大肌均显示受压(图3-2-35)。

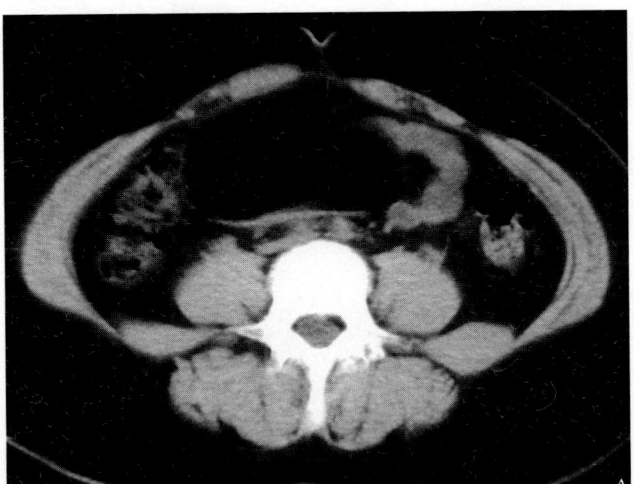

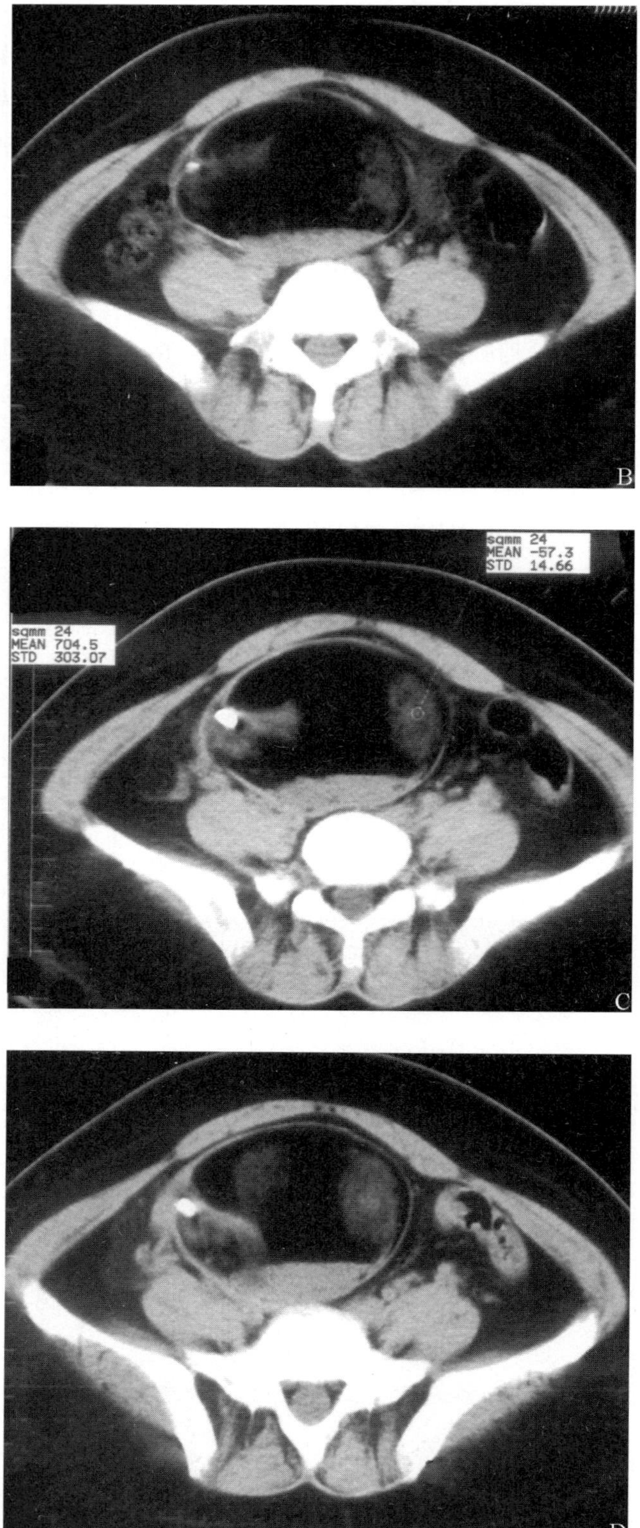
B
sqmm 24
MEAN -57.3
STD 14.66
sqmm 24
MEAN 704.5
STD 303.07
C
D

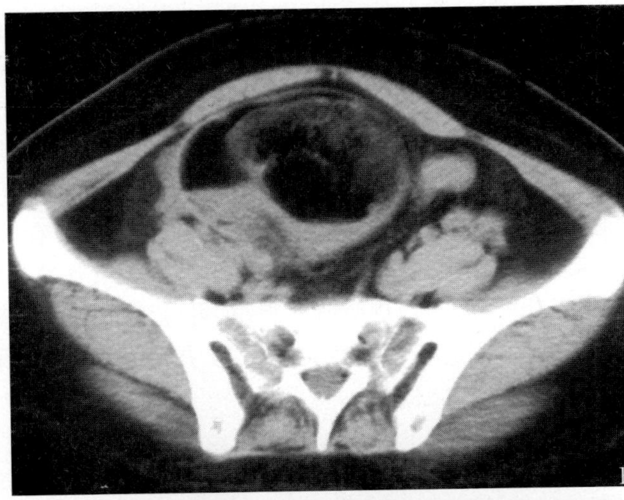

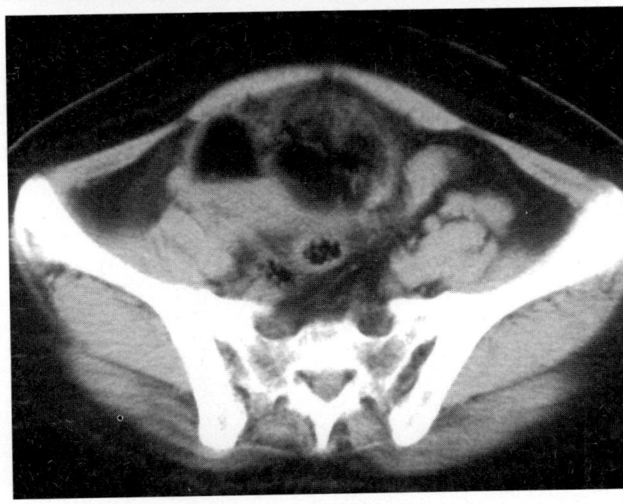

图 3-2-35　A、B、C、D、E、F 下腹部平扫示下腹部一巨大圆形肿物影，其内以脂肪密度为主呈低密度表现，右侧软组织密度影内有钙化影，可见脂液分层界面

【CT 诊断】

1. 畸胎瘤；2. 卵巢浆液性囊腺瘤。

【最后诊断】

成熟性畸胎瘤(术后病理证实)。

【评述】

畸胎瘤起源于早期胚胎发育时期从卵黄囊内胚层向性腺下降过程中迷路的生殖细胞，属于生殖细胞肿瘤。胚胎发育至第 3 周，具有上下两胚层的胚胎结构逐渐发育成具有内、中、外 3 个胚层的三胚层结构。畸胎瘤是具有 2 ~ 3 个胚层分化的肿瘤，大多数为良性，少数为恶性，多见于青少年。良性畸胎瘤也称成熟性畸胎瘤，主要表现为单个的充满皮脂样物质的大囊，其内可见壁结节，结节表面可见毛发，切面可见皮肤、脂肪、软骨等。镜下可见 2 ~ 3 个胚层分化成熟的组织或器官样结构，少数畸胎瘤也可呈实性，但完全由成熟组织组成。恶性畸胎瘤也称不成熟性畸胎瘤，肉眼观一般体积较大，主要为实性，其中可见大小不等的囊，常有出血、坏死。镜下观，肿瘤内含有成熟和未成熟的 2 ~ 3 胚层的结构，其含有不成熟成分越多，肿瘤的恶性程度也越高。良性畸胎瘤也可以发生恶变,当发现脏器脂肪轮廓消失,以及侵入膀胱、盆腔肌肉及肠管的肿块影时,应高度怀疑恶变。这一例畸胎瘤临床考虑来源于卵巢,除了发生于卵巢,畸胎瘤还可发生在男性睾丸以及纵隔等部位。

1.CT表现 畸胎瘤因含有多种具有特征性表现的组织,包括骨骼、脂肪、毛发等,故CT诊断并不困难。畸胎瘤的CT表现为密度不均匀的肿块,其内可见高密度的骨组织及牙齿结构,有时可见斑片状或弧形钙化。脂肪组织在CT上为明显低密度影,有些畸胎瘤可呈囊性改变,囊壁厚薄不等,可有钙化影。如果为单纯囊性畸胎瘤,其内无其他特征性结构,则与囊肿不易鉴别。成熟性畸胎瘤内因胰腺、涎腺及皮脂腺等组织,可分泌消化酶及皮脂胰样物质产生化学刺激,常与周围组织发生粘连,引起非感染性炎性反应,并可发生破裂,部分畸胎瘤有脂液分层现象,这种脂液分层可随体位变化而变化。

2. 鉴别诊断

(1)恶性畸胎瘤:恶性畸胎瘤实性组织成分较多,钙化密度低,主要是易侵犯周围组织和邻近器官,并有转移。

(2)浆液性囊腺瘤 常见于青春发育期,也可见于绝经后。CT扫描呈多房囊性大肿物,长径一般大于10cm,轮廓光整,分隔清晰。囊内容物的蛋白含量高、黏稠、密度比水的密度高。由于瘤体巨大,张力大,破裂后囊内容物进入腹腔形成腹膜假黏液瘤。CT表现为团状软组织影。

(刘辉佳)

参 考 文 献

1. 吴恩惠.头颅 CT 诊断学[M].北京:人民卫生出版社,1984.
2. 谢楠柱,曾仁端.现代医学成像[M].广州:广东科技出版社,1985.
3. 庄天戈.CT 原理与算法[M].上海:上海交通大学出版社,1992.
4. 王鸣鹏.自动洗片机显影液性能动态观察及质量控制[J].中华放射学杂志,1993,27:876.
5. 章宗穆,李铁.从 RSNA 97 看 CT、MBI 技术的现状和进展[J].世界医疗器械,1998,4:26.
6. 王鸣鹏.实用 CT 检查技术学[M].北京:科学技术文献出版社,2000.
7. 冯亮.CT 手册[M].南京:江苏科学技术出版社,1989 .
8. 吴沛宏,等.螺旋 CT 诊断学[M].广州:广东科技出版社,2000.
9. 侯自强.医学诊断数字影像技术[M].北京:科学出版社,1994.
10. 谢敬霞,范家栋.CT 诊断学基础[M].北京:北京医科大学中国协和医科大学联合出版社,1991.
11. 施子廷,潘纪戍.肺部 HRCT 术语含义辨识[J].临床放射学杂志,2004,8:734.
12. 潘纪戍,陈启航,刘甫庚.肺部高分辨率 CT[M].北京:中国纺织出版社,1995.
13. 严洪珍.胸腺肿块影像诊断(附 109 例分析)[J].中华放射学杂志,1990,25(4):228.
14. 李铁一.弥漫性胸膜疾病 CT 鉴别诊断[J].中华放射学杂志,1996,9:842.
15. 张燕群,施亚英,曹丹庆,等.3 厘米以下孤立性肺结节胸膜凹陷征的 CT 评价[J].临床放射学杂志,1992,11(4):178.
16. 许晓矛,任俊杰,江勋源,等.CT 增强动态扫描区分肺部良恶生病变的作用[J].癌症,1998,17(2):137.
17. 马大庆.周围型肺癌钙化征象的 CT 表现及诊断意义[J].中华放射学杂志,1993,27(6):370.
18. 张燕群,施亚英,曹丹庆,等.空气支气管征在 CT 诊断周围型小肺癌中的价值[J],中华放射学杂志,1993,27(6):366.
19. 郑春雨,陈金城,李铭山.胸腺瘤的 CT 观察[J].中华放射学杂志,1995,29:381.
20. 李铁一.中华影像医学·呼吸系统卷[M].北京:人民卫生出版社,2002.
21. 曾庆思,谢念危,邓韶铭,等.动态 CT 扫描对肺部孤立结节的评价[J].中华放射学杂志,1997,31(8):164.
22. 龙晚生,等.弥漫性细支气管肺泡癌的发展规律及影像学诊断[J].临床放射学杂志,1995,14(2):92.
23. 孙惠华,于虹,刘恒顺,等.侵袭性胸腺瘤的 CT 诊断及评价[J].中华放射学杂志,1998,32:15.
24. 李铁一.胸部 CT 诊断[M].北京:北京出版社,1993.
25. 陈金城,冀影玲,罗良平.纵隔肿瘤定性诊断中值得重视的几种 X 线征象[J].中国医学影像学杂志,1994,2:95.
26. 李铁一.胸部疾病 CT 鉴别诊断[J].医学影像杂志,1997,1:1.
27. 王健,李妍瑜,曹丹庆,等.孤立性肺结节的 CT－病理研究[J].中华放射学杂志,1993,27(6):376.
28. 李铁一.胸部疾病 CT 诊断的评价[J].中国医学影像杂志,1994,2:168.
29. 张国桢.实用胸部 CT 诊断[M].第 1 版.上海:科学技术文献出版社,1994.
30. 殷泽富.胸部 CT 诊断学[M].第 1 版.济南:山东科学技术出版社,1996.
31. 陈金城.纵隔七分区法的修订[J].中华放射学杂志,1992,26:860.
32. 李铁一.呼吸系统疾病影像诊断图谱[M].福州:福建科学技术出版社,1996.
33. 吴怀申.肺癌最新 TNM 分类和分期[J].中华肿瘤杂志,1998,20:398.
34. 王德元.胸部肿瘤学[M].天津:天津科学技术出版社,1994.
35. 郑春雨,李铭山,陈金城.CT 对胸腺瘤与恶性淋巴瘤的鉴别诊断[J].实用放射学杂志,1997,13:481.
36. 刘复生,刘彤华.肿瘤病理学[M].北京:北京医科大学中国协和医科大学联合出版社,1997:357～436.
37. 蒋涛,石木兰,吴宁,等.孤立性肺结节的高分辨 CT 扫描(CT 与病理对照)[J].中华肿瘤杂志,1998,20:216.

38. 石木兰,韦嘉湖,王王颜.肿瘤影像诊断学[M].合肥:安徽科学技术出版社,1995:43~74.
39. 叶世泰.变态反应学[M].北京:北京科学出版社,1998.
40. 李洪林,等.胸内巨大淋巴结增生的影像学表现[J].中华放射学杂志,1996,30(11):769.
41. 姚迪冬,等.腹膜后巨大淋巴结增生影像学所见[J].中华放射学杂志,1993,27(8):546.
42. 吴宁,吕宁,陈雁,等.肺腺鳞癌的影像学表现和病理对照研究[J].中华肿瘤杂志,1997,19:434.
43. 黄遥,石木兰.同时多原发肺癌[J].中华放射学杂志,1997,31:482.
44. 廖美琳.30岁以下肺癌59例[J].中华肿瘤杂志,1981,3:191.
45. 白友贤,等.肺部非淋巴瘤性类淋巴瘤病的X线诊断[J].中华放射学杂志,1989,23(3):140.
46. 顾仁麟,等.巨大淋巴结增生症(附5例报告)[J].中华放射学杂志,1987,21(5):288.
47. 孙红,等.肺淋巴瘤样肉芽肿的X线与CT诊断[J].中华放射杂志,1998,32(3):13.
48. 罗慰慈.现代呼吸病学[M].北京:人民军医出版社,1997.
49. 曹丹庆,蔡组龙.全身CT诊断学[M].北京:人民卫生出版社,2004.
50. 胡华成,等.肺黏膜相关淋巴瘤[J].肿瘤,1987,7(1):36.
51. 严福华,曾蒙苏,周康荣.螺旋CT双期动态扫描在小肝癌诊断中的价值[J].中华放射学杂志,1996,30(12):829~832.
52. 吴恩惠.肝胆胰脾影像学[M].北京:人民卫生出版社,1986.
53. 吴沛宏.肝原发性肿瘤及占位性病变CT延迟增强扫描的意义[J].癌症,1991,4:316~318.
54. 曾蒙苏,周康荣,王滨,等.CT对胰头癌手术切除性的估价[J].中华放射学杂志,1993,27:488~489.
55. 周康荣.中华影像医学·肝胆胰脾卷[M].北京:人民卫生出版社,2002.
56. 汤钊猷,杨秉辉.原发性肝癌的研究与进展[M].上海医科大学出版社,1990.
57. 陆建平.胰腺囊性肿瘤的影像学诊断[J].国外医学:临床放射学分册,1990,1:11.
58. 谢敬霞,范家栋.CT诊断学基础[M].北京:北京医科大学,中国协和医科大学联合出版社,1991.
59. 金庆丰.胆道疾病[M].上海:上海科学技术出版社,1981.
60. 林江,陈祖望,周康荣,等.门静脉和肝脏静脉系统3D DCE MRA增强方法的对比研究[J].临床放射学杂志,1998,17:276~279.
61. 曾蒙苏,严福华,周康荣,等.螺旋CT双期增强扫描在胰头癌检测中的临床应用和价值[J].中华放射学杂志,1997,31:54~57.
62. 江绍基.临床肝胆系病学[M].上海:上海科学技术出版社,1992.
63. 周康荣.腹部CT[M].上海:上海医科大学出版社,1993.
64. 曾蒙苏,严福华,周康荣,等.乳头型壶腹癌螺旋CT双期增强的表现[J].中华放射学杂志,2001,4:31~33.
65. 李松年.中华影像医学·泌尿生殖系统卷[M].北京:人民卫生出版社,2002.
66. 周康荣,曾蒙苏.功能性微小胰岛细胞瘤动脉造影CT诊断初步报告[J].临床放射学杂志,1993,12:281~283.
67. 王慧芝,霍健伟,白杯,等.肾平滑肌肉瘤一例[J].中华放射学杂志,1995,29:211.
68. 朱广迎.胰腺CT检查技术[J].国外医学:临床放射学分册,1996,1:1.
69. 李果珍.临床CT诊断学[M].北京:中国科学技术出版社,1994.
70. 石木兰.韦嘉瑚,王正颜.肿瘤影像诊断学[M].合肥:安徽科学技术出版社,1995.
71. 王永贵.人体解剖学[M].第二版.北京:人民卫生出版社,1985.
72. 薛兆英,刘平,潘柏年,等.肾血管平滑肌脂肪瘤误诊原因及对策[J].中华泌尿外科杂志,1998,19(5):287.
73. 曾蒙苏,周康荣,颜志平.动脉门脉造影CT(CTAP)研究肝癌门脉供血的初探[J].临床放射学杂志,1996,15:90~93.
74. 张志宏.临床胰腺病学[M].南京:江苏科学技术出版社,1989.
75. 黎风嫒,李鹏,李德太,等.早期胰头-壶腹区肿瘤的影像分析(附40例报告)[J].临床放射学杂志,1996,

15:230.
76. 纪小龙,徐长江,刘雨清.我国淋巴瘤的临床病理特点——附 1 289 例分析[J].肿瘤防治研究,1996,23:268~269.
77. 胡振民.胰腺肿瘤 CT 诊断[J].国外医学:临床放射学分册,1990,1:15.
78. 罗小明.早期胰腺癌影像诊断的几个问题[J].国外医学:临床放射学分册,1990,1: 18.
79. 金恺濂,吕志新,杨连海.肝脂肪瘤性肿瘤[J].中华放射学杂志,1995,29:419.
80. 宋彬徐隽 . 早期胰腺癌的断面影像技术研究进展(综述) [J],华西医学,1995,10:38.
81. 王滨,周康荣.小肝细胞癌的 CT 研究[J].中华放射学杂志,1993,10:682.
82. 洪闻,卢延,陆立,等.MR 泌尿系成像的技术和应用[J].中华放射学杂志,1997,31:673.
83. 陈星荣,沈天真,段承祥,等. 全身 CT 和 MRI[M].上海:上海医科大学出版社,1994.
84. 王海燕.肾脏病学[M].第二版.北京:人民卫生出版社,1996.
85. 李松年.现代全身 CT 诊断学[M].北京:中国医药科技出版社,2000.
86. 刘赓年,李松年.腹部放射诊断学[M].北京:北京医科大学中国协和医科大学联合出版社,1993.
87. 侯振亚,王仪生,唐光健,等.肾盂及输尿管移行上皮癌的 CT 诊断[J].临床放射学杂志,1992,11:186.
88. 卢光明,陈君坤.CT 诊断与鉴别诊断[M].南京:东南大学出版社,1998.
89. 曹丹庆,蔡祖龙.全身 CT 诊断学[M].北京:人民军医出版社,1996.
90. 冯亮,陈君坤,等.CT 读片指南[M].南京:江苏科学技术出版社,2000.
91. Megibow AJ. Pancreatic adenocarcinoma: designing the examination to evaluate the clinical question[J]. Radiology, 1992,183:297.
92. Zonneveld FW. Intra-operative CT: Implementation of the Tomoscan [J]. medica mundi. 1998, 42:6.
93. Katada K. Furtherovations in CT Technology-CT Fluoroscopy and Real Time Helical Scan CT[J]. Toshiba Medical Review, Special Edition, 1996.
94. Katsuyuki T, Hiroshi A. Algorithm for image reconstruction in multi slice helical CT[J]. Med. Phys, 1998, 25:550.
95. Willi A,Kalender. Technical Foundations of Spiral CT[C]. Seminars in Ultrasound CT and MRI. 1994,15:81~89 .
96. Saito Y. Multislice X-Ray CT Scanner[J]. Medical Review,1998,66:1.
97. Vining D J. Virtual endoscopy flies viewer through the body[J]. Diagnostic Imaging, 1996, Nov. 127.
98. Brace A Urban, Julie Buckley, Philippe Soyer, et al. CT Appearance of transitional cell carcinoma of the renal pelvis [J]. AJR, 1997, 169:157.
99. Swensen SJ,Brown lr, Coly TV, et al. Pulmonary nodules:CT evaluation of enhancement with iodinated contrast material[J].Radiology, 1995, 194:393.
100. Miller WT. Aspergillosis: a disease with many faces[J]. Semimars in Roenology, 1996, 31:52.
101. Kulman JE, Fishman EK, Kuhajda FP, et al. Solitary bronchioloalveolar carcinoma: CT criteria[J]. Radiology, 1988,167:379.
102. Mahoney MC, Shipler RT,Corcoran HL, et al. CT demonstration of calcification in carcinoma of the lung[J]. AJR, 1990,154:255.
103. Siegelman SS, Khouri NF, LEO FP,et al. Solitary Pulmonary Nodules: CT assessment[J]. Radiology, 1986, 160: 307.
104. Gross BH,Glazer GM, Orringer MB,et al.Bronchogenic carcinoma metastatic to normal-sized lymph nodes: frequency and significance[J]. Radiology, 1988,166:71.
105. Bhalla M, Noble ER, Shepard JAO, et al. Normal position of trachea and anterior junction line on CT[J]. JCAT, 1993,17 (5):714.
106. Samuels BI, Bodey GP, Lidshitz HI. Imaging in Candidiasis[J]. Seminars in Roentgenology, 1996, 31:76.
107. Banks PM, Kraybill WG. Pathology for the surgeon[M]. 1sted. P.135. W. B. Saunder Co. Philadelaphia, 1996.

108. Freundich IM, Bragg DG. A radiologic approach to diseases of the chest[M]. 1st ed. p. 171. Williams Wilkins. Baltimore. 1992.

109. Mountain CF. Revision in the international system for staging lung cancer[J]. Chest, 1997, 111:1710.

110. Primack SL, Hartman TE, LEE KS, et al. Pulmonary nodules and the CT Halo sign[J]. Radiology, 1994, 190:513.

111. Mizushima Y, Noto H, Kusajima Y, et al. Results of pneumonectomy for non-small cell lung cancer: appropriateness of the new TNM staging system[J]. Oncol Rep, 1998, 5:437.

112. Swenson SJ, Viggiano RW, Midthun DE, et al. Lung nodule enhancement at CT, multicenlric study[J]. Radiol, 1998, 209(P) :221.

113. Kurihara Y, Nakajima Y, Niimi H, et al. Cavitary lung cancer producing granuloeyteic colony-stimulating factor: A mimicker of lung abscess[J]. J Comput Assist Tomogr, 1998, 22:425.

114. Henschke CI, Mccauley DI, Yankelevitz DF, et al. The early lung cancer action program (ELCAP) baseline results using low-dose screening CT for lung cancer[J]. Radiol, 1998, 209 (P) :222.

115. Kareko M, Eguehi K, Olunalsu H, et al. Peripheral lung cancer: screening and detection with low-dose spiral CT versus radiography[J]. Radiol, 1996, 201:798.

116. Morgan-Parkes JH. Metastases: mechanisms, pathways and cascades[J]. MR, 1995,164:1075.

117. Lam S, MAC aulay C, Palui B. Detection and localization of early lung cancer by imaging techniques[J]. Chest, 1993,103:125.

118. Gurney JW. Missed lung cancer at CT: imaging findings in nine patients[J]. Radiol,1996,199:117.

119. White CS, Romney BM, Mason AC, et al. Primary carcinoma of the lung overlooked at CT: analysis of findings in 14 patients[J]. Radiol, 1996, 199:109.

120. Cox JE, Chiles C, Aquino S, et al. Pulmonary artery sarcomas: a review of clinical and radiological features[J]. J Comput Assist Tomogr, 1997, 21:758.

121. Hirakata K, Nakata H, Nakagawa T. CT of pulmonary metastases with pathological correlation. Seminars in ultrasound [J], CT and MRI, 1995, 16:379.

122. Bragg DG, Chor PJ, Murray KA, et al. Lymphoproliferative disorders of the lung; histopathology, clinical manifestations, and imaging features[J]. AJR, 1994, 163:273.

123. Baron RL. Understanding and optimizing use of contrast material for CT of the liver[J]. AJR, 1994,164:323 ~ 331.

124. Dillon EH, Leeuwen MS, Fernandez MA, et al. Spiral CT Angiography[J]. AJR, 1993,16:1273.

125. Graf O, Bolani GW, Warshaw AL, et al. Arterial versus portal venous helical CT for revealing pancreatic adenocarcinoma: conspicuity of tumor and critical vascular anatomy[J]. AJR, 1997,169:119 ~ 123.

126. Chan KW. Spontaneous rupture of renal tumors pressing as surgical emergency[J]. Br Urol, 1993, 671:253.

127. Vujanic GM, Sandstedt B, Harms D, et al. Rhabdoid tumor of the kidney: a clinicopathological study of 22 patients from the international society of paediatric oncology (SIOP) nephroblastoma file[J]. Histopathology, 1996, 28:333 ~ 340.

128. Ohashi I, Hanafusa K, Yoshida T. Small hepatocellular carcinomas: Two-phase Dynamic incremental CT in detection and evaluation[J]. Radiology 1993, 189(37):851 ~ 855.

129. Hauser M, Krestin GP, Hagspiel KD. Bilateral solid multifocal intrarenal and perirenal lesions: differentiation with ultra sonography, computed tomography and magnetic resonance imaging[J]. Clinical Radiology, 1995, 50:288 ~ 294.

130. Fishman EK, Wyatt SH NEY DR, et al. Spiral CT of the pancreas with multiplanar display[J]. AJR, 1992, 159: 1209 ~ 1215.

131. Silverman PM, Cooper C, Trock B, et al. The optimal temporal window for CT of the liver using a time-density analysis: implications for helical (spiral) CT[J]. JCAT, 1995, 19:73 ~ 79.

132. Senétrre E, Taourel P, Bouvier Y, et al. Detection of hepatic metastases: ferumoxides-enhanced MR imaging versus

unenhaneed MR imaging and CT during arterial portography[J]. Radiology, 1996, 200:785 ~ 792.

133. Titus AS, Baron TH, Listinsky CM, et al. Solitary breast metastasis to the ampulla and distal common bile duct[J]. Am J Surg, 1997, 63:512.

134. Berland LL. Slip-Ring and Conventional Dynamic Hepatic CT: contrast material and timing considerations[J]. Radiology, 1995, 195:1 ~ 7.

135. Smith PA, Marshall FF, Urban BA, et al. Three-dimensional CT stereoscopic visualization of renal masses: impact on diagnosis and patient management[J]. AJR, 1997, 169:1331 ~ 1334.

136. Lewin M, Arrive L, Wendum D, et al. Imaging of peritoneal mesothelioma[J]. J-Radiol, 1996, 77(9):649 ~ 656.

137. Lee M, Hahn P, Papanicolaou N, et al. Benign and malignant adrenal masses: CT distinction with attenuation coefficients, size and observer analysis[J]. Radiology, 1991, 179:415 ~ 418.

138. Baron RL. Diagnosing choledocholithiasis: how far can we push helical CT[J]. Radiology, 1997, 203:601.

139. Oliver JH III, Baron RL. Helical biphasic contrast-enhanced CT of the liver: technique, indications, interpretation and pitfalls[J]. Radiology, 1996, 201:1 ~ 14.

140. Hugosson C, Nyman R, Jacobsson B, et al. Imaging of solid kidney tumors in children[J]. Acta Radiologica, 1995, 36:254 ~ 260.

141. King-au, Ko-gt, Yeung-ut. Dual phase Spiral CT in the detection of small insullinomas of the pancreas[J]. Rr-J-Radiol, 1998, 71(84):20 ~ 23.

142. Radin-r, David CL, Goldfarb H, et al. Adrenal and extra-adrenal retroperitonal ganglioneuroma: imaging findings in 13 adults[J]. Radiology, 1997, 202(3):703 ~ 707.

143. Silverman SG, Blooom DA, Seltzer SEl, etal. Needle-tip localization during CT-guided abdominal biopsy: comparison of conventional and spiral CT[J]. AJR, 1992, 159:1095 ~ 1097.

144. Storm FK, Mahvi DM. Diagnosis and management of retroperitoneal soft-tissue sarcoma[J]. Ann of surgery, 1991, 214(1):2.

145. Buetow PC, Pantongrag-Brown L, Buck JL, et al. Focal nodular hyperplasia of the liver: imaging-pathologic correlation[J]. Radiographics, 1996, 16:369 ~ 388.

146. Hagspiel K, Neidl KFW, Eichenberger A C, et al. Detection of liver metastases: comparison of superparamagnetic iron oxide-enhanced and unenhanced MR imaging at 1. 5 T with dynamic CT, intraoperative US, and percutaneous US [J]. Radiology, 1995, 196:471 ~ 478.

147. Chamber TP, Baron RL, Lush RM. Hepatic CT enhancement Part II Alteration in the volume of contrast material within the same patients[J]. Radiology, 1994, 193:513 ~ 517.

148. Fujita M, Kuroda C, Kumatani T, et al. Comparison between conventional and spiral CT in patients with hypervascular hepatocellular carcinoma[J]. Eur J Radiol, 1994, 18:134 ~ 136.

149. Chun La, Ha HK, Yu KS, et al. Xanthogranulomatous cholecystitis: CT feature with emphasis on differentiation from gallbladder carcinoma[J]. Radiology, 1997, 203:93 ~ 97.

150. Diederichs CG, Keating DP, Glatting G, et al. Blurring of vessels in spiral CT angiography; effects of collimation width, pitch, viewing plane, and widowing in maximum intensity projection[J]. J Comput Assist Tomogr, 1996, 20: 965 ~ 974.

151. Choi BI, Ham JK, Kim YI, et al. Combined hepatocellular and cholangiocarcinoma of the liver: sonography, CT, angiography and iodized-oil CT with pathologic correlation[J]. Abdom Imaging, 1994, 19:43.

152. Procacci C, Graziani R, Bicego E, et al. Serous cystadenoma of the pancreas: report of 30 cases with emphasis on the imaging findings[J]. J Comput Assist Tomogr, 1997, 21:375 ~ 382.

153. Bernard EV, Laeross M, Trigaux JP, et al . Noninvasive imaging of the biliary tree before or after laparoscopic cholecystectomy: use of three-dimensional spiral CT cholangiography[J]. AJR, 1994, 162:1331.

154. Hollett MD, Jeffrey RB JR, Nino-Murcia M, et al. Dual-phase helical CT of the liver: value of arterial phase scans in the detection of small (≤1.5cm) malignant hepatic neoplasms[J]. AJR, 1995,164:879 ~ 884.
155. Baron RL, Oliver JH III, Dodd GD III, et al. Hepatocellular carcinoma: evaluation with bipgasic, contrast-enhanced, helical CT[J]. Radiology, 1996,199:505 ~ 511.
156. Zeman RK, Cooper C, Zeiberg AS, et al. TNM staging of pancreatic carcinoma: use of helical CT[J]. AJR, 1997, 169:459 ~ 464.
157. Chung CJ, Lorenzo R, Rayder S, et al. Rhabdoid tumor of kidney in children: CT findings[J]. AJR, 1995, 164: 697 ~ 700.
158. Lacomis J, Baron RL, Oliver JH III, et al. Cholangiocarcinoma: delayed CT contrast enhancement patterns[J]. Radiology, 1997,203:98 ~ 104.
159. Bluemke DA, Cameron JL, Hruban RH, et al. Potentially resectable pancreatic carcinoma: Spiral CT assessment with srugical and pathological correlation[J]. Radiology, 1995,197:381.
160. Kuszyk BS, Bluemke DA, Urban BA, et al. Portal-phase contrast-enhanced helical CT for the detection of malignant hepatic tumors: sensitivity based on comparison with intraoperative and pathologic findings[J]. AJR, 1996,166:91 ~ 95.
161. Llorente JG, Serrano MPO, D' Ion MV. Multiple epidermoid splenic cysts: unusual findings [J]. AJR, 1997,169: 1641.
162. Gluams A, Lees W. 3D- CT of the biliary tree[J]. Clin Radiol, 1992; 45:52.
163. Hollett MD, Jorgensen MJ, Jeffery RB JR. Quantitative evaluation of pancreatic enhancement during dual-phase helical CT[J]. Radiology, 1995,195:359 ~ 361.
164. David SKL, Suresh V, Robert MK, et al. Two-phase helical CT for pancreatic tumors: pancreatic versus hepatic phase enhancement of tumor, pancreas, and vascular structures[J]. Radiology, 1996,199:697 ~ 701.
165. Hommeyer SC, Freeny PC, Crabo LG. Carcinoma of the head of the pancreas: evaluation of the pancreaticoduodenal vein with dynamic CT-potential for improved accuracy in staging[J]. Radiology, 1995,196:233 ~ 238.
166. Yen H. Ultrasonography and computed tomography of carcinoma of the gallbladder[J]. Radiology, 1997,133:167.
167. Oliver JH III, Baron RL, Federle MP, et al. Noncontrast and hepatic arterial phase CT imaging in patients with hypervascular liver metastases: is there a significant added value[J]. Radiology, 1997,207:709 ~ 715.
168. Bluemke DA, Cameron JL, Hruban RH, et al. Potentially reaectable pancreatic adenocarcinoma: spiral CT assessment with surgical and pathologic correlation[J]. Radiology, 1995,197:381 ~ 385.